來自日本NHK強化防護力的營養大全

全彩圖解

NHK出版　健やかな毎日のための栄養大全
日本重量級營養生理學、營養化學專家
上西一弘　藤井義晴　吉田宗弘　◎監修
台北醫學大學營養學院保健營養學系名譽教授
謝明哲　◎中文版審定　高淑珍　◎譯

方舟文化

前言

我們的身體由食物的營養素所構成，透過食物產生的熱量延續生命。

為了維持生命的運作，從體外取得物質的行為或現象稱為「營養活動」，而這些物質稱為「營養素」。身體攝取的各類營養素，透過分解、合成新物質或與其他物質搭配於體內發揮作用，藉以守護身體的健康。

以前營養素只能取自食物，利用不同食材製作餐飲品項，讓裡面的營養成分相互作用增加功效或維持平衡。但近年來，攝取具有不同功能的保健食品，這樣的消費者逐漸增加。保健食品雖有方便攝取特定營養成分的優點，但市售各種保健食品的相關資訊，恐怕不是百分百正確，過度攝取也會造成反效果。雖然有關保健食品成分的研究結果或資訊，也常出現新的報告或更新，但目前市面上仍流竄許多錯誤的保健資訊。在資訊氾濫下，誇大效果的產品很多，要找到合適的保健食品非常困難。

本書網羅了當下最新的健康資訊，即便是不斷成為話題的「機能性成分」，不僅是食材裡原本就有的成分，運用在添加物的成分也多所著墨。而有關這些特殊的微量成分，甚至還介紹了許多還在研究，資訊較不為人知的物質。

雖然營養素的資訊年年更新，也有很多新的發現，但昔日誇大不實的資訊還是不少。希望透過本書能讓消費者獲得各種營養素的正確知識，邁向「健康的生活」。

NHK 出版

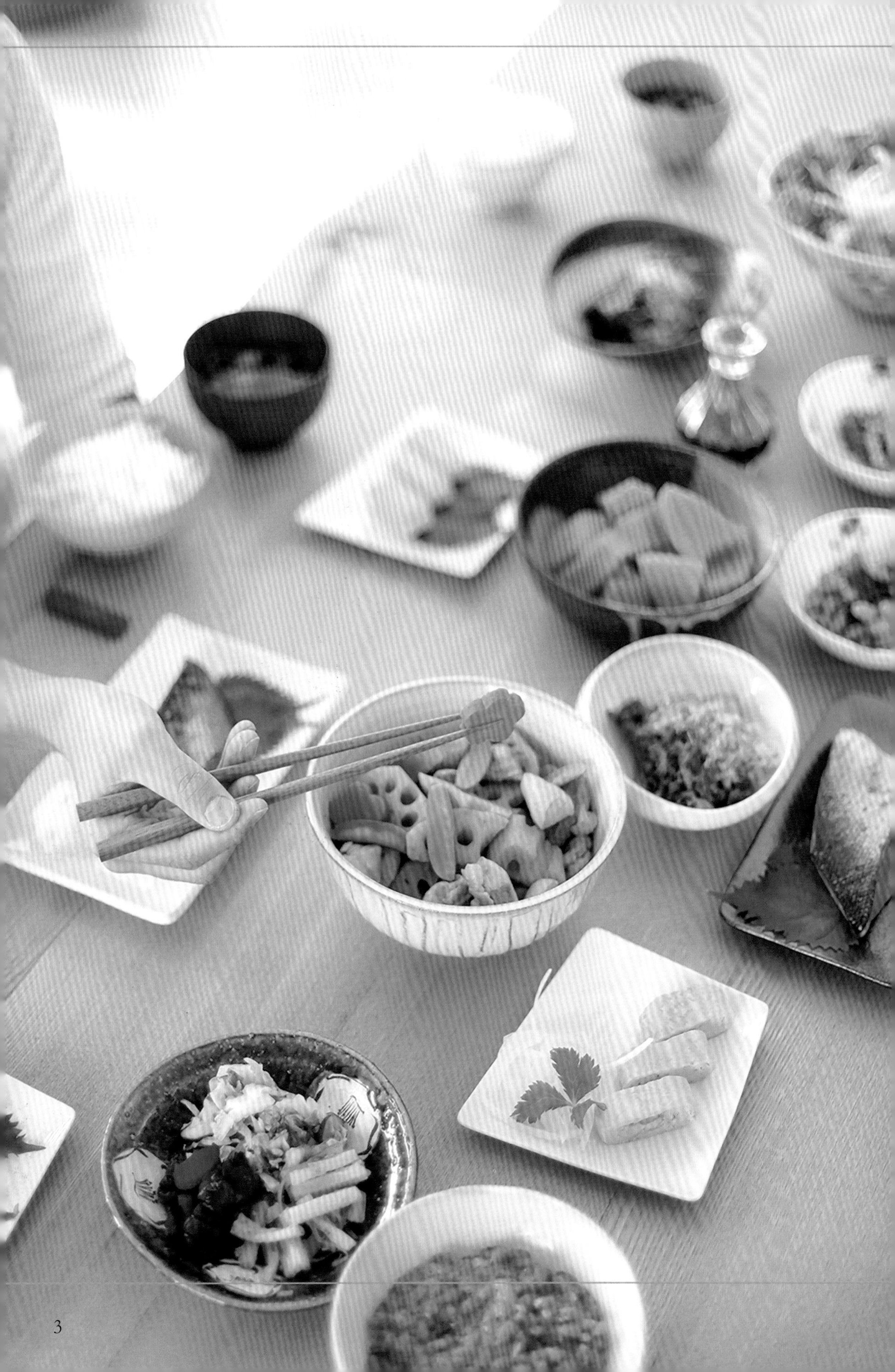

目錄

脂質與脂肪酸

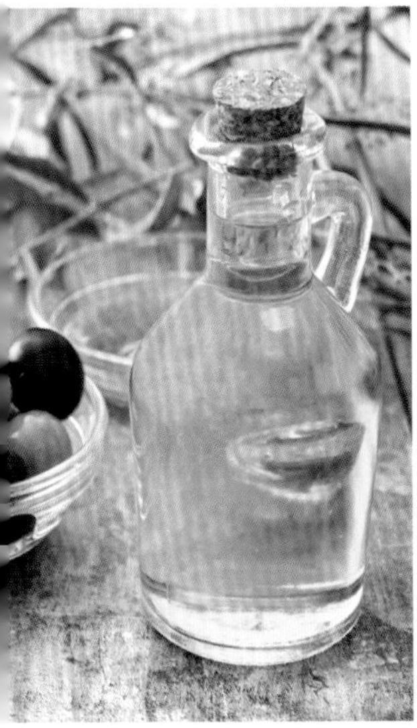

碳水化合物與醣類

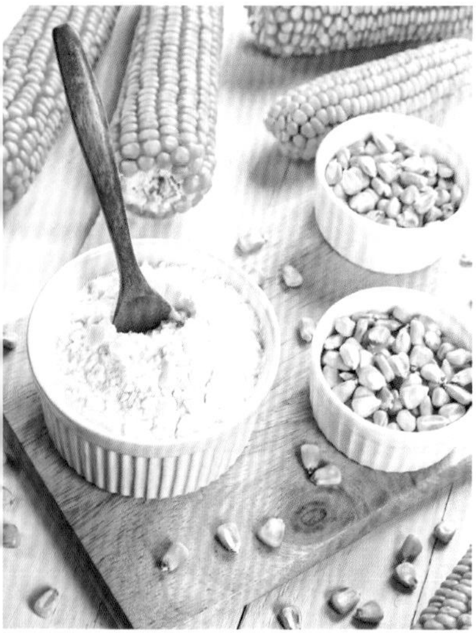

何謂膳食纖維？

維生素

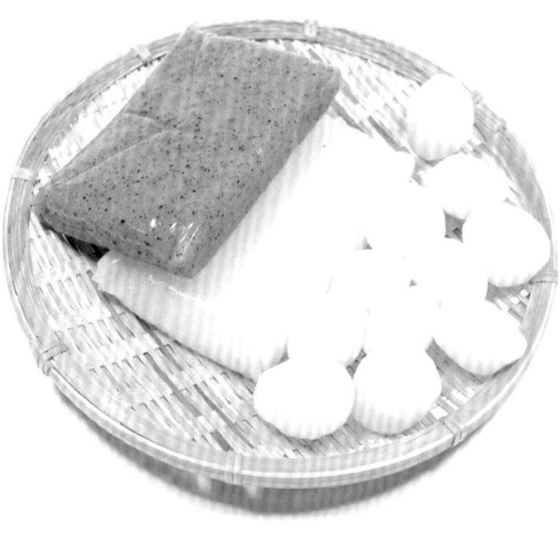

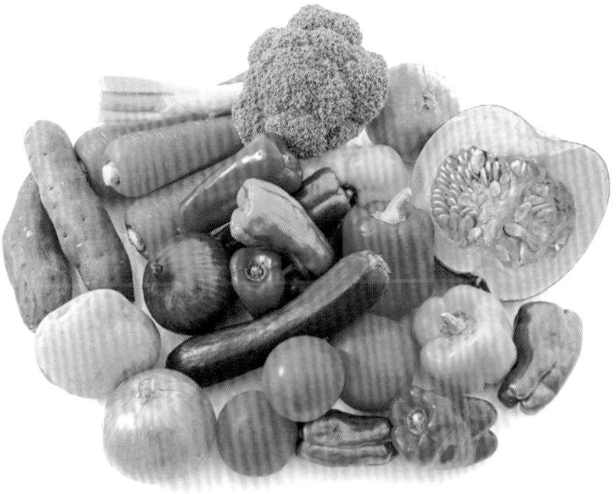

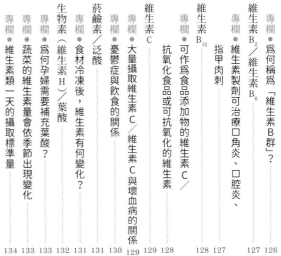

礦物質

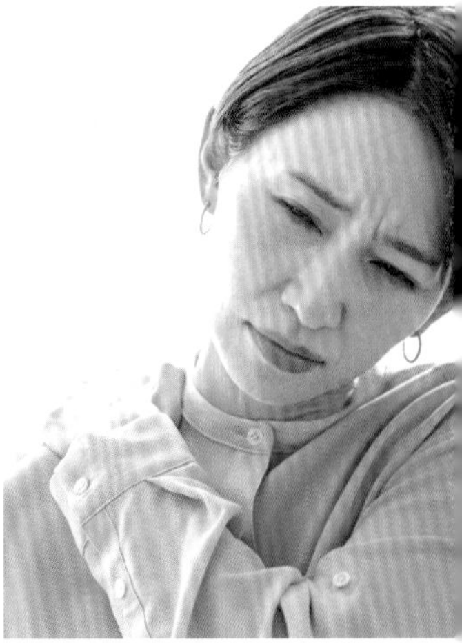

第二章 特殊的機能性成分

特殊的機能性成分

關於本書的資訊

本書的解說盡可能參酌日本厚生勞働省或其相關組織等值得信賴的機構所發布的最新資訊。

特別是第二章有關機能性成分的部分，即便成分確實存在，但其機能性，有很多資訊都還在研究當中。有些是現階段已知的研究成果，日後還有可能發布新的研究資訊。

本書的使用方法

- 關於營養成分，取自日本文部科學省「日本食品標準成分表 2020 年版（第八版）」所制定的版本。
- 關於營養素的建議攝取量、標準量、目標量，取自日本厚生勞働省「日本人的飲食攝取標準」（2020 年版）所制定的版本。
- 有關本書的化學結構，以讀者最熟悉的型態表示。不過，蛋白質或多醣類等，分子量大結構複雜的物質，或結構較不穩定的物質，會降低化學結構的比例。當然像礦物質等元素，就會用元素記號來表示。

第一章 六大營養素

何謂營養素?

食物的營養 打造健康的身體

人體是由水、蛋白質、脂質、無機物等自然界材料所構成。不同於即便沒有從外界攝取養分，透過光合作用就能製造熱量的植物，身為動物的人類，一定得由食物獲得製造身體的養分或每天活動使用的熱量。

而製造身體的成分中，水的占比最多，約七〇%，其次是蛋白質和脂質。至於維生素或礦物質等無機物，占比雖少，卻是維持身體機能、作為骨骼或牙齒材料等不可或缺的物質。

我們可透過食物攝取到最多的營養素為醣類，但因醣類主要作為熱量，多餘部分轉為脂肪加以儲存，因此體內的醣類含量非常少。

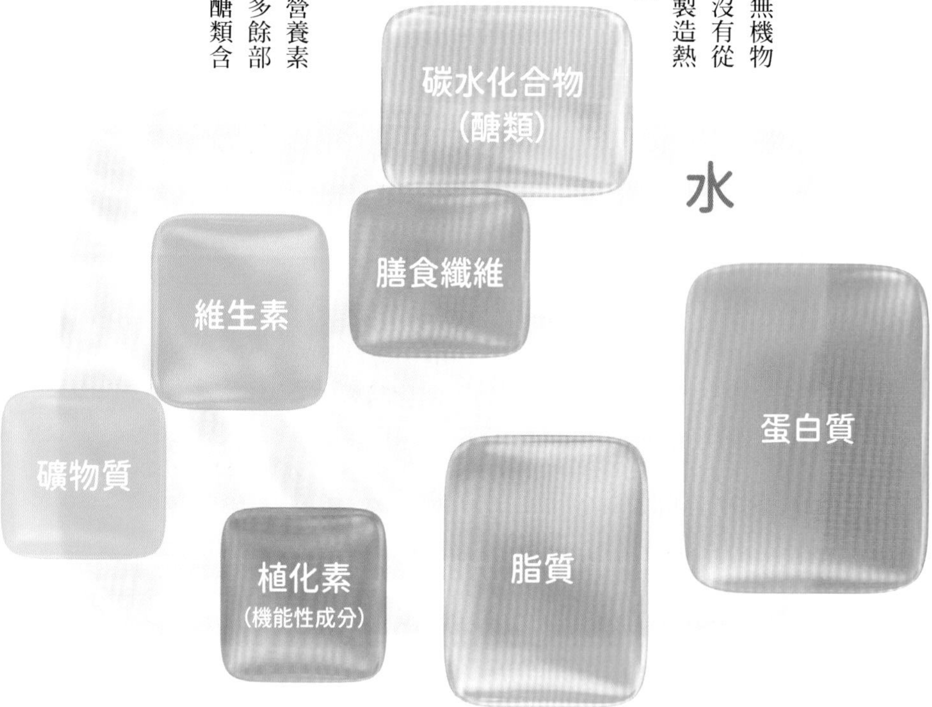
碳水化合物
(醣類)
水
膳食纖維
維生素
蛋白質
礦物質
脂質
植化素
(機能性成分)

何謂「營養」?

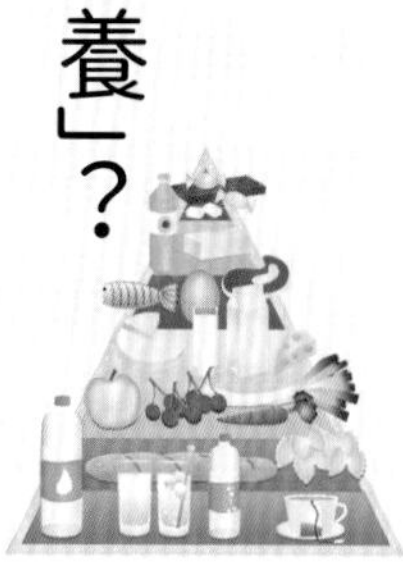

身體透過食物攝取必要的物質，作為打造身體的材料或熱量以維持生命的運作。這一連串食物與身體的相互作用稱為「營養活動」；而食物裡面可運用於這些營養活動，且為身體必要的成分，就稱為「營養素」。

其中攝取量大，可當成熱量來源的營養素有醣類、脂質與蛋白質，稱為「三大營養素」。這三大營養素，加上需求量雖少、卻是維持生命不可或缺的維生素和礦物質，稱為「五大營養素」。加上嚴格來說未納入營養素、但對身體具有重要功能的膳食纖維，稱為「六大營養素」。再加上水，就稱為「七大營養素」，甚至是加入植物所製造的機能性成分「植化素」，可稱為「八大營養素」。

從嬰幼兒期到成長期的均衡營養

嬰幼兒是人一生中成長最顯著的時期。這時期的營養狀態，會對之後的發育帶來莫大的影響。等寶寶 5 ～ 6 個月大，光靠母奶或奶粉無法補充足夠的蛋白質或礦物質等營養素，得進入斷奶期，補充副食品。當其味覺和下顎肌肉變得發達，可從食物攝取絕大部分的營養素後，就可結束斷奶期。

由於嬰幼兒的胃部容量小，需靠點心補充三餐不足的熱量。除了小點心或純果汁，營養均衡的穀物、芋薯根莖類或水果等，都是很好的補充食材。這時期的發育狀態可透過卡普指數（Kaup index：0 至 5 歲寶寶的胖瘦檢測）「體重（kg）÷ 身高（m）^{2}」加以判斷。超過 22 為太胖，19 ～ 15 為正常，未滿 15 為過瘦，未滿 13 就是營養失調。

過了嬰幼兒時期，在 6 ～ 17 歲這個階段，是邁向成人的重要發育期。可透過羅列指數（Rohrer's index），檢測這個成長期的發育狀態。而人體的基礎代謝率於十幾歲時（男性 15 ～ 17 歲、女性 12 ～ 14 歲）達到巔峰，除了熱量，也需要攝取各種營養素。所以，除了基本的三大營養素，也要留意維生素或礦物質等微量元素的攝取量是否充足。

成長期所需的熱量（kcal／每天）

	男			女		
	I	II	III	I	II	III
6 ～ 7 歲	1350	1550	1750	1250	1450	1650
8 ～ 9 歲	1600	1850	2100	1500	1700	1900
10 ～ 11 歲	1950	2250	2500	1850	2100	2350
12 ～ 14 歲	2300	2600	2900	2150	2400	2700
15 ～ 17 歲	2500	2800	3150	2050	2300	2550

＊ 熱量為參考值。I、II、III為身體活動的強度。
強度 I／以靜態活動為主
強度 II／上學等輕度活動
強度 III／有規律的運動習慣

嬰幼兒期所需的熱量（kcal／每天）

	男	女
0 ～ 5 個月	550	500
6 ～ 8 個月	650	600
9 ～ 11 個月	700	650
1 ～ 2 歲	950	900
3 ～ 5 歲	1300	1250

＊ 熱量為參考值。身體活動強度 II 的數值。

透過羅列指數判斷學童期的發育狀況

羅列指數
＝體重（kg）÷ 身高（m）^{3} × 10

羅列指數	判斷結果
低於 100	太瘦
145 左右	標準
超過 160	過胖

＊ 幼兒肥胖的定義＝（實測體重－標準體重）÷ 標準體重 × 100
＋ 20 ～ 29%　輕度肥胖
＋ 30 ～ 49%　中度肥胖
＋ 50% 以上　重度肥胖

判斷嬰兒或幼兒發育狀態的卡普指數
（出生後 3 個月大到 5 歲的嬰幼兒）

卡普指數
＝體重（kg）÷ 身高（m）^{2}

卡普指數	判斷結果
未滿 13	營養失調
未滿 15	過瘦
15 ～ 19	標準
超過 22	太胖

＊ 以日本厚生勞働省發布的數值為標準
＊ 不同年齡還是有其標準值

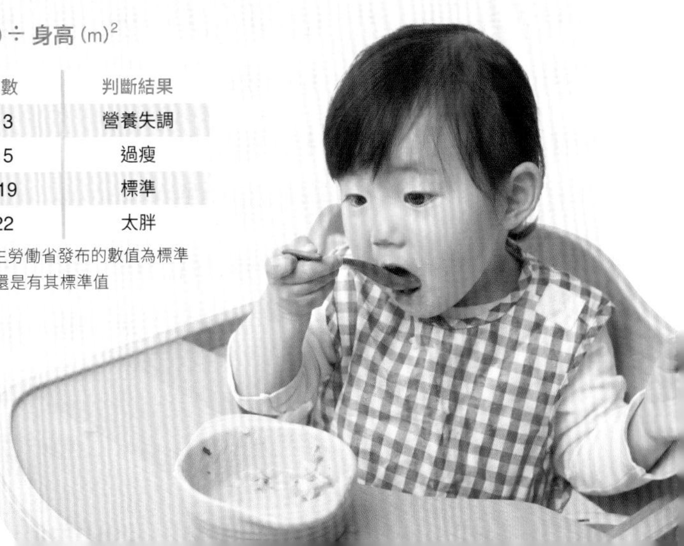

關於營養過剩

吃太多，身體也會不舒服

透過飲食攝取的熱量超過身體所需時，多餘的熱量就會轉為脂肪，儲存在體內。雖然適量的脂肪有助於荷爾蒙代謝或調節體溫，但脂肪過量會影響健康。就算是被認為應該多多攝取的蛋白質，如果攝取過量也會影響腎臟或肝臟，所以營養不是越多就代表越好。

包含人類在內的動物，長期以來為了抗衡飢餓，生理已經具備了營養不足時的對應機制，卻未具備營養過剩時的對應機制。所以，當營養持續供給過量、身體無法因應時，就會產生各種不適的症狀。

肥胖導致的疾病

第 2 型糖尿病

胰島素分泌不足，加上胰島素阻抗，導致血糖持續偏高的狀態。可能引發視網膜病變、腎臟病變、末梢神經病變等併發症。

動脈硬化

動脈的血管壁囤積脂肪，逐漸硬化、失去彈性的狀態。可能引發心肌梗塞或腦中風。

高血壓

血壓偏高的狀態，會造成動脈硬化，對心臟、血管或腎臟等帶來很大的負擔。

關節變形

因體重過重，支撐身體的膝蓋等關節變形，感到疼痛或難以活動。

血脂異常

血液裡的脂質濃度超出標準值，可能導致動脈硬化。

高尿酸血症

血液的尿酸值偏高。腳拇趾根等部位形成尿酸結晶，出現劇烈痛感引發「痛風」。

脂肪肝

指肝臟的細胞有脂肪囤積的狀態。

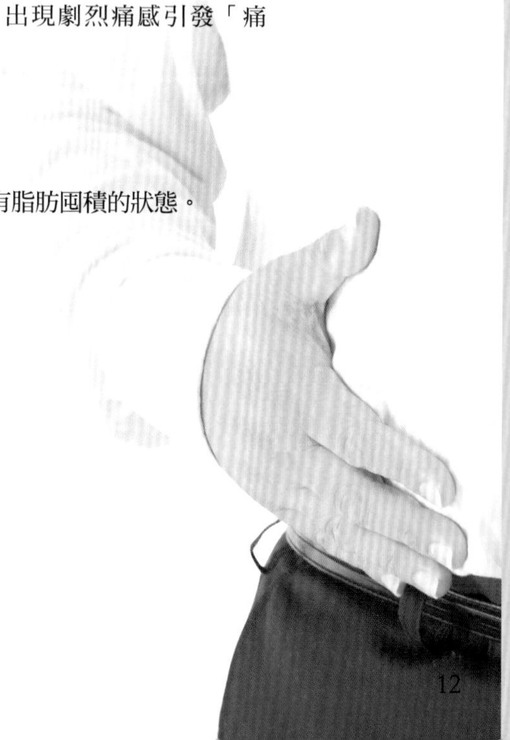

成人期的均衡營養

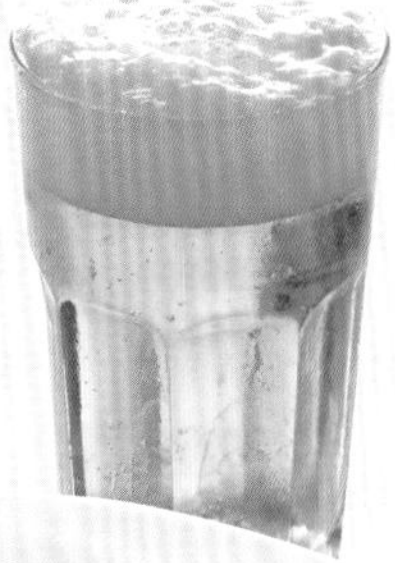

相較於成長期，成人期身體消耗的熱量比較少，必須減少熱量的攝取。飲食型態如果跟成長期一樣，容易熱量過剩，導致肥胖。成人期除了忙著工作、精力旺盛，也很容易因為壓力或生活習慣混亂而引發身心不適。飲酒過度、經常外食或常吃加工食品，都會讓鹽分或脂質攝取過量，微量元素或膳食纖維攝取不足，增加生活習慣病的風險。為了延緩與預防老化現象，需留意營養管控，注意營養的均衡，多多攝取抗氧化物質。

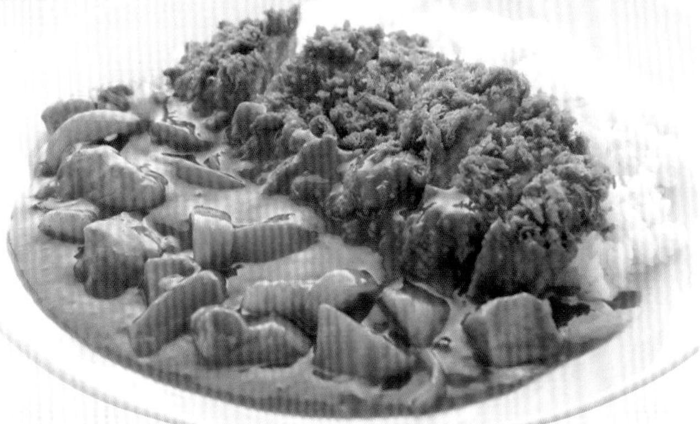

成人期一天所需的熱量

18～29 歲		30～49 歲		50～64 歲	
男性	女性	男性	女性	男性	女性
2650kcal	2000kcal	2700kcal	2050kcal	2600kcal	1950kcal

身體活動強度：一般
日本人的飲食攝取標準（2020 年版）

熱量與卡路里

所謂的熱量就是身體活動需要的能量。熱量的單位為仟卡（kilocalorie, kcal），就是讓 1 公升的水溫度升高 1℃所需要的熱量。

食物裡的蛋白質、脂質、碳水化合物（醣類），均可於體內代謝轉為熱量。

而各種營養素每 1g 於體內生成的熱量，碳水化合物（醣類）和蛋白質為 4kcal，脂質為 9kcal。

日本食品標準成分表 2020 年版（第八版），所制定的成分名稱有所變更，分別是「可利用碳水化合物（單醣當量）」、「胺基酸構成的蛋白質／蛋白質」、「脂肪酸三酸甘油酯當量／膽固醇／脂質」。

關於營養不良

營養不良是過去式？

身體的健康狀態取決於攝取養分的種類、攝取量或營養是否均衡。攝取過量會誘發疾病，而必要營養素攝取不足，當然也會影響健康。

現代社會屬於飽食年代，但伴隨而來的卻是莫衷一是的各種飲食資訊，甚至也有過度偏食的健康療法。雖說現在的飲食條件比以前好很多，但若相信錯誤的健康資訊，恐怕會掉入營養不良的陷阱。

營養不良有何後果？

在營養不良（營養素攝取不足）的狀況中，將蛋白質和熱量攝取不足的低營養狀態，稱為蛋白質熱量營養不良（PEM, protein-energy malnutrition），會導致過瘦、浮腫、低體溫、免疫力下降。蛋白質熱量營養不良，除了是開發中國家嚴峻的問題，也常見於惡性腫瘤或肝硬化患者、高齡者，對疾病的預後狀況或生活品質造成莫大影響。也有報告指出，因基礎疾病（編註：三大類疾病，包括基礎代謝障礙，如糖尿病；免疫功能低下，如愛滋病；重大的慢性消耗性疾病，如腫瘤）入院的患者，容易出現蛋白質熱量營養不良，約半數有此現象。

至於維生素或礦物質，雖然需求量很少，如果攝取不足，一樣會引發各種症狀。

缺乏維生素和礦物質引發的主要症狀

維生素 A	夜盲症、乾眼症
維生素 D	佝僂病、骨骼和牙齒發育不全
維生素 E	神經和運動機能低下、溶血性貧血
維生素 K	容易出血、骨質疏鬆症
維生素 B_1	腳氣、末梢神經發炎
維生素 B_2	口角炎、舌炎、眼睛疲勞
維生素 B_6	皮膚炎（糙皮病）、舌炎、口角炎
維生素 B_{12}	貧血、末梢神經發炎
維生素 C	壞血病
葉酸	貧血
鈉	倦怠、食慾不振、意識不清
氯	食慾不振、消化不良
鉀	乏力感、食慾不振、心律不整
鈣	骨骼發育障礙、骨質疏鬆症
鎂	循環系統疾病
鐵	缺鐵性貧血
鋅	成長障礙、食慾不振、皮疹

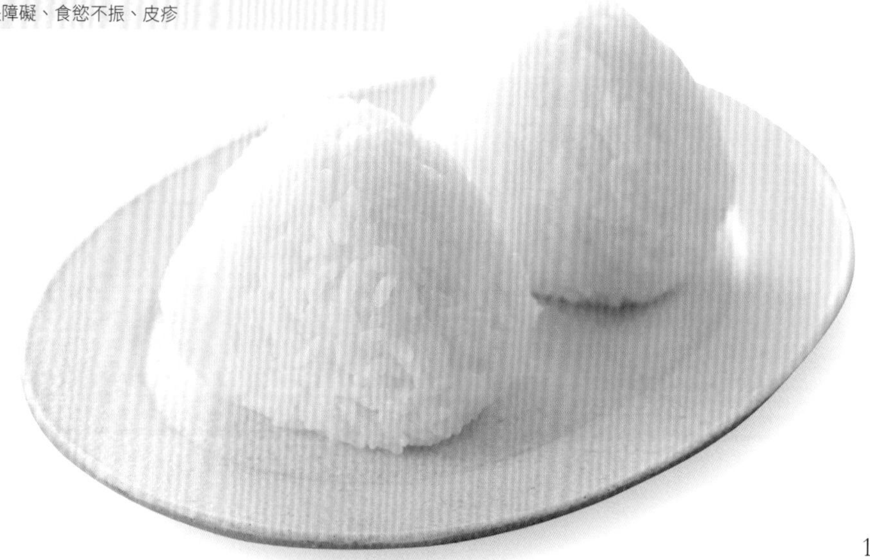

從更年期到老年期的均衡營養

從 45 歲到 55 歲左右的更年期，是女性迎向停經的時期。這時荷爾蒙失調，容易引發伴隨頭昏腦脹、盜汗、手腳冰冷等不適症狀的更年期障礙。近年來，大家也了解，男性也會因荷爾蒙失調或壓力等，引發更年期障礙。所以，請重新檢視以往的飲食習慣，加上規律的運動，才能安穩順利度過更年期。

進入 65 歲以後的老年期，隨著年紀增長，會出現各種生理變化。這時因基礎代謝率下降，消化功能也變差，無法吸收足夠的營養素或容易囤積多餘的營養素。相較於成年人，老年人雖然需要的熱量較少，但因咀嚼或吞嚥出問題，可能導致食慾不振或出現營養不良。這時應該充分攝取蛋白質以增加肌力，或增加脂質的攝取量以供應足夠的熱量，即便吃得不多，還是能攝取必要的營養素。

更年期到老年期一天所需的熱量

65～74 歲		75 歲以上	
男性	女性	男性	女性
2400 kcal	1850 kcal	2100 kcal	1650 kcal

身體活動強度：一般
日本人的飲食攝取標準（2020 年版）

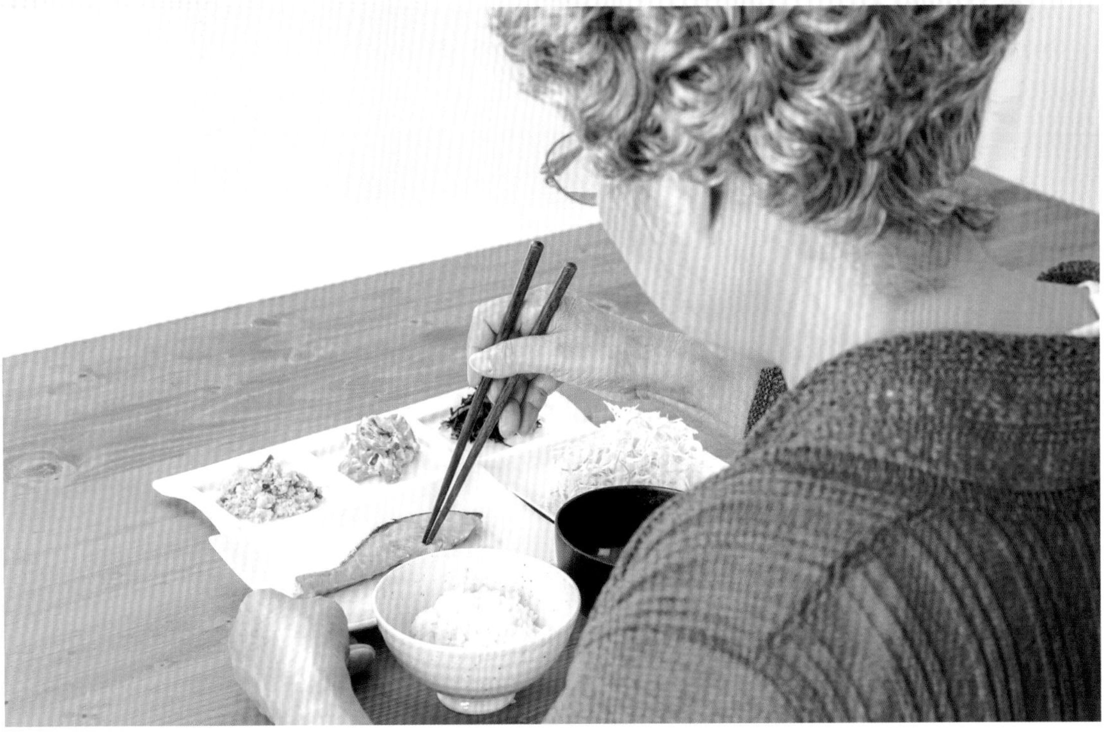

蛋白質與胺基酸

胺基酸結合體 有構成細胞或酵素等 不同功能

蛋白質是許多胺基酸結合而成的物質，是除了水以外，人體含量最多的物質。

據說自然界約有五百種胺基酸，其中可構成人體的胺基酸只有二十種。這二十種胺基酸能製造人體五萬~十萬種蛋白質。換句話說，只要缺少某一種胺基酸，就無法製造人體所需的蛋白質。

這二十種胺基酸中，體內可以合成必要量的有十一種，稱為「非必需胺基酸」。而無法於體內合成，或合成效率不佳，加上能合成、但必要量遠遠不足的組胺酸共有九種，一定得由食物裡攝取的稱為「必需胺基酸」。一般來說，飲食習慣正常的人，幾乎不用擔心缺乏這些胺基酸，但經常採取極端減肥法或偏食的人就要特別注意。

蛋白質於體內反覆分解與合成，以維持生命的運作。除了製造肌肉或皮膚等身體結構外，也能製造代謝所需的酵素或免疫球蛋白等防禦物質，或可調整功能的荷爾蒙等，與人體的生理機能息息相關。

皮膚・頭髮

構成角質層的是結合 18 種蛋白質的「**角蛋白**」。含有水分，具有彈性。

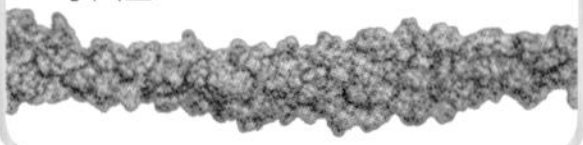

肌肉

由收縮蛋白質「**肌動蛋白**」、「**肌球蛋白**」等構成。

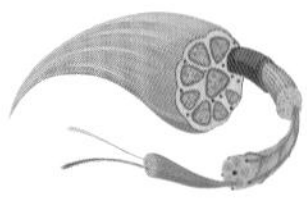

血液

血液裡的蛋白質稱為「**血漿蛋白**」，其中約 60% 為「**白蛋白**」這種蛋白質。

健康的身體組成比例（成年人）

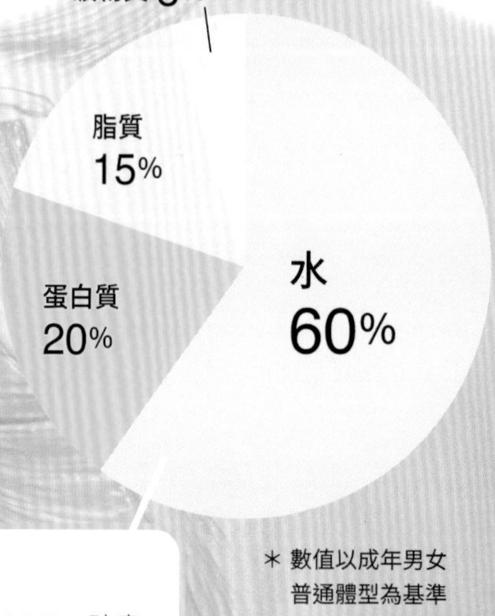

＊數值以成年男女普通體型為基準

水

胎兒體內的水約占體重的 90%，孩童約 70%，成年男性約 60%，成年女性約 55%，老人大約是 50～55%。

蛋白質的結構

蛋白質是由 50 個以上的胺基酸結合而成的物質。

一級結構

胺基酸結合成的肽鏈。

↓

二級結構

多肽串成的平面結構。

↓

三級結構

二級結構重複折疊的立體結構。

↓

四級結構

2 個以上的三級結構分子聚集而成的結構（血紅素四元體）。

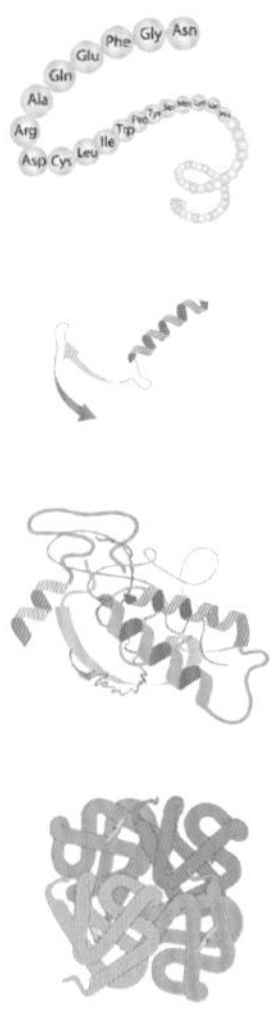

蛋白質的消化與吸收

透過消化酵素分解為胺基酸加以吸收

透過食物入口的蛋白質，經過咀嚼咬碎為一定的大小後，被吞嚥下肚。

進入胃部的蛋白質，由以鹽酸為主要成分的胃液和胃液裡的胃蛋白酶分解成多肽。

接下來進入十二指腸，由胰液裡的胰蛋白酶、胰凝乳蛋白酶、彈性蛋白酶、羧肽酶等消化酵素分解為寡肽。

最後，在小腸，透過上皮細胞的微絨毛膜所分泌的胺基肽酶或二肽酶等消化酵素，分解為最小單位的胺基酸，或兩個胺基酸串成的二肽。就這樣被上皮細胞的微絨毛吸收後，全部變成最小單位的胺基酸，從微血管經肝門靜脈送往肝臟，再送到全身各個組織。

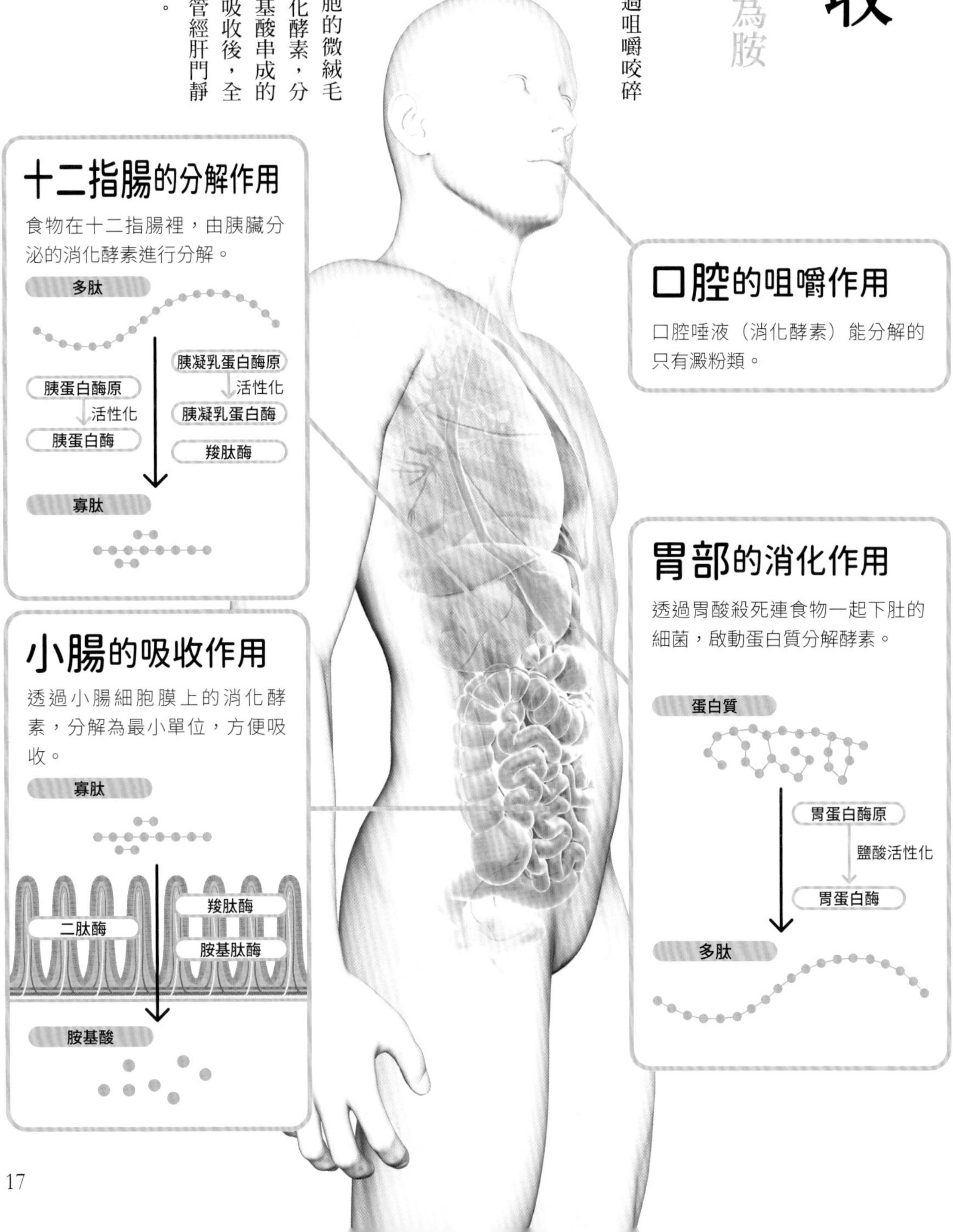

蛋白質的代謝

可作為生物體合成成分或熱量來源

食物攝取後，經由消化吸收分解的胺基酸，會連同構成肌肉或內臟的身體蛋白質所分解生成的胺基酸，於肝臟或血液等處混合互溶，稱為「胺基酸代謝池」。之後胺基酸被送到全身，合成新的身體蛋白質或酵素、荷爾蒙、免疫抗體等物質。蛋白質像這樣重複分解與合成的機制，稱為「轉換更新」，其更新的速率跟年紀有關，年紀越大，更新速率越慢。再者，不同組織的更新速率也不一樣，像血漿或肝臟的蛋白質大約二十天，半數的蛋白質就會更新，肌肉的蛋白質則需要半年，半數才會更新。

在合成過程中沒用完的胺基酸經過分解，分裂為胺基與α-酮酸（轉胺基反應）。含氮的胺基形成阿摩尼亞（氨化脫胺基作用），透過尿素循環轉為尿素，成為尿液排出體外。而剩下的α-酮酸除了糖解作用或被送到檸檬酸循環（三羧酸循環：TCA cycle）（參考第七六頁）當作熱量，也可作為合成脂肪酸或葡萄糖的材料。

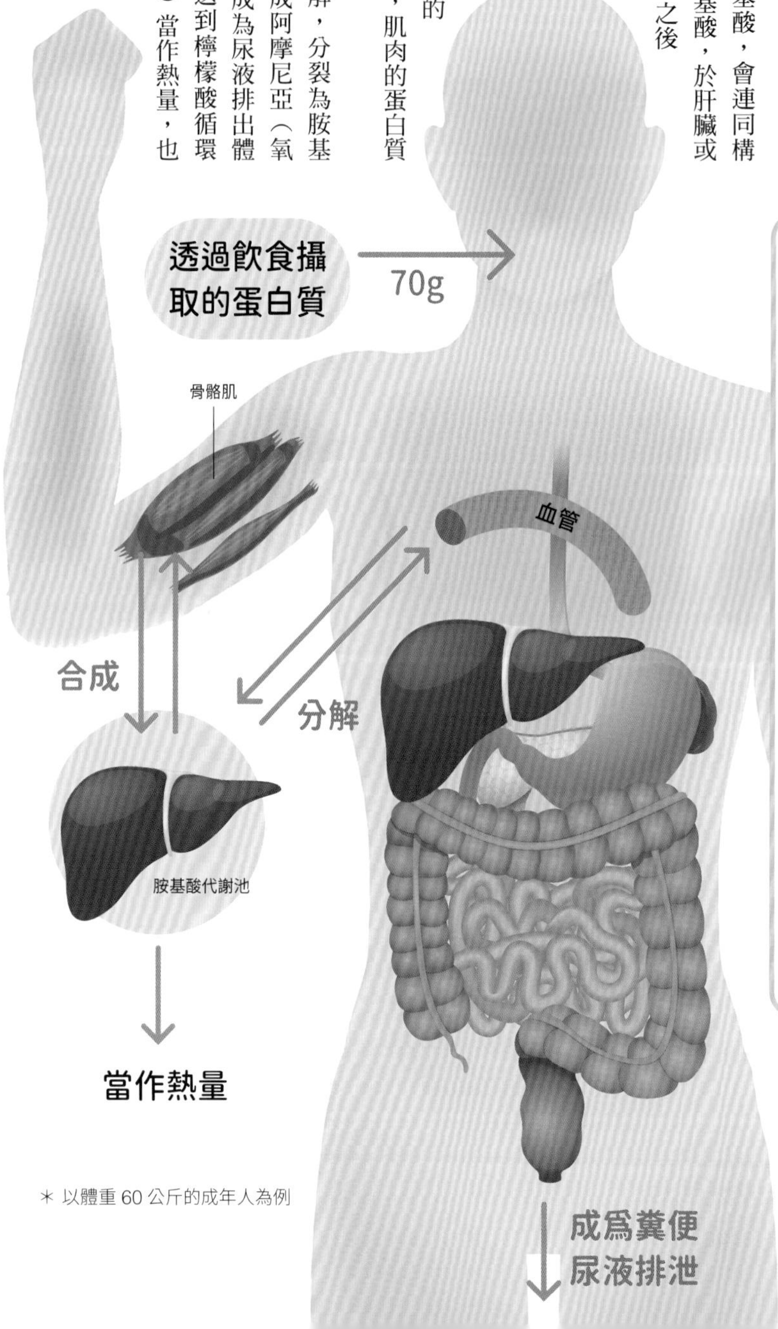

＊ 以體重 60 公斤的成年人為例

轉換更新

身體每天約有 1 ～ 2% 的蛋白質會更新

身體的器官要靠蛋白質轉換更新才能再生組織。其更新速率因蛋白質種類有所不同，像紅血球約 120 天，肝臟約 20 天，肌肉約需 180 天，半數才會更新。

此外，蛋白質也能當作熱量來源，但當體內的血糖非常充足，無須分解蛋白質當作熱量，有時未使用的剩餘蛋白質可由體內清除。

動物性與植物性蛋白質

蛋白質有動物性與植物性之別

富含蛋白質的食物有魚肉蛋等動物性蛋白質，以及豆類或穀物等植物性蛋白質。這兩大類的必需胺基酸含量不同，動物性蛋白質大多含有充足的九種必需胺基酸，但植物性蛋白質的必需胺基酸含量是不足的。

下面的「胺基酸評分」利用水桶比喻這九種必需胺基酸的平衡狀態。而必需胺基酸的數值關係到體內如何利用這些胺基酸。

這九種胺基酸中，只要有一種數值偏低，其他八種能用的數量也會偏少。這個數值偏低的胺基酸稱為「第一限制胺基酸」，但只要攝取富含其他不足胺基酸的食品，即可提升胺基酸評分。

假設評分數值最大是一〇〇，即便數值超過一〇〇，胺基酸評分仍以一〇〇標示。

除了這種胺基酸評分，也可利用「PDCAAS」（蛋白質消化率校正胺基酸評分，體內實際消化吸收的使用比例，換算為化學評估）、「DIAAS」（可消化必需胺基酸評分）等最新指標。

胺基酸評分

框成水桶的 9 片板子當作 9 種胺基酸，只有一種是不夠的，裡面的水也留不住。將這些胺基酸的平衡狀態圖表化（參考第 20 ～ 23 頁）。我們可透過日常飲食的其他食材補充缺乏的胺基酸，或確認是否可成為優質蛋白質。

動物性蛋白質

以雞蛋為例，可食部分 100g 的蛋白質含量有 12.3g。
一顆雞蛋的蛋白質含量約 6.2g，可提供成人每天約 10% 的蛋白質攝取量。

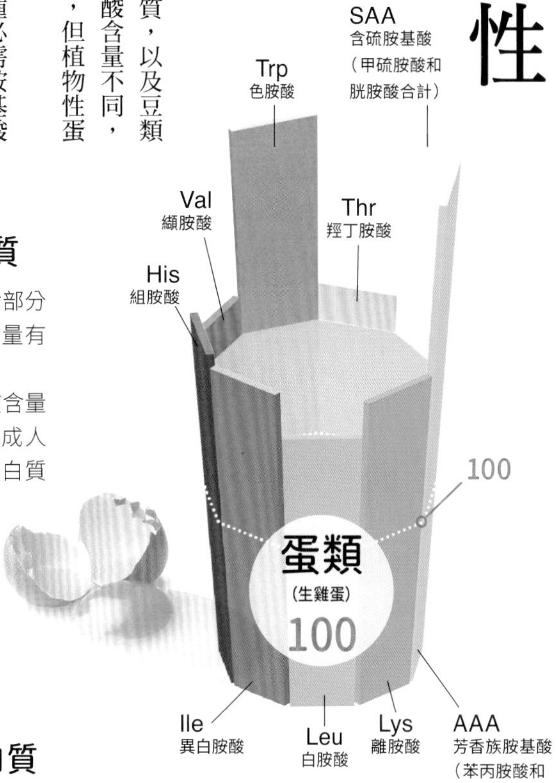

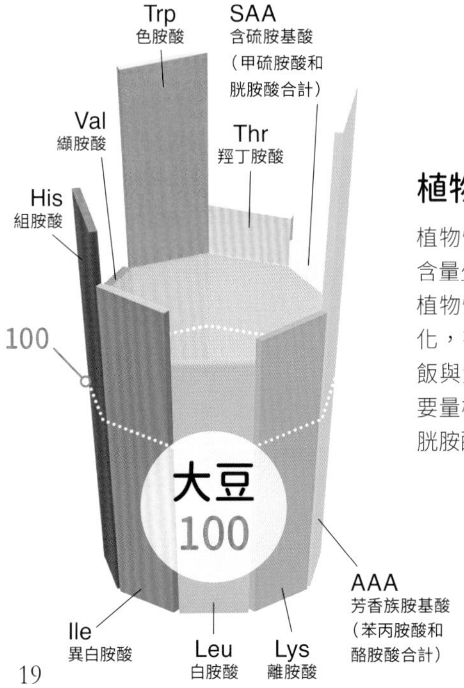

植物性蛋白質

植物性食品中，大豆的蛋白質含量多，脂質含量少，富含膳食纖維。相較於動物性食品，植物性蛋白質吸收速率慢，需要更多時間消化，有利減肥。為了胺基酸的平衡，可將米飯與魚肉類一起食用，以補充大豆蛋白中必要量極為有限的「含硫胺基酸」（甲硫胺酸、胱胺酸）。

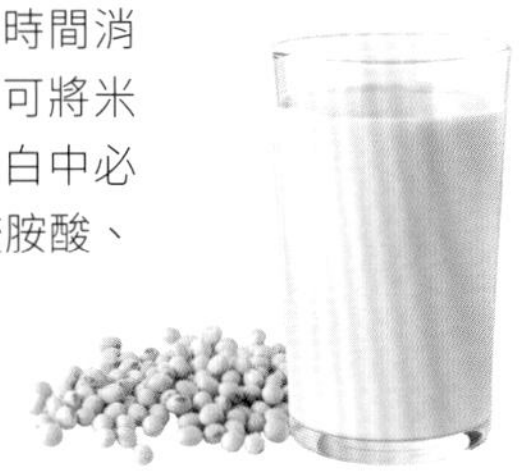

＊ 關於胺基酸含量取自日本食品標準成分表 2020 年版（第八版）胺基酸成分表 2020 年版

動物性蛋白質

脂質含量高的動物性蛋白質

包含魚貝類在內的肉類、蛋類、乳製品等，來自動物的蛋白質稱為動物性蛋白質。

動物性食品富含脂質，動物性蛋白質於體內的吸收率，雖優於植物性蛋白質，但也有整體熱量偏高的傾向。

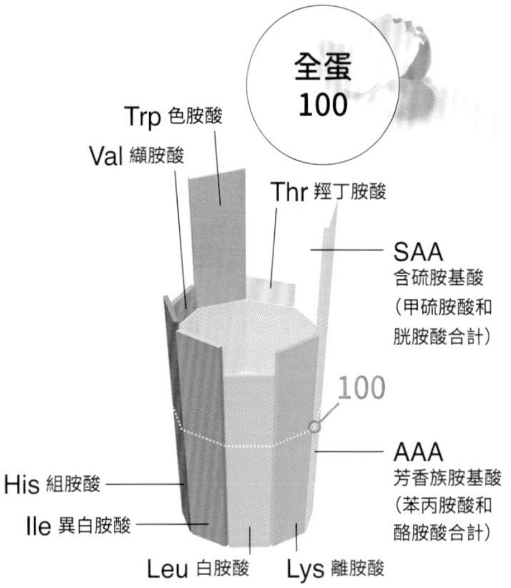

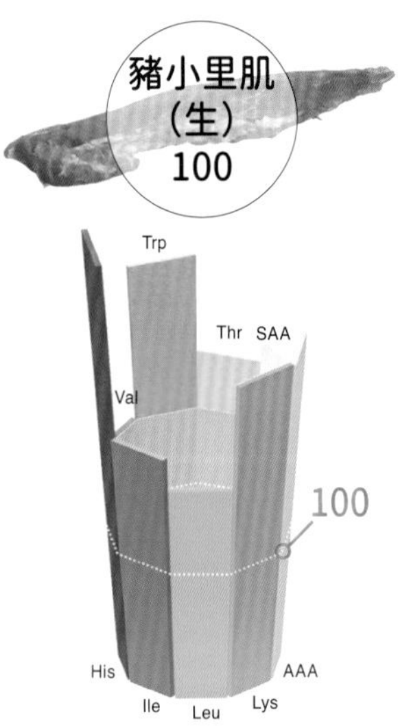

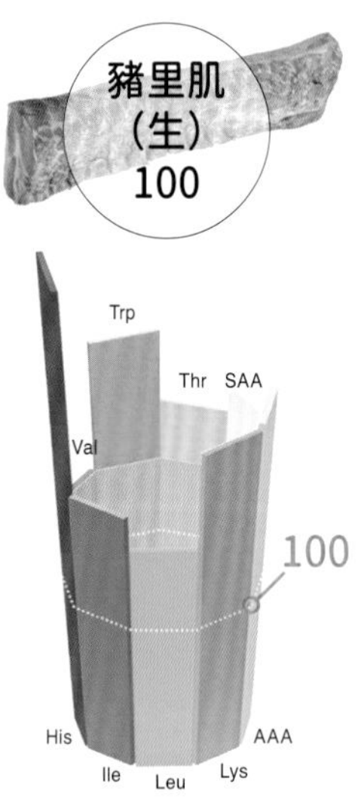

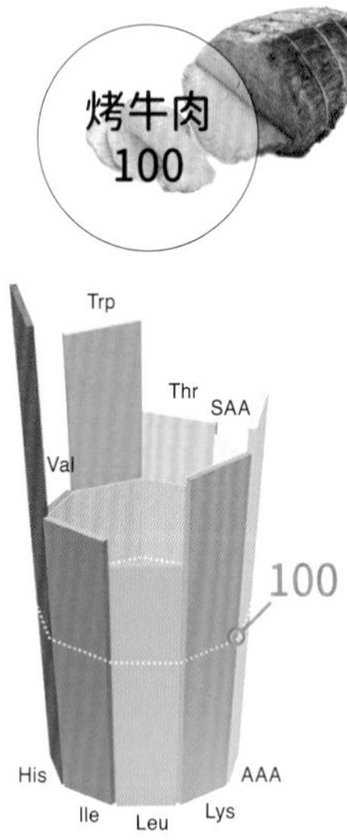

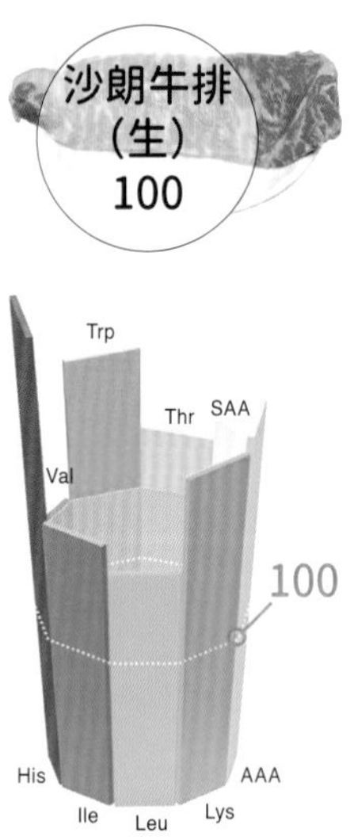

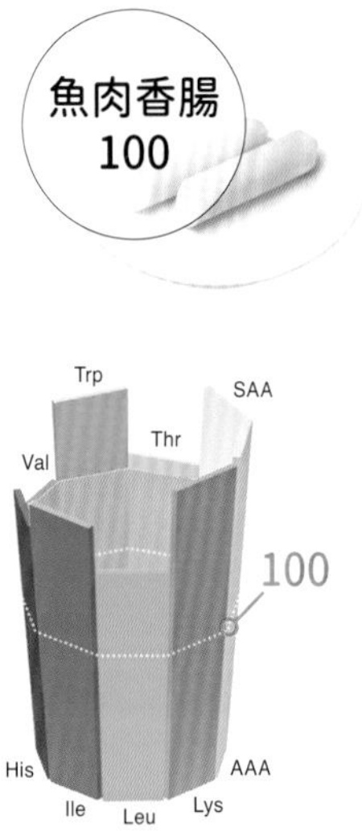

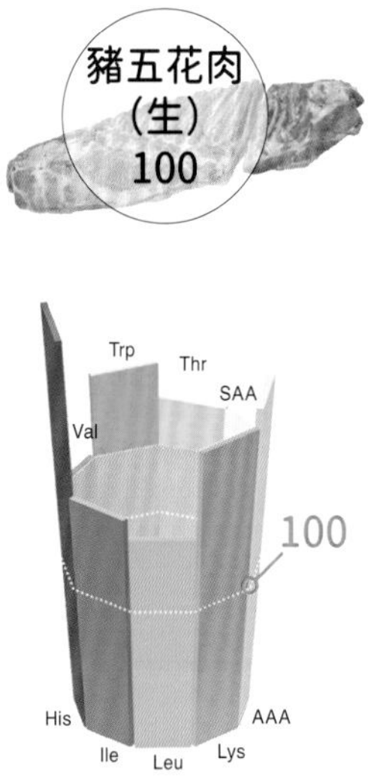

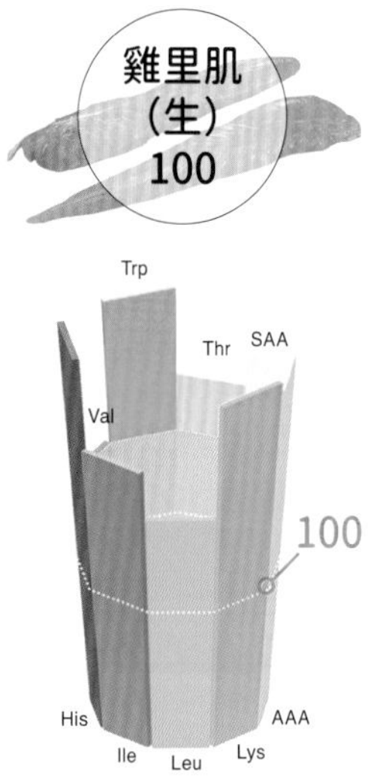

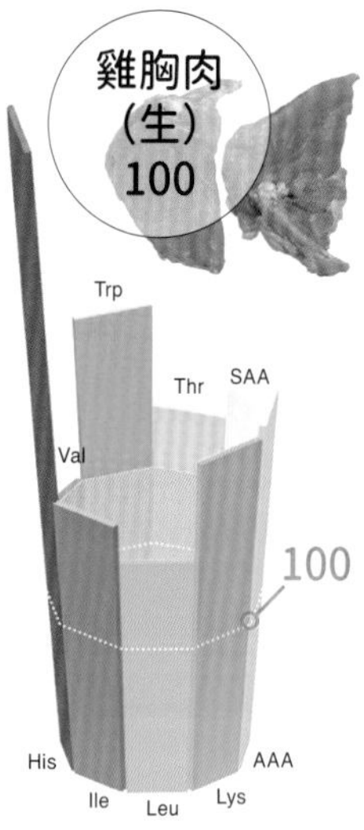

可消除肌肉疲勞或身體疲憊感的支鏈胺基酸(BCAA)

「纈胺酸」、「白胺酸」與「異白胺酸」這三種側鏈具有分支結構的胺基酸，稱為支鏈胺基酸（Branched Chain Amino Acid，簡稱 BCAA）。在構成肌肉的必需胺基酸中，它們就占了 40%。除了鮪魚的紅肉或肉蛋等食品，號稱營養最均衡的母奶也含有這類胺基酸，在營養學上的效果頗受矚目。

再者，這類胺基酸可作為運動時的熱量來源。運動時，胺基酸的需求量增加，攝取這類胺基酸可抑制肌肉蛋白質的分解，或促進蛋白質合成，對運動員來說非常重要。

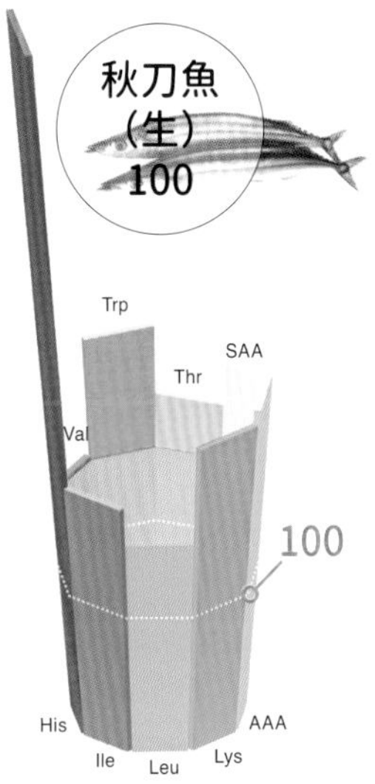

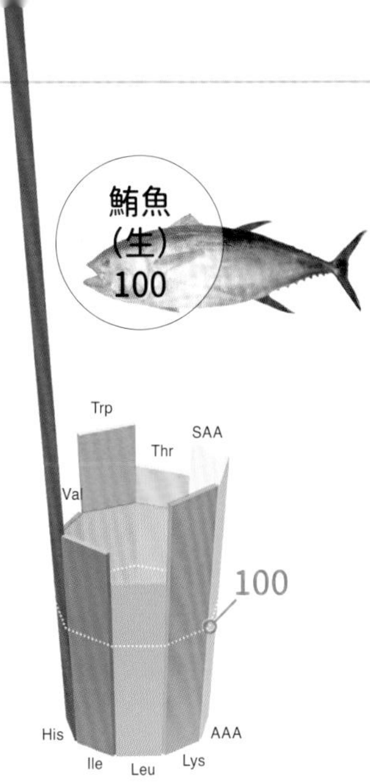

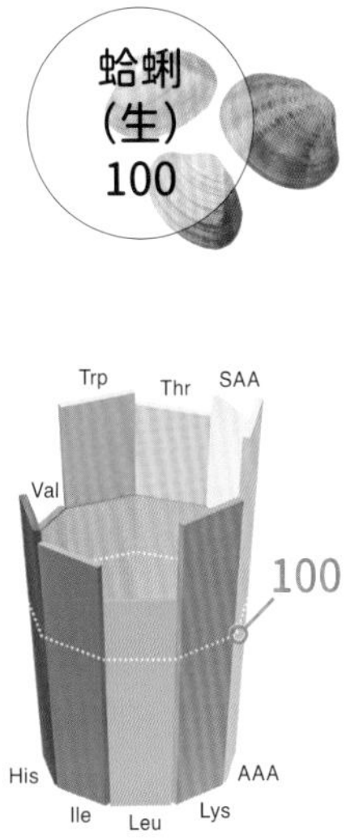

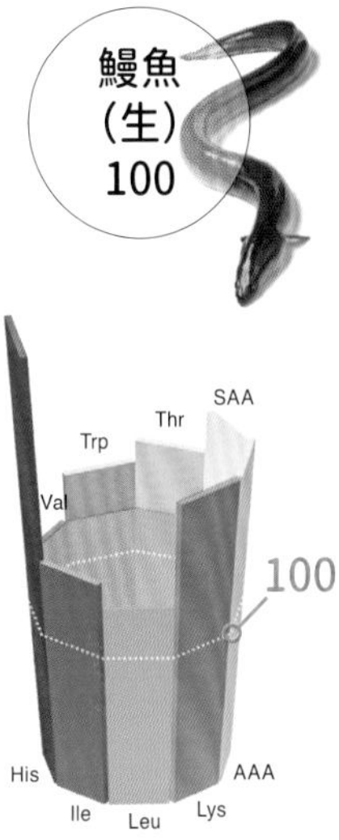

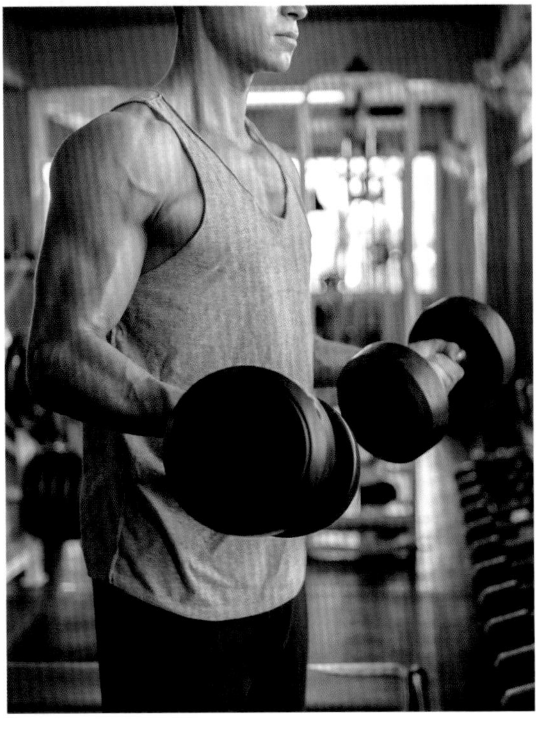

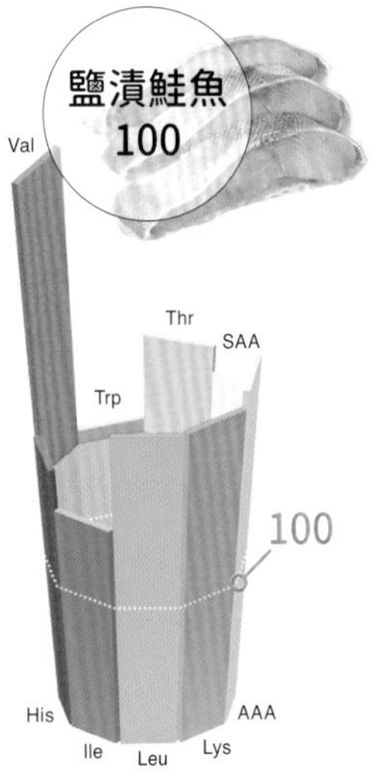

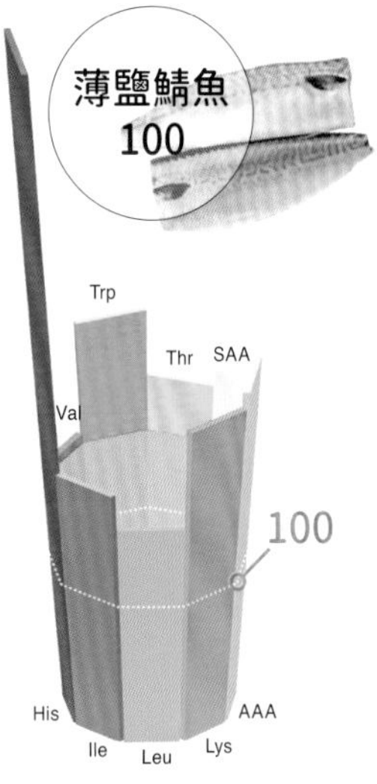

植物性蛋白質

穀物或豆類富含植物性蛋白質

米、小麥、大豆或各種蔬菜或水果，均含有植物性蛋白質。

若以米食為主，從稻米或雜糧裡攝取的蛋白質，會比動物性蛋白質還多。研究顯示，相較於攝取熱量，植物性蛋白質攝取越多，整體的死亡風險越低。而且，植物性蛋白質還能降低循環系統疾病、心臟疾病或腦血管疾病所造成的死亡風險。

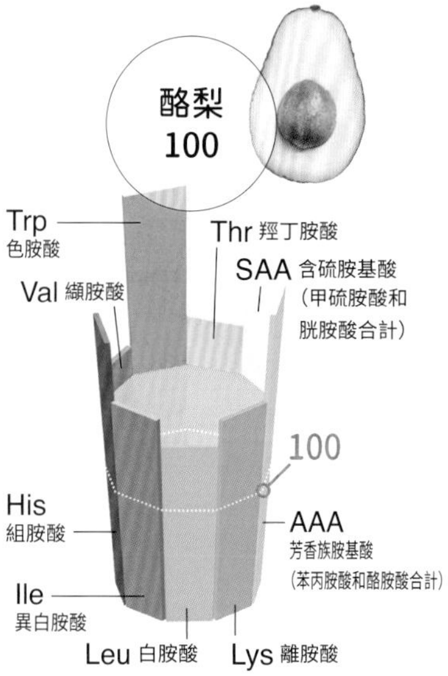

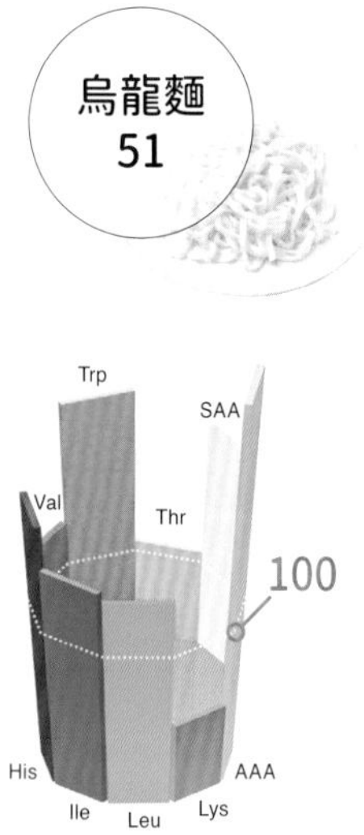

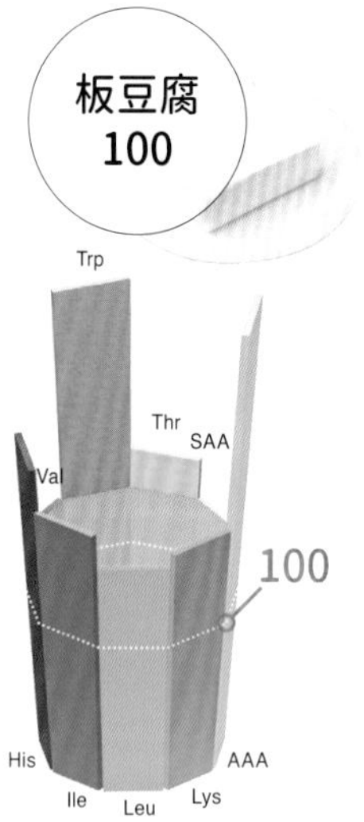

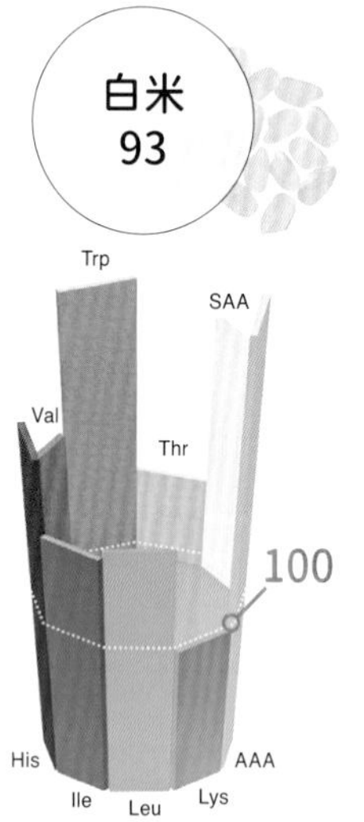

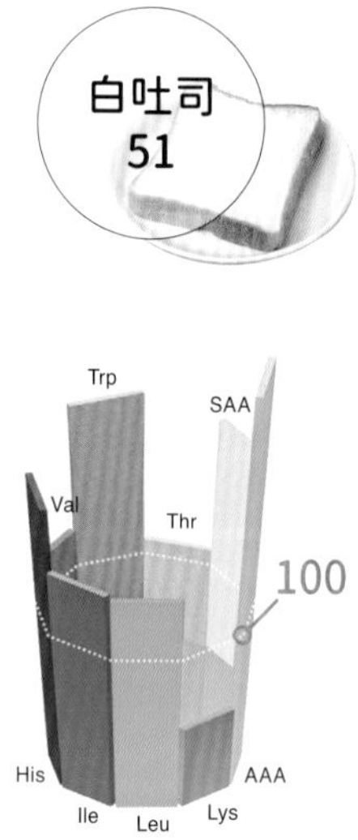

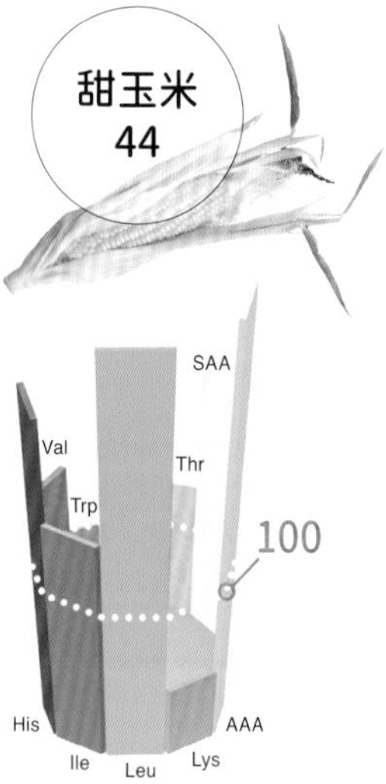

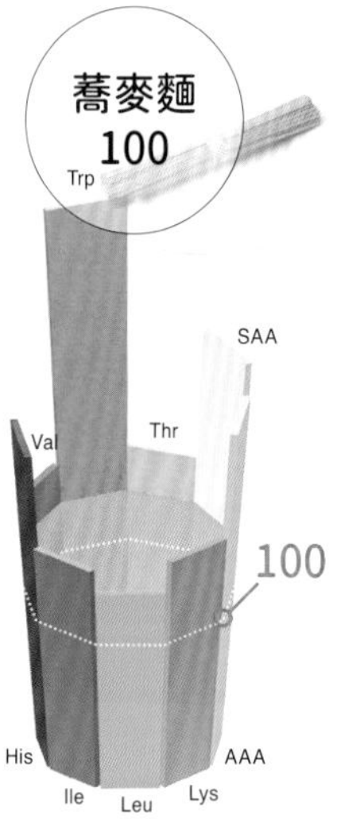

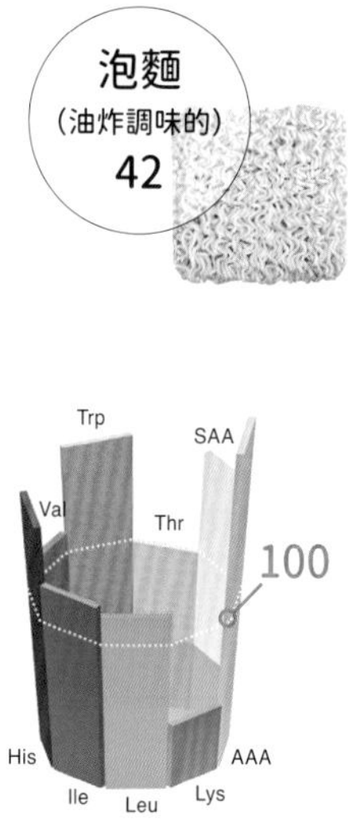

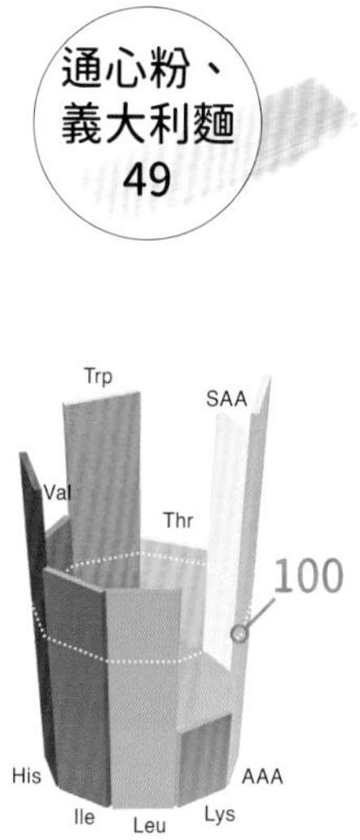

超過 65 歲的 高齡者需要攝取多少蛋白質？

蛋白質是打造身體各組織的重要營養素。成長期的孩童當然不用說，從成人到老年，每個不同的人生階段都要攝取足夠蛋白質。

以一般的成人來說，每天需要的標準量，大概是每 1 公斤體重需要 1g 蛋白質。高齡者的攝取標準也跟成人一樣，1 公斤需要 1g。這種說法或許有點意外，但即便步入高齡，從飲食獲取的蛋白質分量最好還是要一樣。雖說有無宿疾會有所影響，但步入高齡者的營養吸收率通常會下降，所以才要更積極地攝取蛋白質。

此外，隨著年紀增長，應該適度運動，注意蛋白質攝取量，以預防肌少症[＊1]或身體變得羸弱［＊2]。

＊1 肌少症：肌肉量減少或肌力下降的狀態。
＊2 身體羸弱（Frail）：身體介於健康和需要照護的狀態。

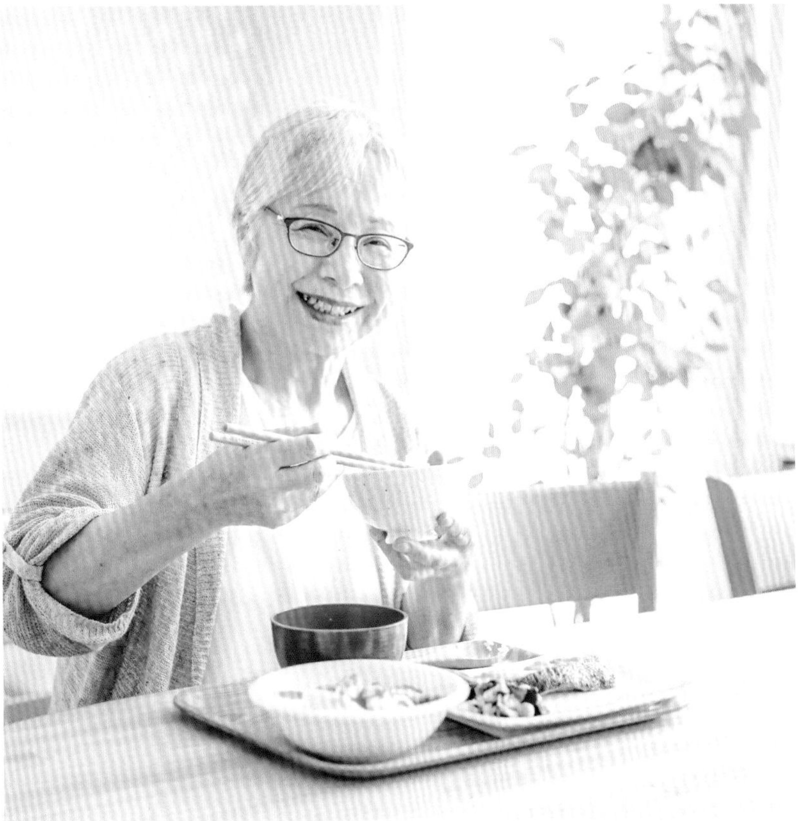

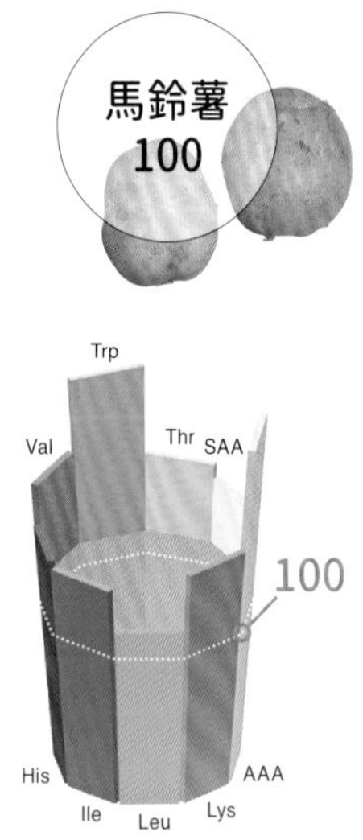

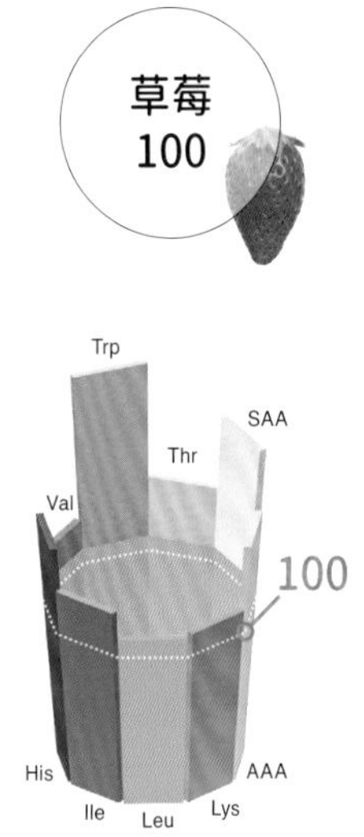

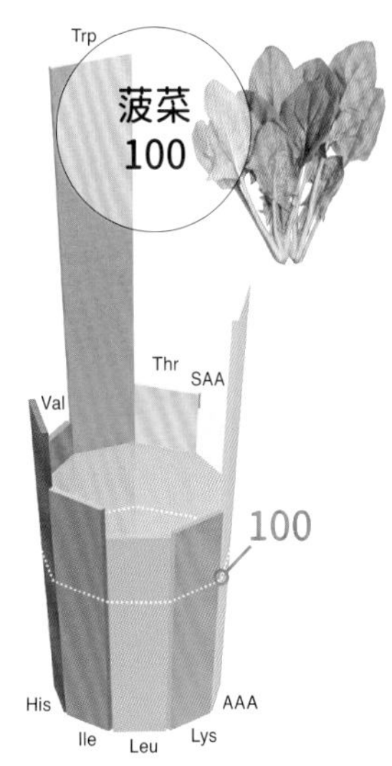

必需胺基酸

構成人體的二十種胺基酸中，有九種人體無法自行合成（或合成速率非常慢）的胺基酸，稱為必需胺基酸。

像組胺酸雖然可於體內合成，但合成量遠不如所需，加上無法於體內合成的白胺酸、異白胺酸、纈胺酸、甲硫胺酸、苯丙胺酸、色胺酸、羥丁胺酸和離胺酸八種，共有九種必需胺基酸。而必需胺基酸以外的十一種胺基酸，可於肝臟、肌肉、腎臟、腸道等處分解與合成。

不過，一樣屬於哺乳類，老鼠等哺乳類還需要必需胺基酸以外的精胺酸，鳥類則需要甘胺酸。

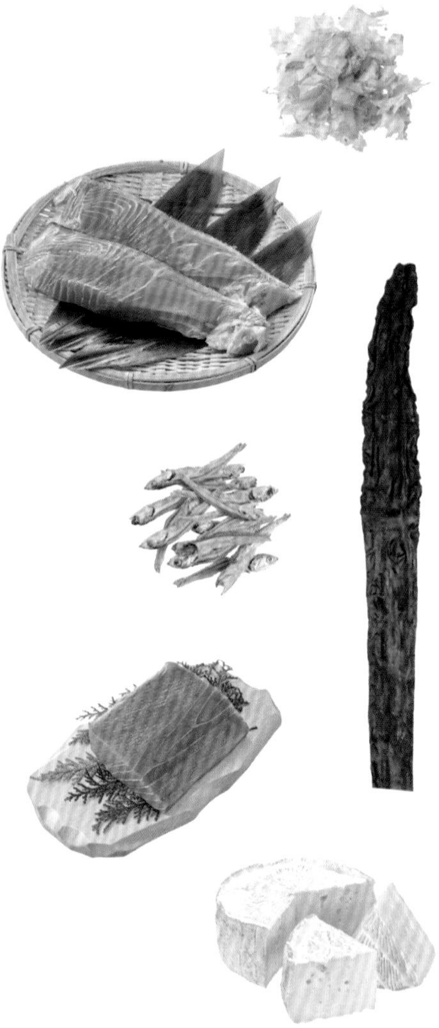

異白胺酸

英文名稱 isoleucine / Ile,I

小魚干、黑背沙丁魚、鮪魚、柴魚、乾青魚子、起司等富含的支鏈胺基酸。跟白胺酸一樣為白色結晶，帶苦味。

異白胺酸可跟纈胺酸、白胺酸針對肌肉代謝熱量，除了可促進生長，消除疲勞，也是合成血紅素的必需胺基酸。

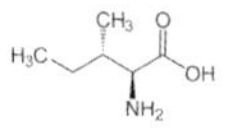

羥丁胺酸

英文名稱 threonine / Thr,T

一種必需胺基酸，豬肉、雞肉、牛肉、鮪魚、大豆裡含量很多，連鬆軟的白乾酪、起司片、魚類、小扁豆、凍豆腐裡面也有。雖然穀物也有羥丁胺酸，但不容易消化吸收。為白色結晶，有點甘味。

羥丁胺酸除了促進成長、提升肝功能，也能預防脂肪肝，改善胃炎，據說還有預防脊髓痙攣的效果。

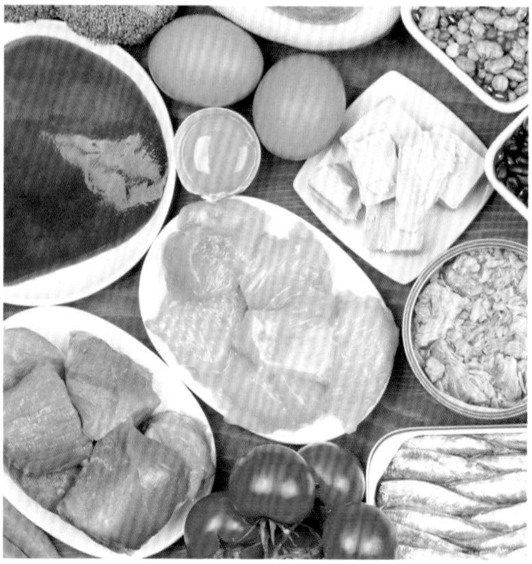

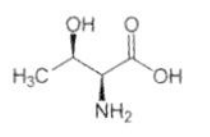

色胺酸

英文名稱 tryptophan / Trp,W

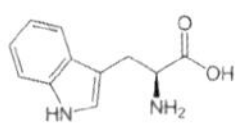

從牛奶裡面發現的一種必需胺基酸。肉類、豬肝、魚類、豆類、種子、堅果、豆奶、牛奶或起司等乳製品含量很多。為白色~淡黃色結晶，有點苦味。

色胺酸為腦內神經傳導物質「血清素」或睡眠荷爾蒙「褪黑激素」的合成材料，可維持穩定正常的精神狀態。一旦色胺酸攝取不足，會因為缺少血清素，引發憂鬱或睡眠障礙。

也有研究報告顯示，適量攝取色胺酸可以穩定情緒，改善憂鬱或失眠現象，但攝取過量可能會導致致癌物的生成。

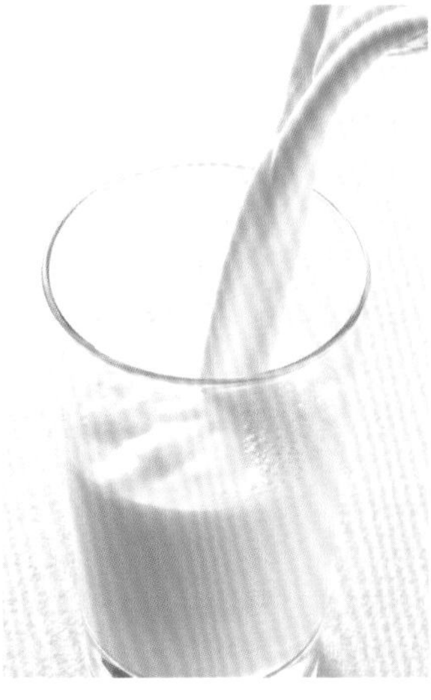

生活型態與穀類蛋白質

可打造健康身體的蛋白質，有來自肉或蛋類等的動物性蛋白質，與來自穀類或豆類等的植物性蛋白質。

動物性與植物性蛋白質最大的差異，在於必需胺基酸的均衡狀態。很多動物性蛋白質含有足量的 9 種必需胺基酸，但有些植物性蛋白質的含量卻不足。

據說人體所攝取的蛋白質約 1/4 來自穀類。如精製白米約含 7%的蛋白質，麵粉約 6 ～ 13%、乾燥大豆約 20%。

植物性蛋白質於體內的吸收率約 80 ～ 85%，雖略遜於動物性蛋白質的 95%，但兩者的熱量並沒有差別。昔日以農立國，人們靠米飯等植物攝取植物性蛋白質，一樣能打造強健的體魄。但現在西式餐飲盛行，很容易攝取過量的動物性蛋白質，植物性蛋白質攝取不足，平常須留意營養的均衡。

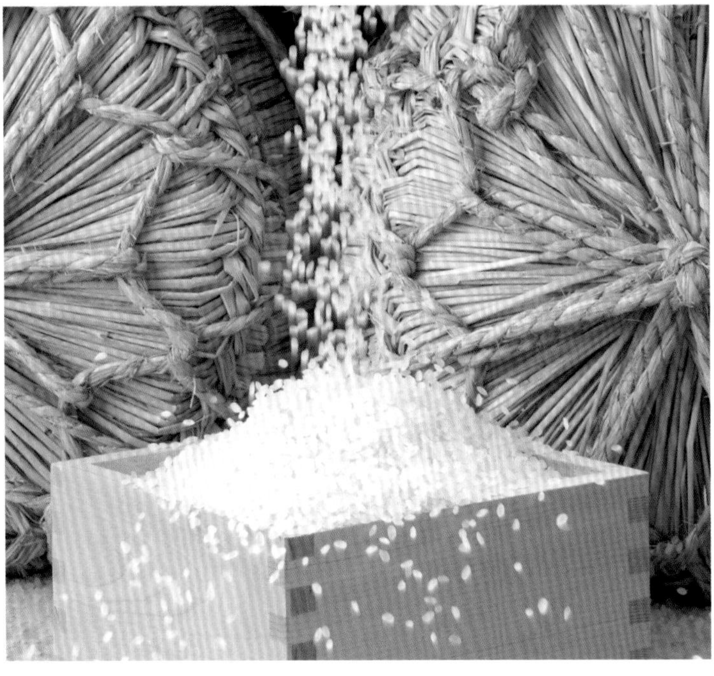

纈胺酸

英文名稱 valine / Val,V

起司或黃豆粉富含纈胺酸，連凍豆腐、雞蛋、沙丁魚、花生或芝麻等都有的支鏈胺基酸。別名2-胺基異戊酸，語源取自西洋鹿子草（纈草）的根（纈草根）。

纈胺酸和白胺酸、異白胺酸都是製造肌肉的重要物質，也常加在健康食品中。其特徵是帶苦味，散發腳臭味。

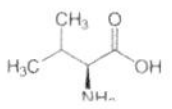

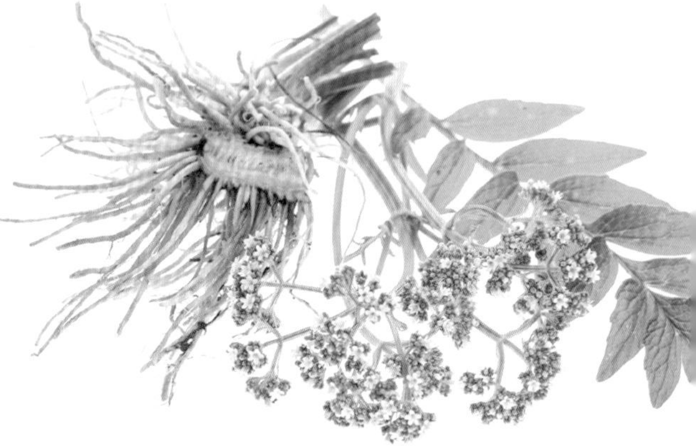

納豆的黏絲為胺基酸

納豆黏絲的主要成分為上萬個麩胺酸串成的「聚麩胺酸」（PGA）。納豆攪拌越久，大豆表面的 PGA 就會脫離，產生越多的黏絲。納豆拌得越久，舌頭的觸感越好，但並不會增加甜度。

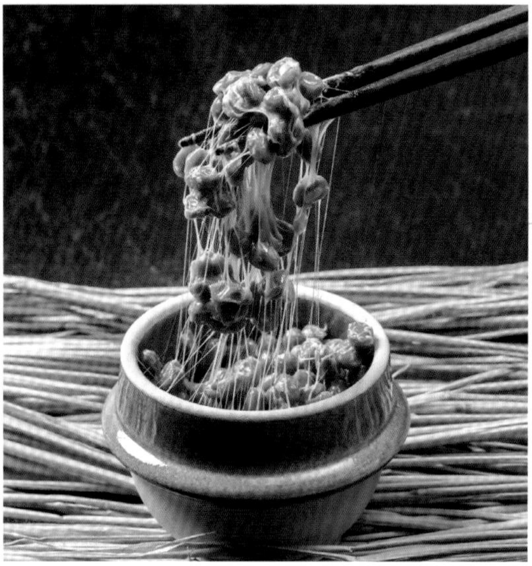

組胺酸

英文名稱 histidine / His,H

在希臘語中有「組織」意思的胺基酸，在小麥胚芽、麩質、米飯、麵包、鰹魚、鮪魚、肉類、切達起司等食材中含量豐富，與成長的關係很密切。雖然體內可以自行合成，但分量遠遠不足，還是要靠食物補充，被視為必需胺基酸。

組胺酸除了幫助發育或促進神經機能，也跟紅血球形成有關，如果缺乏可能會貧血。它還能降低紫外線對肌膚的刺激性，有效預防黑斑或雀斑等肌膚問題。至於會引發過敏的組織胺，乃組胺酸質變後的產物。

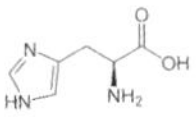

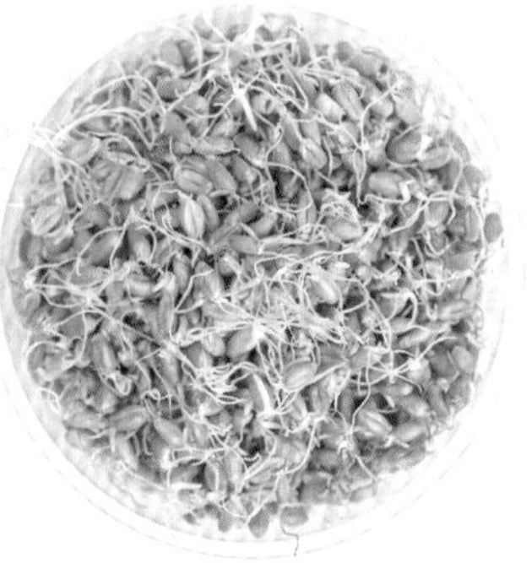

苯丙胺酸

英文名稱 phenylalanine / Phe,F

一種必需胺基酸，常見於牛奶、雞蛋、肉類、豆類等食材。

苯丙胺酸除了透過酵素轉換為酪胺酸（參考第三一頁），也是合成腦內多巴胺或腎上腺素等神經傳導物質的重要胺基酸。

萬一轉換為酪胺酸的酵素先天不良出現缺陷，體內會囤積過多苯丙胺酸引發智能障礙，稱為苯丙酮尿症（苯酮尿症，PKU）。出現這種疾病的新生兒到成人為止，必須透過飲食療法限制苯丙胺酸的攝取量。

苯丙胺酸也可作為阿斯巴甜這種甘味劑的製作原料之一。

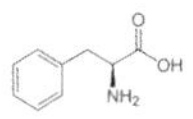

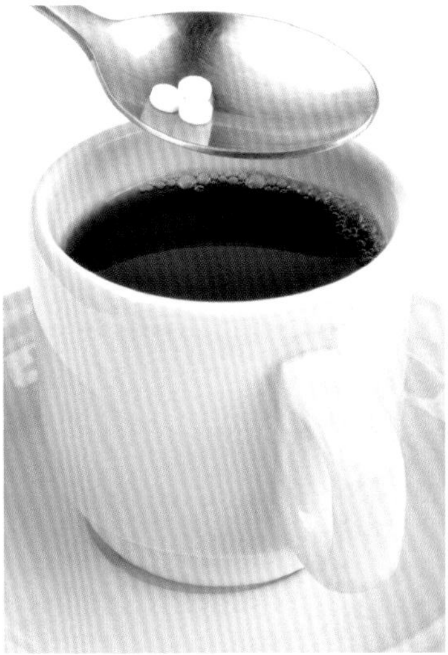

甲硫胺酸

英文名稱 methionine / Met,M

一種必需胺基酸，常見於雞肉、豬肉、羊肉、鮪魚或鰹魚等食材，但雞蛋、牛奶、起司、菠菜、豌豆、蒜頭、開心果、腰果、扁豆或豆腐裡面也有。為白色結晶，因含硫，會散發特有的臭味。

甲硫胺酸可降低血液裡的膽固醇，提升肝功能。加上有增加抗氧化功效，預防老化或促進免疫力，故常作為藥品、健康食品或營養品的成分。

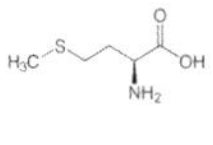

動脈硬化與同半胱胺酸

同半胱胺酸是一種血液裡的胺基酸，屬於必需胺基酸，可透過蛋胺酸代謝生成，但代謝過程需要維生素 B_6、B_{12} 或葉酸，其中葉酸的功用最大。如果缺少這些營養素，同半胱胺酸的代謝將停滯不前，體內濃度增加容易導致動脈硬化。且根據近年的研究顯示，血液裡的同半胱胺酸濃度過高，可能會增加認知症（編註：即俗稱的老年癡呆症或失智症，爲避免汙名化，在日本稱爲認知症）的風險。

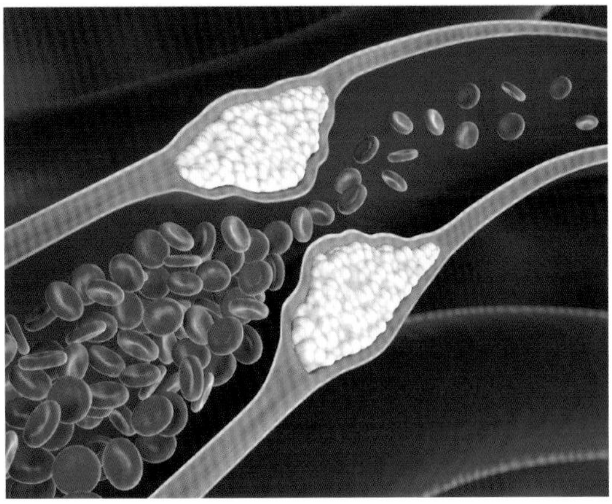

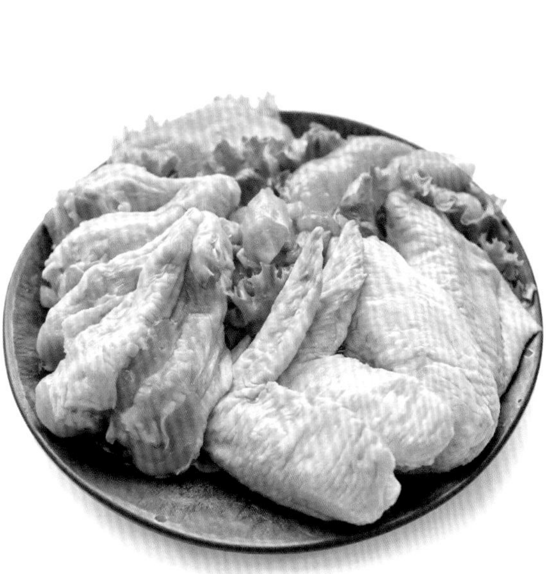

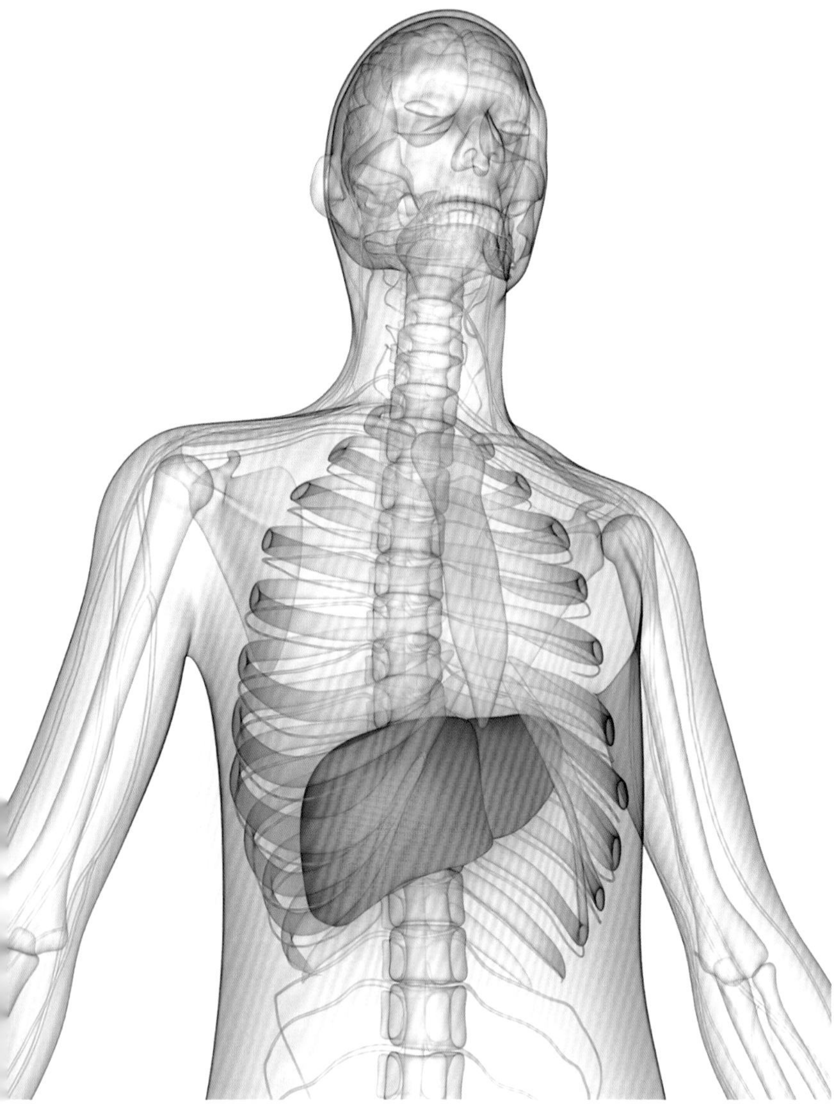

離胺酸

英文名稱 lysine / Lys, K

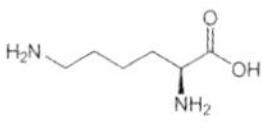

一種必需胺基酸，以常見於動物性蛋白質，少出現在植物性蛋白質為特徵。肉、魚、豆類或凍豆腐等食材的含量多，但米飯、小麥或玉米等穀類的含量就比較少。

人體的蛋白質中，離胺酸就占了二～一〇%，是成長或修復細胞組織不可欠缺的物質，還能促進肝功能。此外，它也是促進脂肪燃燒的肉鹼（參考第二二四頁）之合成材料。

身體如缺少離胺酸會導致成長障礙，特別是發育中的孩童攝取穀類時，也要一併攝取富含離胺酸的動物性蛋白質。

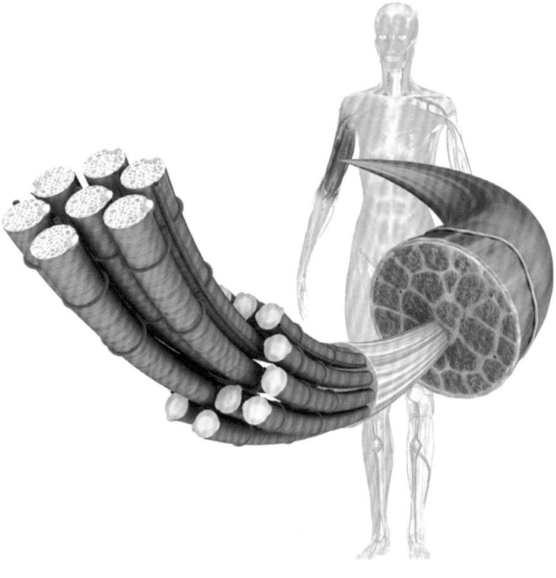

白胺酸

英文名稱 leucine / Leu, L

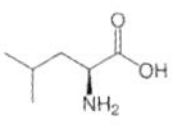

除了天然乾酪、黃豆粉或炒過的大豆，蛋白、雞胸肉、鰹魚、乾青魚子或牛奶等食材都富含的支鏈胺基酸。因有白色結晶，故以意為「白色」的希臘語「leuko」加以命名。

白胺酸和纈胺酸、異白胺酸都是製造肌肉的重要胺基酸，為人體肌肉的主要成分；不僅可維持成人的肌肉量，也是孩童成長不可欠缺的養分。此外，還能促進胰島素分泌。跟纈胺酸一樣帶點苦味。

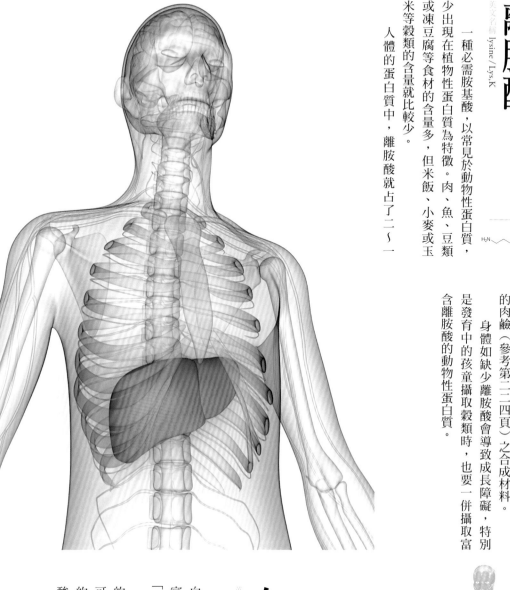

半必需胺基酸

精胺酸、半胱胺酸和酪胺酸這三種胺基酸雖能於體內合成，但進入成長期合成量不足，需從食物補充，視為「半必需胺基酸」。

精胺酸於嬰幼兒時期因合成量少，故視為必需胺基酸加以補充。半胱胺酸和酪胺酸分別由甲硫胺酸和苯丙胺酸這兩種必需胺基酸加以合成取代，故可視為半必需胺基酸。而胱胺酸乃二個半胱胺酸氧化結合的物質，也可納入這個項目加以說明。

精胺酸

英文名稱 arginine / Arg,R

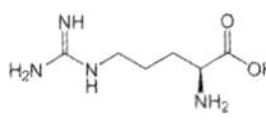

小麥胚芽、米糠、麩質、糙米、蝦米、豬里肌或瘦肉、雞胸肉或豆奶等食材均富含精胺酸。人類的話，可在腎臟由瓜胺酸（參考第三七頁）合成，而瓜胺酸則來自麩醯胺。順便一提，貓狗無法於體內合成精胺酸。

精胺酸透過一氧化氮的運作，提升免疫力，促進生長荷爾蒙分泌，還能加速脂肪的代謝。尤其是需求量多的嬰幼兒，因合成量不足，可視為必需胺基酸加以補充。

精胺酸和麩醯胺因為都有增強免疫力的效果，常作為點滴，或大量運用於運動營養補充品或飲品、保濕霜、洗髮精等用品。

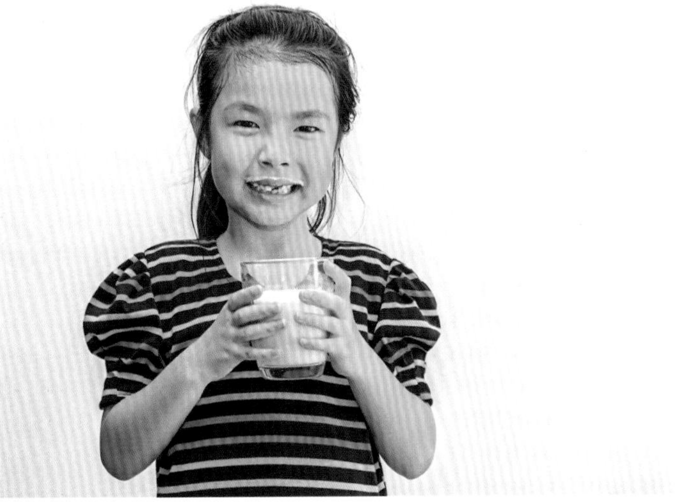

半胱胺酸

英文名稱 cysteine / Cys,C

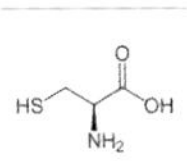

蒜頭、洋蔥、青花椰菜、高麗菜芽、麥片、小麥胚芽、豬肝、雞蛋等食材都富含的半胱胺酸，為含有硫的胺基酸。在人體內由必需胺基酸甲硫胺酸（參考第二七頁）和絲胺酸合成。

半胱胺酸是維持蛋白質之立體結構的重要物質。可維護毛髮、肌膚或指甲等組織的健康，如缺乏會造成皮膚炎、毛髮或指甲等出現問題。此外，半胱胺酸還能抗氧化，分解有害物質，抑制紫外線形成黑色素，防止斑點或長皺紋。所以也常用在保養品、健康食品或燙髮劑等產品中。

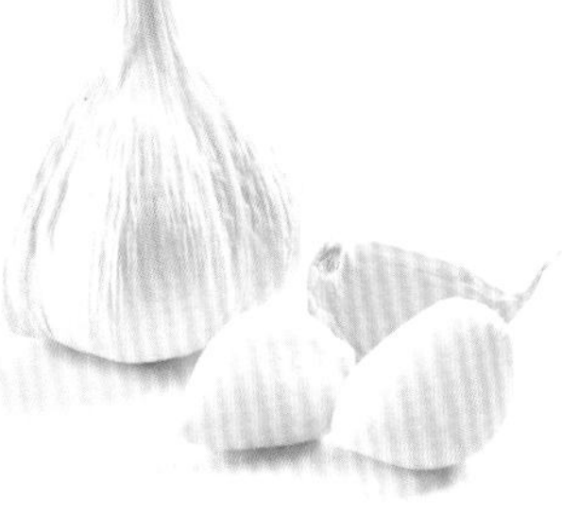

胱胺酸

英文名稱 cystine

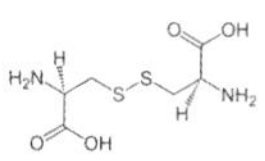

由二個半胱胺酸（參考第二九頁）連成的結構，屬於含硫胺基酸。在構成動物皮膚、頭角、指甲或毛髮的角蛋白這種蛋白質中含量特別多。人類的毛髮約有一〇～一四％都是胱胺酸。而魚貝類、乳製品、雞蛋、麵粉、麥片等食材，都是很好的胱胺酸來源。

尤其是小麥的麩質蛋白富含胱胺酸，所以，烏龍麵的筋性、麵包的Q彈感，都要靠胱胺酸的S–S結合反應（二硫化物結合）才能呈現這種黏性。

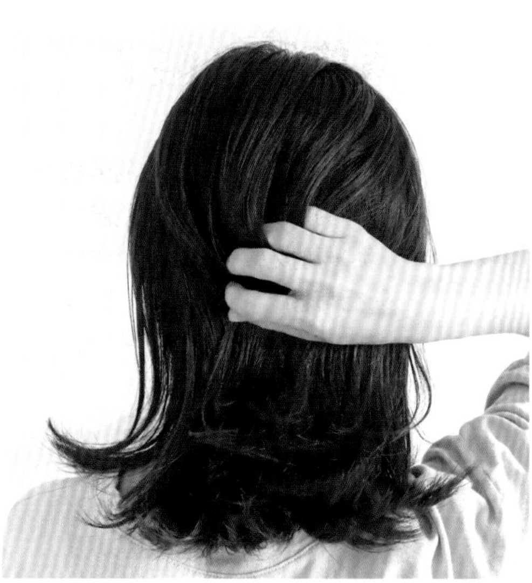

蛋白質的種類與特徵

蛋白質的英文為 protein，不過，一般都把蛋白質磨成粉末的物質稱為 protein。一聽到 protein，或許你會覺得那是肌肉重訓者才要吃的東西。其實當食慾不振，無法攝取足夠的蛋白質時，用蛋白質來補充營養是最簡單的辦法。

蛋白質有 3 種類型；一是從牛奶萃取的「乳清蛋白」，低熱量、好吸收，但有乳糖不耐症者要小心。

其次是從牛奶去除乳清蛋白和乳脂肪的「酪蛋白」，有黏性，不易溶於水，可以慢慢吸收。它可提供飽足感，但因長時間留在消化器官，胃腸較弱者要小心。

最後是以大豆為原料的植物性蛋白質「大豆蛋白」，需要時間吸收，也有飽足感，但本身比較粉。最近這類產品經過改良，無論口味或風味都非常豐富。

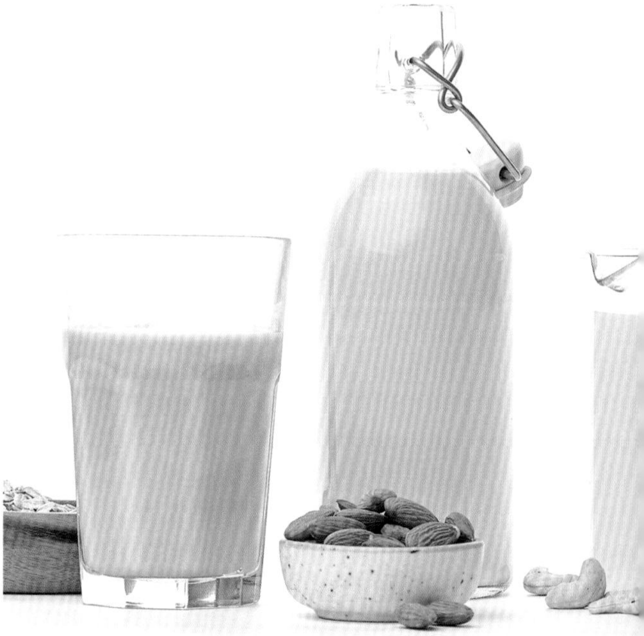

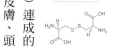

何謂嘌呤？

肉類、魚貝類或啤酒等各種食材常見的成分，可維持身體或內臟機能正常運作，也可在體內生成與分解。嘌呤可於肝臟分解，之後成為尿酸排出體外；但若血液裡的尿酸含量過剩，恐會導致痛風等疾病。

酒精飲料富含嘌呤。跟日本酒或威士忌相比，一罐啤酒 350cc 含有 12 ～ 35mg 的嘌呤，日本酒 180cc 有 2 ～ 3mg，威士忌 60cc 則有 0.06mg。除了酒類，豬肝、魚膘或沙丁魚等食材也富含嘌呤。

平常應節制飲酒，少吃嘌呤含量多的食物，以避免尿酸過剩，加上多喝水，都有助於排出尿酸。

何謂芳香族胺基酸？

即分子結構中帶有苯環等環狀結構的芳香族胺基酸，包含苯丙胺酸、酪胺酸、色胺酸和組胺酸 4 種，都是可成為大腦的神經傳導物質，與神經機能有關，非常重要的胺基酸。英文名稱為aromatic amino acid 或簡稱 AAA。

食品成分表［＊］的胺基酸成分表，將苯丙胺酸和酪胺酸歸為芳香族胺基酸。

何謂含硫胺基酸？

即含有硫（S）原子的胺基酸，包含甲硫胺酸、半胱胺酸和胱胺酸。英文名稱為 sulfur-containing amino acid 或簡稱SAA。

食品成分表將甲硫胺酸和胱胺酸歸為含硫胺基酸。

＊ 參考食品成分表第 250 ～ 265 頁。

酪胺酸

英文名稱 tyrosine / Tyr.Y

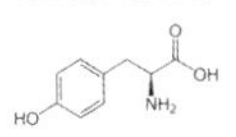

鮪魚、豬肉、凍豆腐、香蕉、酪梨、蘋果、納豆、竹筍等食材均富含酪胺酸。會導致馬鈴薯切口褐變的酪胺酸，也會出現在筍節的白色固體，或長時間發酵的納豆表面顆粒中。

從必需胺基酸苯丙胺酸合成而來的酪胺酸，可作為神經傳導物質之多巴胺或正腎上腺素、甲狀腺激素之甲狀腺素、抗紫外線保護肌膚之褪黑激素等的合成材料。一旦酪胺酸攝取不足，會導致憂鬱、成長障礙、頭髮變白等症狀；但若攝取過量，容易長斑點或雀斑，或是讓血壓上升。

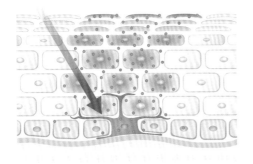

非必需胺基酸

非必需胺基酸並不是「不需要的胺基酸」，而是指體內可從醣類、脂質或其他胺基酸製造的胺基酸。共有麩胺酸、麩醯胺、天門冬胺酸、天門冬醯胺、脯胺酸、絲胺酸、丙胺酸和甘胺酸八種，若加上前面介紹的半必需胺基酸（參考第二九頁）三種，共有十一種非必需胺基酸。

這些胺基酸大多由麩胺酸合成，基本上從食物就能充分攝取。一旦富含麩胺酸的食品（魚貝類或海藻類）攝取不足，即便是非必需胺基酸，還是可能導致身體缺乏。而構成蛋白質的特殊胺基酸有硒半胱胺酸、吡咯離胺酸、羥脯胺酸。

天門冬醯胺

英文名稱 asparagine / Asn,N

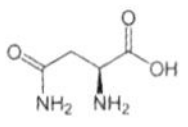

天門冬醯胺是從湯汁中發現的胺基酸，蘆筍、大豆、豆芽菜、馬鈴薯或肉類等食材的含量都很多。

天門冬醯胺跟在體內製造熱量的檸檬酸循環（TCA循環）有關，可促進熱量代謝，提升運動的持久力。除了保護中樞神經系統，作為神經傳導物質的材料，也有促進蛋白質合成，活絡新陳代謝等功效。

體內的天門冬胺酸和阿摩尼亞（氨）可以合成天門冬醯胺，故天門冬胺酸攝取不足，毒性強的阿摩尼亞就無法及時處理。但也有報告指出，天門冬醯胺攝取過量，反倒容易罹患乳癌或急性腫瘤。

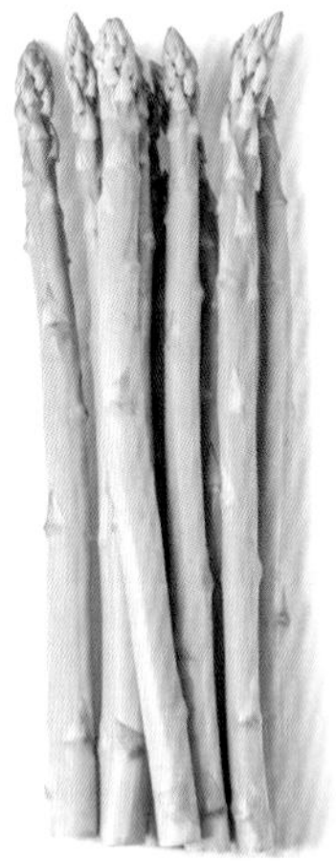

天門冬胺酸

英文名稱 aspartic acid / Asp,D

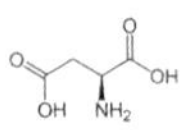

蘆筍含量多的天門冬胺酸，也常出現在帆立貝、魷魚乾、黃豆粉、豆類、甘蔗或牛肉等食材裡，本身沒有香氣，帶點酸味。天門冬胺酸是天門冬醯胺加水分解的生成物質，兩者不一樣。

天門冬胺酸與促進熱量的生成有關，除了提升熱量代謝、消除疲勞，還可將有害身體的阿摩尼亞轉換成尿素排出體外。並將鉀或鎂等礦物質送到細胞，維持體液的平衡。此外，天門冬胺酸針對中樞神經系統，可作為興奮性神經傳導物質。

天門冬胺酸是味噌或醬油等發酵食品中的甘味成分之一，嚐起來美味，為人體的重要成分。天門冬胺酸也是阿斯巴甜這種甘味劑的製造原料之一，可運用於營養飲品或保養品等用品。

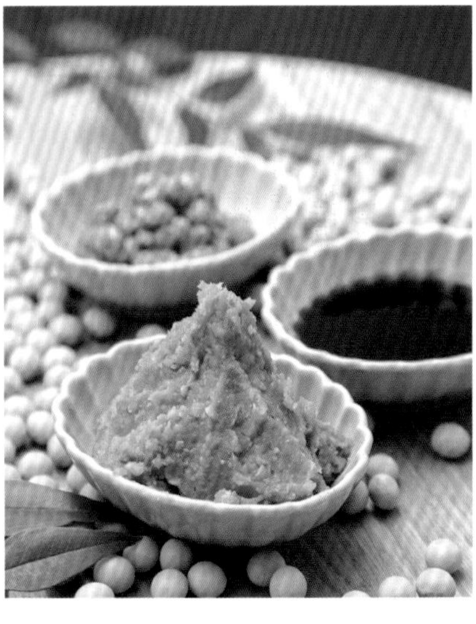

丙胺酸

英文名稱 alanine / Ala,A

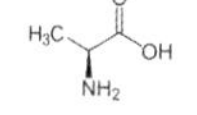

為僅次於甘胺酸的小胺基酸，所有蛋白質的含量都很豐富，體內的含量也很多。丙胺酸是麩胺酸和丙酮酸於體內合成的物質，也常見於牛肝、豬肝、蜆、蛤蜊、小魚乾、柴魚或明膠等食材中。

丙胺酸可保護肝臟，促進酒精代謝，維持正常血糖值。此外，丙胺酸也是製造熱量之葡萄糖的合成原料，可持續供應運動所需的必要熱量。

再者，丙胺酸可以作為天然保濕因子（NMF）的主成分，也會用在保養品。

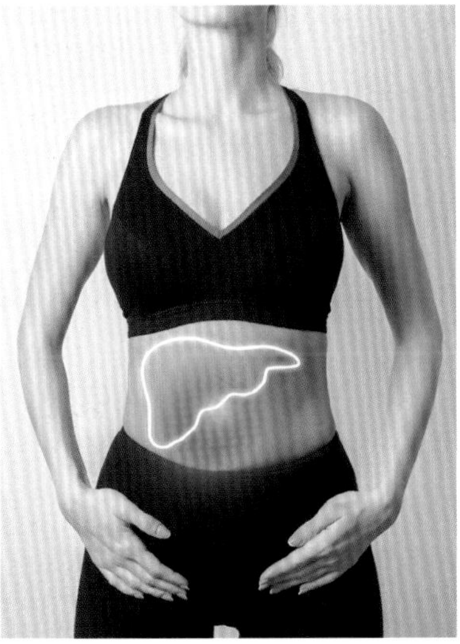

甘胺酸

英文名稱 glycine / Gly,G

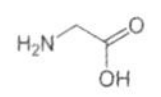

從明膠發現最小且形狀最簡單的胺基酸，常見於蝦蟹、扇貝、海膽等食材，肉類含量也多。甘胺酸是從希臘語「甜」這個意思的字命名，是帶有甜味的物質。

而構成膠原蛋白的胺基酸有三分之一都是甘胺酸，能維持肌膚或關節的健康。而針對中樞神經系統，它更是重要的神經傳導物質，可以提升睡眠品質，降低血液裡的膽固醇濃度。加上它的抑菌效果，可作為延長食品食用日期的保鮮劑。

一旦缺少甘胺酸，會導致失眠、關節痛、肌膚粗糙等症狀。

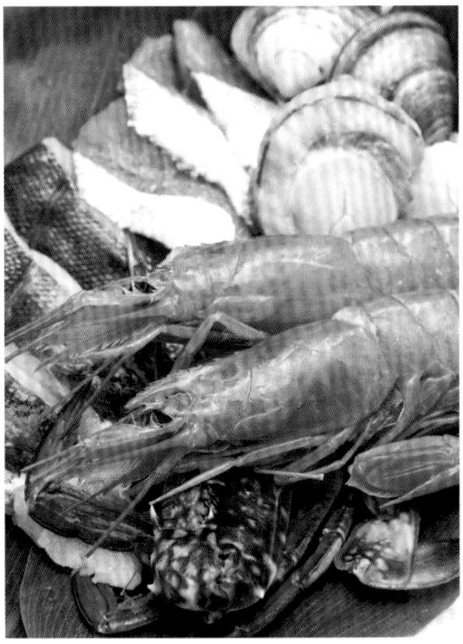

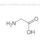

麩醯胺

英文名稱 glutamine / Gln,Q

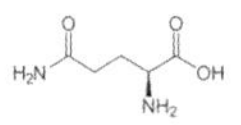

魚肉蛋類或大豆等食材常見的麩醯胺，是體內最多的胺基酸，由麩胺酸和阿摩尼亞生成。

麩醯胺可作為免疫細胞的熱量來源，促進免疫力，所以也用於緩和部分癌症或愛滋病等的症狀。但因其代謝型態複雜，關於有效性眾說紛紜。

這種胺基酸雖能於體內合成，但當身體有壓力等負面來源時，會需要更多的麩醯胺。所以，它可跟精胺酸一起入藥，或常見於運動營養食品或飲品等健康食品中。

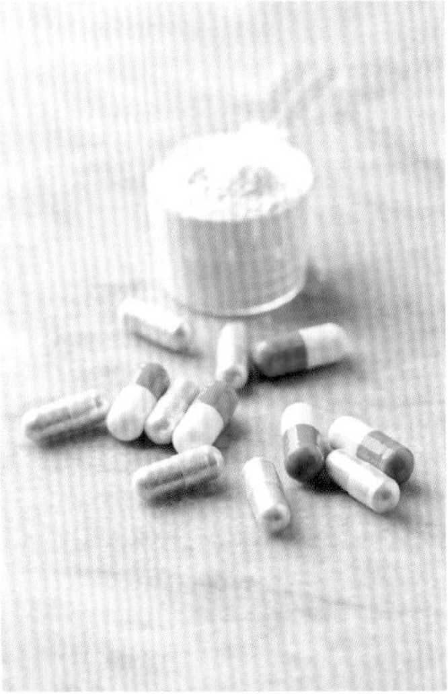

麩胺酸

英文名稱 glutamic acid / Glu,E

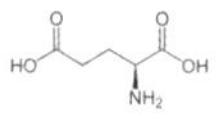

這是從小麥蛋白質「麩質蛋白」中發現的胺基酸，素以甜味成分聞名，常見於昆布、沙丁魚、番茄、白菜、香菇、綠茶或起司等食材中。

麩胺酸可作為麩醯胺的生成材料，去除有害物質阿摩尼亞的毒性，形成尿素排出體外。此外，它也可針對中樞神經系統，作為興奮性神經傳導物質，除了活化腦部，還能生成γ-胺基丁酸（GABA）（參考第三六頁）鎮定大腦。

正因為麩胺酸帶有甜味，為人體的重要物質，廣泛運用於藥品、食品或營養品等品項中。如攝取過量，可能會導致睡眠障礙或神經衰弱。

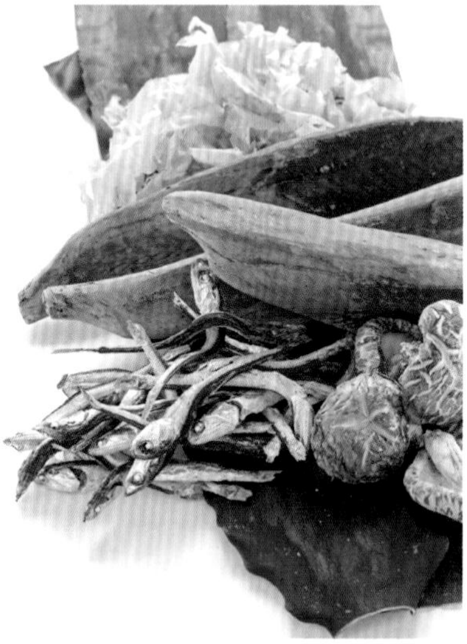

壓力與蛋白質

一感受到壓力，身體就會有心跳加速、體溫上升、血壓升高等各種反應，導致熱量的消耗。這時身體會提供囤積的蛋白質補充失去的熱量，一開始先用肌肉，接下來用血液裡的蛋白質，萬一還不夠，再利用其他組織的蛋白質。

雖然說不要累積壓力最好，但生活難免有壓力，平常應多多攝取優質蛋白質，以對抗壓力的消耗。

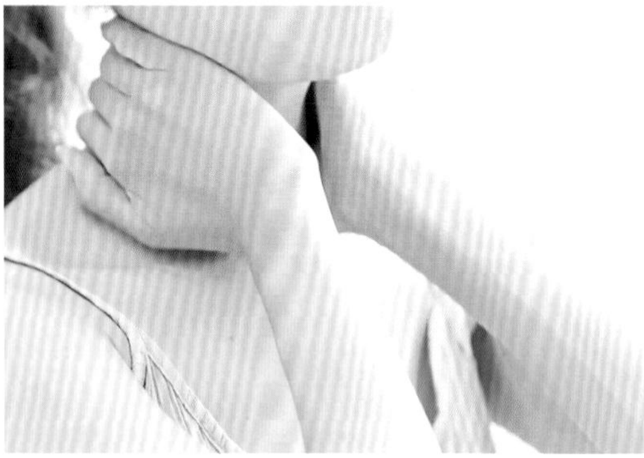

絲胺酸

英文名稱 serine / Ser,S

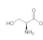

從蠶絲蛋白中發現的胺基酸，常見於大豆等豆類、凍豆腐、柴魚、鹽漬鮭魚卵或海苔等食材中。

絲胺酸是生成腦神經細胞的材料，也跟乙醯膽鹼這種神經傳導物質有關，可促進大腦功能，改善睡眠品質。

肌膚的角質層富含絲胺酸，可以保水，維持肌膚的健康，被視為天然保濕因子，運用在保養品。

硒半胱胺酸

英文名稱 selenocysteine / Sec,U

被視為第二十一個胺基酸，含硒元素（參考第一四四頁）的硒半胱胺酸，以抗氧化功效優異的微量礦物質硒為構成成分。雖然人體的含量稀少，但會出現在體內的麩胱甘肽過氧化酶或碘化甲腺胺酸脫碘酶等重要酵素中。

羥脯胺酸

英文名稱 hydroxyproline

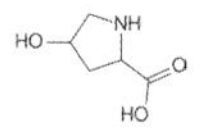

為脯胺酸（參考下文）的氫氧化物。常見於構成動物皮膚、骨骼、軟骨、肌腱等結締組織的膠原蛋白中，其中的一〇%為羥脯胺酸。所以，測量羥脯胺酸的數量，就能了解膠原蛋白有多少。雖有報告指出，攝取羥脯胺酸可增加膠原蛋白的合成量，達到美肌效果，但相關細節目前仍不清楚。

吡咯離胺酸

英文名稱 pyrrolysine

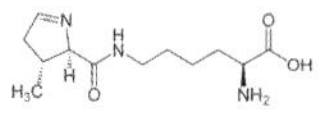

被視為第二十二個胺基酸。為必需胺基酸離胺酸（參考第二八頁）末端，結合吡咯啉環[＊]這種物質的稀有胺基酸。目前已知動植物裡面都沒有這種胺基酸，而出現在含甲烷古細菌或脫氫菌這種特殊微生物中。所以，有人認為人體不需要這種胺基酸。

脯胺酸

英文名稱 proline / Pro,P

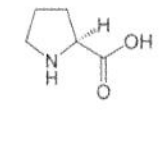

以豬肉或雞皮等動物性膠質為首，常見於牛奶、起司、優格、麩質、豆腐、豆奶、黃豆粉或凍豆腐等食材中。

脯胺酸和甘胺酸（參考第三三頁）是構成膠原蛋白的主要物質。膠原蛋白裡的脯胺酸，半數成為氫氧化的羥脯胺酸，可促進膠原蛋白合成或更新、增殖表皮細胞、增加角質層的保濕力。所以，常用於保養品材料或植物生長促進劑。

膠原蛋白與美肌的關係

膠原蛋白是一種體內原有的蛋白質，約占 30%，黏膜、骨骼、血管，甚至肌膚都有。

肌膚包含表皮、真皮與皮下組織這 3 層構造，跟肌膚水嫩度有關的是真皮組織。真皮裡的膠原蛋白像網子形成海綿狀，網眼之間有玻尿酸等物質。而隨著年紀增長或紫外線的破壞，膠原蛋白或玻尿酸的數量都會減少。

從嘴巴吃下去的膠原蛋白，不會直接到達肌膚，而是在體內代謝分解為胺基酸。至於這些胺基酸會不會回到肌膚，合成膠原蛋白，目前還不清楚。不過已有研究報告顯示，膠原蛋白能維持肌膚的網眼構造。

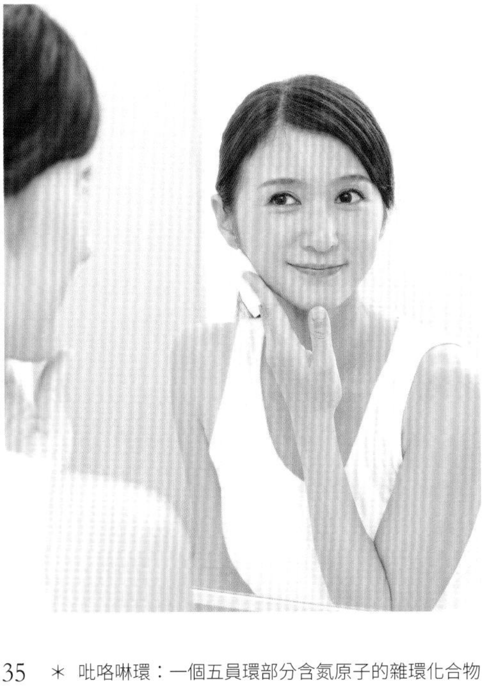

＊ 吡咯啉環：一個五員環部分含氮原子的雜環化合物。

不構成蛋白質的胺基酸

胺基酸是體內構成蛋白質的成分，但有些胺基酸呈現游離狀態，稱為「游離胺基酸」。胺基酸中約有一％屬於這種游離胺基酸。

再者，某些特定的植物或蕈菇類，則含有不構成蛋白質的特殊胺基酸。

存在於體內的胺基酸

存在於人體內的胺基酸有γ－胺基丁酸（GABA）、鳥胺酸、瓜胺酸、牛磺酸、L－多巴、β－丙胺酸等。

鳥胺酸

英文名稱 ornithine

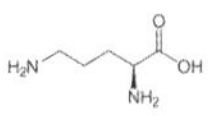

蜆、蕈菇類（如鴻喜菇等）、茶豆等大豆類都富含這種鳥胺酸。肝臟裡俗稱的「鳥胺酸循環」（尿素循環），就是透過鳥胺酸將有害人體的阿摩尼亞變成尿素排出體外的作用。阿摩尼亞（氨）是一種會妨礙細胞熱量來源ATP（腺苷三磷酸），或大腦熱量葡萄糖（參考第七九頁）生成的物質，滯留於肝臟會成為毒素。而鳥胺酸正好可以解毒，改善肝功能。

也有報告指出，鳥胺酸可透過饑餓激素這種胜肽荷爾蒙，促進生長激素分泌。

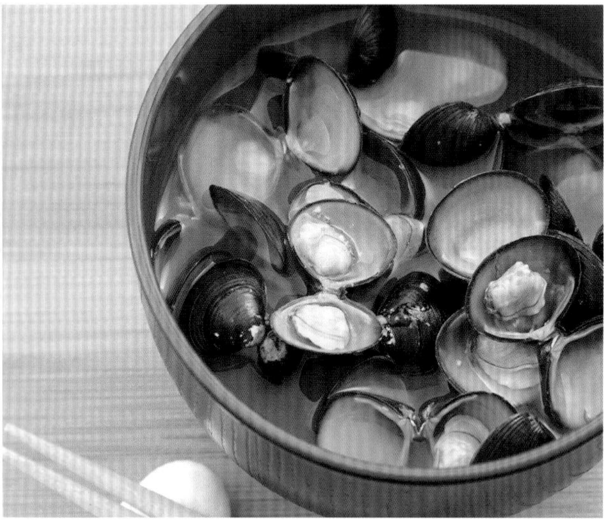

β－丙胺酸

英文名稱 β-alanine

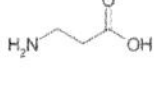

為合成肌肽（參考第四二頁）的天然胺基酸，不構成蛋白質，存在組織裡的游離胺基酸，肌肉裡含量很多。攝取β－丙胺酸可增加肌肉裡的肌肽，促進運動表現，所以是運動保健食品常見的胺基酸。

此外，它也是構成輔酶A（CoA）之泛酸的重要物質。

γ－胺基丁酸（GABA）

英文名稱 γ-aminobutyric acid

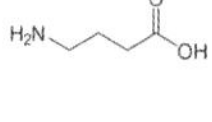

這是發芽糙米、綠茶、番茄、可可等食材常見的胺基酸，一般稱為GABA。體內的麩胺酸（參考第三四頁）生成這種胺基酸，作為神經傳導物質。人類大腦也有這種胺基酸，可活絡副交感神經，讓人放鬆或減輕焦慮不安感。此外，還能降血壓。

身體攝取的GABA因無法通過血腦屏障（血管與腦之間選擇性阻止某些物質由血液進入

大腦的屏障），無法跟腦內生成的ＧＡＢＡ發揮同樣功能。但也有論文指出，服用ＧＡＢＡ還是有其功效。

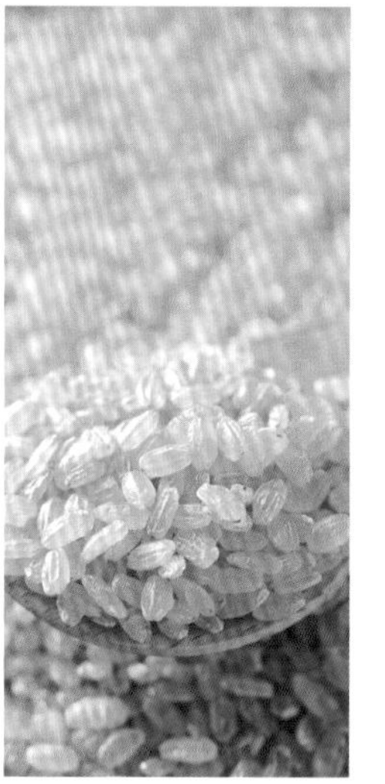

瓜胺酸

英文名稱 citrulline

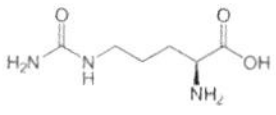

因為是從西瓜中發現的胺基酸，故以西瓜的學名來命名。常見於哈密瓜、苦瓜、冬瓜等瓜科植物；在體內可由精胺酸（參考第二九頁）透過酵素生成。

瓜胺酸可以促進血液循環，改善浮腫或畏寒，調整膚質。

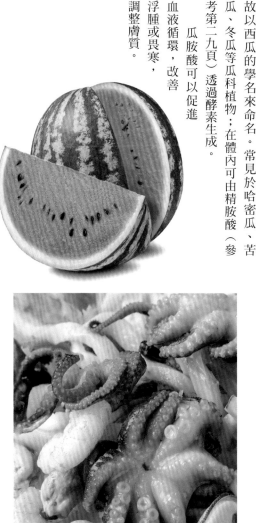

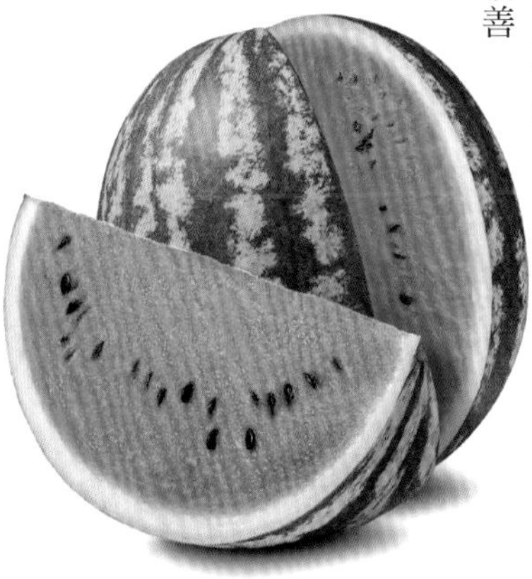

牛磺酸

英文名稱 taurine

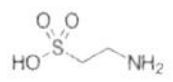

花枝或章魚等軟體動物，蜆、蛤蜊、扇貝、牡蠣等貝類常見的含硫胺基酸。魷魚乾表面的白色粉末就是牛磺酸。從化學結構來看，嚴格來說，它並非胺基酸，但因物質上非常類似，所以還是當成一種胺基酸。

人體的心臟、肌肉、骨髓、腦、肺、肝臟、視網膜等，幾乎每個組織都有牛磺酸，是維持生命的重要物質。牛磺酸除了提升肝功能，促進膽汁分泌、幫忙解毒，還可降低膽固醇，預防動脈硬化，或維護眼睛健康。

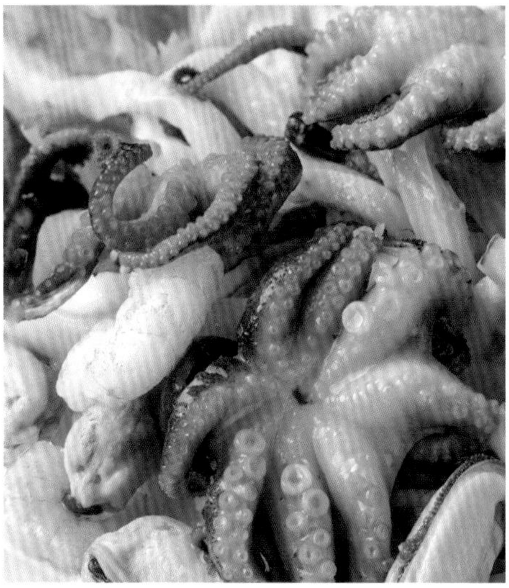

何謂多巴胺？

多巴胺是L－多巴（參考第38頁）這種胺基酸於腦內合成的神經傳導物質，跟快感、欲望、運動機能的調節有關。分泌量剛剛好的多巴胺，能讓人產生幹勁或感到幸福；但若分泌過剩，容易出現幻覺、幻聽等症狀，可能會過度依賴具有抗藥性的藥物，或容易對具有抗藥性的藥物產生依賴。

若想讓多巴胺分泌得剛剛好，可以試試因初體驗感到新鮮的事物，或者是適度運動流流汗，維持好心情。

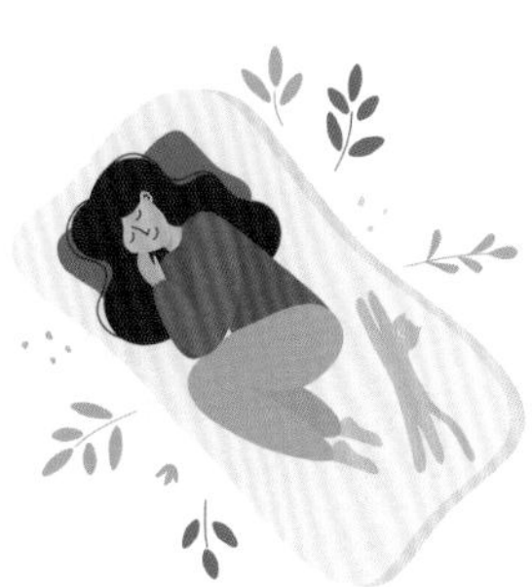

部分食品裡的胺基酸

某些特殊食物或蕈菇類含特殊胺基酸。它們的結構類似構成蛋白質的胺基酸，但會妨礙胺基酸的正常代謝，也會阻礙蛋白質的正常合成，產生毒性。不過，也有像茶胺酸（參考第四〇頁）這種作用良好的胺基酸。

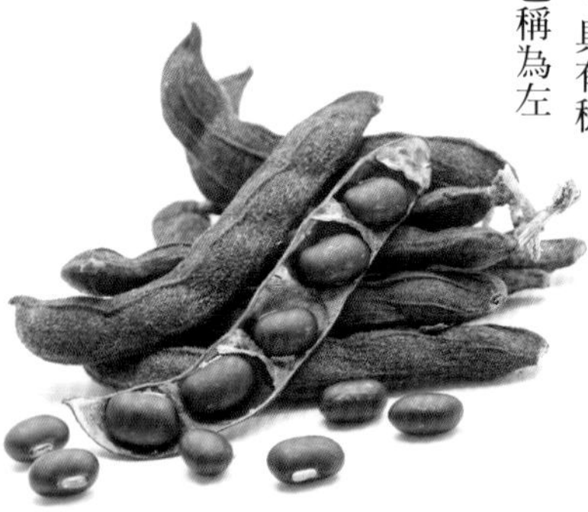

L-多巴（左多巴胺）

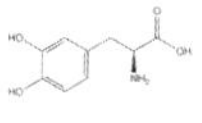

英文名稱 L-dopa

刺毛黧豆（藜豆）種子裡含量豐富，蠶豆種子裡也有的胺基酸。人體可由苯丙胺酸這種必需胺基酸，或酪胺酸這種半必需胺基酸合成。

L-多巴為與快感、幸福感或欲望等機能有關的神經傳導物質「多巴胺」的前驅物質，因可通過血腦屏障，可用來治療帕金森氏症這類神經變異疾病。具有穩定情緒的效果，也稱為左旋多巴。

氮雜環丁烷-2-羧酸

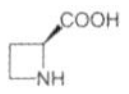

英文名稱 azetidine-2-carboxylic acid / Aze

從鈴蘭（天門冬科）中發現的物質，化學結造類似脯胺酸（參考第三五頁），對動物或植物來說均有毒性。也出現在闊葉山麥冬（天門冬科）或豆科植物中。

1-胺基-D-脯胺酸

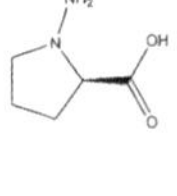

英文名稱 1-amino-D-proline

亞麻（亞麻科）裡的物質，化學結造類似脯胺酸（參考第三五頁），可與麩胺酸結合，形成俗稱N-麩醯胺脯胺酸的胜肽。而1-胺基-D-脯胺酸與維生素B_6為拮抗物質，對人來說具有毒性。

美味的物質是身體必要的物質

食物有酸甜苦辣鹹等味道。人類可以感受到的美味物質很多，都是身體所需的各種營養素。例如，吃起來甜甜的糖是熱量來源，大腦唯一的營養素。具有甘味成分的麩胺酸，為腦部的神經傳導物質。酸味會給身體傳送腐敗等訊號。生物鹼等苦味，大多是植物為了保護自己不被動物吃掉而產生的毒性。

味覺的傳遞途徑

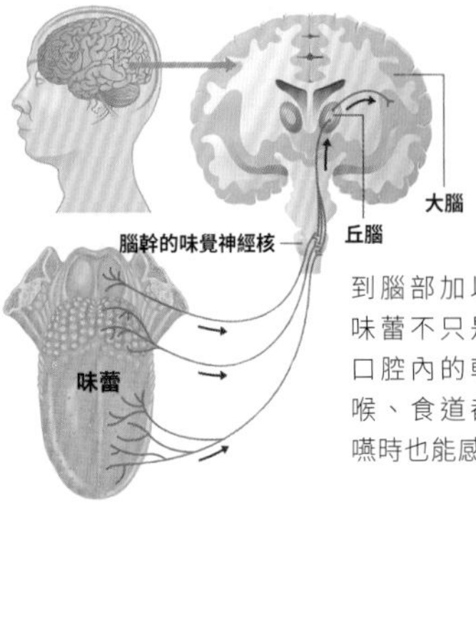

味覺由「味蕾」這個味覺細胞，感受味道透過神經細胞傳到腦部加以判斷。而味蕾不只是舌頭，連口腔內的軟口蓋或咽喉、食道都有，故吞嚥時也能感受味道。

鵝膏蕈胺酸

英文名稱 ibotenic acid

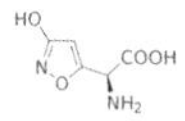

從假球基鵝膏中發現的物質，豹斑鵝膏菌或毒蠅鵝膏菌也有。化學結構類似麩胺酸，可針對中樞神經系統的神經傳導物質「麩胺酸」的受體發揮作用，發揮其毒性，有些嚐起來甜甜的。

鵝膏蕈胺酸經「脫羥反應」會產生蠅蕈素這種毒物。鵝膏蕈胺酸和蠅蕈素都有阻礙蠅類生長的作用，自古使用於捕蠅。

刀豆胺酸

英文名稱 canavanine

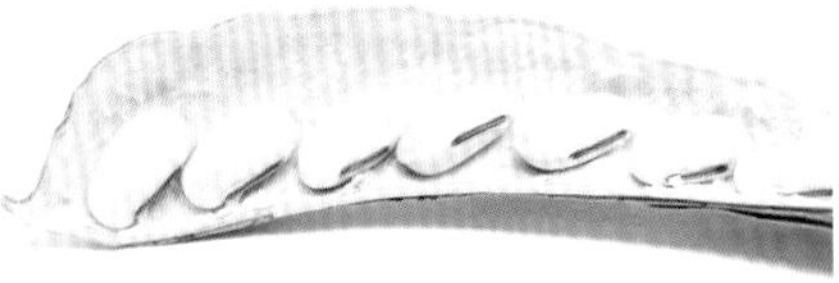

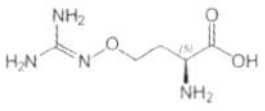

刀豆（豆科）種子含量豐富的物質，為不會構成蛋白質的胺基酸。因結構類似精胺酸（參考第二九頁），若攝取刀豆胺酸，會妨礙精胺酸的作用，囤積有害物質阿摩尼亞。刀豆胺酸是可避免被草食動物或昆蟲吃掉的防禦物質，紫花苜蓿等其他豆科種子裡也有此成分。對人來說當然有毒，攝取過量恐會引起紅斑性狼瘡或自體免疫疾病等症狀。

使君子胺酸

英文名稱 quisqualic acid

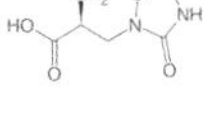

這是從自生於亞熱帶爬藤灌木使君子（使君子科）之種子發現的物質；使君子在中藥常作為驅蟲藥或尼古丁的中和劑。

使君子酸的最大特徵是，化學結構非常類似神經傳導物質「麩胺酸」（參考第三四頁）。所以，攝取後可針對哺乳類或昆蟲的麩胺酸受體發揮作用，阻礙麩胺酸的功能。此外，使君子酸因帶有興奮毒性，會損害腦或脊髓的神經細胞。天竺葵的花瓣也有這種毒性，會讓誤食的金龜子產生麻痺的反應。

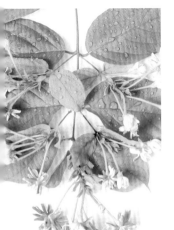

D 型與L 型

(立體異構體)

全都由相同原子所構成，立體排列不同的物質稱為「立體異構體」(epimer)。D 型和L 型宛如右手與左手的關係。

順便一提，天然胺基酸幾乎都是L 型。D 型胺基酸會成為性質差異大的毒性物質，有些還帶有特殊的生理活性。

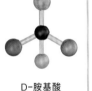

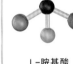

D-胺基酸　L-胺基酸

臭豆酸

英文名稱　djenkolic acid

為印尼、蘇門達臘、爪哇等地所食用的臭豆種子，內含一～四%的含硫胺基酸。臭豆有類似蒜頭的濃臭味。臭豆酸的化學結構非常類似胱胺酸（參考第三〇頁），會成為阻礙胱胺酸作用的毒物。本身無法被消化代謝掉，如攝取過量會形成結晶，引起血尿或尿道結石。

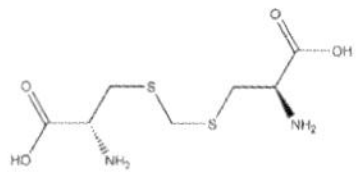

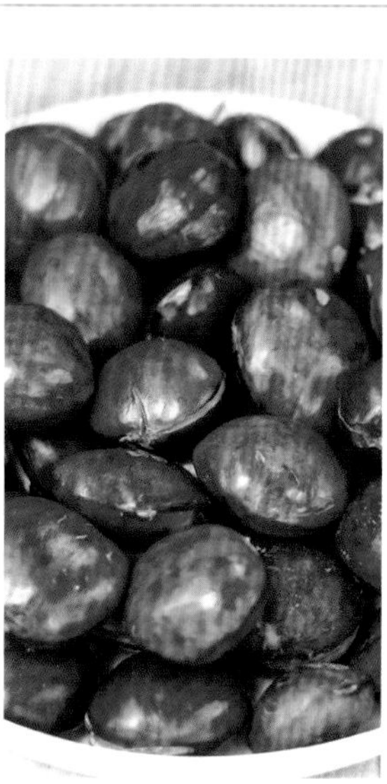

腐植酸

英文名稱　stizolobic acid

從刺毛黧豆（藜豆）培養細胞中發現的胺基酸，應該是從酪胺酸生成L－多巴（參考第三八頁）時的產物。

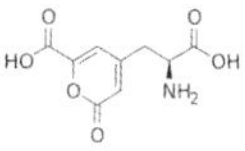

茶胺酸

英文名稱　L-theanine

一九五〇年從玉露中發現的物質，部分麩胺酸變化而來的胺基酸。為茶葉裡的甜味或甘味成分，常見於玉露或抹茶等上等綠茶中。乾燥的茶葉含量約〇．五～三%，萃取的綠茶約三%。

茶樹的根部製造茶胺酸後送到枝芽末端，一接觸陽光就變成兒茶素。所以，像玉露這種上等綠茶，採收前須遮光二星期，只摘取茶胺酸含量最多的嫩芽。

茶胺酸有鎮定情緒、讓人身心放鬆的效果。一進入腦部就會對多巴胺或血清素等神經傳導物質發揮作用，可增強記憶力與專注力，還能降血壓，保護腦神經細胞。

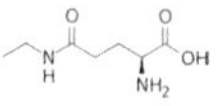

次甘胺酸

英文名稱　hypoglycin

為荔枝、阿開木果、龍眼或紅毛丹等無患子科未成熟果實裡的胺基酸。次甘胺酸的化學結構非常類似離胺酸（參考第二八頁），會阻礙分解離胺酸的酵素發揮作用，具有毒性，會引發中毒性低血糖症候群。在牙買加或西非地區稱為「牙買加嘔吐病」，有突然嘔吐、脫水或昏睡等症狀，嚴重還會致死。所以，吃無患子科水果時要特別注意。

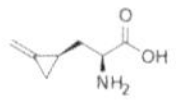

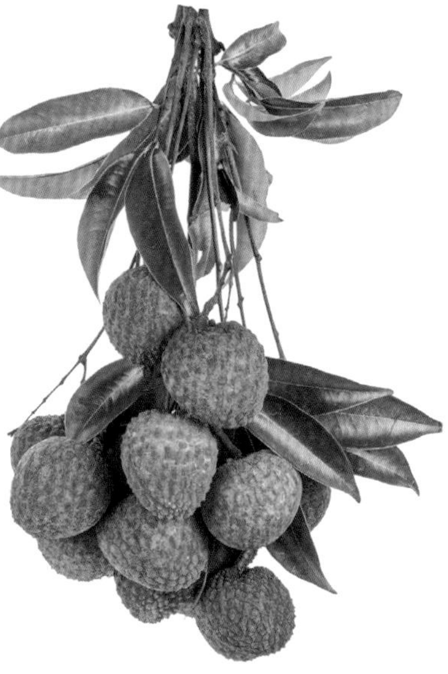

含羞草酸

英文名稱　mimosine

常見於含羞草或銀合歡（都是豆科）的種子裡，為不構成蛋白質的胺基酸。動物若攝取進入細胞，會阻礙DNA複製。牛、羊等動物的腸道菌能分解這種含羞草酸，一經反芻就可解毒，但是，其他動物如誤食含羞草的葉子或種子，則會中毒或掉髮。

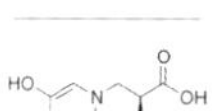

菇類裡有超過 140 種特殊胺基酸

菇類所含的胺基酸，有很多構成蛋白質的胺基酸誘導體，但有些結構完全不同。這些對動物或人類來說，幾乎都是吃不得的毒物，但有的像鵝膏蕈胺酸帶有甜味，有些還可當作製藥的原料。

蠅蕈素

英文名稱 muscimol

假球基鵝膏、豹斑鵝膏菌或毒蠅鵝膏菌都有的鵝膏蕈胺酸（參考第二九頁），經脫羥反應就成為蠅蕈素。它可針對抑制性神經傳導物質γ-胺基丁酸（GABA）的受體發揮作用，抑制腦功能，故會誘發睡意或幻覺等症狀。而吃了假球基鵝膏等蕈菇後，鵝膏蕈胺酸的興奮感和蠅蕈素的抑制感會同時出現，導致複雜的中毒症狀。

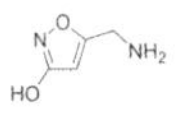

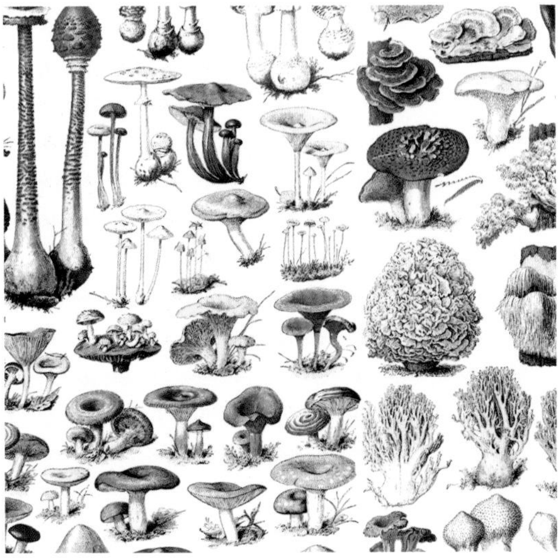

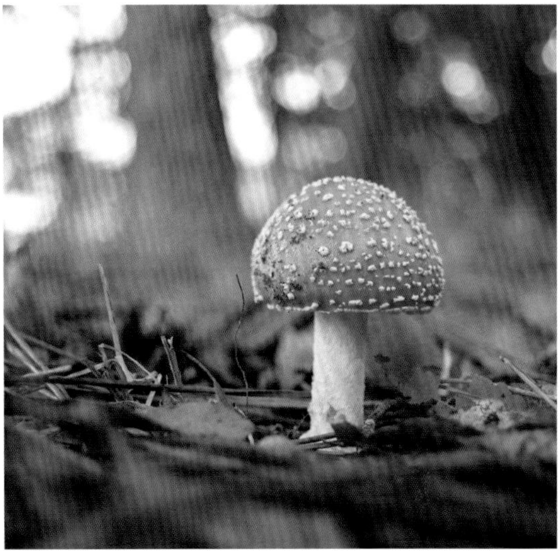

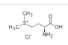

麥根酸

英文名稱 mugineic acid

從大麥根部發現的物質，化學結構非常類似氮雜環丁烷-2-羧酸（正確來說應該是帶有亞胺基和羧基的亞胺酸）（參考第三八頁）。可從禾科植物分泌，從土壤裡吸收鐵質。

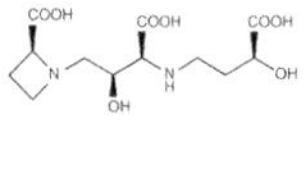

氯化甲硫胺基酸

英文名稱 methylmethionine sulfonium chloride

從高麗菜汁中發現的物質，以前稱為維生素U，化學結構屬於胺基酸。它可修復胃黏膜，預防或改善胃潰瘍或十二指腸潰瘍，常見於以「cabagin」為首的多種胃腸藥。

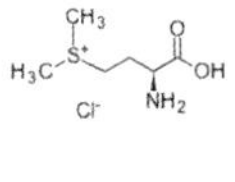

胜肽與蛋白質

胺基酸與胺基酸透過肽鏈結合的複數鏈狀物稱為「胜肽」。二個胜肽稱為二肽，三個是三肽，四個是四肽，十個胜肽以下稱為寡肽，很多胜肽的結合物稱為多肽。五十個以上的胜肽結合物稱為蛋白質。胜肽可作為激素、神經傳導物質或抗生素等。

何謂咪唑胜肽？

咪唑胜肽（也簡稱為咪唑二肽）為帶有咪唑基的組胺酸結合成之胜肽的總稱，包含肌肽、甲肌肽、鯨肌肽、同肌肽等。候鳥或洄游魚等生物的肌肉都富含這種物質，以供長時間持續運動。

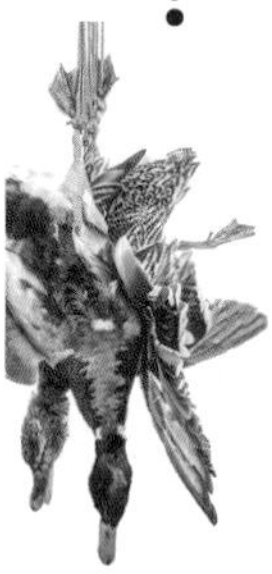

人體內的胜肽

人體裡面的代表性胜肽有四種：甲肌肽、肌肽、麩胱甘肽、同肌肽。

甲肌肽

英文名稱 anserine

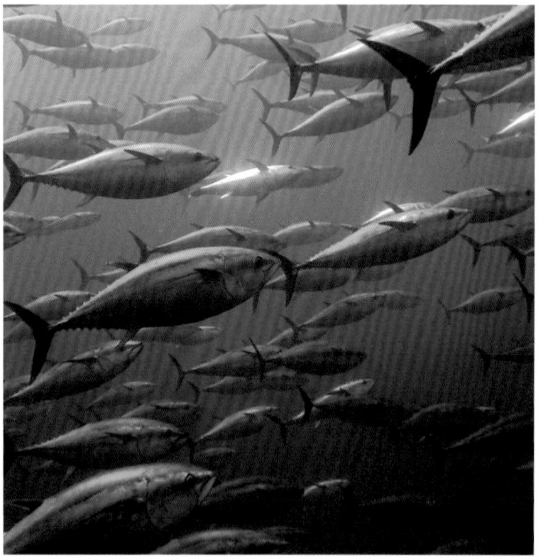

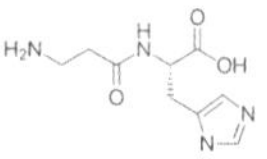

由β-丙胺酸和甲基組胺酸構成的咪唑胜肽，別名β-丙胺酸-N-甲基組胺酸。常見於動物肌肉中。鮪魚或鰹魚等大型洄游魚種，需透過甲肌肽發揮持久力才能長時間游動。鮭魚、鯊魚或鳥類也富含這類物質。甲肌肽可讓乳酸順利分解，消除疲勞，控制尿酸值，還有抗氧化的作用，可預防生活習慣病和老化。

肌肽

英文名稱 carnosine

由β-丙胺酸（參考第三六頁）和組胺酸（參考第二六頁）構成的咪唑胜肽，常見於動物肌肉裡。無論是馬匹的爆發力或候鳥的飛翔力等，肌肉發揮力量時都需要這種肌肽，量越多，肌肉爆發力越強。肉類也富含這種物質。

肌肽除了維持運動能力，抗氧化，預防生活習慣病、抗老化或預防認知症；還有評估它能否作為第二型糖尿病藥物的研究。

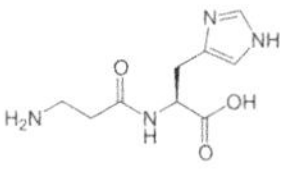

麩胱甘肽

英文名稱 glutathione

由麩胺酸（參考第三四頁）、半胱胺酸（參考第二九頁）和甘胺酸（參考第三三頁）這三種胺基酸構成的胜肽，體內的細胞幾乎都有。豬肝、牡蠣、酪梨、奇異果、番茄或麵包酵母等食材，富含這種胜肽。除了抗氧化、預防老化或生活習慣病，甚至有美肌效果。此外，還能幫肝臟解毒，提升肝功能。

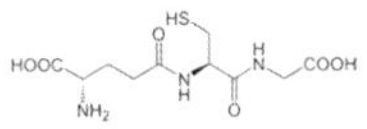

同肌肽

英文名稱 homocarnosine

由組胺酸和γ-胺基丁酸（GABA）（參考第三六頁）構成的咪唑胜肽，出現於腦內，具有強健骨骼肌的重要功效。

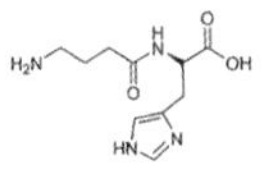

食品內的胜肽

牛奶裡的胜肽

牛奶裡的胜肽包含了酪蛋白、乳鐵蛋白、酪蛋白磷酸肽、類鴉片肽。其中酪蛋白和乳鐵蛋白是分子量大的蛋白質，以下會詳細介紹。

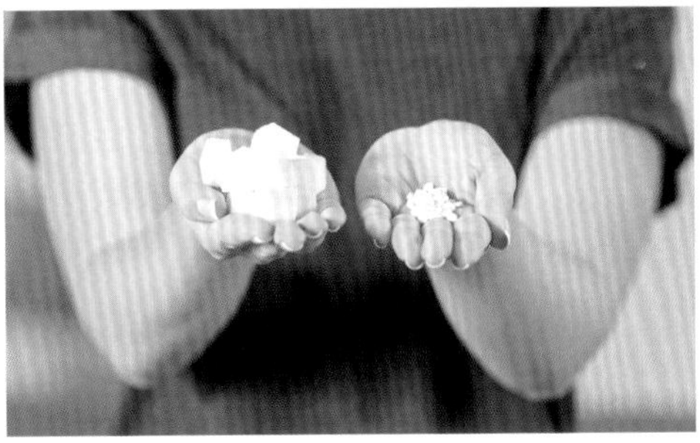

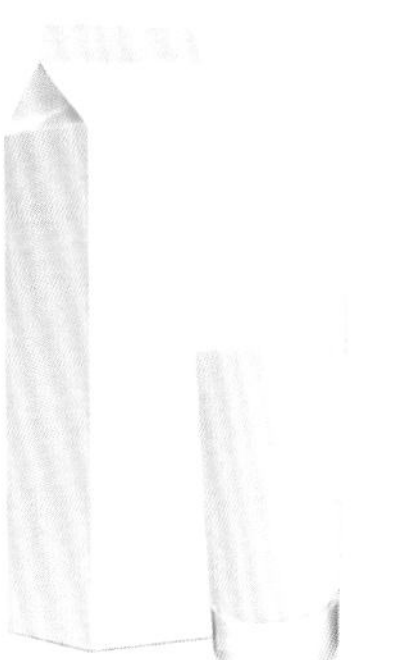

類鴉片肽

英文名稱 opioid peptide

酪蛋白消化中生成的胜肽，作用雖不是很清楚，但應該跟意念、情感、愛戀、壓力或苦痛的應對等有關。

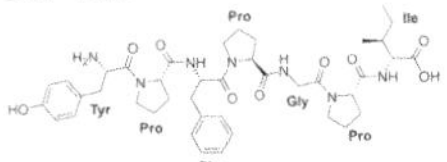

酪蛋白

英文名稱 casein

牛奶約含三%酪蛋白，約占牛奶之蛋白質的八成。因富含纈胺酸（參考第二六頁）或白胺酸（參考第二八頁）等的支鏈胺基酸，可增強肌力。

何謂阿斯巴甜？

由苯丙胺酸（參考第 27 頁）和天門冬胺酸（參考第 32 頁）所製作的化合物，甜度為砂糖的 180 ～ 200 倍。熱量為極低的 4kcal/g，少少的量就有一定甜度。它可於體內分解代謝成苯丙胺酸、天門冬胺酸和甲醇，但甲醇為有害物質，會危及健康。因含有苯丙胺酸，苯丙酮尿症（參考第 27 頁）患者不可攝取。雖然許多商品都會使用阿斯巴甜，也強調其安全性，但在研究上仍意見分歧。

酪蛋白磷酸肽

英文名稱 casein phosphopeptide

酪蛋白（參考第四三頁）消化時的生成胜肽，可讓鈣質維持溶解狀態。此外，還能幫助小腸吸收鈣質，被視為增加牛奶鈣質吸收率的理由之一。

乳鐵蛋白

英文名稱 lactoferrin

母乳中富含的醣蛋白。雖說牛奶的乳鐵蛋白量只有母乳的一成，但具有良好殺菌力，可提升免疫力，預防貧血或骨質疏鬆。

酒粕含有降血壓的胜肽

清酒或酒粕裡的胜肽，可以抑制會讓血壓上升的發酵物，可降低血壓。這類胜肽的特徵是：風味如同調味料。酒粕裡的酒精成分雖不多，但清酒裡的酒精會讓血壓上升，要特別注意。

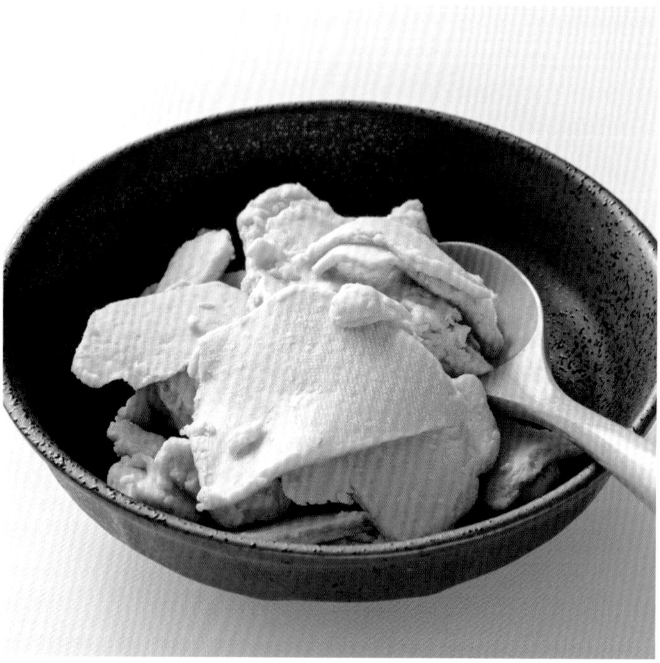

其他食品裡的胜肽

γ-麩醯胺-纈醯胺-甘胺酸

英文名稱 γ-glutamyl-Valyl-Glycine

由麩胺酸（參考第三四頁）、纈胺酸（參考第二六頁）和甘胺酸（參考第三三頁）這三種胺基酸結合成的胜肽。扇貝或魚醬等食材均有這種「濃味」物質，本身雖無味，但會產生濃郁感。為美國或日本認證的食品添加物。

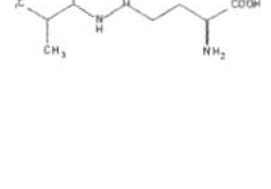

鯨肌肽

英文名稱 balenine

由3-甲基-L-組胺酸結合β-丙胺酸（參考第三六頁）的咪唑胜肽，又稱蛇肌肽（ophidine）。鬚鯨的肌肉富含這種物質，可消除疲勞，改善疲憊感。加上可抗氧化，有助於預防動脈硬化等生活習慣病或抗老化。

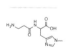

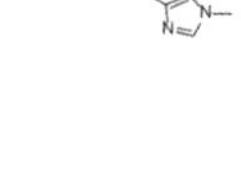

凝集素

能與細胞膜表面的醣蛋白結合之結合蛋白的總稱，具有凝聚細胞，促進分裂等活性。豆類、穀類、蔬菜外皮或種子等食材富含凝集素。它原是用來保護植物不被動物吃掉的物質，一旦進入動物體內，會誘發發炎等不適反應。

刀豆素A

英文名稱 concanavalin A

馬蠶豆富含的物質，屬於凝集素。與D-甘露糖或D-葡萄糖的親和性高，具有抑制癌細胞增生的效果。也有「酵素消化低分子化褐藻醣膠萃取物，結合馬蠶豆萃取物，有增強抗腫瘤的功效」等相關報告。

菜豆球蛋白

英文名稱 phaseolin

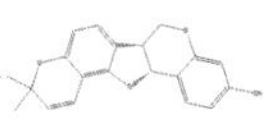

扁豆或白扁豆富含的物質，屬於凝集素。

菜豆球蛋白可阻礙消化酵素作用，抑制醣類吸收，常做成以瘦身作為訴求的保健食品。但其相關研究還不是很清楚，也曾有瘦身節目報導，食用生白扁豆導致中毒的事件。建議徹底加熱後，適量攝取較安全。

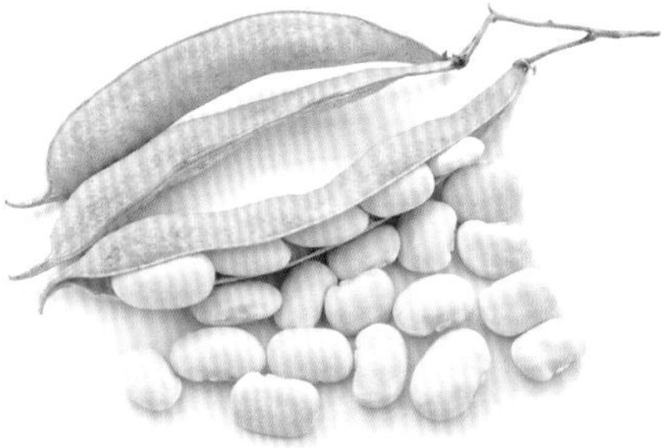

蓖麻毒蛋白

英文名稱 ricin

蓖麻籽（大戟科）內含的劇毒物質，屬於含糖的凝集素。蓖麻毒素自古即為人所知，據說毒性甚至超過氰酸鉀的三三〇倍。攝取後約莫四～八小時毒性發作，出現嘔吐、胃痛、下痢、麻痺、心跳加速等症狀。而噴霧化的蓖麻素也能當作化學武器，非常危險，到現在還沒有解毒劑。[＊]

可提升睡眠品質的蛋白質

可提升睡眠品質的胺基酸有「色胺酸」和「甘胺酸」。其中，色胺酸為促進睡眠之褪黑激素的製造來源。而甘胺酸可冷卻大腦，讓深層的體溫下降。體溫一下降，自然好入眠，才有優質的睡眠。

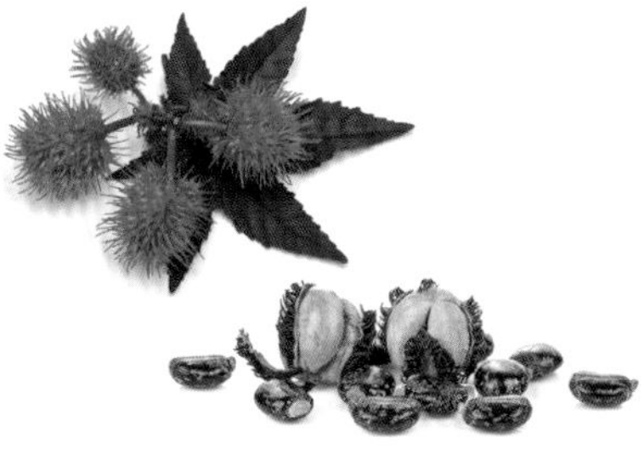

＊ 蓖麻毒蛋白的英文跟必需胺基酸離胺酸的英文 lysine 發音很像，小心不要混淆。

味覺修飾物

並非自身的成分讓食物產生化學變化，而是針對味蕾（舌頭主要的味覺細胞）發揮作用，讓人暫時感受到不同於原有味道的物質，稱為「味覺修飾物」。

以最早發現的神祕果蛋白為首，包含了仙茅甜蛋白、索馬甜、甜味蛋白、應樂果甜蛋白等蛋白質，還有武靴藤酸、紫棗苷、荷杜辛等三萜配糖體，以及聖草酚、斯特魯賓等類黃酮。以下將一一介紹。

聖草酚

英文名稱 eriodictyol

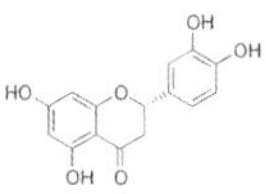

從自生於北美聖巴拉草灌木（紫草科）葉片取出的一種類黃酮，柑橘裡也有。是一種味覺修飾物，不易感受到苦味。此外，聖巴拉草也含有味覺修飾效果的斯特魯賓（參考第四七頁）。

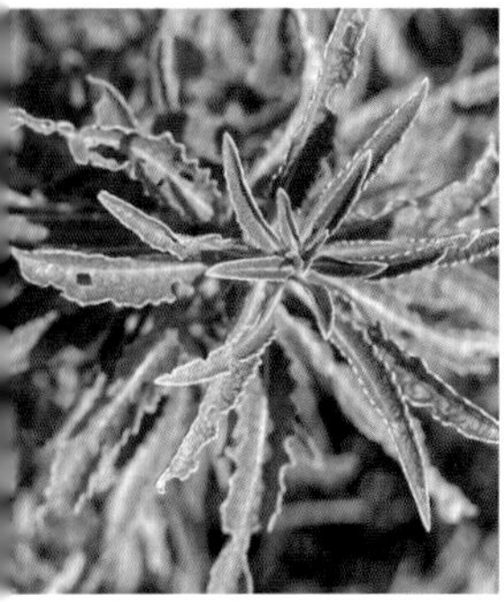

武靴藤酸

英文名稱 gymnemic acid

自生於印度或斯里蘭卡等亞熱帶的武靴藤（或者是武靴葉／夾竹桃科）葉片萃取的三萜配糖體。可抑制甘味，讓人感受不到甘味的味覺修飾物。在印度的阿育吠陀理論中，自古便被視為重要藥草。可抑制小腸吸收糖分，調整血糖，作為健康食品。

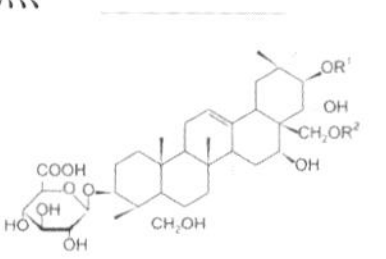

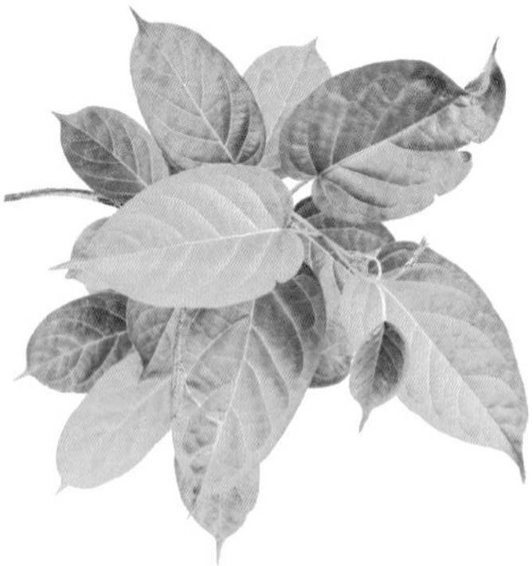

仙茅甜蛋白

英文名稱 curculin

從原產自馬來西亞寬葉仙茅（仙茅科）果實中發現的味覺修飾蛋白。跟神祕果蛋白一樣，可將酸味變甜味，且味道可持續一段時間，加在水裡也是甜的。

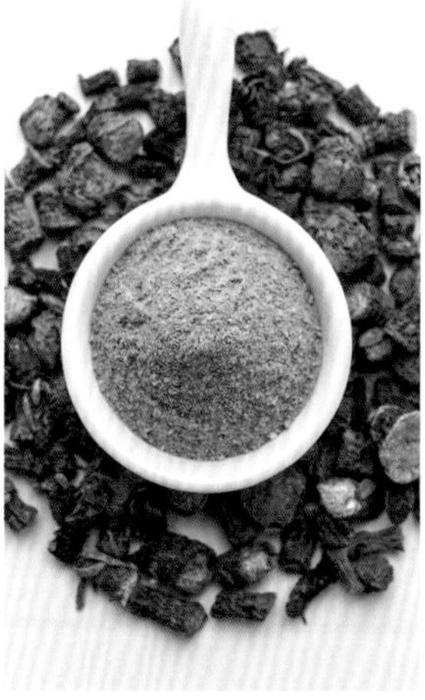

紫棗苷

英文名稱 ziziphin

從棗子（鼠李科）葉片萃取的三萜配糖體。可針對甘味受體發揮作用，讓味覺產生變化的甘味抑制物。咀嚼此葉後，即便攝取甜味物質，還是感受不到甜味。

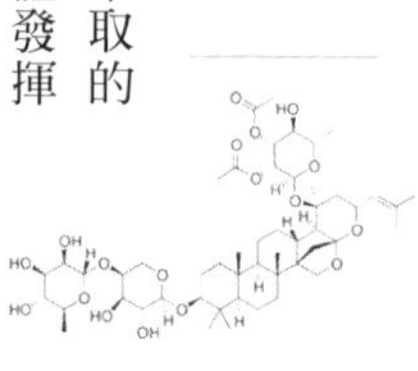

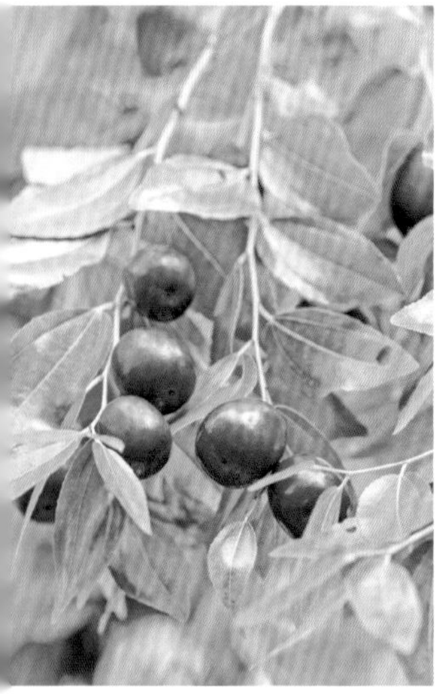

斯特魯賓

英文名稱 sterubin

從自生於北美聖巴拉草灌木（紫草科）葉片取出的一種類黃酮，為一種味覺修飾物，不易感受到苦味，還有讓白髮變黑的效果。聖巴拉草也含有味覺修飾效果的聖草酚（參考第四六頁）。

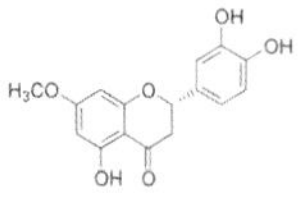

索馬甜

英文名稱 thaumatin

從原產於西非的丹氏奇異球菌（非洲的一種甜水果 katemfe／竹芋科）種子中發現的味覺修飾蛋白。其酸味可針對舌頭的甘味受體發揮作用，讓人感受不到甜味。本身會慢慢釋出甜味，很多國家都將其作為甘味劑或添加劑，或用於食品或藥品。

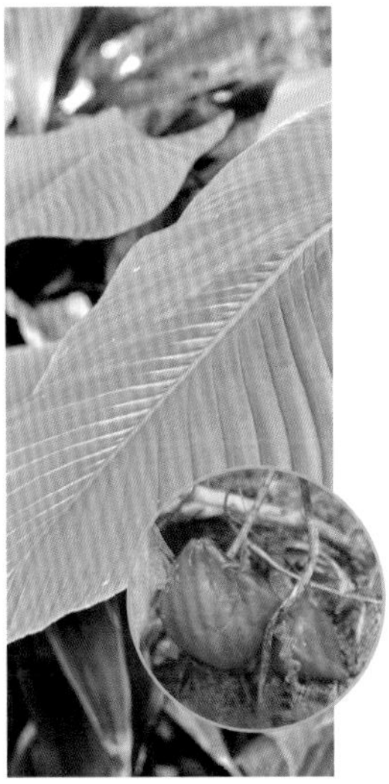

甜味蛋白

英文名稱 neoculin

從原產自馬來西亞的寬葉仙茅（仙茅科）果實中發現的味覺修飾蛋白。可針對舌頭的甘味受體發揮作用，讓酸味變甜味。

荷杜辛

英文名稱 hodulcine

從枳椇子（鼠李科）葉片萃取的三萜配糖體。跟紫棗苷（參考第四六頁）一樣，咀嚼此葉後，即便攝取甜味物質，還是感受不到甜味，為甘味抑制物。

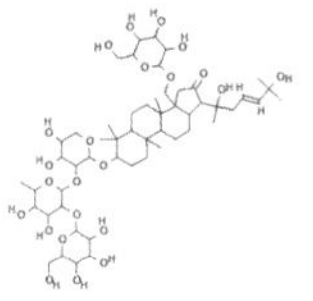

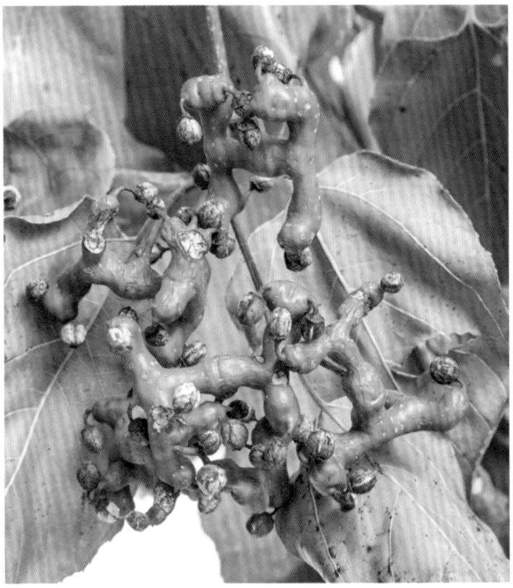

神祕果蛋白

英文名稱 miraculin

從原產於西非的神祕果（山欖科）果實中發現的味覺修飾蛋白。吃下神祕果再吃酸的，舌頭的甘味受體受到刺激，酸味就變成甜味，但神祕果蛋白本身不具甜味。一公升的神祕果蛋白只含四毫克甘味成分，濃度很低。在目前已知可活化人類甘味受體的甘味物質中，這是可以最低濃度發揮作用的物質。

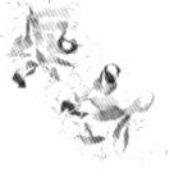

應樂果甜蛋白

英文名稱 monellin

從原產於西非的偶然漿果（機緣巧合漿果／防己科）果實中發現的味覺修飾蛋白。其酸味可針對舌頭的甘味受體發揮作用，感受到甜味。本身會慢慢釋出甜味，拉長後味為其特色。雖然可作為甘味劑，但遇上高溫味道會變化，加上不易栽種等因素，尚屬研究階段。

發酵食品與微生物

發酵食品具有悠久歷史，且種類眾多。味噌或醬油等調味料，大多是原料加入鹽和麴菌製作而成，即大豆、米或麥等原料透過微生物（菌種）分解與發酵的過程。原料裡原有的澱粉、蛋白質或脂質等成分，經由微生物分解，形成胺基酸或糖分。

這些微生物包含「麴菌」、「酵母菌」、「乳酸菌」、「醋酸菌」、「納豆菌」等。在近千年的發酵調味料歷史中，各種微生物的用途十分明確，藉由微生物的分解作用，才能醞釀食品特有的甘甜與風味。

麴菌

屬於菌絲菌，種類很多。

代表性的麴菌為「米麴菌／*Aspergillus oryzae*」，常被用來製造清酒、味噌、醬油等食品；日本釀造學會甚至認定它為「日本國菌」。

此外，還有用於部分味噌或醬油的「醬油麴黴／*A.sojae*」；用於製造泡盛酒（琉球群島生產的蒸餾酒）的黑麴「魯氏麴黴／*A.luchuensis*」等。

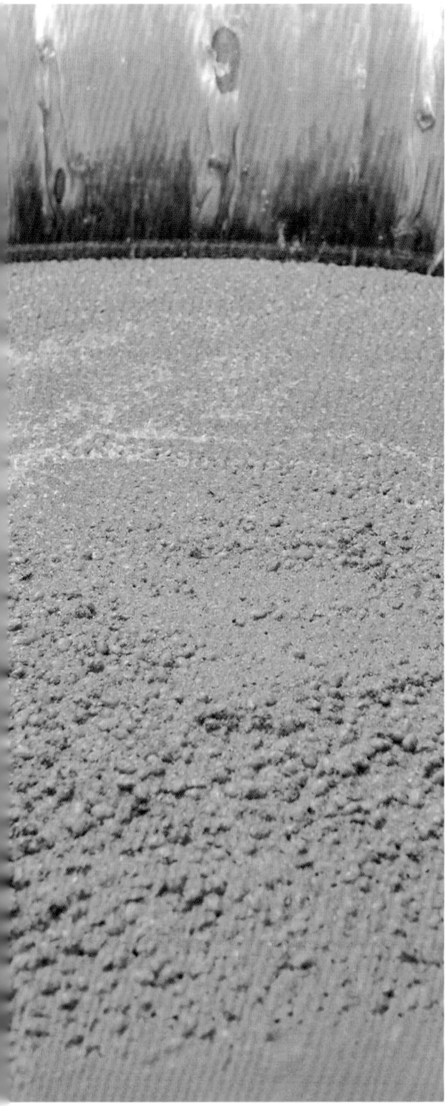

酵母菌

酵母菌可分解糖，生成二氧化碳和酒精。製造醬油時，先用麴菌發酵製作「醬油麴菌」，再用酵母菌產生特有的香氣。

清酒、葡萄酒或啤酒，都是由酵母菌釀造酒精發酵而成。

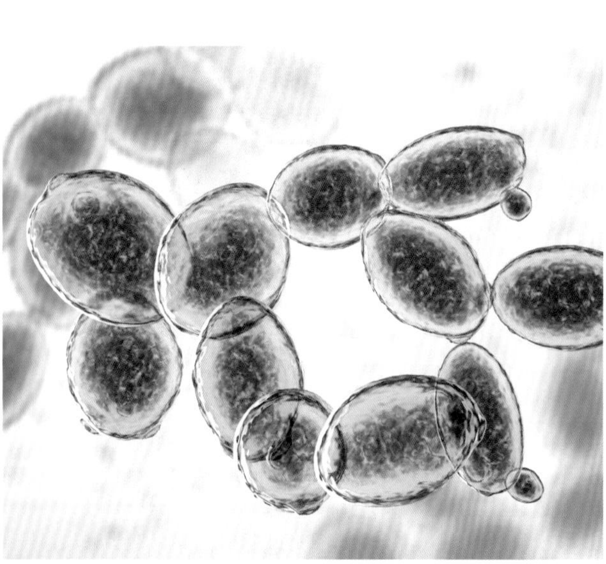

乳酸菌

可分解糖，產生乳酸與風味。除了牛奶發酵製作的優格或起司，很多醃漬物均以乳酸菌發酵而成。當乳酸菌增加，其他雜菌不易滋生，可增加食品的保存性。

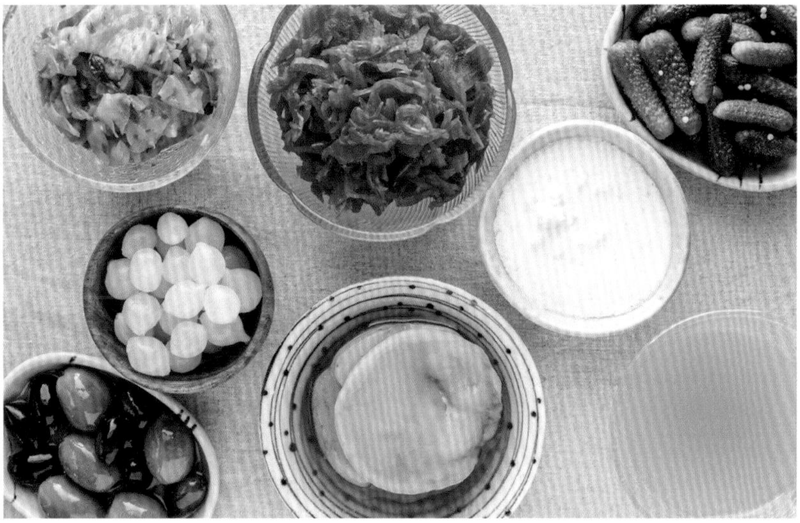

醋酸菌

醋酸菌可將酒精變成醋，據說人類最早製作的調味料就是「醋」。穀物或果實可用酵母菌讓酒精發酵，加入醋酸菌持續發酵，形成高度殺菌與防腐的成分。

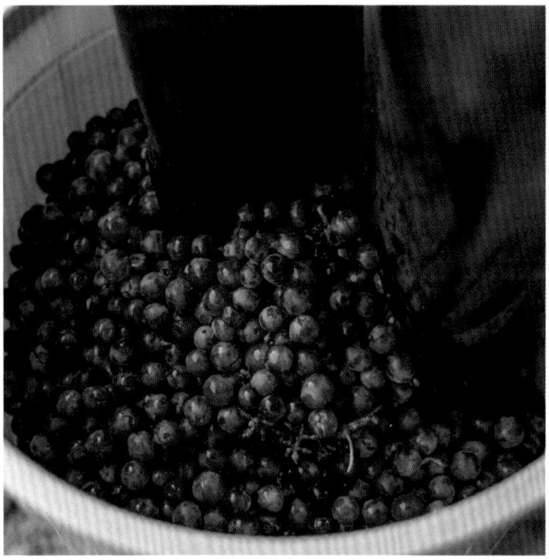

納豆菌

稻稈等自然界常見的枯草桿菌之一種。煮熟的大豆經過發酵，將蛋白質分解出胺基酸，製造納豆激酶這種酵素。其特殊的風味和黏性，則是麩胺酸（參考第三四頁）和果聚糖（參考第一〇七頁）這種膳食纖維結合的產物。

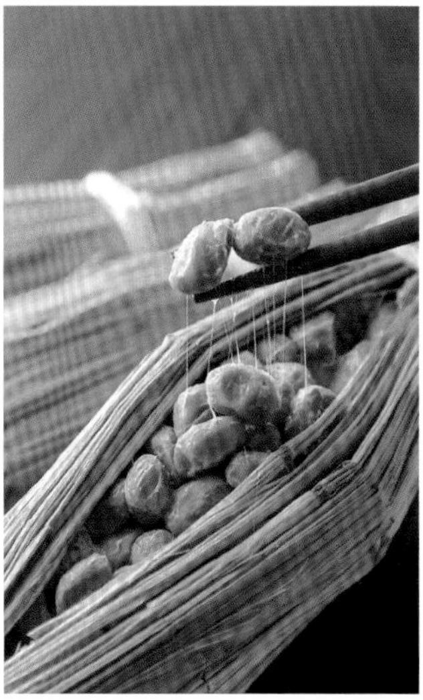

何謂時間營養學？

「已經吃了多少東西？」這種基礎的營養學，根據生理時鐘，加上「何時吃、怎麼吃？」，稱為時間營養學。一樣的餐點內容，但用餐時間、順序或速度不同，對身體的影響也不一樣。據說三餐熱量的分配比例，依序是早餐午餐各為 3，晚餐為 4 較理想。

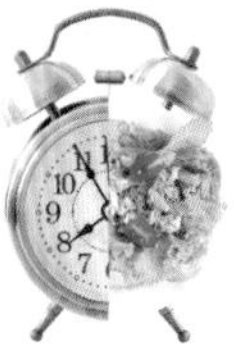

蛋白質一天的建議攝取量

蛋白質一天的建議攝取量，十八到～六十四歲成年男性為六十五克，女性為五十克。肉類、魚類或大豆製品等食材，都富含優質蛋白質。

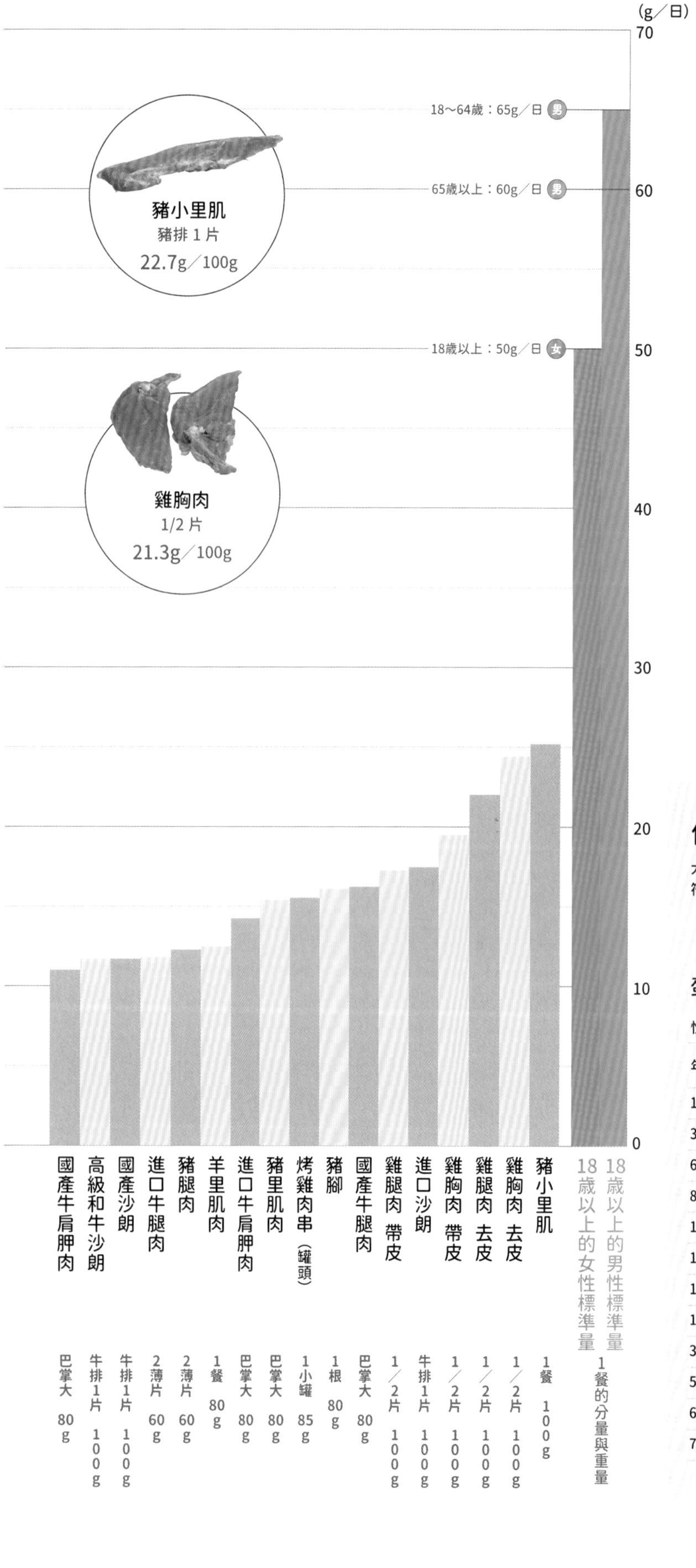

何謂建議攝取量（RDA）？

大部分的人，營養素的攝取量都不夠。就算攝取量符合標準，也不能保證熱量和營養素一定足夠。

蛋白質一天的建議攝取量

性別	男性	女性
年齡（歲）	建議量（g）	建議量（g）
1～2	20	20
3～5	25	25
6～7	30	30
8～9	40	40
10～11	45	50
12～14	60	55
15～17	65	55
18～29	65	50
30～49	65	50
50～64	65	50
65～74	60	50
75 以上	60	50

身體活動強度 II（一般）

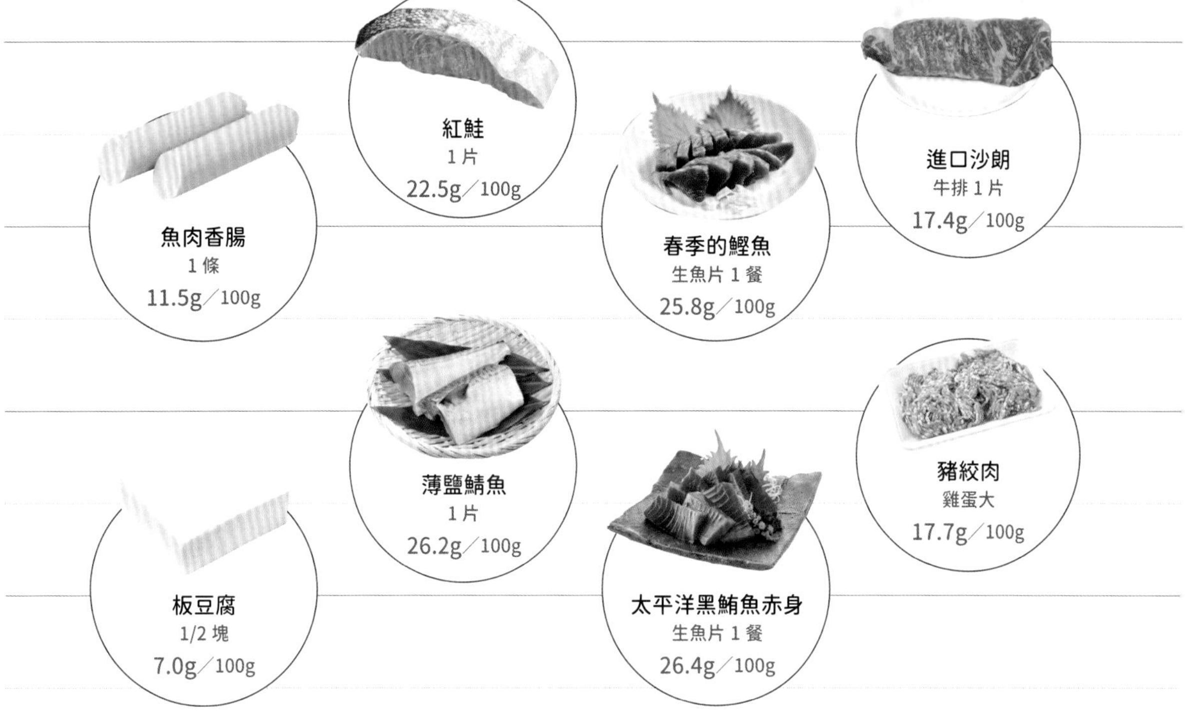

紅鮭
1片
22.5g／100g
進口沙朗
牛排1片
17.4g／100g
魚肉香腸
1條
11.5g／100g
春季的鰹魚
生魚片1餐
25.8g／100g
薄鹽鯖魚
1片
26.2g／100g
豬絞肉
雞蛋大
17.7g／100g
板豆腐
1/2塊
7.0g／100g
太平洋黑鮪魚赤身
生魚片1餐
26.4g／100g

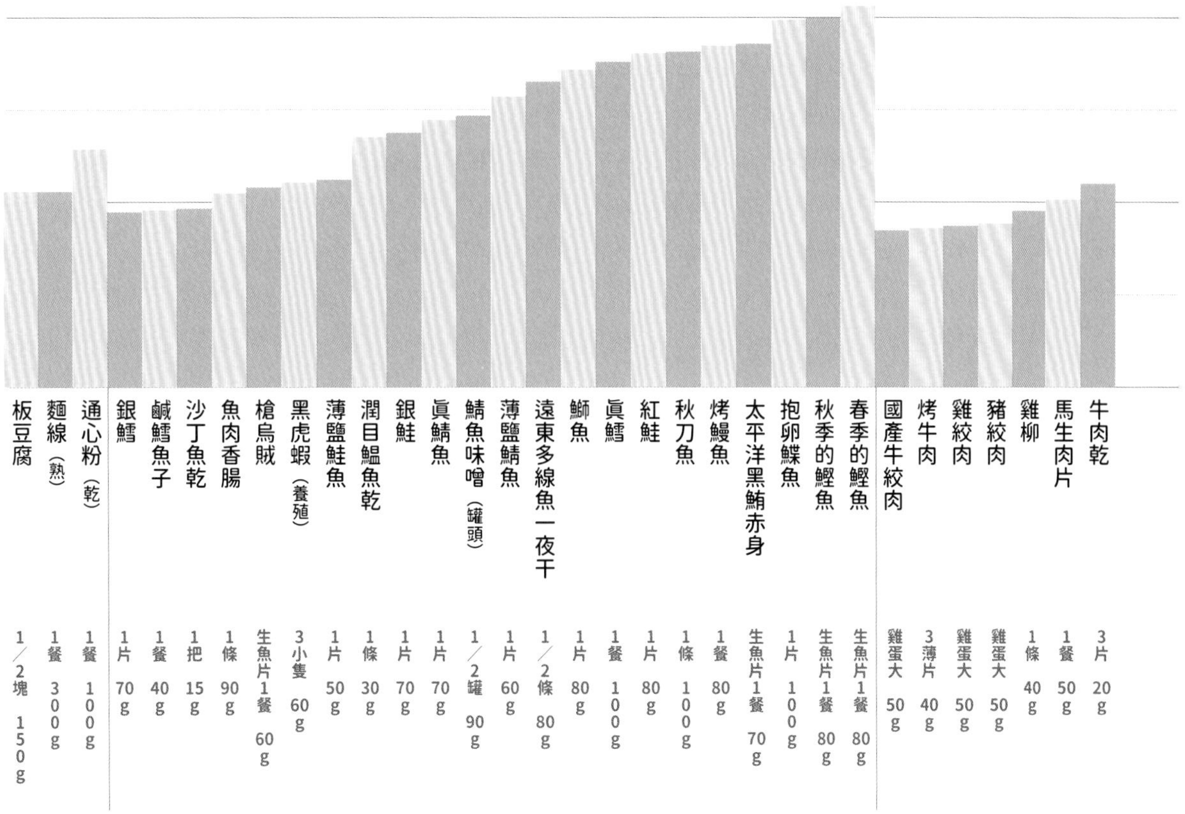

板豆腐 1／2塊 150g
麵線（熟） 1餐 300g
通心粉（乾） 1餐 100g
銀鱈 1片 70g
鹹鱈魚子 1餐 40g
沙丁魚乾 1把 15g
魚肉香腸 1條 90g
槍烏賊 生魚片1餐 60g
黑虎蝦（養殖） 3小隻 60g
薄鹽鮭魚 1片 50g
潤目鰛魚乾 1條 30g
銀鮭 1片 70g
真鯖魚 1片 70g
鯖魚味噌（罐頭） 1／2罐 90g
薄鹽鯖魚 1片 60g
遠東多線魚一夜干 1／2條 80g
鰤魚 1片 80g
真鱈 1餐 100g
紅鮭 1片 80g
秋刀魚 1條 100g
烤鰻魚 1餐 80g
太平洋黑鮪赤身 生魚片1餐 70g
抱卵鰈魚 1片 100g
秋季的鰹魚 生魚片1餐 80g
春季的鰹魚 生魚片1餐 80g
國產牛絞肉 雞蛋大 50g
烤牛肉 3薄片 40g
雞絞肉 雞蛋大 50g
豬絞肉 雞蛋大 50g
雞柳 1條 40g
馬生肉片 1餐 50g
牛肉乾 3片 20g

脂質與脂肪酸

不單是熱量來源　也是製造生理活性物質的材料

脂質是一種不溶於水，但可溶於有機溶劑的生理成分，大致區分為「簡單脂質」、「複合脂質」、「衍生脂質」。

簡單脂質為甘油（也稱為丙三醇的醇類）與脂肪酸的酯結合［*］。中性脂肪，也就是三酸甘油酯（三酯甘油），就屬於簡單脂質。

而複合脂質就是甘油與脂肪酸，加上磷酸或糖的酯結合。可製造細胞膜或脂蛋白的磷脂質就是代表性的複合脂質。

衍生脂質為簡單脂質和複合脂質水解後的產物，如脂肪酸、膽固醇、脂溶性維生素類等。

脂肪酸為各種脂質結構成分，是很多碳原子連成鏈狀的構造；可分為結構沒有雙鍵連接（參考第一四八頁）的「飽和脂肪酸」，與具有雙鍵連接的「不飽和脂肪酸」。

體內的細胞膜、血液、肝臟富含膽固醇，為荷爾蒙或膽汁酸的合成材料，也是維持生理機能非常重要的物質。不過，若血液裡的膽固醇濃度太高，恐會導致動脈硬化。

脂質是人體細胞或血液裡的物質，為活動身體的重要熱量來源。每一克的脂質可以製造九大卡的高熱量。脂質可維持生理機能，若攝取過量，沒用完的會轉為中性脂肪囤積於皮下組織或臟器。所以，飲食的脂質攝取量應以總熱量的二〇～三〇％為目標，小心不要攝取過量。

食材裡的脂肪酸

不飽和脂肪酸

常溫下為液態。構成植物油的脂肪酸大多屬於不飽和脂肪酸。而動物性也有，青背魚的 EPA 或 DHA 在常溫下也是液態。含複數雙鍵連接的多元不飽和脂肪酸（ω-3 脂肪酸和 ω-6 脂肪酸）無法於體內自行合成，稱為必需脂肪酸。

多元不飽和脂肪酸

ω-3 脂肪酸

α- 次亞麻油酸

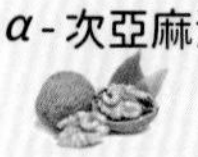

核桃等

EPA（二十碳五烯酸）

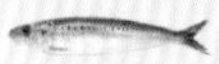

沙丁魚等

DHA（二十二碳六烯酸）

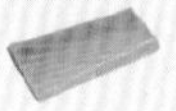

鮪魚等

ω-6 脂肪酸

亞麻油酸

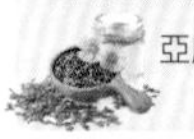

亞麻仁油等

γ- 次亞麻油酸

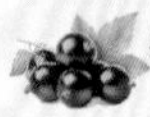

黑醋栗等

花生四烯酸

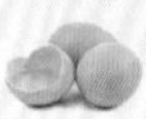

雞蛋等

單元不飽和脂肪酸

油酸

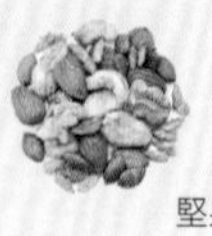

堅果等

飽和脂肪酸

肉類或乳製品等動物性脂肪裡很多，為重要的熱量來源。椰子油或棕櫚油等熱帶植物油，或巧克力原料可可裡也有很多。

短鏈脂肪酸

酪酸

奶油等

中鏈脂肪酸

月桂酸

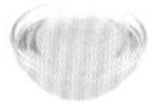

椰子油等

長鏈脂肪酸

豆蔻酸

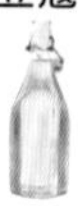

椰子油等

棕櫚酸

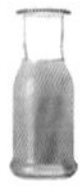

棕櫚油等

硬脂酸

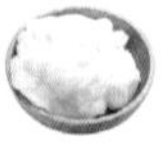

牛油等

磷脂質

卵磷脂

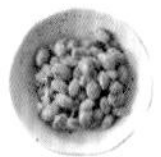

大豆等

＊ 酯結合：羧酸（-COOH）與醇（-OH）結合時，各自失去 -H 和 -OH，失去水分子（H_2O）成為新化合物，稱為「脫水縮合反應」。

脂質的消化與吸收

分解為脂肪酸與甘油再吸收

透過飲食攝取的脂質大多屬於三酸甘油酯（中性脂肪）。三酸甘油酯不溶於水，無法直接消化。所以，先在十二指腸透過膽汁酸的界面活性作用分解為細顆粒（微膠粒），加上胰液酵素脂解酶，分解為脂肪酸和甘油。

之後由小腸上皮細胞的細絨毛吸收，再次於細胞裡合成三酸甘油酯。這時為了容易在血液中運行，可與水溶性的蛋白質結合，變成乳糜微粒（微乳糜）這種具有親水性的「脂蛋白」。乳糜微粒再結合膽固醇或脂溶性維生素等成分，經由淋巴管進入血液裡循環全身。

再者，即便屬於中性脂肪，分子帶有八～十二個碳的中鏈三酸甘油酯之消化吸收過程並不一樣，可透過脂解酶分解為中鏈脂肪酸和甘油，直接由小腸上皮細胞吸收，經由肝門靜脈送到肝臟。

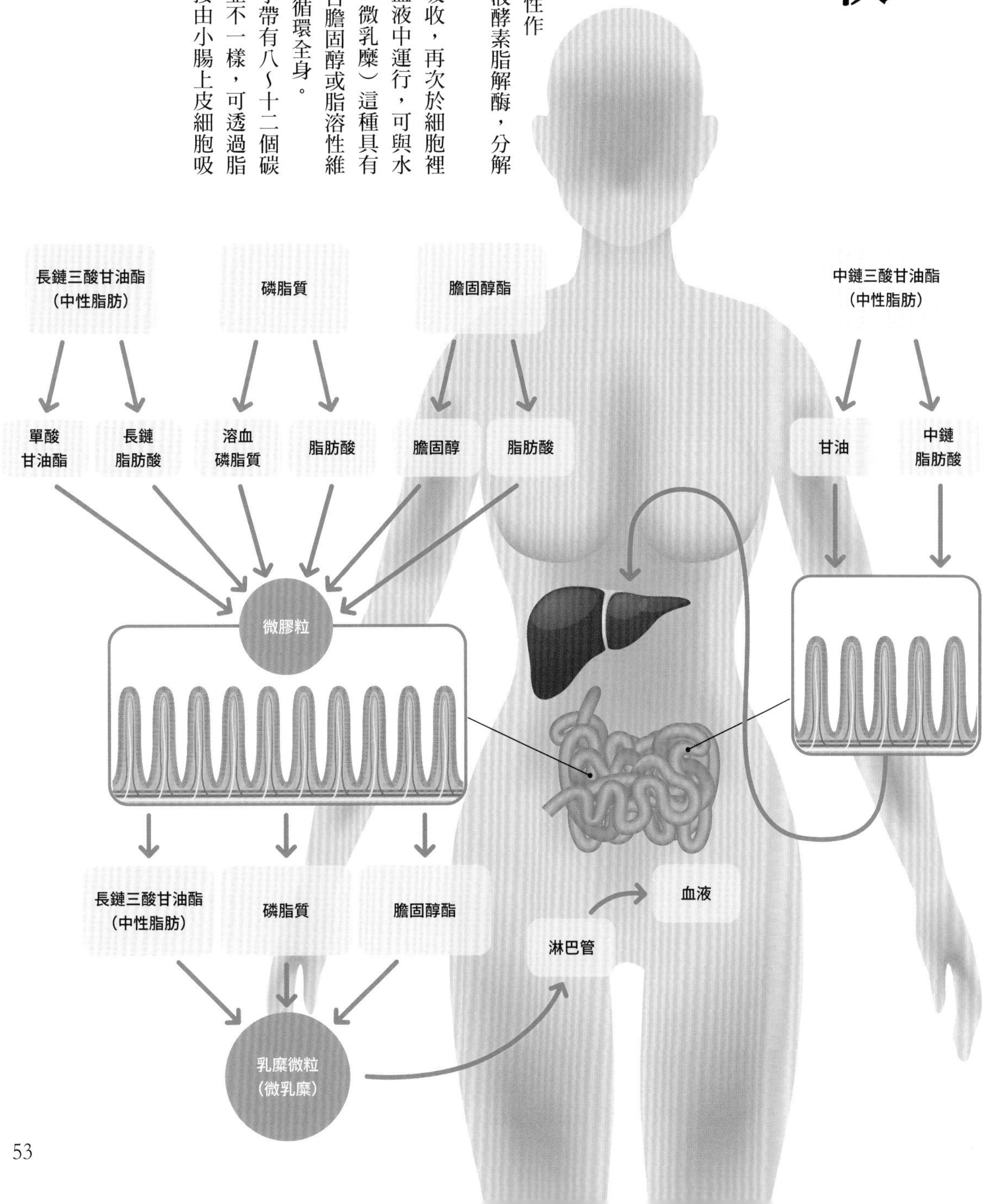

脂質的代謝

製造ＡＴＰ合成膽固醇等物質

攝取的脂質被小腸吸收後，與蛋白質結合形成俗稱乳糜微粒的脂蛋白。具有親水性的脂蛋白，也能吸收膽固醇或磷脂質，以包覆脂質的狀態融入血液裡。

這些乳糜微粒抵達全身組織分解後，可作為三酸甘油酯（中性脂肪）加以利用。多餘的三酸甘油酯轉存於脂肪組織。

儲存的脂肪必要時可分解為甘油和脂肪酸，脂肪酸再經分解（β－氧化）變成乙醯輔酶Ａ（acetyl-CoA）。從此進入檸檬酸循環（三羧酸循環：TCA cycle）產生熱量腺苷三磷酸（ＡＴＰ），亦可合成酮體。

另一方面，肝臟也能進行三酸甘油酯或膽固醇的合成。透過ＶＬＤＬ（極低密度脂蛋白）運送，儲存於脂肪細胞或肌肉中。運送途中有一部分形成ＬＤＬ（低密度脂蛋白），於構成細胞膜時，將必要的膽固醇送往末梢組織。而末梢組織多餘的膽固醇，變成ＨＤＬ（高密度脂蛋白）送回肝臟裡。當血液裡的ＨＤＬ增加，可大量回收膽固醇，防止動脈硬化。

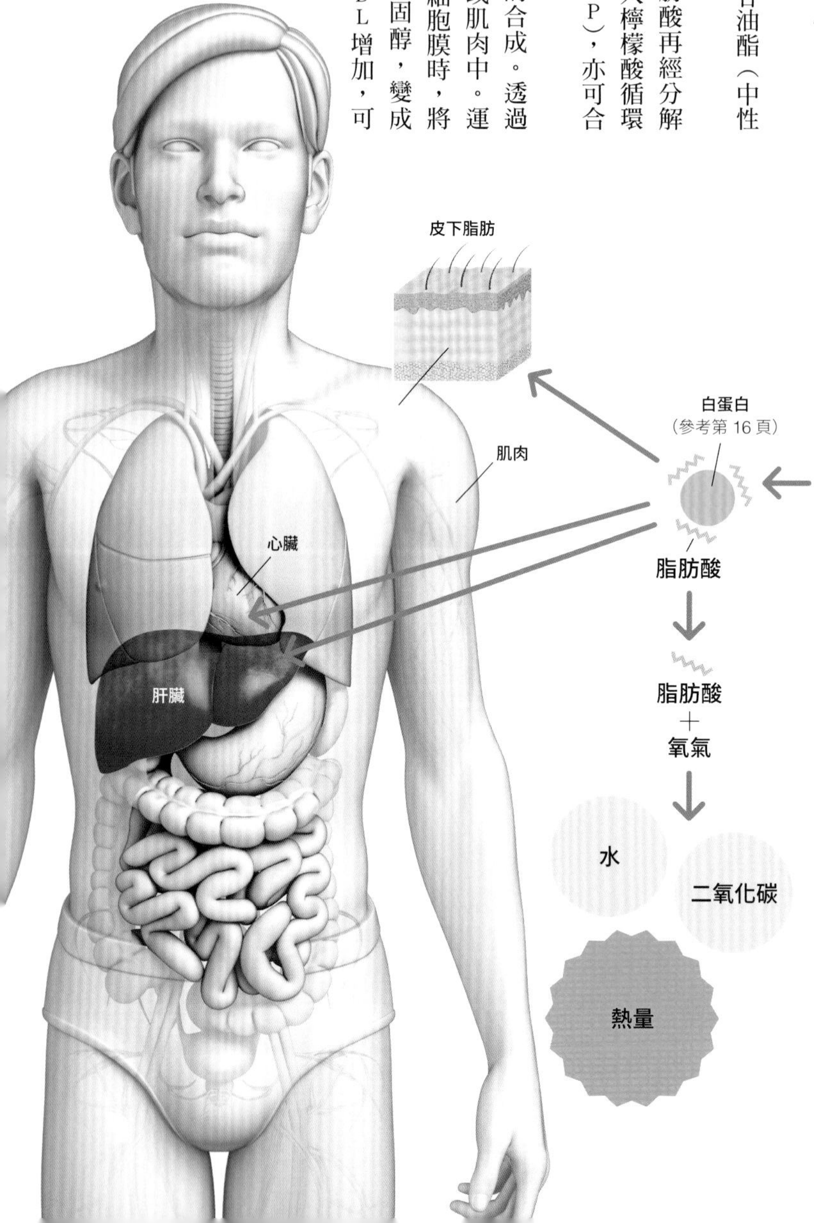

3 種顏色的中性脂肪

可將多餘熱量加以儲存的中性脂肪，基本上是「白色脂肪細胞」，其他還有可燃燒脂肪的「褐色脂肪細胞」和「米色脂肪細胞」。

白色脂肪細胞

擅長儲存脂肪的細胞，位於皮下組織或內臟周圍。

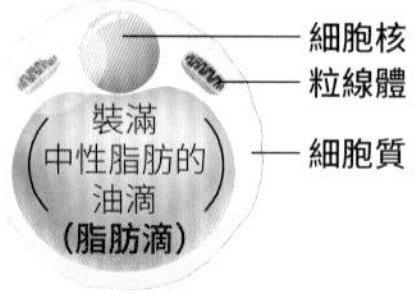

米色脂肪細胞

位於皮下組織，可將白色脂肪變成米色脂肪，容易分解體脂肪。

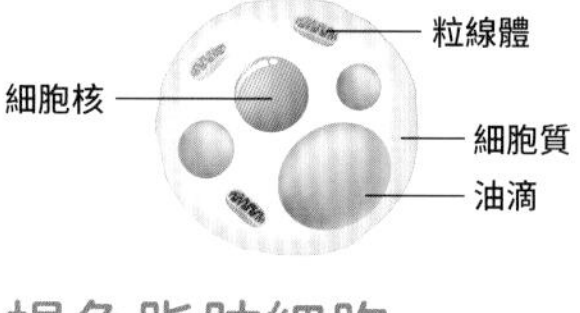

褐色脂肪細胞

成人的褐色脂肪位於頸部、腋下或背骨周圍，可製造熱能，讓人於嚴寒時維持體溫。

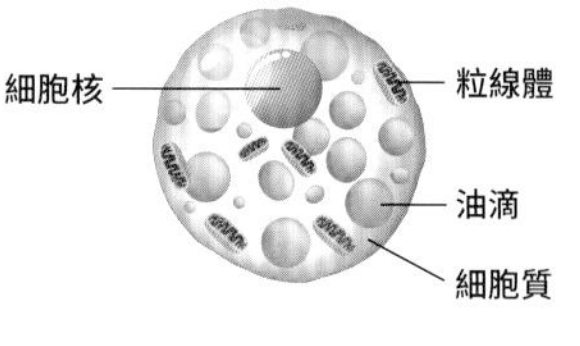

何謂膽固醇？

膽固醇是一種脂質，由三萜（參考第208頁）構成。因為是從膽結石中發現，以chole（意思為膽汁）和stereos（意思為固體），加上化學結構上的carboxyl（醇基），命名為cholesterol。

一般人都以為膽固醇是危害健康的壞東西，其實它是維繫生命運作的重要物質。它主要作為細胞膜的成分，或是性激素等重要荷爾蒙、維生素D或消化脂肪所必需的膽汁酸的原料。

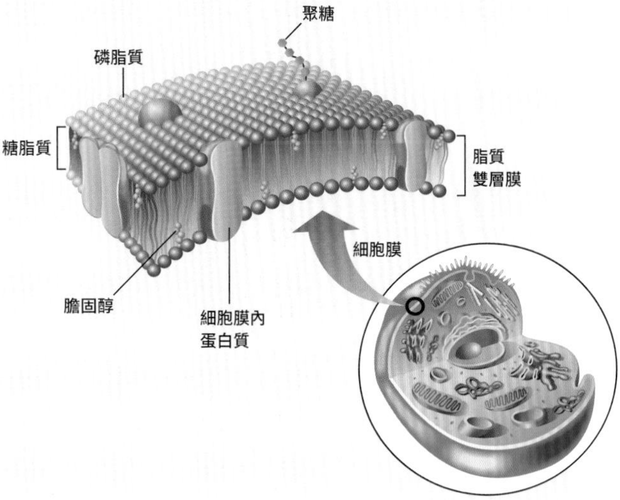

膽固醇與中性脂肪

血液裡的脂質主要是膽固醇與中性脂肪，兩者用途不一。膽固醇是荷爾蒙或可促進脂肪吸收之膽汁酸等的製造原料。而中性脂肪是熱量的來源。身體若缺少膽固醇，肌膚或毛髮會失去光澤，容易細菌感染。若缺少中性脂肪，熱量不足，身體容易疲乏，脂溶性維生素吸收不佳，導致維生素不足。

膽固醇可分成好膽固醇（HDL）和壞膽固醇（LDL）。其中壞膽固醇可將肝臟製造的膽固醇送到全身血管，而好膽固醇則從血管收回多餘固醇，送回肝臟代謝。

血液裡的膽固醇或中性脂肪若失去平衡，血管容易硬化，嚴重時將導致動脈硬化等疾病。

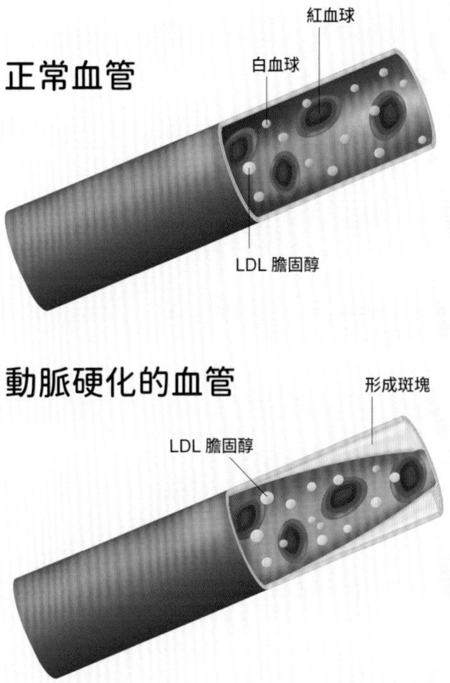

不飽和脂肪酸

主要是植物油，常溫下為液態。本身易氧化，但具有預防動脈硬化或降血壓等功能。

而人體細胞膜的主要成分，由十八～二十個碳原子脂肪酸的磷脂質之雙層膜所構成，稱為「脂質雙層膜」。這種脂肪酸大多屬於多元不飽和脂肪酸。

多元不飽和脂肪酸

ω－3脂肪酸

可製造重要荷爾蒙的必需脂肪酸

脂肪酸分子結構的甲基末端算來第三個位置，具有雙鍵連接的不飽和脂肪酸。為驅動體內重要荷爾蒙發揮作用之前列腺素[*]的製作材料，約有五%為細胞膜成分。ω－3脂肪酸可促進血液循環，預防生活習慣病。但遇熱易氧化，最好生食。也可用n－3脂肪酸表示。

α－次亞麻油酸

英文名稱 α-linolenic acid(ALA) / C18:3,ω-3

味噌、紫蘇（荏胡麻）、油菜（籽）、大豆、亞麻籽等植物富含的多元不飽和脂肪酸，一天需要量約二克。為十八個碳原子、三個雙鍵的必需脂肪酸，有時會去掉α，稱為次亞麻油酸。

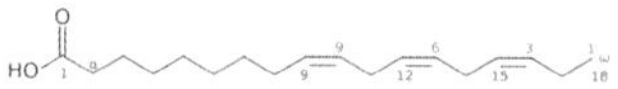

二十碳五烯酸（EPA）

英文名稱 eicosapentaenoic acid(EPA) / C20:5,ω-3

為二十個碳原子、五個雙鍵的不飽和脂肪酸。屬於前列腺素、血栓素、白三烯（全都是類花生酸）的前驅物質ω－3脂肪酸的多元不飽和脂肪酸，簡稱EPA。除了魚油、肝油、鯡魚、鯖魚、鮭魚、

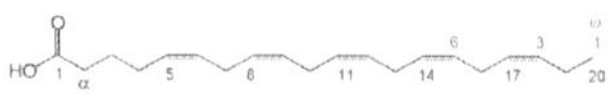

食用油與熱的關係

市面上食用油種類繁多，最常見的油脂為植物油。從植物種子或果實萃取製作的植物油，常溫下大多是液態。而奶油或豬油等動物性油脂，常溫下大多是固態。

油脂跟空氣裡的氧分子發生反應，氧化後，不但會出現色澤或氣味上的變化，營養價值也會下降，形成「過氧化脂質」，不利健康，還可能導致動脈硬化。

即便保存良好，還是很難避免油脂氧化，一經加熱，氧化得更厲害。沙拉油、芝麻油、玉米油、大豆油等植物油都有這方面的問題。所以，想要煎炸食物，最好使用加熱也不易氧化的橄欖油、奶油、芥花油、玄米油等油類。

＊ 前列腺素：由二十碳四烯酸（花生四烯酸）於體內生合成的生理活性物質。為可引發血壓升降、痛感、發燒、肌肉痙攣、子宮收縮等作用的重要荷爾蒙。可於生物內各組織發揮局部的效果。

沙丁魚、南極磷蝦等食材，母乳裡也有。

二十二碳五烯酸（DPA）

英文名稱 docosapentaenoic acid(DPA) / C22:5,ω-3,-6

為二十二個碳原子、五個雙鍵的不飽和脂肪酸。有海豹油裡俗稱虎爪酸的ω-3脂肪酸，以及俗稱奧斯邦酸的ω-6脂肪酸。不過，一般用DPA表示時，指的是虎爪酸這種ω-3脂肪酸。

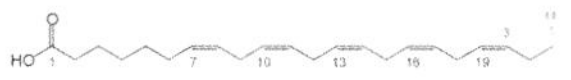

二十二碳六烯酸（DHA）

英文名稱 docosahexaenoic acid(DHA) / C22:6,ω-3

為二十二個碳原子、六個雙鍵的不飽和脂肪酸，通稱DHA。鱈魚、鯡魚、鯖魚、鮭魚、沙丁魚等魚類富含DHA。雖然可透過魚類攝取DHA，但現在魚的消費量變少，攝取量也不夠。號稱「可減少中性脂肪，提升腦部神經機能」的DHA，常用於食品添加物或健康食品。但若攝取過量，可能會有血液不易凝固的風險，須特別注意。

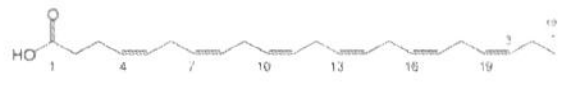

必需脂肪酸

有些脂肪酸可於體內合成，有些則無法合成，後者稱為必需脂肪酸。一定要從食物攝取的必需脂肪酸，有 α－次亞麻油酸和亞麻油酸 2 種。

α－次亞麻油酸為 ω-3 脂肪酸，常見於紫蘇油或亞麻仁油等植物油。

亞麻油酸為 ω-6 脂肪酸，常見於紅花籽油、玉米油、大豆油等植物油。

屬於ω-3 脂肪酸的EPA、DHA，或屬於ω-6 脂肪酸的 γ－次亞麻油酸、二十碳四烯酸等脂肪酸，雖可於體內合成，但廣義上屬於必需脂肪酸。

相較於可抑制白血球、抗發炎的 ω-3 脂肪酸，ω-6 脂肪酸可活化白血球、對抗病菌，兩者功能正好相反。所以，平常最好可以均衡攝取這兩種脂肪酸。

而最理想的攝取比例是，ω-3 脂肪酸：ω-6 脂肪酸為 1:2，但現代人的飲食常過量攝取 ω-6 脂肪酸，甚至達到 1:10 以上。這兩種脂肪酸對身體都很重要，均衡攝取才能維護健康。

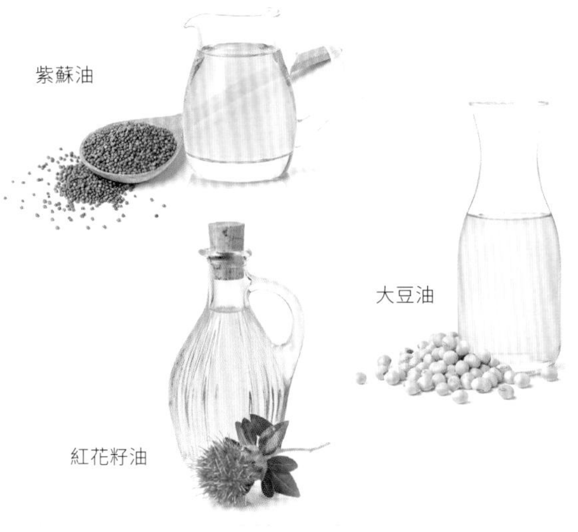

ω-6 脂肪酸

屬於必需脂肪酸，小心攝取過量

脂肪酸分子結構的甲基末端算來第六個位置，具有雙鍵連接的不飽和脂肪酸，因無法於體內合成，被視為必需脂肪酸。但若攝取過量可能引發過敏，要特別注意。包含柳葉菜科月見草等特殊植物裡的γ-次亞麻油酸（GLA）、動物裡的二十碳四烯酸（AA）、肉類常見的腎上腺酸（DTA）或二十二碳五烯酸（DPA）等。也可用n-6脂肪酸表示。

二十碳四烯酸

英文名稱 arachidonic acid(AA) / C20:4,ω-6

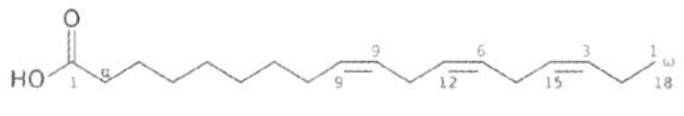

肉類、魚貝類、豬肝、雞蛋等食材都有這種脂肪酸。可作為動物細胞膜裡的磷脂質（磷脂醯乙醇胺、磷脂醯肌醇等），常見於腦、肝臟、皮膚等組織裡。因人體可自行合成，嚴格來說不屬於必需脂肪酸，但未滿一歲的幼兒，合成二十碳四烯酸的力道薄弱，要注意奶粉有無添加這種脂肪酸。為二十個碳原子、四個雙鍵的多元不飽和脂肪酸，

γ-次亞麻油酸

英文名稱 γ-linolenic acid(GLA) / C18:3,ω-6

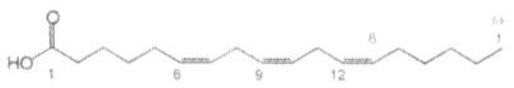

月見草籽製作的月見草油富含這種脂肪酸。因可作為前列腺素的前驅物質，具有降血糖、血脂、血壓等效果。為十八個碳原子、三個雙鍵的多元不飽和脂肪酸。不飽和度高的脂肪酸易氧化，須小心存放，也不宜攝取過量。

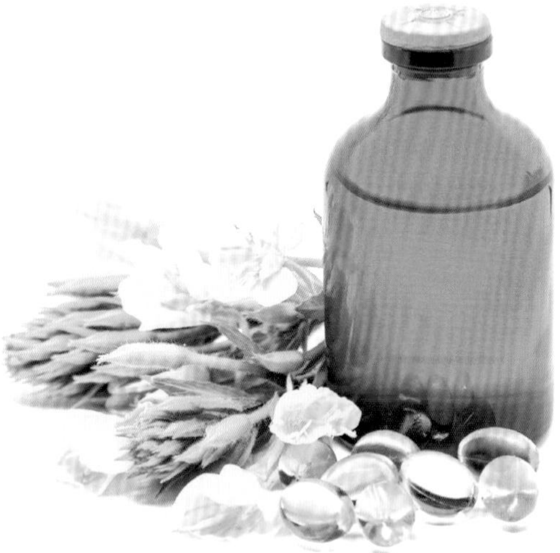

大麻籽油的效果

從大麻種子萃取的大麻籽油，含有體內無法合成的ω-3脂肪酸和ω-6脂肪酸。

據說大麻籽油的護膚效果非常好，也具有保濕性。而屬於ω-6脂肪酸的γ-次亞麻油酸可抗發炎，也可改善粉刺或濕疹等肌膚困擾。

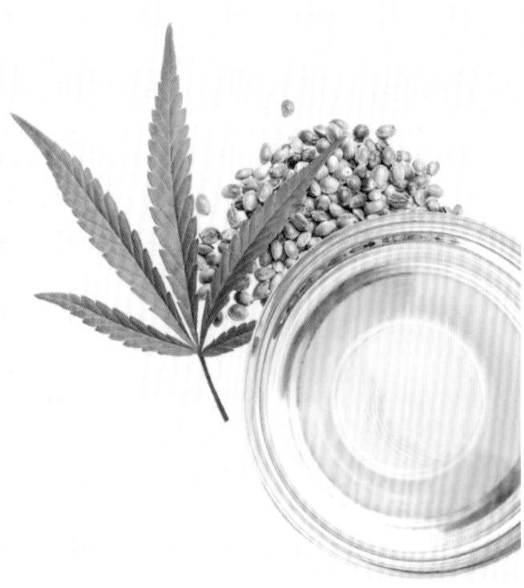

極樂分子 花生四烯乙醇胺

部分的二十碳四烯酸（花生四烯酸）可於腦內轉為「花生四烯乙醇胺」這種俗稱「極樂分子」的物質，給人一種幸福感或興奮感。它被視為與快感等感受有關的腦內啡之一，對於中樞神經或末梢神經系統也能發揮各種功用。如針對中樞神經，可在工作記憶、睡眠模式、鎮痛、飲食調控、形成動機或快感等心理或行動上有所作用。對於子宮的胚胎著床也很重要。此外，還有免疫抑制性，透過白血球等調整身體的免疫或發炎反應。

吃肉會感到幸福，是因為肉裡的二十碳四烯酸，於腦內轉為這種物質所致。跟霜降牛肉相比，瘦肉裡更多，尤其豬肝含量最多。

四氫大麻酚 英文名稱 Tetrahydrocannabinol / THC, Δ9-THC

大麻中俗稱 THC、給人幻覺感的物質，會產生依賴性。常用於精神方面，可製造放鬆感、陶醉感、幸福感，但同時也會讓視覺、聽覺、時間或空間感出現變化。大麻裡除了 THC，還有大麻二酚（CBD：因不屬於管制藥品，可用於健康食品）等各種成分，有些可納入醫學用途。歐美國家會把大麻用於醫療，但有些國家對於「醫療用大麻」仍持不同看法。

原本花生四烯乙醇胺這種神經傳導物質的結合部位（大麻素受體），就能結合這種THC，其作用途徑也非常明確。

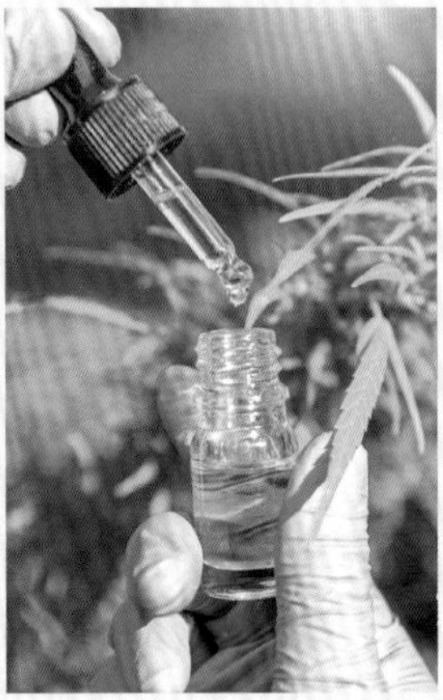

腎上腺酸

英文名稱 docosatetraenoic acid(DTA) / C22:4,ω-6

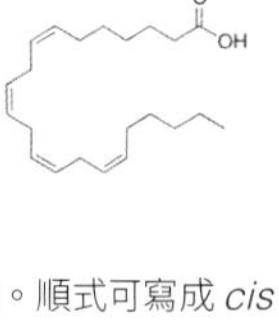

為二十二個碳原子、四個雙鍵的 ω-6 脂肪酸之一。所有的雙鍵連接把順式（*cis*）異構體［*］稱為腎上腺酸。

次亞麻油酸

英文名稱 linoleic acid / C18:2,ω-6

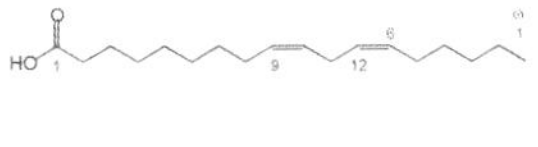

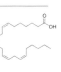

為十八個碳原子、二個雙鍵的代表性多元不飽和脂肪酸。常見於紅花、葵花、玉米、大豆等植物葉子或種子萃取的油品，因無法於體內合成，故為必需脂肪酸。可於人體透過二十碳四烯酸，作為前列腺素等生理活性物質的原料，但也有報告指出，攝取過量可能會增加大腸癌等風險。

＊ 順反異構體：在立體異構體中，相同取代基位於雙鍵的同側稱為順式異構體；若位於反側則稱為反式異構體。順式可寫成 *cis* 或Z，反式可寫成 *trans* 或 E。

單元不飽和脂肪酸

不飽和脂肪酸中，碳原子間的雙鍵連接，只有一個稱為單元不飽和脂肪酸。

這種脂肪酸的特色是不易氧化，橄欖油富含的油酸，正是單元不飽和脂肪酸的代表。而以油酸為首的單元不飽和脂肪酸，具有預防循環系統疾病的效果。

二十烯酸

英文名稱 icosenoic acid/C20:1

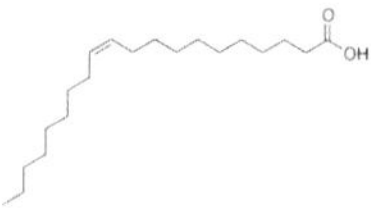

二十烯酸又名巨頭鯨魚酸（gondoic acid），為各種植物油或堅果類常見的脂肪酸。尤其荷荷芭油裡含量豐富，很不容易氧化，即便是三七〇℃以上的高溫也少有變化。具有調和皮脂、保濕、殺菌等功用。

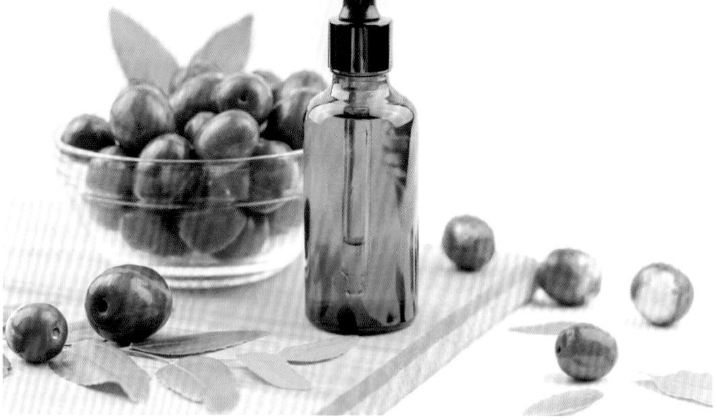

荷荷芭油

芥酸

英文名稱 erucic acid / C22:1,ω-9

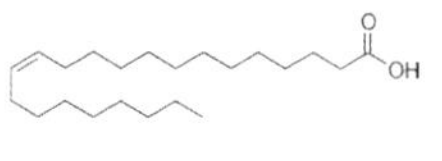

油菜花科植物種子裡碳數二十二的單元不飽和脂肪酸。油菜籽、洋紫羅蘭、芥菜子等種子所製造的植物油，高達四〇~五〇%都是芥酸。有報告指出，若攝取過量可能會危害心臟，增加心臟衰竭的風險。後來經過品種改良不含芥酸的種子稱為「油菜籽」。目前市面上的菜籽油幾乎都以油菜籽製造。

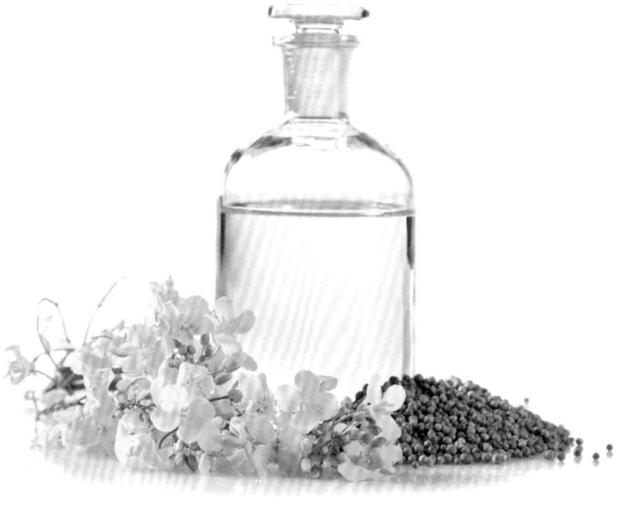

油酸（十八烯酸）

英文名稱 oleic acid / C18:1,ω-9

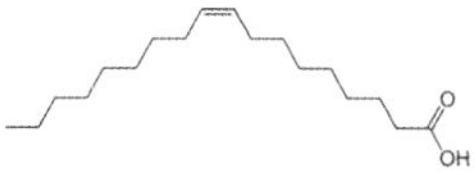

人體肌肉的膜脂質有五〇%，細胞膜裡也有一〇~二〇%都是油酸這種重要脂肪酸。它可於體內由硬脂酸這種飽和脂肪酸合成，不屬於必需脂肪酸，但本身不易氧化，有益健康。

油酸的名字來自從油橄欖（*olea europaea*）之油的萃取物，可降血脂，預防生活習慣病。無論是豬油或牛油的全脂肪都含有五〇%油酸，被視為肉類美味的一大指標。母乳裡面也有，母乳總脂肪有二五%都是油酸。

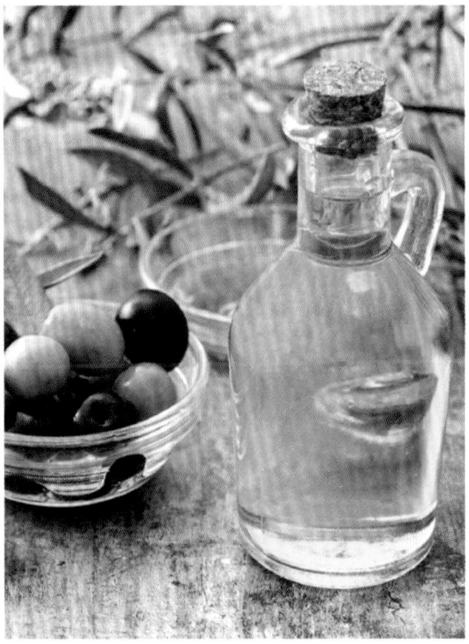

肉豆蔻腦酸（十四烯酸）

英文名稱 myristoleic acid / C14:1C14:1

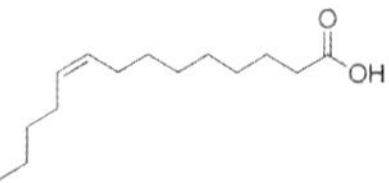

由肉豆蔻酸（參考第六八頁）生合成，自然界罕見的脂肪酸，但肉豆蔻辛香料等肉豆蔻科植物種子製成的油裡含量豐富。為碳數十四、雙鍵連接一個的脂肪酸。

癸烯酸

英文名稱 10-hydroxy-2-decenoic acid(10-HDA) / C10:1

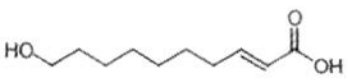

蜂王漿裡含量為二~六%的特殊脂肪酸，據說是女王蜂長壽的祕訣。有研究指出，癸烯酸可阻礙腫瘤的血管新生，增加肌膚光澤。為碳數十、雙鍵連接一個的單元不飽和脂肪酸。

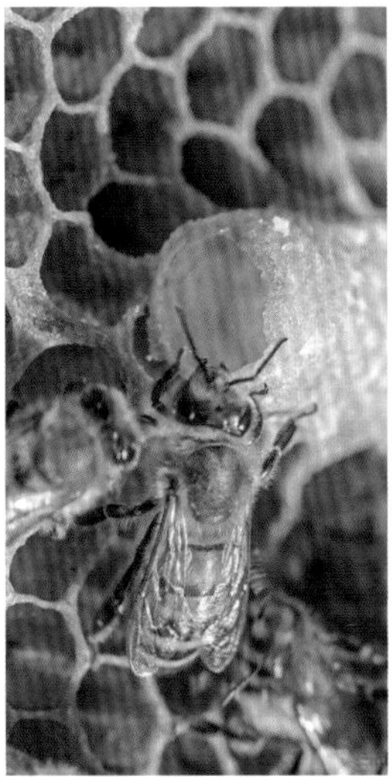

ω-9 脂肪酸與油酸

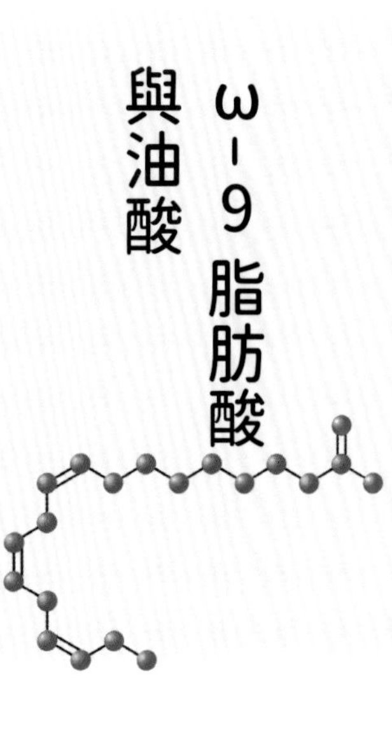

ω-9 脂肪酸（n-9 脂肪酸）為分子結構的甲基末端算來第 9 個位置，具有雙鍵連接的不飽和脂肪酸。不同於 ω-3 或 ω-6，ω-9 可於體內合成，不屬於必需脂肪酸。可作為重要營養素的油酸，即屬於 ω-9 脂肪酸。

油酸因只有一個雙鍵連接，不易氧化，可當成肉類美味的指標或降血脂，為有益健康的脂肪酸。再者，一樣都屬於 ω-9 脂肪酸，油菜籽等油菜科植物種子所含的芥酸，若攝取過量會危害心臟，應該避免攝取。

ω-7 脂肪酸

可預防生活習慣病的脂肪酸

脂肪酸分子結構的甲基末端算來第七個位置，具有雙鍵連接的不飽和脂肪酸，稱為ω−7脂肪酸。由於動物體內少見這種脂肪酸，常讓人忽略它的重要性，但它預防動脈硬化或高血壓、促進胰島素分泌、保持血管彈性與柔軟度等功能頗受矚目。

異油酸

英文名稱 vaccenic acid / C18:1,ω-7

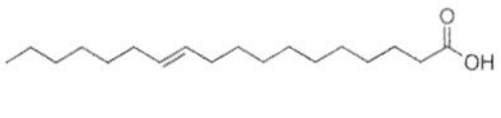

牛等反芻動物的脂肪、牛奶、奶油、優格等乳製品都含有異油酸。哺乳動物可將異油酸轉化成共軛亞麻油酸—反芻動物酸（博維酸），抑制致癌物的活性。異油酸雖然是反式異構體（參考第五九頁），但沙棘油也含有順式異油酸（順式異構體，參考第五九頁），有益健康，且經動物實驗確認有降血脂的功效。在碳數十八、雙鍵連接一個的十八烯酸中，ω−7為雙鍵連接的脂肪酸。

棕櫚油酸（棕櫚酸）

英文名稱 palmitoleic acid / C16:1,ω-7

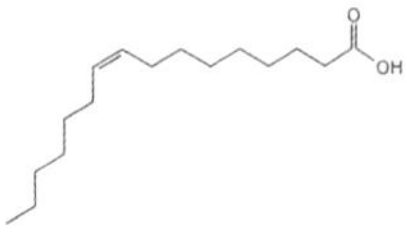

各種動物性油脂、植物油、魚貝類油都含有棕櫚油酸，尤其夏威夷果或沙棘油濃度很高。有報告指出，棕

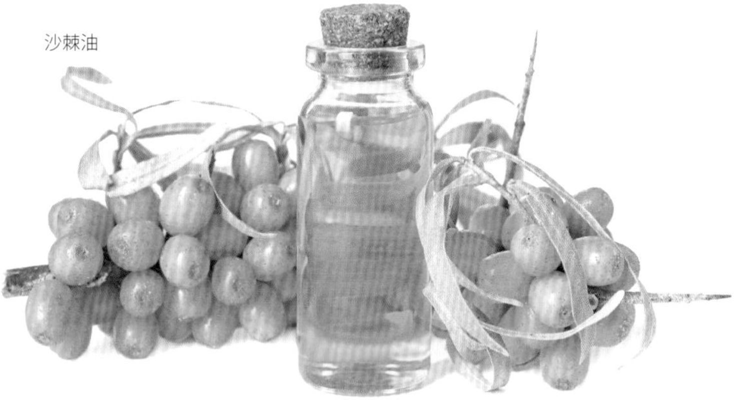

反式脂肪酸的食用風險

反式脂肪酸為構成脂肪的成分，屬於不飽和脂肪酸，但性質類似飽和脂肪酸。食品裡有天然的反式脂肪酸，油脂加工精製後也會形成人工反式脂肪酸。天然的反式脂肪酸，由牛羊等反芻動物胃裡的微生物所製作，而人工反式脂肪酸則出現在乳瑪琳或起酥油裡。所以，用這類油製作的甜點或炸物，也含有人工反式脂肪酸。

目前已知攝取過量的反式脂肪酸，會增加血液裡的低密度脂蛋白（LDL）膽固醇，減少高密度脂蛋白（HDL）膽固醇。如果長期大量攝取，還會增加動脈硬化的風險。世界衛生組織（WHO）也制定標準，希望從反式脂肪酸攝取的熱量，控制在總攝取熱量的1%以下。

櫚油酸可促進肝臟代謝脂肪，降低糖尿病引起的高血糖或高三酸甘油酯血症。攝取富含這種脂肪酸的油品，還能預防肥胖。為碳數十六、雙鍵連接一個的不飽和脂肪酸。

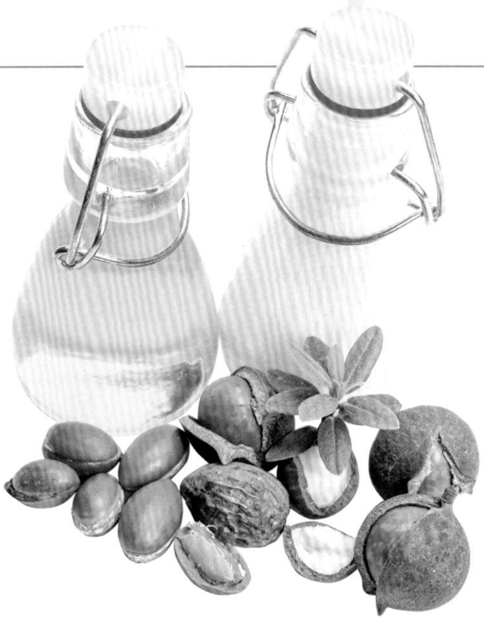

十七烯酸

（珠光脂酸）

英文名稱 heptadecenoic acid / C17:1, ω-7

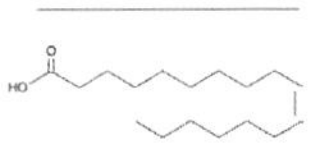

牛肉的脂肪酸結構中有二%為十七烯酸，為牛的腸道菌的合成物；也是碳數十七、雙鍵連接一個的稀有脂肪酸。

不易堆積脂肪的油 雙酸甘油酯（DAG）

一般食用油的主要成分為三酸甘油酯這種脂肪酸，現在有一種含有不易帶油脂的油——雙酸甘油酯的油品受到矚目，也是油脂的一種成分。

三酸甘油酯於十二指腸分解後，被小腸吸收，再合成為原來的三酸甘油酯。這些合成物可作為血液的中性脂肪循環全身，製造熱量。沒有被利用的中性脂肪就成為體脂肪，囤積在體內。而雙酸甘油酯也跟三酸甘油酯一樣在小腸吸收，但分解後不會再合成為三酸甘油酯，因此血液裡的中性脂肪就不易囤積。

2009 年，在雙酸甘油酯製造過程中出現高濃度的不純物質，目前相關產品停止販售中。

針對雙酸甘油酯，其實只要攝取一般食品裡的含量就很安全，不用擔心。

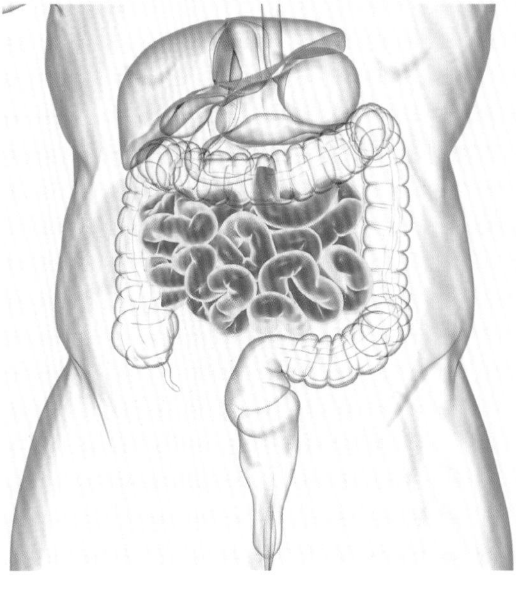

飽和脂肪酸

一般常溫下為固態的脂肪酸，常見於乳製品或肉類等動物性脂肪。飽和脂肪酸對人體有重要功能，但攝取過量會讓壞膽固醇滯留血液中，導致動脈硬化。

短鏈脂肪酸

指碳數三到八的脂肪酸，也稱為「低級脂肪酸」（低級是指碳數少，並非品質不良）。有關短鏈脂肪酸的碳數眾說紛紜，這裡以到八為止。

異戊酸

英文名稱 isovaleric acid / C5:0

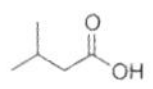

這是腳臭的來源，因起司、汗水、足底或老化等因素，造成口臭般的刺激性臭味。很多植物或精油其實也有這種天然的脂肪酸。即便濃度很低還是能聞到臭味，日本的「惡臭防治法」還拿來當作特定惡臭物的規範對象。檢知閾值濃度（濃度再怎麼低還是臭）為○・○五ppb。為纈草酸（參考第六五頁）的構造異構體，碳數五的脂肪酸。

異丁酸

英文名稱 isobutyric acid / C4:0

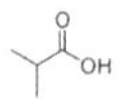

常見於豆科或繖形科植物，納豆臭味的原因之一。為碳數四的支鏈脂肪酸，酪酸（參考第六五頁）的構造異構體，也稱為2-甲基丙酸。

葡萄花酸（庚酸）

英文名稱 enanthic acid / C7:0

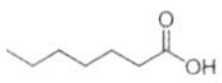

銀杏果臭味的主成分之一，有非常濃郁的腐敗味。可作為香料原料或加入菸草中，為碳數七的脂肪酸。

羊脂酸（辛酸）

英文名稱 caprylic acid / C8:0

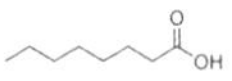

為帶有淡淡腐敗味的油狀液體，跟己酸一樣存在於山羊油裡，故名羊脂酸。此外，椰子或奶油、母奶裡也有。羊脂酸可殺死念珠菌等細菌，常用於治療相關疾病。為碳數八的脂肪酸。

己酸

英文名稱 caproic acid / C6:0

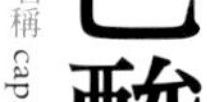

來自山羊毛之油脂分解物，capri 取自山羊（*Capra aegagrus*）的學名。常見於奶油、棕櫚油、椰子油等油品，為碳數六的脂肪酸。

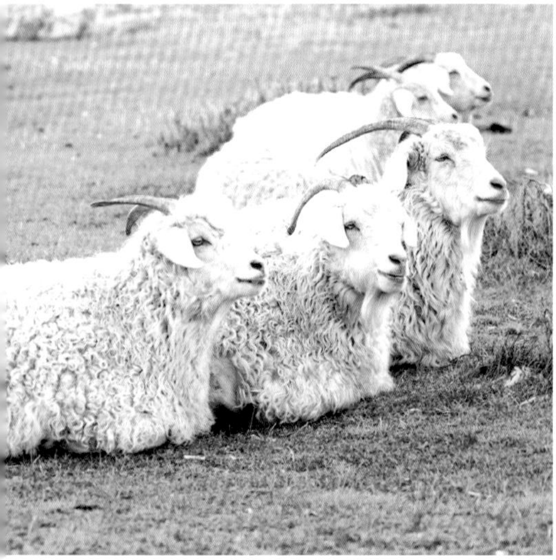

初油酸（丙酸）

英文名稱 propionic acid / C3:0

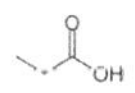

為碳數三的脂肪酸，乃油脂水解之脂肪酸中碳數最少者。原有防霉效果，以前會當作保存原料加進麵包裡，但因有濃郁臭味，現在已不使用。不過，因安全性高，還是會放進肉類製品或加工魚貝類裡作為保存原料。初油酸意為「最早的脂肪酸」，而所謂的「脂肪酸」是指碳數比初油酸多的脂肪酸，碳數比初油酸少的甲酸（參考第二二四頁）和醋酸（參考第二二五頁）則歸類於羧酸。

纈草酸（戊酸）

英文名稱 valeric acid / C5:0

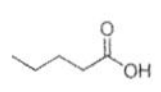

最早從纈草（學名 *Valeriana officinalis* L.）中發現，故名纈草酸。本身帶有濃臭，但屬天然臭氣成分，淡一點的話可提振精神，也會加入香水裡。為碳數五的脂肪酸。

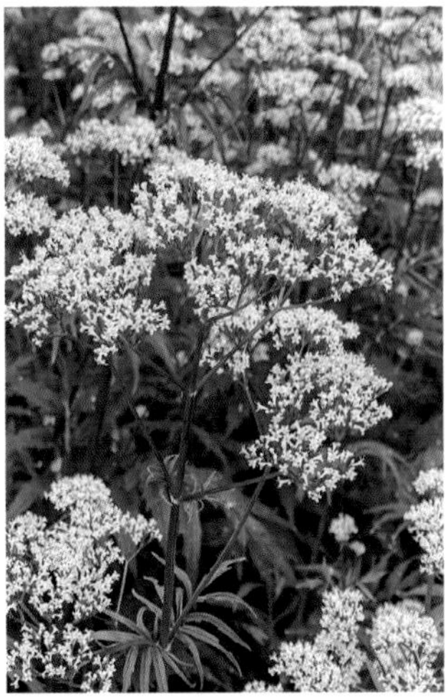

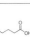

纈草

酪酸（丁酸）

英文名稱 butyric acid / C4:0

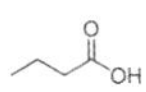

最早從奶油中發現，故以意思為奶油的拉丁語「butyrum」稱為酪酸（butyric acid），起司裡也有。悶了整天的腳臭味、銀杏果的臭味、動物屍臭味等，都跟這種脂肪酸有關。如果是哺乳類，即便臭味極輕微的酪酸還是聞得出來。犬隻可聞到十 ppb，人的話是十 ppm。為碳數四的脂肪酸，構造異構體為異丁酸（參考第六四頁）。

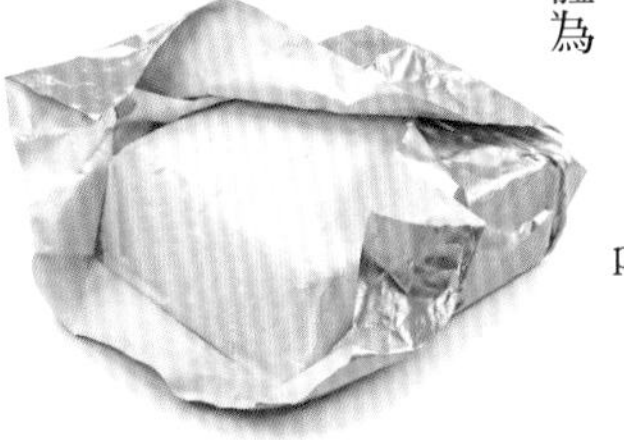

大腦由膽固醇所構成？

人體有 100 ～ 150g 的膽固醇，其中 1/4 都在腦部。而腦部由 500 億個～ 1 兆個神經傳導細胞構成，負責將各種訊息傳遞到身體各處。一旦膽固醇不足，神經傳導細胞也會不夠，無法正確傳遞訊息。但也有專家認為，膽固醇過剩可能會增加認知症的風險。

腦部有 60% 都是脂質

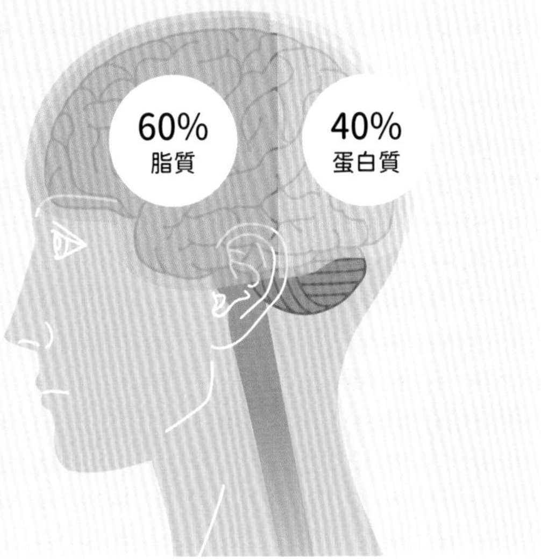

中鏈脂肪酸

碳數九到十二的脂肪酸稱為中鏈脂肪酸。
中鏈脂肪酸可直接送到肝臟，比起長鏈脂肪酸更容易分解，讓身體不容易囤積脂肪。

天竺葵酸（壬酸）

英文名稱 pelargonic acid / C9:0

天竺葵屬（*Pelargonium*）、木莓屬、磯菊屬植物精油裡的成分。毒性對於動物相對較低，可作為除草劑。這種物質可附著於植物，從其表面進入細胞滲透組織，破壞細胞壁，讓細胞裡的pH值急速下降，滲出內容物，讓草枯死。人體皮膚也有這種物質，會造成老人味（加齡臭）。日本在二〇〇八年還特別將它制定為壬烯醛（2-nonenal）以外的老人味成分。為碳數九的中鏈脂肪酸。

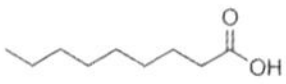

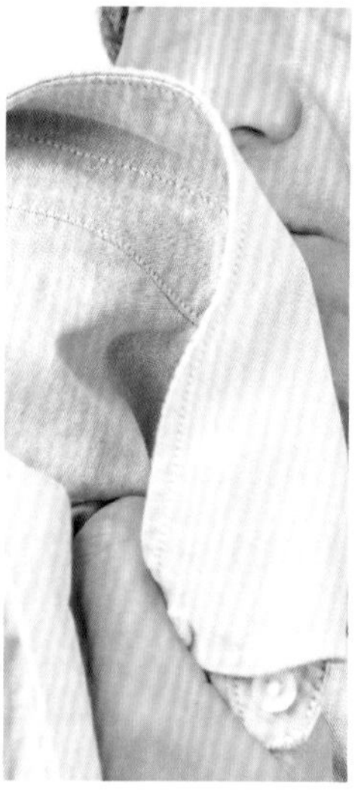

羊臘酸（癸酸）

英文名稱 capric acid / C10:0

成分來自山羊油脂，因此名為羊臘酸。棕櫚油、椰子油、奶油裡面也含此成分，為碳數十的中鏈脂肪酸。

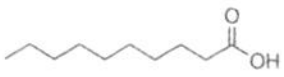

月桂酸（十二烷酸）

英文名稱 lauric acid / C12:0

椰子油或棕櫚油都有此成分，也是母乳氣味的主成分。具有抗菌活性，對人的毒性很低，常用於肥皂或洗髮精裡。為碳數十二的中鏈脂肪酸。

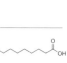

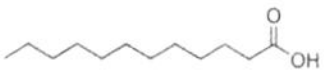

沙拉油是怎樣的油？

沙拉油是即使低溫也不會形成結晶的精製食用油。製作原料有油菜籽、棉籽、大豆、芝麻、紅花籽、葵花籽、玉米、米、葡萄等。如果原料只有一種，就會把原料名稱當作商品名稱，寫成「〇〇油」。

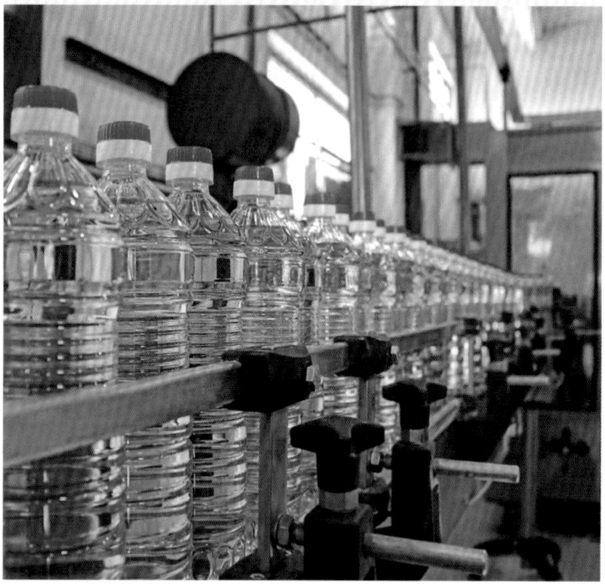

長鏈脂肪酸

為碳數十三以上的脂肪酸，也稱為「高級脂肪酸」。動植物的細胞膜主要是由屬於長鏈脂肪酸的肉豆蔻酸、棕櫚酸，或亞麻油酸、次亞麻油酸、花生四烯酸等多元不飽和脂肪酸（ω-3和ω-6），與甘油結合形成的磷脂質所構成。

花生酸（二十烷酸）

英文名稱 arachidic acid / C20:0

花生油裡含量約一%，碳數二十的長鏈脂肪酸，名字來自花生的學名*Arachis*。大豆油或葵花油裡的含量約二%。

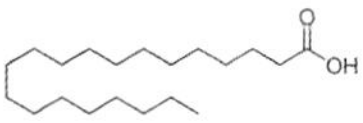

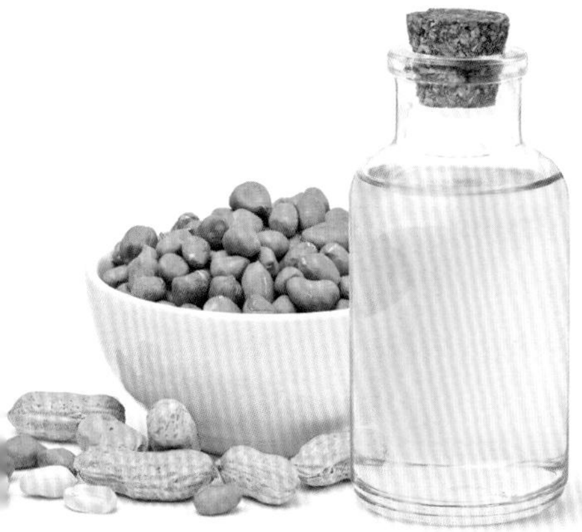

硬脂酸（十八烷酸）

英文名稱 stearic acid / C18:0

碳數十八的長鏈脂肪酸。以牛油為首的動物性油脂，都富含這種代表性的飽和脂肪酸。本身沒有雙鏈連接，穩定度很高，即使日曬也不會變質。可作為食品添加物，像是用來增滑、增稠安定、脫膜、防止固結或增添風味的輔助劑。

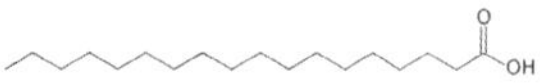

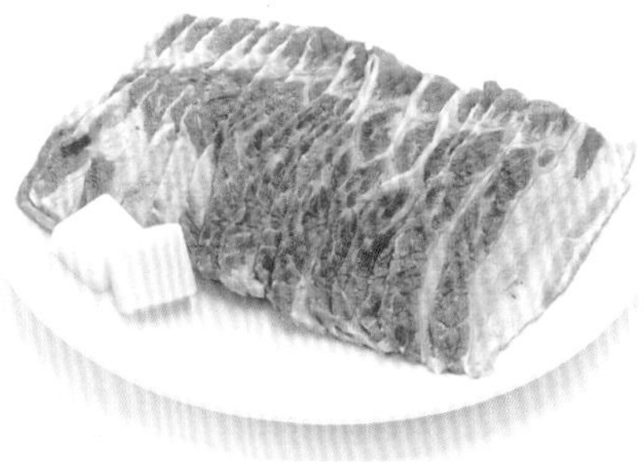

十三烷酸

英文名稱 tridecanoic acid / C13:0

一般來說，碳數為奇數的脂肪酸幾乎都是非天然的特殊物質。不過，牛羊等反芻動物第一個胃裡的微生物會產生這種脂肪酸，乳牛的話，牛乳中的乳脂肪也有這種物質。奇數脂肪酸幾乎都屬於飽和脂肪酸，主要有十三烷酸（C13）、十五烷酸（C15）、十七烷酸（C17）。

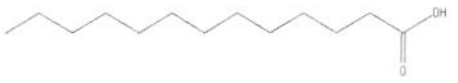

棕櫚酸（十六烷酸）

英文名稱 palmitic acid / C16:0

為棕櫚油或椰子油的主要成分，豬油或牛油裡也很多這種碳數十六的長鏈脂肪酸。採自分布於南非或西非蘇丹，撒哈拉沙漠南部邊緣地帶的植物「非洲漆樹」（*Sclerocarya birrea*，漆樹科）製作的油品，含有約六九%的油酸和一六%的棕櫚酸，可增加肌膚的保水量，在非洲各國被當作保濕油。

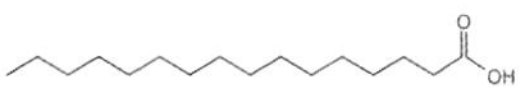

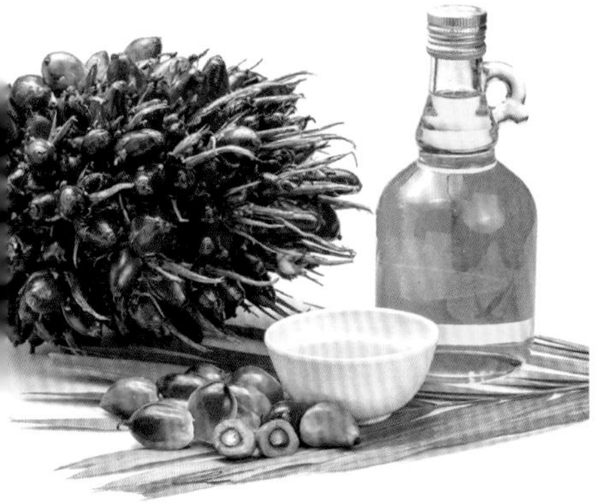

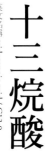

山嵛酸（二十二烷酸）

英文名稱 behenic acid / C22:0

為碳數二十二的長鏈脂肪酸，採自辣木（山葵木）的辣木籽油含量約九%。其他像種籽油或堅果油也含這種脂肪酸，常作為食品起酥油的原料。攝取過量會增加血膽固醇值，要特別注意。

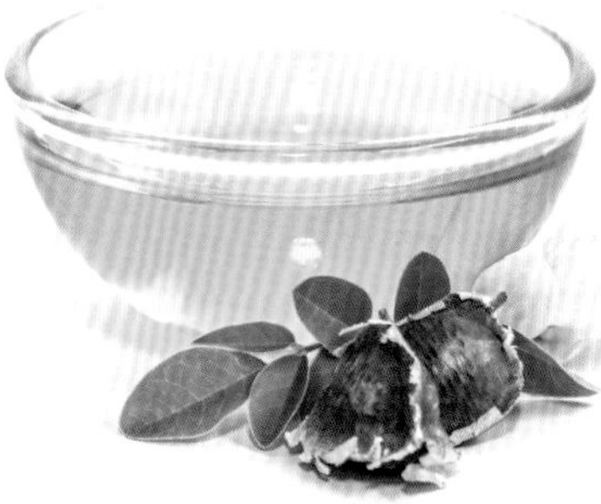

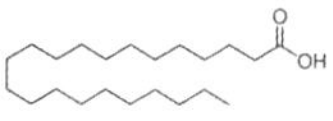

十五烷酸

英文名稱 pentadecanoic acid / C15:0

為碳數十五的長鏈脂肪酸。牛乳中的乳脂肪含有這種脂肪酸，可作為乳脂肪攝取量的標準。針對女性雄激素性脫髮症（FAGA，女性雄性禿），因十五酸甘油酯的配合製劑具有療效，可作為生髮劑，但這是外用藥，不得飲用。

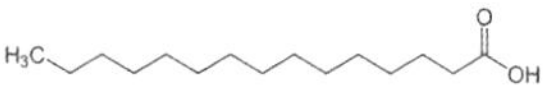

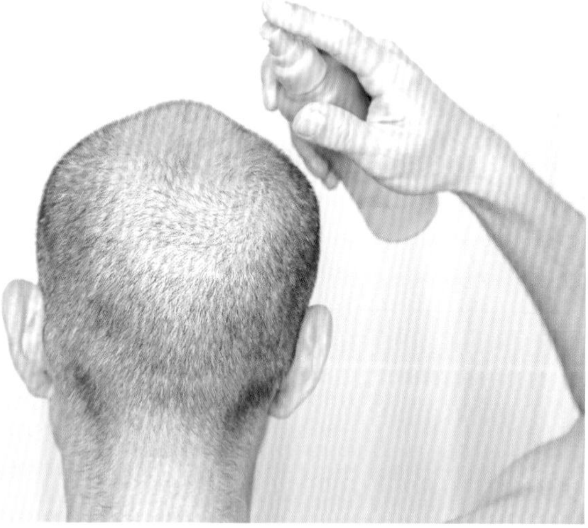

肉豆蔻酸（十四烷酸）

英文名稱 myristic acid / C14:0

為碳數十四的長鏈脂肪酸。動物性或植物性脂肪常見的飽和脂肪酸，椰子油或棕櫚油含量很多。肉豆蔻或桃金娘等植物也含這種脂肪酸。含鋅化合物「肉豆蔻酸鋅」可當作化妝品的潤滑劑、增稠劑或安定劑，常用於口紅、眼影、粉底等。

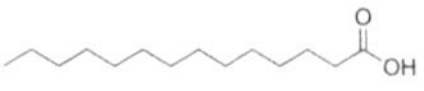

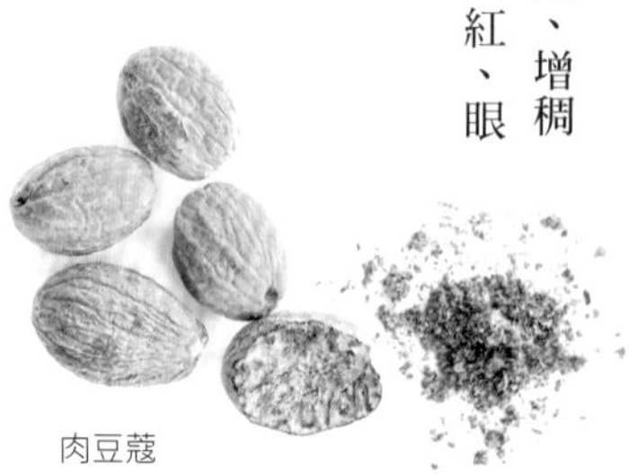

肉豆蔻

木臘酸（二十四烷酸）

英文名稱 lignoceric acid / C24:0

為碳數二十四的長鏈脂肪酸，幾乎所有的脂肪含量都很少，花生油只含一·一～二·三%。因為是木質素的合成副產物，才會有ligno 這個稱呼。

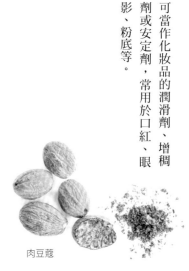

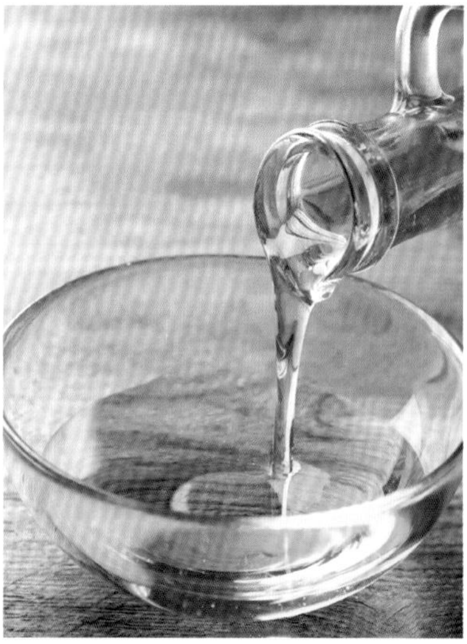

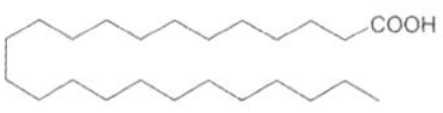

氣味與食慾的關聯性

位於鼻腔最上端的小小嗅覺器官，裡面的鼻黏膜受體細胞能抓住每種氣味，感受味道。位於大腦皮質的嗅覺感受區也能判斷氣味。如感受到香味，出現好香或好吃的感覺，腦部會刺激分泌唾液，促進食慾。而聞到自己喜歡食物的氣味，會覺得很放鬆進而抑制交感神經，活絡胃腸功能，促進食慾。

反之，如聞到不喜歡的味道，唾液分泌量變少，食慾也會降低。如果又有壓力等因素，交感神經變得活絡，也會讓食慾變差。

據說氣味的喜惡跟孩童時期的飲食很有關係，長大後不喜歡且無法入口的食物，或許是孩童時期的味道記憶所導致。

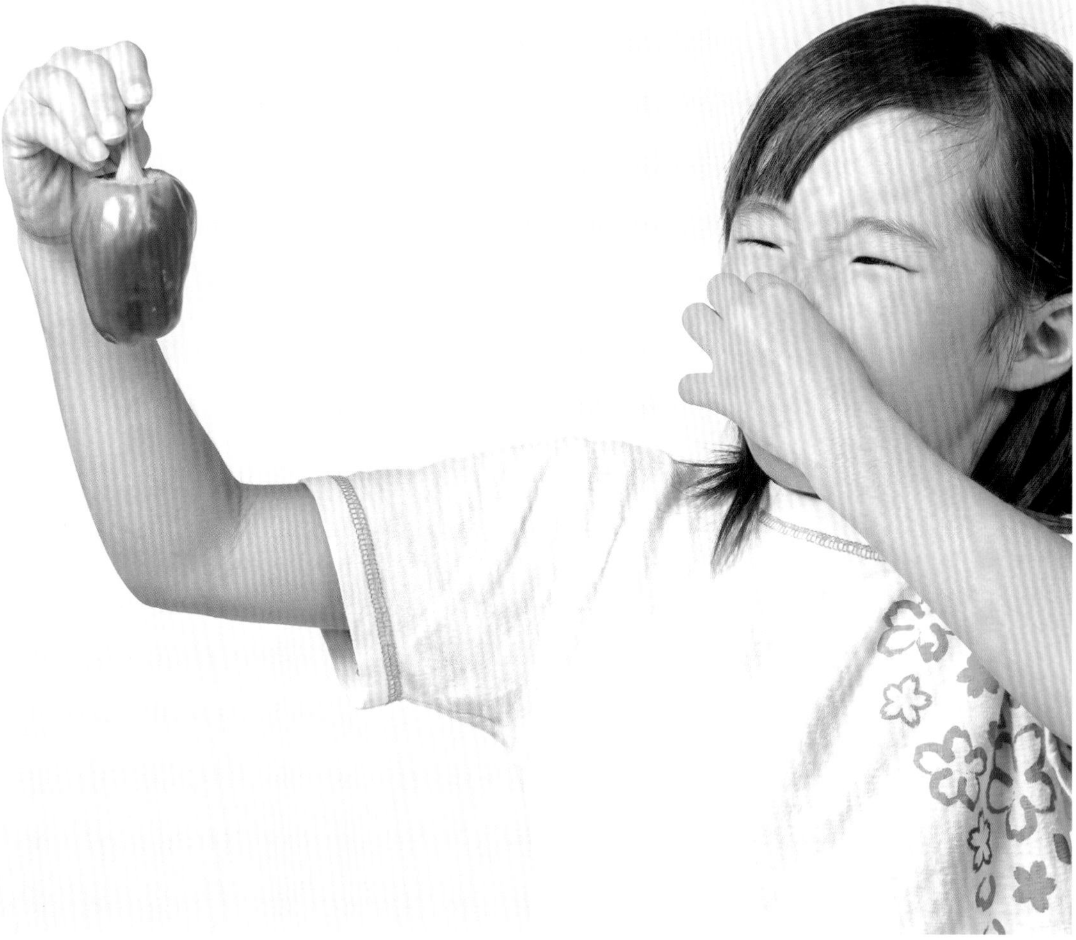

磷脂質

分子結構中帶有磷酸酯之脂質的總稱。可與糖脂質或膽固醇成為細胞膜的主要成分，也是跟生理訊息傳達有關的重要物質。

磷脂膽鹼

英文名稱 phosphatidylcholine（PC）

為合成神經傳導物質乙醯膽鹼的重要材料。指甘油磷脂質的親水部分，膽鹼結合了磷酸酯疏水部分帶有二個脂肪酸以酯結合甘油骨架結構的磷脂質。

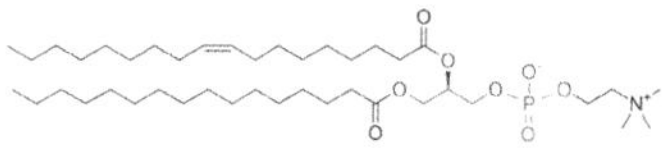

卵磷脂

英文名稱 lecithin

名稱來自希臘語的 lékithos（蛋黃之意），常見於蛋黃、大豆製品、穀物、芝麻油、玉米油、小魚、豬肝或鰻魚等食材裡。自然界動植物的所有細胞，都有這種卵磷脂，為生物膜主要構成成分。當脂肪於體內轉為熱量利用或儲存時，可與蛋白質結合成脂蛋白於血液裡移動。這種蛋白質結合脂肪時，更需要卵磷脂。體重六十公斤的成年人，體內卵磷脂總量約六〇〇克。若卵磷脂攝取不足，會出現疲勞、免疫力下降、失眠、動脈硬化、糖尿病、壞膽固醇沉積血管等症狀。

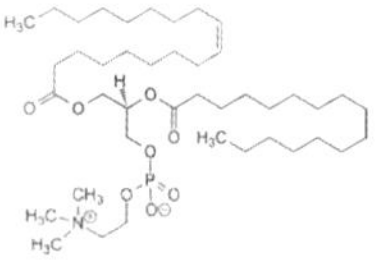

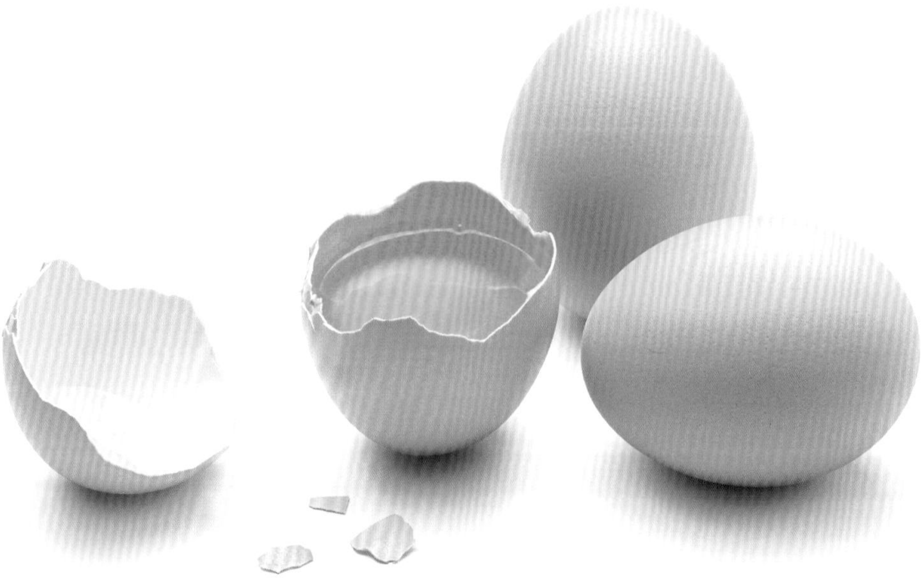

特殊脂肪酸

脂肪酸裡也有些生理特性比較特殊、罕見的特殊脂肪酸。

蘋婆酸

英文名稱 sterculynic acid

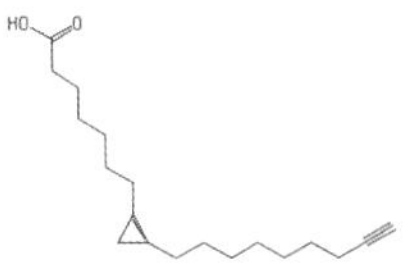

名稱來自學名香蘋婆（*Sterculia foetida*）的植物，棉等錦葵科植物的種籽油含這種脂肪酸。有報告指出，中南半島住民因食用香蘋婆，引發致癌性、急性或慢性中毒等現象。此外，它也有殺蟲效果與抗真菌的特性。甲瓦龍酸末端有三鍵連接，中間有個環丙烷，分子狀態不穩定的長鏈單元不飽和脂肪酸。

十八炔酸

英文名稱 tariric acid

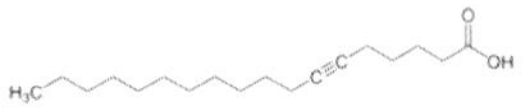

海檀木（*Ximenia americana*）這種植物裡的脂肪酸，為瓜地馬拉等地食用，常用於種籽油或料理油。有報告指出具有止咳、提振食慾、抑制膽汁障礙、促進脂肪囤積活性等效果，還能促進胰島素分泌。為三鍵連接的罕見脂肪酸。

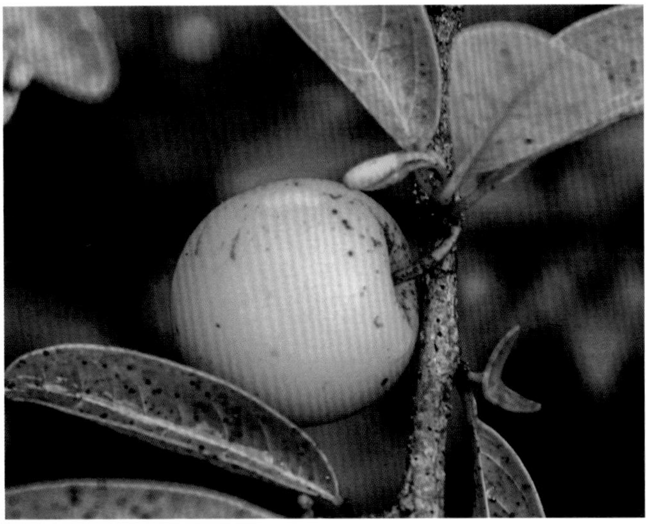

甲瓦龍酸

英文名稱 malvalic acid

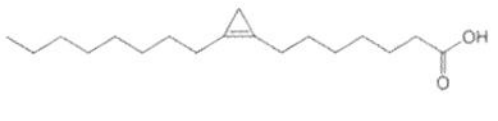

為碳數十八的ω-9中，帶有三角形環丙烷結構的罕見脂肪酸。棉籽油內含此成分，名稱也是來自棉等錦葵科植物的學名（*Malvaceae*）。而攝取棉籽油之動物會發育異常，一說是此脂肪酸的緣故。而食用的棉籽油去除不純物質加上高溫加熱精製後，原來結構不穩定的甲瓦龍酸或蘋婆酸趨於穩定，可大幅減少這種脂肪酸。不過，仍有專家表示，因市售的棉籽油仍含約一%的環丙烷脂肪酸，對於人體的安全性，還需要更多研究驗證。

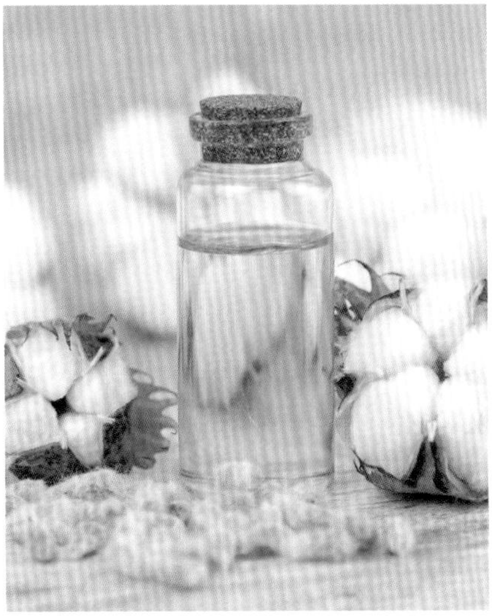

脂質一天的攝取目標量

脂質的攝取目標量，以總攝取熱量中所占的比例來表示。除了油脂類，多油脂的肉類或魚類、麵包甜點、堅果類、泡麵等食材均富含脂質。

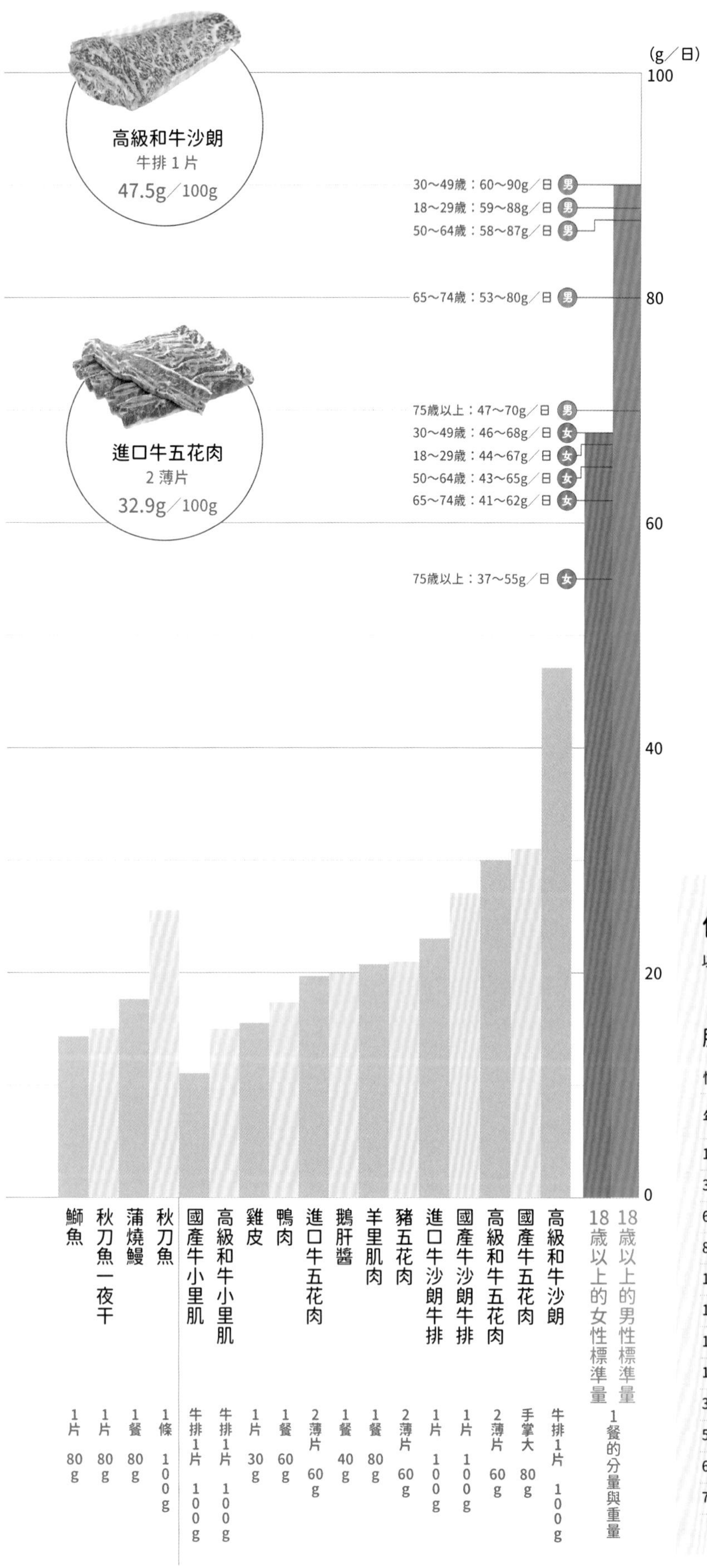

何謂目標量（DG）？

以預防生活習慣病爲目標的建議攝取量。

脂質一天的攝取目標量

性別	男性	女性
年齡（歲）	目標量（g）	目標量（g）
1~2	21 ～ 32	20 ～ 30
3~5	29 ～ 43	28 ～ 42
6~7	34 ～ 52	32 ～ 48
8~9	41 ～ 62	38 ～ 57
10~11	50 ～ 75	47 ～ 70
12~14	59 ～ 87	53 ～ 80
15~17	62 ～ 93	51 ～ 77
18~29	59 ～ 88	44 ～ 67
30~49	60 ～ 90	46 ～ 68
50~64	58 ～ 87	43 ～ 65
65~74	53 ～ 80	41 ～ 62
75 以上	47 ～ 70	37 ～ 55

身體活動強度 II（一般）

油豆腐
1/2 塊
11.3g／100g

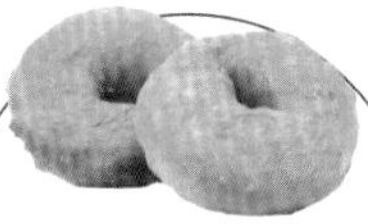

甜甜圈
1 個
20.2g／100g

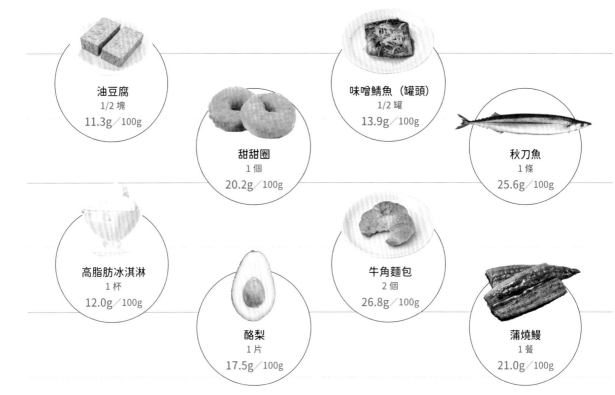

味噌鯖魚（罐頭）
1/2 罐
13.9g／100g

秋刀魚
1 條
25.6g／100g

高脂肪冰淇淋
1 杯
12.0g／100g

酪梨
1 片
17.5g／100g

牛角麵包
2 個
26.8g／100g

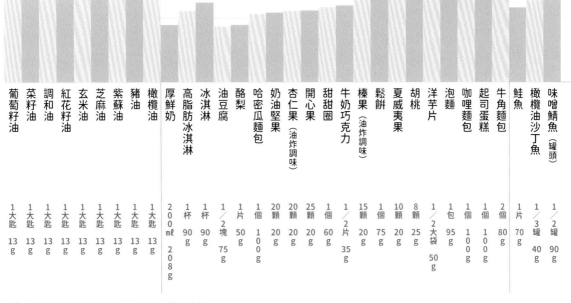

蒲燒鰻
1 餐
21.0g／100g

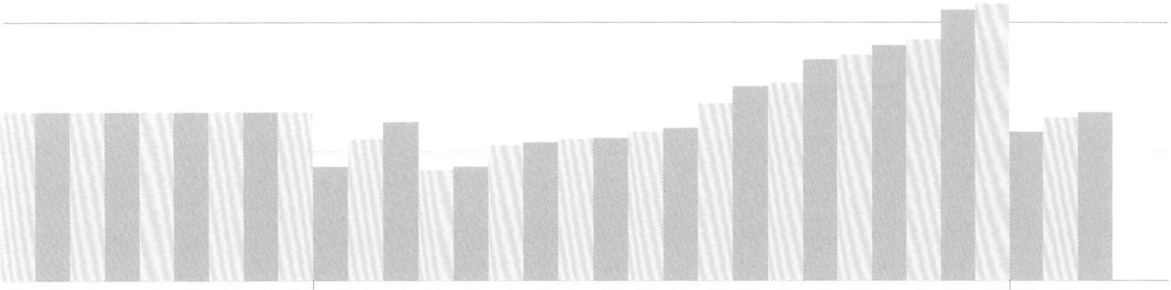
葡萄籽油 1大匙 13g
菜籽油 1大匙 13g
調和油 1大匙 13g
紅花籽油 1大匙 13g
玄米油 1大匙 13g
芝麻油 1大匙 13g
紫蘇油 1大匙 13g
豬油 1大匙 13g
橄欖油 1大匙 13g
厚鮮奶 200mℓ 208g
高脂肪冰淇淋 1杯 90g
冰淇淋 1杯 90g
油豆腐 1/2塊 75g
酪梨 1片 50g
哈密瓜麵包 1個 100g
奶油堅果 20顆 20g
杏仁果（油炸調味） 20顆 20g
開心果 25顆 20g
甜甜圈 1個 60g
牛奶巧克力 1/2片 35g
榛果（油炸調味） 15顆 20g
鬆餅 1個 75g
夏威夷果 10顆 20g
胡桃 8顆 25g
洋芋片 1/2大袋 50g
泡麵 1包 95g
咖哩麵包 1個 100g
起司蛋糕 1個 100g
牛角麵包 2個 80g
鮭魚 1片 70g
橄欖油沙丁魚 1/3罐 40g
味噌鯖魚（罐頭） 1/2罐 90g

碳水化合物與醣類

碳水化合物與醣類的差別

碳水化合物和醣類的分類非常混亂。碳水化合物大部分的化學結構式都用Cm（H_2O）n來表示「水與碳結合的化合物」，以前也稱為「含水的碳」。但有些碳水化合物的結構式並非如此，因此不稱為碳水化合物，而是改稱「醣類」或「糖」。

不過，現在大家還是習慣使用「碳水化合物」，「糖」和「醣類」的定義也有點混亂。（審定註：「碳水化合物」是舊名稱，新名稱以「醣類」稱之。醣類爲一大類的營養素，分爲單醣類、雙醣類、寡醣類和多醣類，一般再將具有甜味的單一醣類，以「糖」稱之，如葡萄糖、蔗糖，英文字尾多爲ose。）

以前的碳水化合物可用營養來分類，有可當作熱量的「醣類」，和無法當作熱量的「纖維質＝膳食纖維」。若從結構上分類，可分為單醣、雙醣、寡醣和多醣。若按照這種分類，纖維素等纖維質屬於多醣類。

目前的分類仍保留碳水化合物這個用語，裡面再分成醣類和纖維質。醣類分成單醣、雙醣、寡醣和多醣，單醣和雙醣為常見的醣類。但是，若按照此分類，纖維素在結構上屬於多醣，但本身是纖維質，因此無法納入多醣類。

正因為現在仍保留碳水化合物的用語，習慣將sugar翻成「糖」，才會造成這樣的混亂。代表性之砂糖（sugar）的主要成分為蔗糖（sucrose）這種雙醣，由葡萄糖和果糖結合而成。

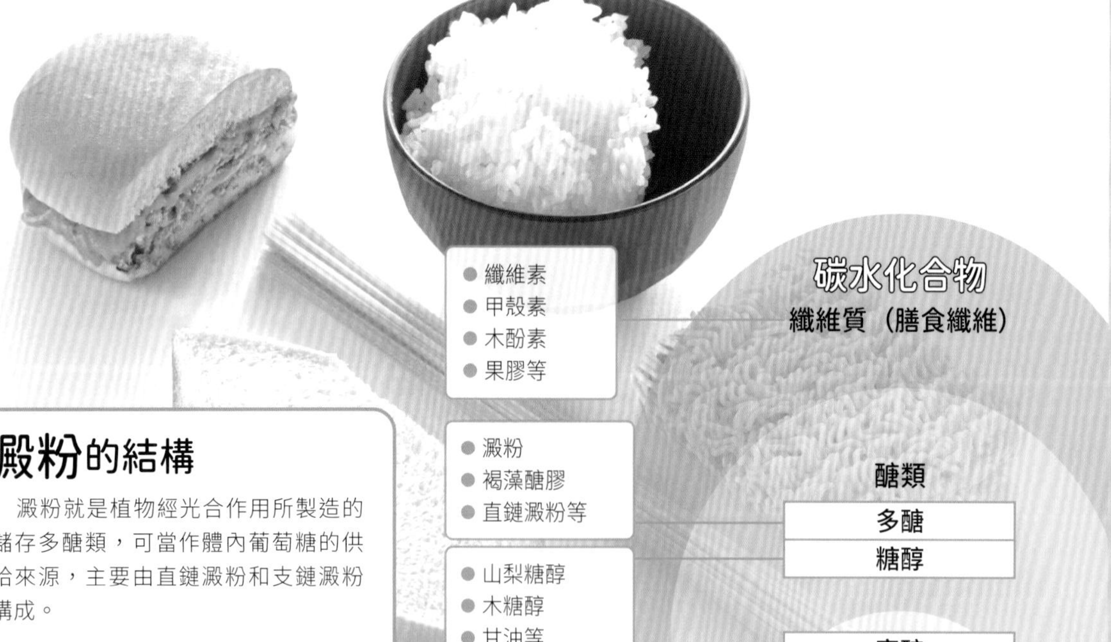
碳水化合物
纖維質（膳食纖維）
醣類
多醣
糖醇
寡醣
糖（sugar）
雙醣
單醣
● 纖維素
● 甲殼素
● 木酚素
● 果膠等
● 澱粉
● 褐藻醣膠
● 直鏈澱粉等
● 山梨糖醇
● 木糖醇
● 甘油等
● 蔗糖（sucrose）
● 乳糖（lactose）等
● 葡萄糖（glucose）
● 果糖（fructose）等

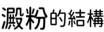

澱粉的結構

澱粉就是植物經光合作用所製造的儲存多醣類，可當作體內葡萄糖的供給來源，主要由直鏈澱粉和支鏈澱粉構成。

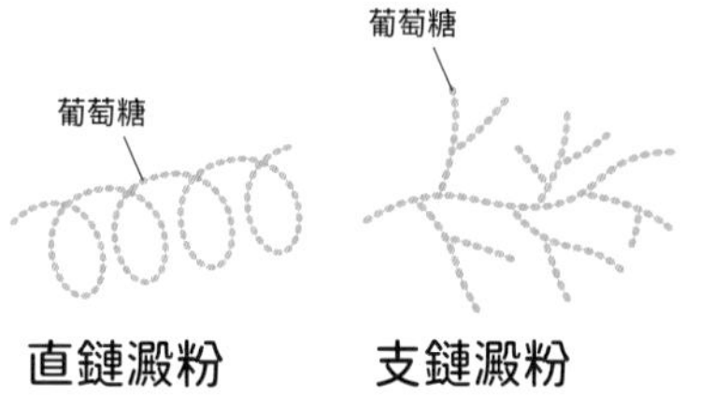

醣類的消化與吸收

由酵素分解為單醣再吸收

醣類要變成最小單位的單醣，才能被身體吸收；想吸收雙醣或多醣等養分，需先分解為單醣。

而身體攝取最多的是多醣類的澱粉。在口腔咀嚼食物後，透過口腔唾液裡的消化酵素 α- 澱粉酶，分解為麥芽糖這種雙醣。再經由胃部來到十二指腸，和含有 α- 澱粉酶的胰液結合，進一步分解為麥芽糖和糊精。再送到小腸，由上皮細胞絨毛分泌的麥芽糖酶，分解為葡萄糖這種單醣。最終被分解的葡萄糖由上皮細胞絨毛膜吸收後，透過微血管經由肝門靜脈送到肝臟。

而乳糖和蔗糖這些雙醣來到小腸後，乳糖由乳糖酶分解，蔗糖由蔗糖酶分解後再吸收。

主要醣類的消化吸收

食材裡的醣類可由唾液或胰液的 α- 澱粉酶分解為寡醣。而小腸黏膜的消化酵素也能分解（黏膜消化）並加以吸收。

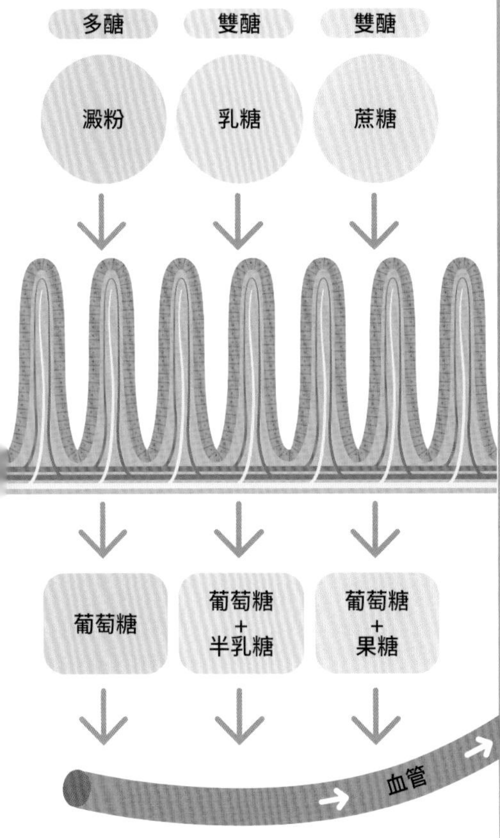

吸收的速度與血糖值

醣類被分解為單醣後由小腸吸收。像葡萄糖這種單醣一旦被吸收，血糖值會急速上升，當胰島素分泌正常時還能控制，但會增加胰臟、血管或身體的負擔。

為了避免發生這種狀況，分解吸收的「時間」非常重要。比起精製白米，糙米可以慢慢被吸收。用餐順序「蔬菜→魚肉類→碳水化合物」，也能讓醣類的吸收趨於穩定。

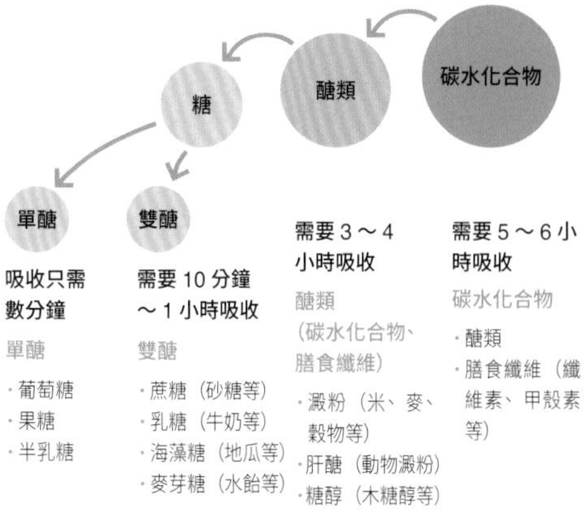

醣類的代謝

製造生命活動需要的ATP

由小腸消化吸收的葡萄糖除了儲存於肝臟，也能變成血液裡的血糖循環全身。葡萄糖增加，血糖濃度（血糖值）跟著增加，必須把血糖儲存於肌肉或脂肪組織以調整濃度。肌肉裡的葡萄糖變成肝醣這種多醣類，脂肪組織裡的葡萄糖則變成體脂肪。血糖是熱量的重要來源，由自律神經調整其濃度。尤其大腦或神經系統只能利用來自醣類的熱量，必須確實維持血糖值。

再者，葡萄糖可以透過無氧呼吸下進行的糖解作用，以及有氧呼吸態下進行的檸檬酸循環（TCA cycle）這兩大系統，製造熱量後，最終分解為二氧化碳和水。而醣類轉換為熱量時，一定要有維生素B_1構成的輔酵素。

葡萄糖分解為兩個，形成二個分子的丙酮酸或者是乳酸，這時可以製造二個分子的ATP（腺苷三磷酸）這種熱量儲存物質［糖解作用］。

丙酮酸得到氧後，於粒線體內轉換為乙醯輔酶A，與草醋酸縮合形成檸檬酸（參考第二二四頁）。然後再經過好幾個階段，透過檸檬酸循環變回草醋酸，再次變成檸檬酸之前製造三十～四十分子的ATP［檸檬酸循環作用］。

而想進入檸檬酸循環作用必須透過呼吸取得氧氣。缺少氧氣的話，丙酮酸會變成乳酸（參考第二二六頁），不僅代謝作用止於糖解作用，還會堆積乳酸這種疲勞物質。

檸檬酸循環
(TCA cycle)

粒線體的糖解作用形成丙酮酸，分解為二氧化碳和水時的一種生理反應循環。

檸檬酸循環於體內進行時可產生熱量為身體所用。

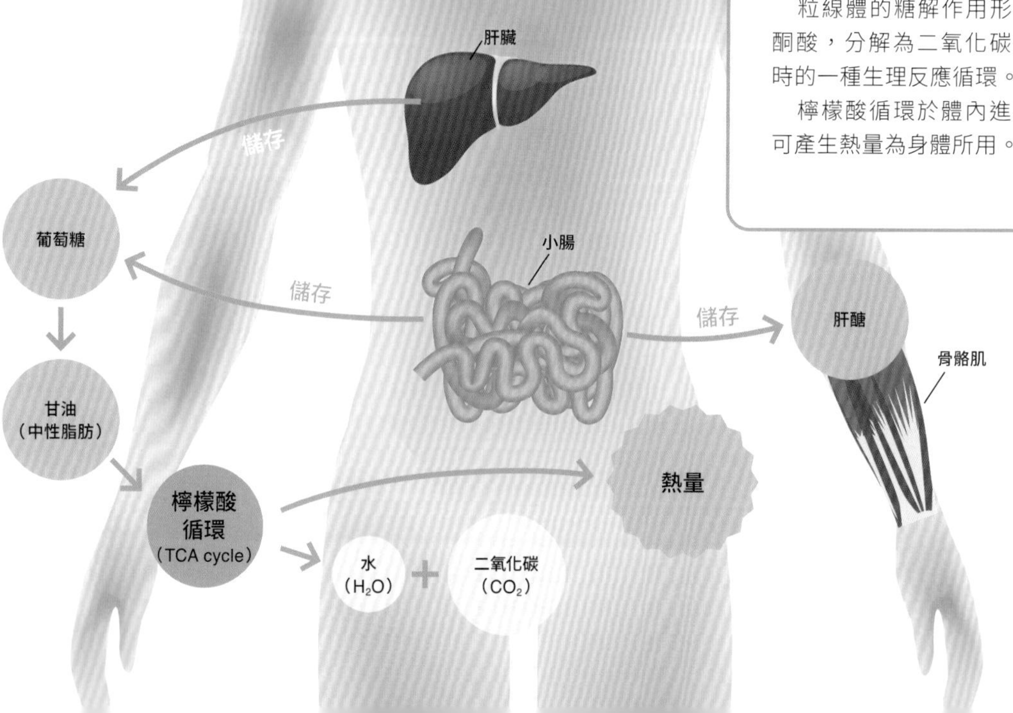

熱量一天的必要攝取量（按不同年齡）

仟卡（kcal）是活動或驅動大腦或心臟等體內各部位的必要之熱量單位。所謂的1kcal就是，讓1公升水的水溫上升1℃所需要的熱量。熱量攝取過剩或不足都會影響身體健康，而不同年齡、性別或活動量，一天必要的攝取熱量之標準也不同。（審定註：仟卡（kcal）亦可稱大卡（Cal），熱量單位亦有用仟焦耳（kj）表示。1 kcal ＝ 1 Cal ＝ 4.184 kj。）

根據厚生勞動省「日本人的飲食攝取標準」（2020年版），人一天預估的必要熱量可由[基礎代謝標準值×參考體重×身體活動強度]來計算。基礎代謝就是沒做任何事的安靜狀態下用來維持呼吸、心跳、體溫等生命活動之最小限度的熱量。而所謂的身體活動強度，就是運動或日常活動等，一天有多少活動量的指標。

至於未成年所需的熱量，男性15～17歲的成長期需要2800kcal，女性12～14歲需要2400kcal。

一天預估的必要熱量

18～29歲		30～49歲		50～64歲		65～74歲		75歲以上	
男性	女性	男性	女性	男性	女性	男性	女性	男性	女性
2650kcal	2000kcal	2700kcal	2050kcal	2600kcal	1950kcal	2400kcal	1850kcal	2100kcal	1650kcal

身體活動強度：一般
日本人的飲食攝取標準（2020年版）

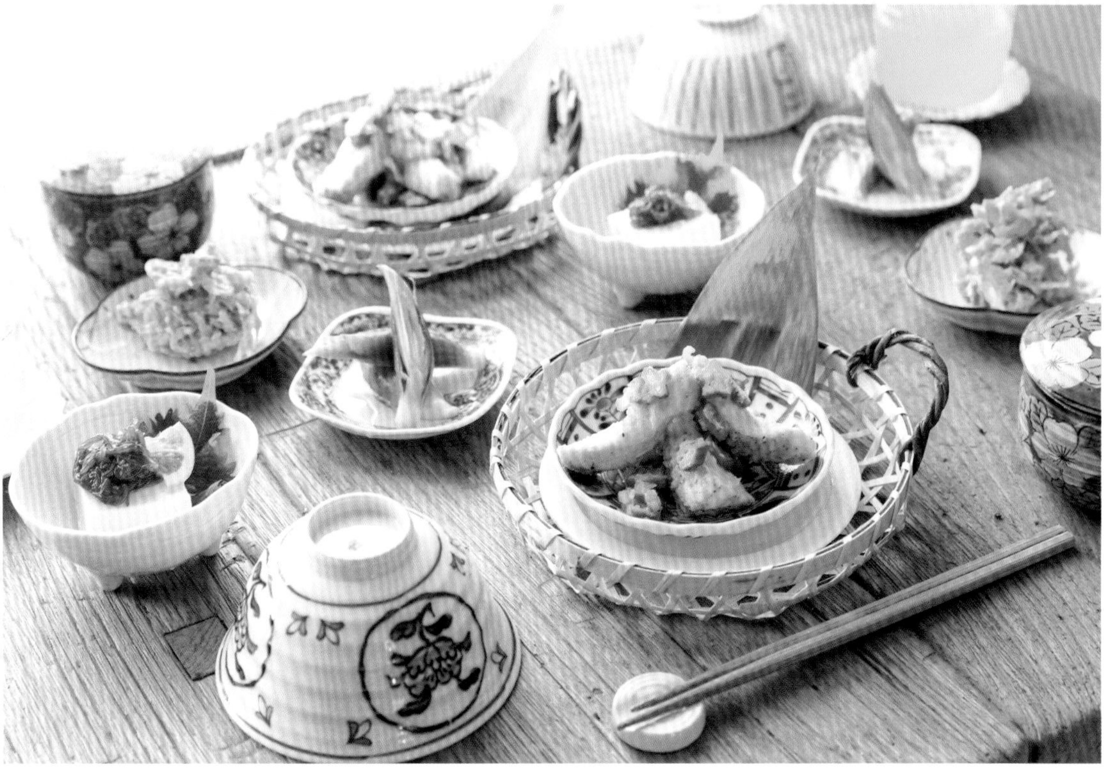

單醣

單醣為構成醣類的最小單位，也是型態最簡單的醣類，帶有甜味，非常容易溶於水。可根據碳數多寡，分為三碳醣到七碳醣。

醛醣

英文名稱 aldose

含醛基之單醣的總稱。大多存在於天然的糖裡，主要有葡萄糖、半乳糖、甘露糖、阿拉伯糖、核糖等。本身帶有反應性大的醛基，容易被氧化，可將其他物質還原，也被稱為還原糖。

阿拉伯糖

英文名稱 arabinose

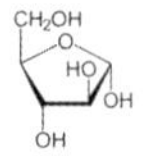

除了以游離狀態出現在針葉樹的心材裡，也以阿拉伯樹膠體、櫻花樹膠體、果膠等結合狀態廣泛分布於植物界。

阿拉伯糖歸類於五碳醣（戊醣）以及醛糖，不同於其他的單醣，在大自然裡L型多於D型（參考第三九頁「專欄」）為其特色。

它的甜度只有砂糖的五〇%，不易被小腸吸收，不容易成為養分。且能抑制掌控葡萄糖吸收之α-葡萄糖酶的活性，阻礙葡萄糖的吸收，抑制血糖上升，是減肥瘦身的好幫手。

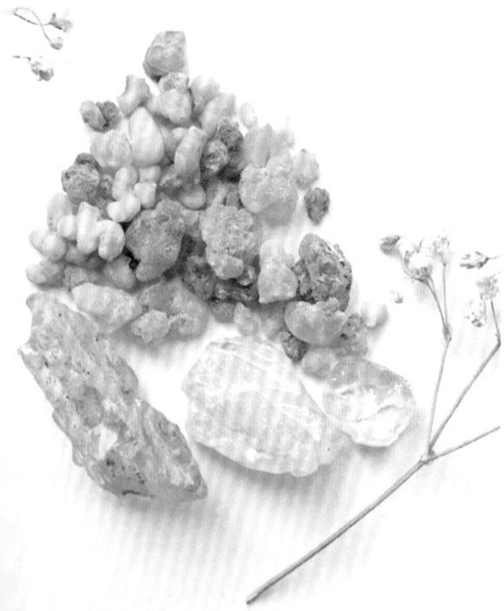

半乳糖

英文名稱 galactose

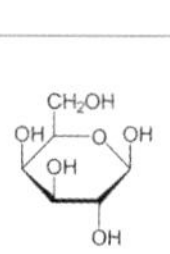

為葡萄糖的立體異構體（epimer）（參考第三九頁「專欄」），存在於乳製品、甜菜、植物果膠或黏液裡。可作為人體熱量的成分，雙醣的乳糖由半乳糖和葡萄糖結合而成。

木糖

英文名稱 xylose

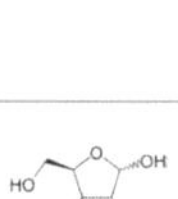

可歸類於單醣、五碳醣或醛糖。木糖為半纖維素的構成成分，存在於植物界。主要將玉米芯、麥稈、棉籽殼加水分解而成。除了透過還原形成木糖醇，還可藉由木糖異構酶形成木酮糖。本身不易被小腸吸收，可抑制葡萄糖吸收，控制血糖值。

葡萄糖

英文名稱 glucose

葡萄糖是最簡單的糖，可作為血糖循環體內，也是熱量最重要的來源。植物的葉綠體利用陽光的熱能，由水與二氧化碳合成（光合作用）。乳糖、麥芽糖、纖維素、肝醣等碳水化合物（醣類），加水分解也能獲得葡萄糖。此外，也以游離狀態存在於果實、蜂蜜或體液中。

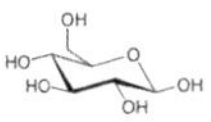

甘露糖

英文名稱 mannose

為葡萄糖的立體異構體，但特質大大不同。除了果實或果皮等含甘露糖，還能作為蒟蒻或果皮內之甘露聚糖的構成成分。從食品攝取的甘露糖約九〇％，會在三十～六十分鐘後排入尿中，剩下的幾乎會在九小時內排出。所以，被視為怎麼吃都不會變胖的糖。

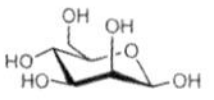

核糖

英文名稱 ribose

地球生物體內常見的糖，可將葡萄糖作為原料加以合成，甚至連隕石裡也有。其天然的D型可作為食品添加物或運動後的保健食品；而非天然的L型則作為抗病毒藥物等藥品原料。

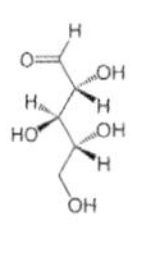

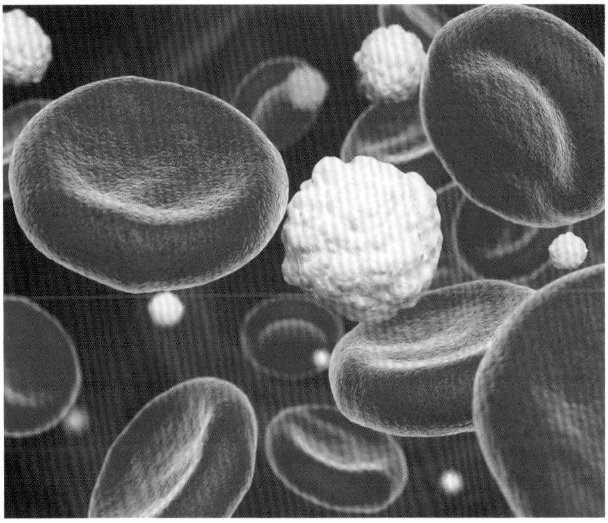

斷醣飲食減肥有其風險

所謂的斷醣飲食減肥，指的就是控制麵食等醣類的攝取量，讓體重變輕的瘦身法。醣類為熱量來源的重要營養素，一旦限醣或斷醣，會引發頭痛、失眠、暈眩、思考力下降等症狀。加上活絡大腦的醣類熱量不足，可能引發低血糖。若膳食纖維不足會導致便祕，儲存於體內的脂肪被燃燒製造熱量形成酮體這種物質，也會造成嚴重的體臭或口臭。如根據厚生勞働省「日本人的飲食攝取標準」（2020 年版），一天的基礎代謝率為 1500kcal 的話，一天至少要攝取 100g 左右的醣類。

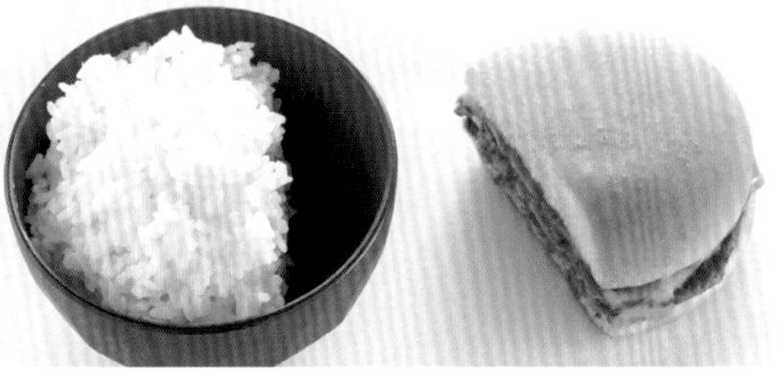

酮糖 (ketose)

帶有酮基（酮羰基）的單醣之總稱。最為人熟悉的有果糖、木酮糖、核酮糖、山梨糖等。經強烈氧化後，酮基會切斷碳鏈生成二個羧酸，例如，果糖被氧化會變成草酸（參考第二二六頁）或內消旋酒石酸。

木酮糖

英文名稱 xylulose

歸類於五碳醣（戊醣）的單醣，在自然界裡L型和D型（參考第三九頁）的立體異構體同時存在。

木酮糖是由木糖（參考第七八頁）透過木糖異構酶這種酵素，或者是木糖醇（參考第九四頁）透過木糖醇脫氫酶這種酵素所生成。若缺少L-木酮糖還原酶，尿液裡會含有L-木酮糖，稱為五碳醣尿症。L-木酮糖跟葡萄糖一樣可當作還原糖進行反應，因此常和尿液裡有葡萄糖的糖尿病患搞錯，但並不是糖尿病。

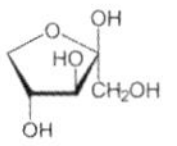

山梨糖

英文名稱 sorbose

歸類於己醣和酮醣的單醣。天然的L型較多，為自然界首度發現的L型糖。將D-葡萄糖經醋酸菌或葡萄糖酸菌發酵後可得，為抗壞血酸的合成原料。可作為食品添加物或甘味劑。

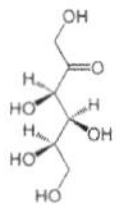

核酮糖

英文名稱 ribulose

歸類於酮醣的一種五碳醣。L型和D型兩個鏡像異構體[*]同時存在於自然界。而帶有磷酸基的核酮糖-1,5-雙磷酸，於光合作用循環，具有固定二氧化碳的重要功能。

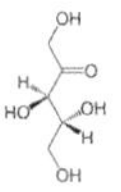

何謂人工甘味劑？

人工甘味劑為透過化學合成的甘味劑，可分為糖醇和合成甘味劑兩大類。目前常見的合成甘味劑有糖精[*]、阿斯巴甜（參考第43頁）、蔗糖素、紐甜、愛得萬甜和醋磺內酯鉀（ACE-K）6種。而糖醇有木糖醇、山梨糖醇、赤藻糖醇等。少苦味，甘味可持續長時間且易溶於水為其特徵，用於各種食品中。比起砂糖，人工甘味劑更甜，少少用量甜度就足夠，攝取熱量也會變少，能輕鬆減少熱量的攝取量。

＊在1980年代，糖精因其致癌性被禁用，但90年代再度進行科學性的評價，做出對人類未有致癌性的結論。

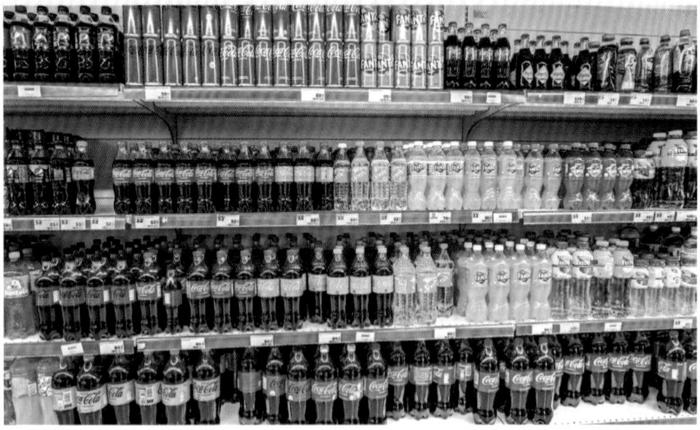

＊鏡像異構體：在立體異構體中，在俗稱光學異構體的同類物質，將如同反射於鏡子重疊般的物質稱為鏡像異構體（enantiomer）。第三九頁專欄裡的D型和L型就是鏡像異構體。

糖質新生

動物從丙酮酸、乳酸、生糖胺基酸（用於糖質新生的胺基酸）、戊酮酸、甘油等醣類以外的物質，生產葡萄糖這種熱量來源的途徑稱為「糖質新生」。

人體因可進行糖質新生，葡萄糖或其根源碳水化合物（醣類）就不是必需的營養素。但是，若急速減量，或因絕食、減少食量導致碳水化合物不足，就要進行糖質新生，補充碳水化合物，或分解肌肉製造糖。如此一來，足部肌肉量變少，一摔跤恐會導致骨折，要特別注意。肉食動物的話，糖質新生的酵素活絡，可分解蛋白質生成生糖胺基酸，於體內合成糖。

再者，如果是反芻動物，因可分解胃部纖維素的細菌，可將糖變成揮發性脂肪酸，從戊酮酸進行糖質新生。

需要持久耐力的馬拉松等運動，可將儲存於肌肉和肝臟裡的肝醣生成糖加以利用。所以，選手會在賽前攝取高碳水化合物飲食，把肝醣儲存於肌肉或肝臟裡，稱為醣原負荷法（肝醣超補法）。

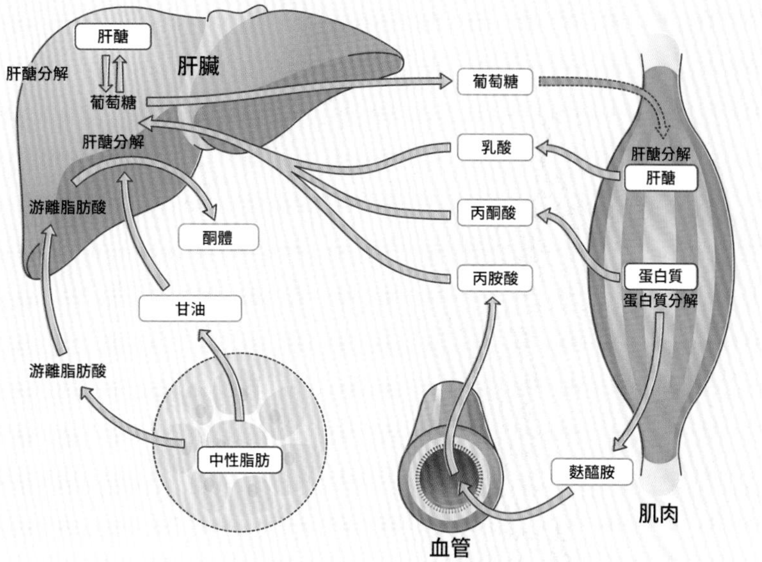

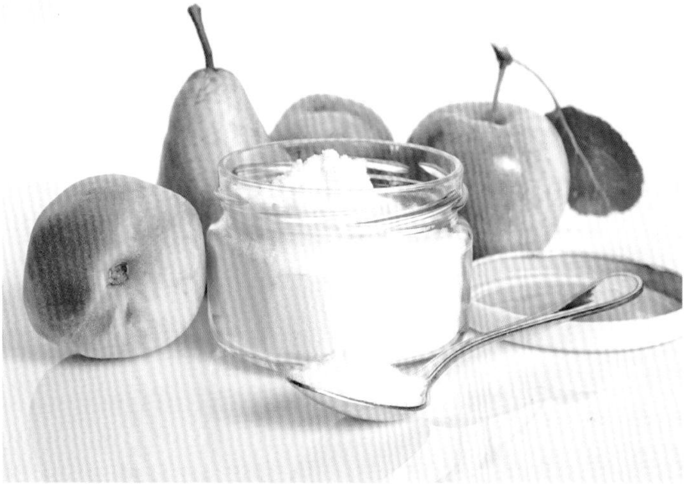

果糖

英文名稱 fructose

蜂蜜、很多果實、莓果類、哈密瓜、甜菜等根菜類均富含果糖，是所有糖類中最易溶於水的糖。在天然存在的糖中也是最甜的糖，甜度約為蔗糖（砂糖主成分）的二倍，且變冷後甜度更高。

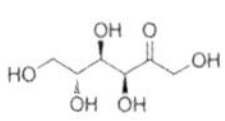

特殊單醣

乙醯葡萄糖胺

英文名稱 N-acetylglucosamine

為葡萄糖胺的胺基乙醯化的單醣，構成細胞之細胞壁、昆蟲、甲殼類、線蟲等蛻皮動物外被基質的甲殼素成分。因可作為疼痛的神經傳導物質，據說可緩解非重症的骨關節炎。

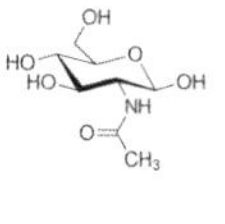

葡萄糖胺

英文名稱 glucosamine

自然界裡含量豐富，為貝類外殼、動物骨頭或骨髓、蝦蟹等外殼的幾丁質主成分。雖常被當作健康食品，但關於可稍稍舒緩膝關節痛這點，臨床上的報告似乎有很大的落差。葡萄糖胺為葡萄糖的羥基置換成胺基的胺基糖。

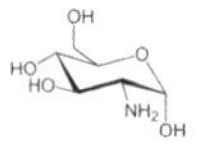

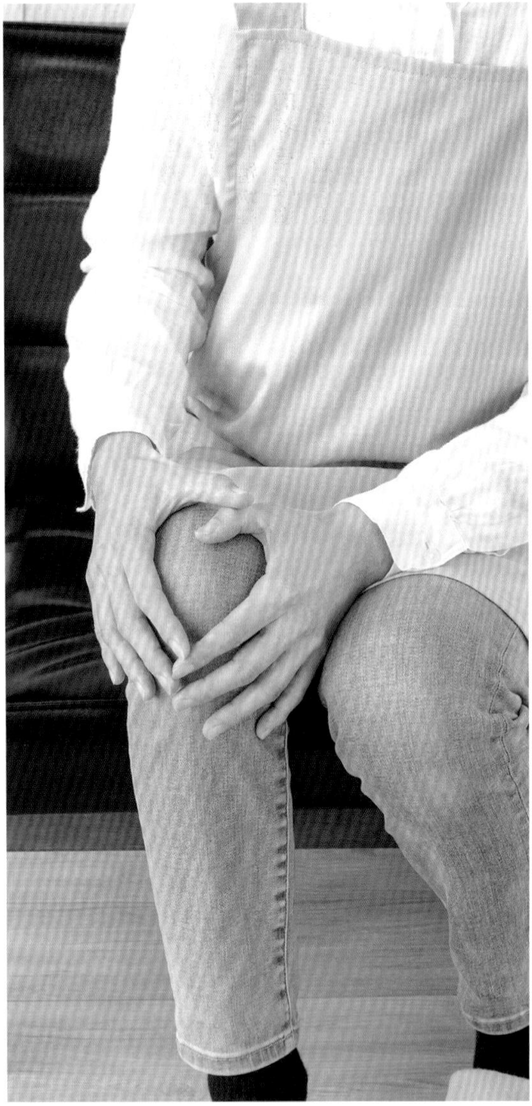

預防血糖值尖峰的飲食方法

血糖值尖峰就是餐後血糖值急速上升。非糖尿病患者也可能出現這種現象，被稱為「糖尿病預備軍」。就算餐後血糖值急速上升，因時間很短很快回到正常值，幾乎沒有自覺症狀，但持續出現此現象，可能會增加動脈硬化或認知症等風險。

要預防這種現象，必須細嚼慢嚥，放慢吃飯速度，先吃蔬菜或蛋白質等食物再吃碳水化合物（醣類）。碳水化合物吸收速度變慢，就能抑制血糖值急速上升。所以，糙米或五穀米比白飯好，黑麥麵包或全穀粒等富含膳食纖維的麵包比較好。平日用餐時記得選擇升糖指數（Glycemic index：GI 值，血糖值上升速率）較低的食物。

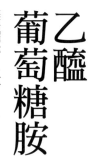

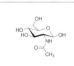

景天庚酮糖

英文名稱 sedoheptulose

從景天中發現，自然界少有的碳數七單醣。因可阻凝合成植物特殊成分的莽草酸途徑，具有讓草類枯萎的除草活性。

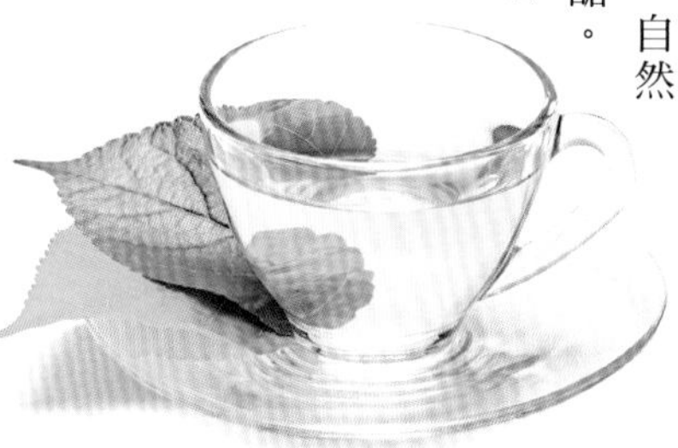

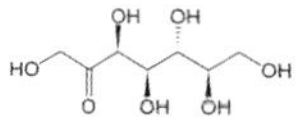

脫氧野尻黴素

英文名稱 deoxynojirimycin

桑樹根或葉裡的成分。因結構類似葡萄糖（亞胺糖），可成為作用於葡萄糖之α-葡萄糖酶的阻凝劑。對昆蟲雖是有害成分，但對糖尿病具有療效。

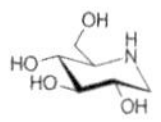

岩藻糖

英文名稱 fucose

為俗稱墨角藻（*fucus*）之海藻的細胞壁成分，可構成昆布等黏液成分的褐藻醣膠（參考第九二頁）。尤其褐藻類富含褐藻醣膠，而陸地植物的話，則存在果膠（參考第一〇七頁）或木葡聚糖[*]裡。有改善通便或減少腹圍脂肪的效果。

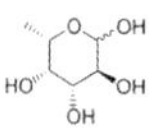

糖化終產物（AGEs）會加速老化

把吐司或肉片烤一烤會變褐色，聞起來很香，其實體內也會發生類似現象。體內多餘的蛋白質或脂質跟糖結合後，體內的熱度變質產生老化物質。這種物質稱為糖化終產物（Advanced Glycation End-products/AGEs）。當體內囤積 AGEs，肌膚、毛髮、骨骼都會出問題，或引起發炎性疾病。換句話說，皺紋或白頭髮會增加，骨質變得疏鬆，容易引起動脈硬化或糖尿病併發症等各種疾病。這時就不是年紀造成的正常衰老，而是極端的老化。

「氧化」會讓身體生鏽，「糖化」會讓身體焦掉，兩者都會讓人加速老化。

可作為熱量來源的糖雖是重要的營養素，但身為現代人一定要了解，攝取過量的糖在體內會造成的後果。

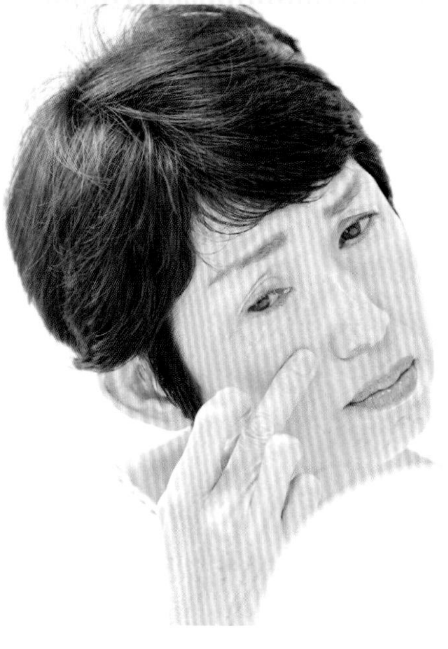

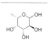

＊木葡聚糖：在葡萄糖彼此結合變長的葡聚糖這種多醣中，側鏈帶有木糖的成分。因側鏈易溶於水，帶有黏性，可作為增稠劑或凝膠劑。

雙醣

由兩個醣類最小的構成單位單醣，經縮合反應去除一個水分子的糖苷結合物。雙醣包含了砂糖的主要成分蔗糖、兩個葡萄糖結合成的麥芽糖、海藻糖、葡萄糖和半乳糖結合成的乳糖等。

蔗糖

英文名稱 sucrose

砂糖的主要成分，為單醣的葡萄糖和果糖結合成的雙醣。無色結晶，甜度佳，可從甜菜或甘蔗等植物取得。透過加水分解成為葡萄糖，為重要的熱量來源，但攝取過量會導致肥胖、齲齒或糖尿病等疾病。

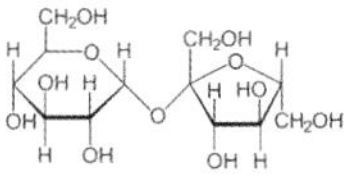

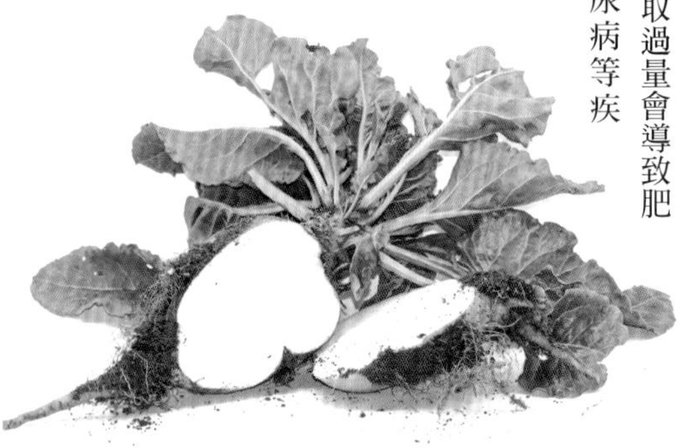

海藻糖

英文名稱 trehalose

為二個葡萄糖分子結合1,1-糖苷的雙醣，甜度為砂糖的五〇%。因香菇、杏鮑菇、舞菇、金針菇、木耳等菇類均富含海藻糖，也被稱為蕈菇糖。除了葵花籽、卷柏、海藻類，自然界很多昆蟲或微生物都有這種成分。蝙蝠、蝗蟲、蜂、蝶等許多昆蟲的血糖都有海藻糖。因具有抑制糯米類點心放久硬化的效果，常用於很多澱粉類食品。對於熱或酸都有高度穩定性，也能保濕或抑制蛋白質變質。因為難以萃取，在一九九五年之前屬於高貴的糖，後來日本生化企業發現一種細菌，可以製造從澱粉生成海藻糖的酵素，成功將售價降到百分之一。

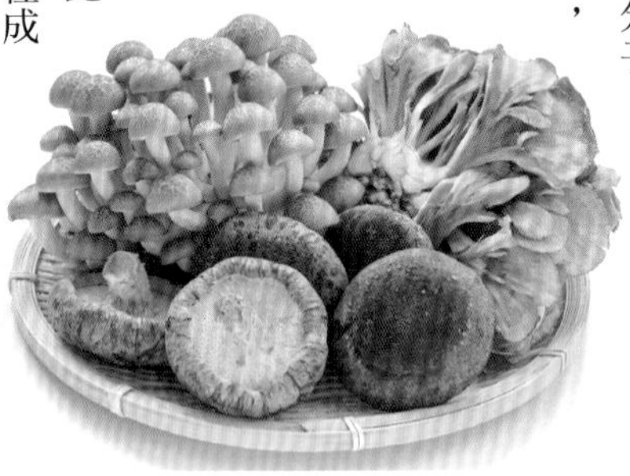

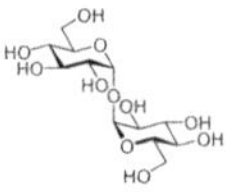

麥芽糖

英文名稱 maltose

甜度約為砂糖的二五%，為二個葡萄糖分子結合的雙醣。可從澱粉或肝醣等，透過唾液裡的α-澱粉酶或胰液裡的消化酵素分解後生成。米飯咀嚼久了感覺甜甜的，就是因為嘴裡有這種麥芽糖的緣故。

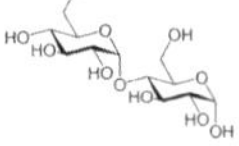

乳糖

英文名稱 lactose

哺乳類乳汁裡的雙醣，甜度為砂糖的五〇%。母乳內有部分乳糖不會分解，直接到達大腸，可增加幼兒大腸裡的比菲德氏菌。幼兒的乳糖透過小腸的乳糖酶分解為葡萄糖和半乳糖被吸收。其中半乳糖可於幼兒肝臟轉換為葡萄糖，作為熱量的來源。

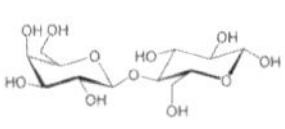

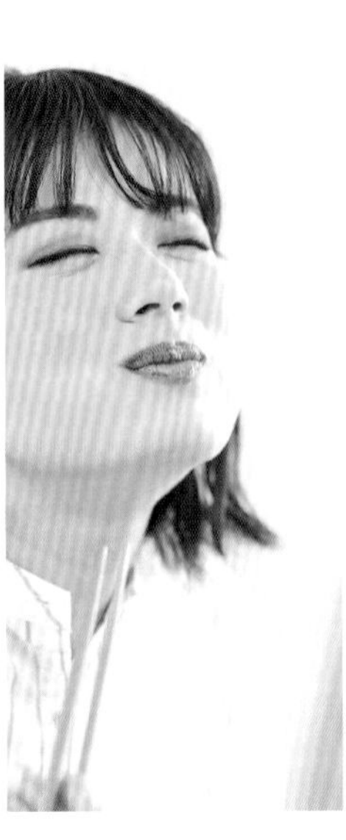

黏多醣

含有胺基糖的多醣稱為黏多醣，如玻尿酸或硫酸軟骨素等取自動物具有黏性的物質。

硫酸軟骨素

英文名稱 chondroitin sulfate

皮膚、軟骨等結締組織、大腦等所有組織都含這種物質，對於退化性膝關節炎具有預防效果。但在「針對退化性膝關節炎之健康食品的統合分析」論文中，有報告指出「其效果在統計上有顯著差異，臨床上意義不大」。為N-乙醯半乳糖胺和D-葡萄糖醛酸連成直鏈的多醣，與硫酸結合生成的物質。

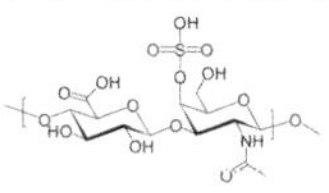

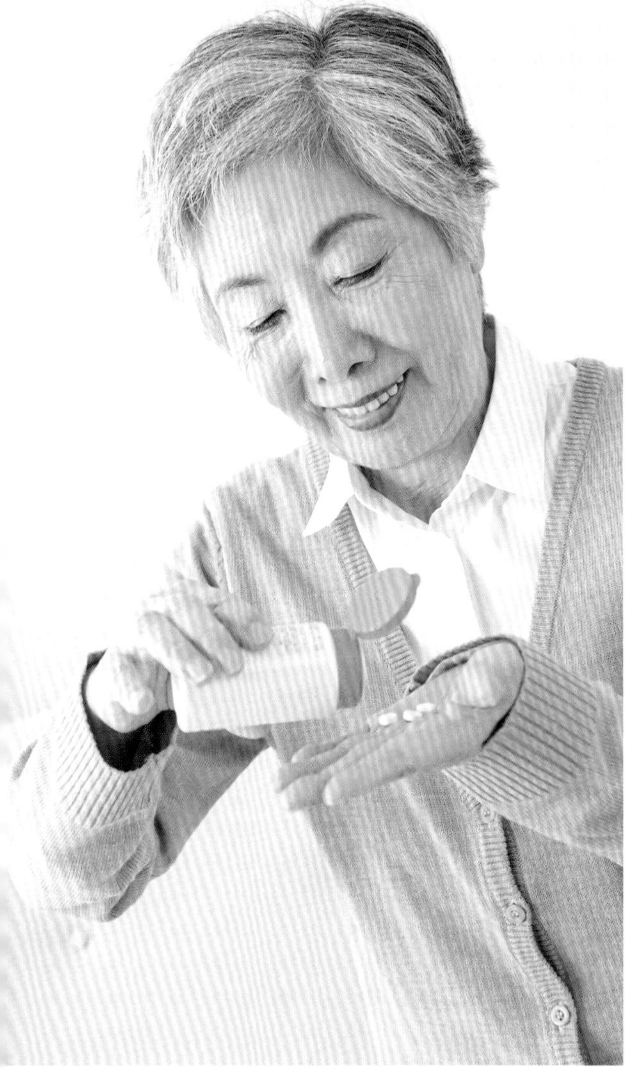

玻尿酸

英文名稱 hyaluronic acid

保水性高，含水具有黏性，廣泛分布於動物體內，尤其對皮膚、軟骨或眼球等部位非常重要。因其保濕成分常用於保養品，或當作健康食品，對於膝蓋不適或乾性肌膚均有改善效果，但經口服用並無療效。美國食品藥物管理局（FDA）也已經許可：為了退化性膝關節炎或醫美，可以注射玻尿酸。為N-乙醯葡萄糖胺和D-葡萄糖醛酸連成直鏈的巨型多醣，分子量從八十萬到兩百萬都有。

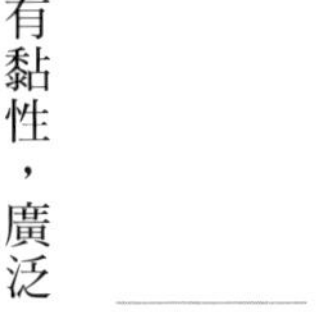

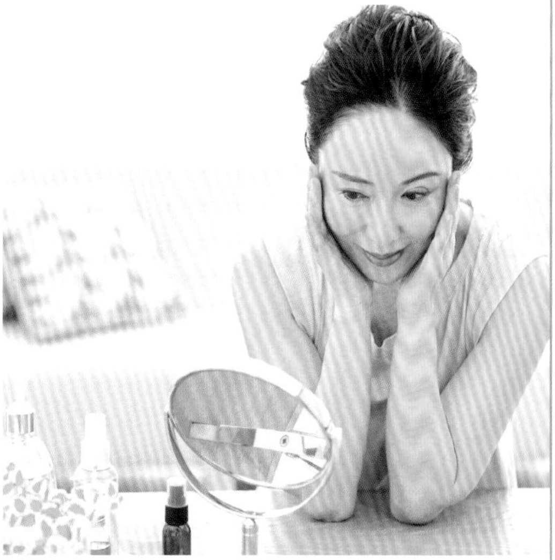

短鏈碳水化合物

FODMAP為可發酵的（Fermentable）、寡醣（Oligosaccharides）、雙醣（Dissaccharides）、單醣（Monosaccharides）和多元醇［＊］（And Polyols）這五個單字的縮寫，幾乎意同短鏈碳氫化合物（烴）。若過量攝取含有這些成分的食物，可能會導致大腸激躁症（簡稱腸躁症）。小腸很難吸收的這種短鏈碳水化合物，一進入大腸會被大腸裡的細菌吞噬，產生氫或烷類氣體。這些氣體會讓大腸鼓脹，腸壁神經就發出疼痛的訊息給大腦。所以，為了緩和疼痛感，有必要減少攝取這類短鏈碳水化合物。

何謂
大腸激躁症？

所謂大腸激躁症，就是大腸雖無腫瘤或發炎現象，卻持續數個月出現便祕或下痢，或排便異常等症狀時，即可懷疑的疾病之一。英文寫成 Irritable Bowel Syndrome，簡稱「IBS」。

目前腸躁症的起因還不是很明確，但確定壓力等因素會讓腸子蠕動加速，處於知覺過敏狀態，容易感受疼痛。再者，腸躁症引起的腹痛或排便異常，隨著年紀增長會逐漸舒緩。

除了藥物治療，減少攝取酒精或辛香料等刺激物，或易讓腸子脹氣的短鏈碳水化合物，或多攝取優格等發酵食品，這類飲食療法也具療效。萬一藥物或飲食療法都不具療效，可嘗試壓力管理或放鬆、認知行動療法等心理治療。

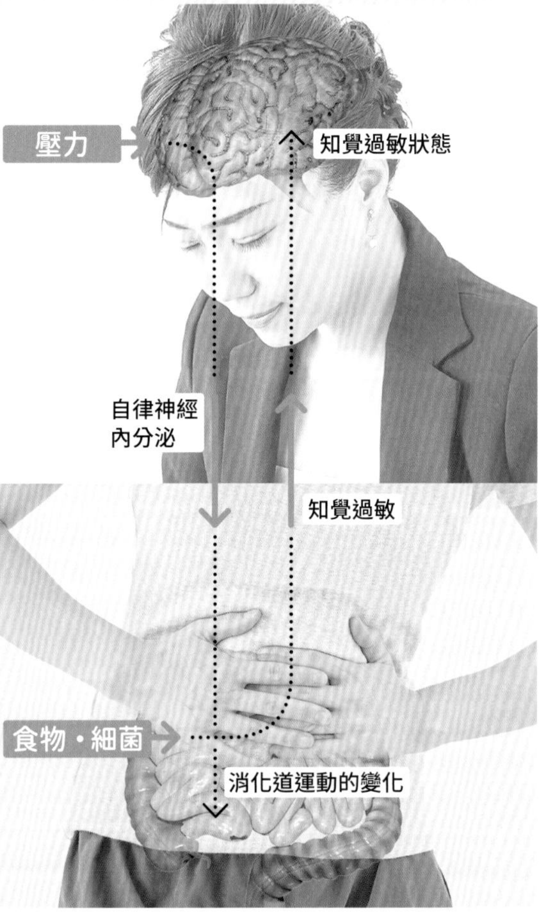

＊ 多元醇：帶有 2 個以上羥基（-OH）的碳水化合物，如木糖醇或山梨糖醇等。

寡醣

數個單醣透過糖苷結合成的低聚物（oligomer），分子量約三〇〇～三〇〇〇。Oligo在希臘語有「少」之意，也稱為少醣。由於寡醣沒有明確的定義，雙醣以上或三醣以上也會被稱為寡醣，若要說極限，應該是十醣以內都算寡醣。三醣的話有棉子糖、潘糖、麥芽三糖、松三糖、龍膽三糖等；四醣則有木蘇糖等。再者，葡萄糖結合成環狀的寡醣，有環糊精這種環狀低聚醣。

小麥、黑麥、大蒜或洋蔥都含有寡醣，而牛乳（乳糖）、燒菓子（蔗糖）、添加麥芽的飲料（麥芽糖）等都含有雙醣。蜂蜜含單醣，部分水果也有，而山梨糖醇、甘露糖醇、木糖醇或異麥芽酮糖醇等無糖甘味劑則含多元醇。

寡醣不會被胃酸或消化酵素分解，直達大腸，成為比菲德氏菌等好菌的食物，可以改善腸道環境，因此被視為特定的保健食品。

母乳寡醣

母乳寡醣為人類母乳所含之各種寡醣的總稱。僅次於乳糖和脂肪，母乳寡醣為母乳中第 3 個豐富的固體成分，濃度為 10 ～ 25 克／公升，約有 200 個不同的結構。其組成因人而異，哺乳期間也會產生變化。女性 80%主要的寡醣為岩藻糖基乳糖，母乳裡的濃度約 2.5 克／公升。對於新生兒來說，母乳寡醣雖然不好消化，但可成為腸道菌，尤其是比菲德氏菌的食物。當這些腸道菌在體內保有優勢，病原性細菌會變少，進而讓腸道菌叢維持健康，降低腸道感染的風險。再者，也有報告指出，病毒感染或細菌感染等風險也明顯下降，出現下痢或呼吸疾病的機率也會變少。所以，針對無法親餵的寶寶，可利用相關產品當成輔助食品。

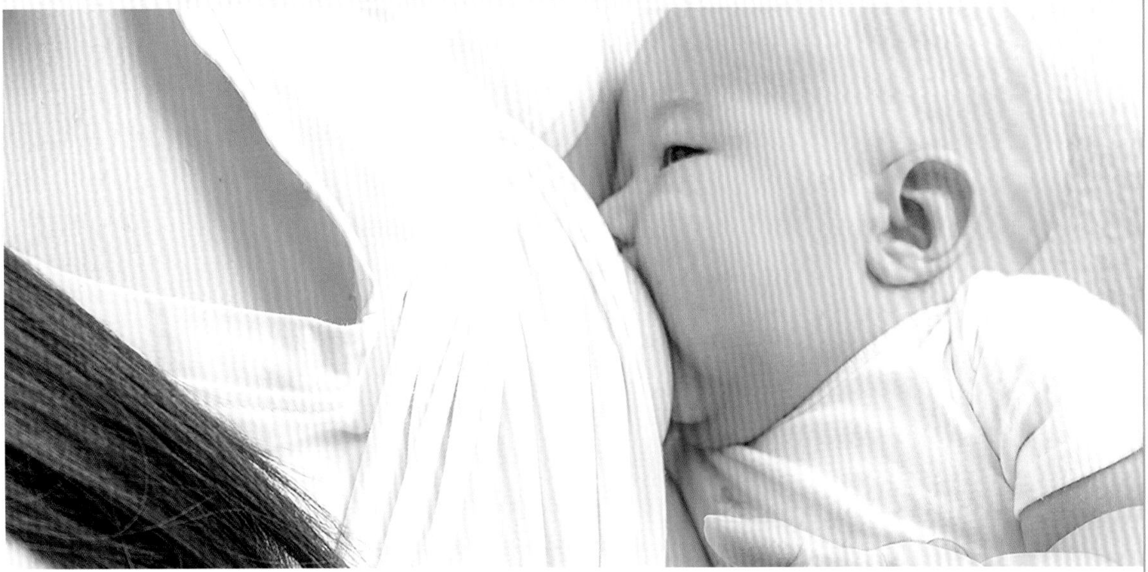

木蘇糖

英文名稱 stachyose

自然存在的非還原寡醣，甜度約砂糖的三〇%，熱量只有砂糖的一半。為大豆寡糖的主成分之一，除了大豆裡面約有三~四%以外，瓜科植物也富含此成分。除了增加比菲德氏菌的繁殖，木蘇糖含量多的大豆很適合製成納豆。

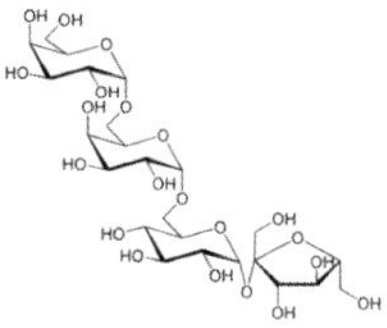

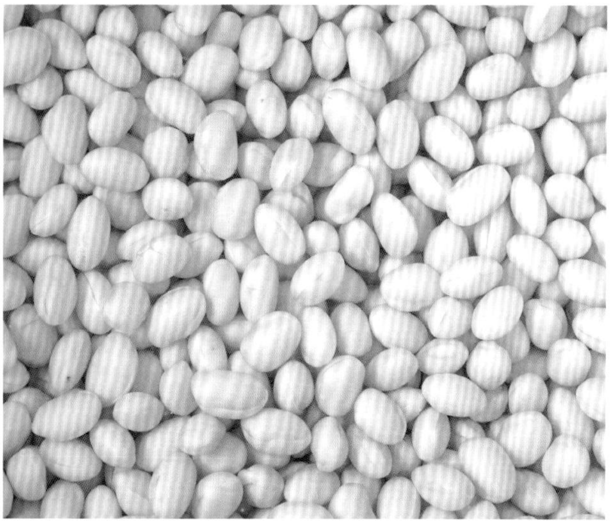

潘糖

英文名稱 panose

自然存在的寡醣，甜度約砂糖的四〇%，外型圓滑，甜味近似砂糖，普魯蘭多醣加水分解而成。日本酒裡也有此成分，除了優異的抗蝕性（防齲齒的效果），還可增加比菲德氏菌，調整腸道環境。

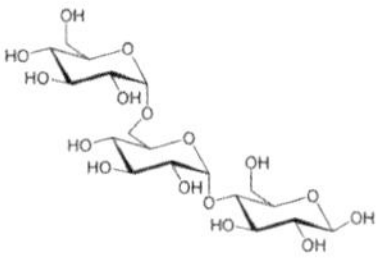

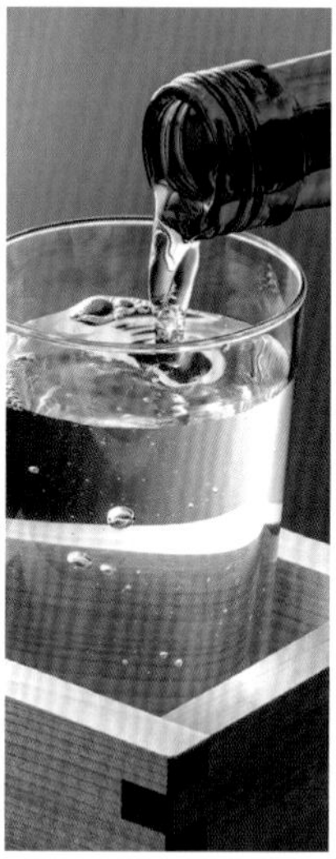

麥芽三糖

英文名稱 maltotriose

甜度約砂糖三〇%的寡醣。用麥芽三糖取代部分砂糖，可降低食物的甜度。此外，它也有防腐或抑制澱粉老化的效果。可透過澱粉分解酵素 α- 澱粉酶，由直鏈澱粉或澱粉分解而產生。

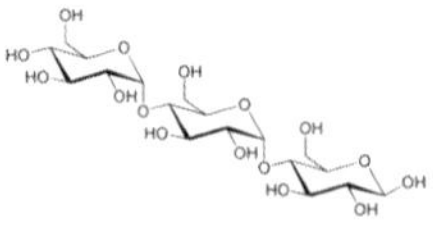

松三糖

英文名稱 melezitose

透過吃樹液的昆蟲所製造的非還原寡醣（三醣）。為螞蟻的引誘物質，與螞蟻共生之蚜蟲製造的蜜汁或糖蜜等都含此成分。對昆蟲來說為有益物質，可降低體內的保水力，讓滲透壓下降。

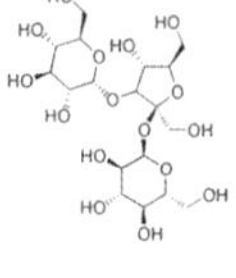

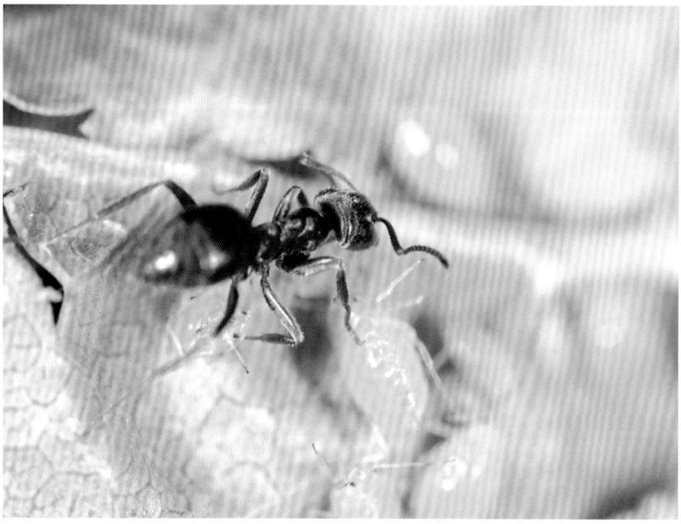

砂糖的種類與差異性

砂糖的主成分為蔗糖，可產生甜味。砂糖的原料有甘蔗和甜菜，依製造方式不同區分為分蜜糖和含蜜糖兩大類。分蜜糖就是從原料萃取糖液分離出糖蜜，只取結晶的高純度物質，如上白糖、白砂糖、三溫糖等一般精製砂糖。而含蜜糖則是不分離結晶熬煮的砂糖，如黑砂糖、甜菜糖、細砂糖等。比起分蜜糖，含蜜糖富含礦物質，有其特殊的甘味與濃度。

精製砂糖一進入體內容易吸收，導致血糖值急速上升，被認為不利於健康。世界衛生組織建議，食品加工或調理時加入的糖，不要超過攝取熱量的 10%，可以的話降到 5% 以下。但厚生勞働省所制定之「日本人的飲食攝取標準」（2020 年版），並未規定砂糖的相關攝取量。

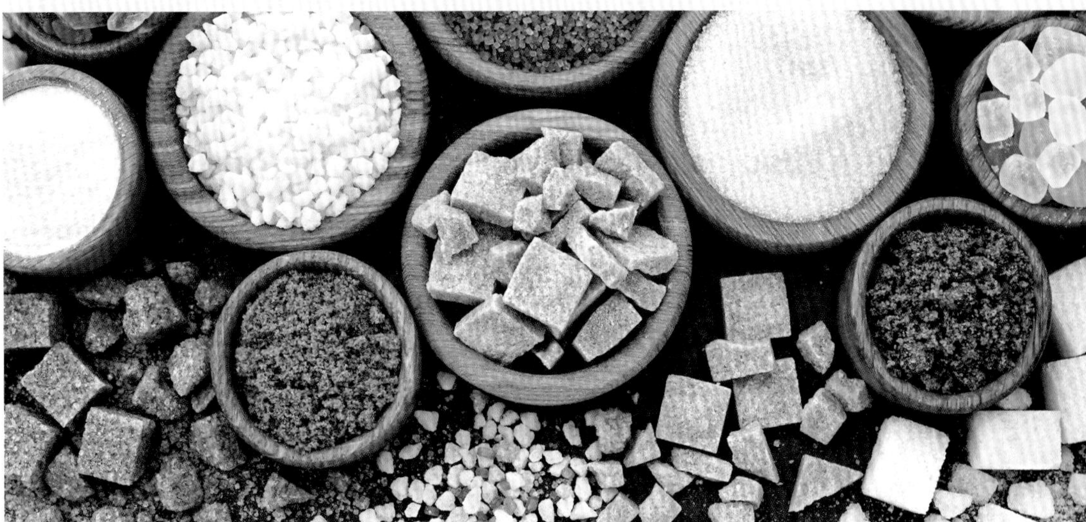

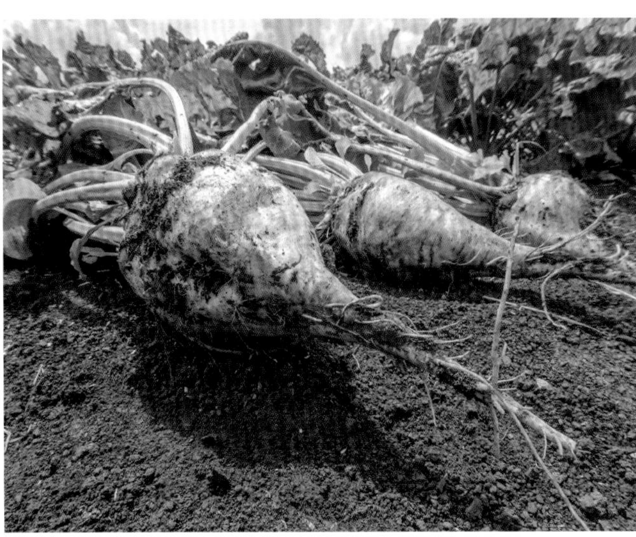

棉子糖

英文名稱 raffinose

自然存在的寡醣，甜度約砂糖的二〇%，熱量只有一半，可直達大腸增加比菲德氏菌。甜菜為其製造原料，高麗菜、花椰菜、蘆筍等蔬菜都有此成分。為果糖、半乳糖、葡萄糖分子一個一個透過糖苷結合串連的三醣。

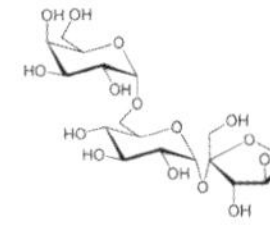

配糖體與糖苷配基的關係

配糖體就是糖透過糖苷結合，與各種原子團結合之化合物的總稱。

構成配糖體的糖稱為糖基（glycone），去掉糖以外的物質稱為糖苷配基（aglycone）。例如，水楊苷為柳樹皮等物質裡的配糖體，其糖苷配基就是水楊醇。

配糖體根據其糖苷配基的種類或性質可以細分，以下為其例子。

以大豆異黃酮爲例

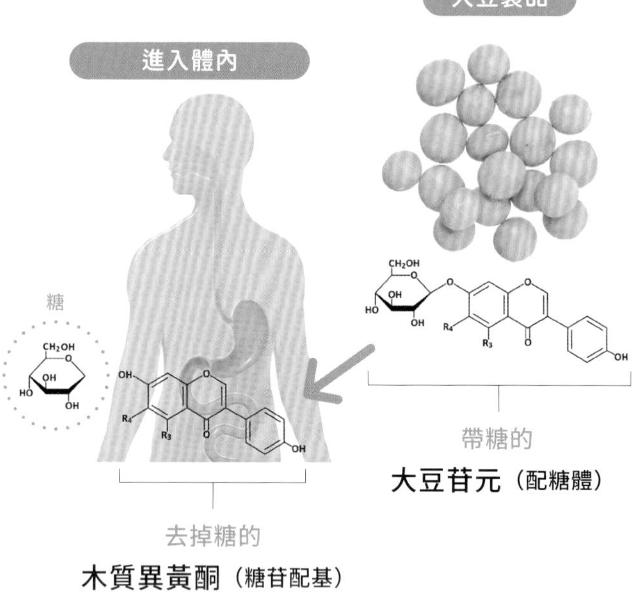

花色素苷

將花青素糖苷配基後的配糖體，常見於植物的花等色素。花色素苷會依 pH 值出現變化，遇酸變紅，遇鹼則變藍。

含氰配糖體

將羥腈糖苷配基後的配糖體，經由胃酸加水分解會出現氰酸，可知原來的配糖體也有毒性。以梅或枇杷等薔薇科植物未成熟果實裡的扁桃苷最有名。

強心配糖體

可強化心臟功能，抑制心律不整具有強心效果的配糖體，由糖、類固醇和內酯所構成。常見於毛地黃、鈴蘭、夾竹桃等植物。若攝取過量會變成讓心臟停止跳動的毒物。

大豆異黃酮

大豆製品或葛根等內含的大豆苷元和金雀異黃酮配糖體，是一種作用類似女性荷爾蒙的大豆異黃酮（參考第 189 頁）。經口攝取的大豆異黃酮配糖體，透過腸道菌去掉糖後，變成糖苷配基由腸道吸收。大豆苷元就成為糖苷配基木質異黃酮；金雀異黃酮就成為糖苷配基染料木苷。

皂素

植物富含的配糖體，水溶液具有發泡性。因親水也親脂（兩親媒性）具去汙性，常用於肥皂。來自植物的是類固醇或三萜的配糖體，為馬鈴薯芽裡的茄鹼（參考第 200 頁），和未成熟番茄裡的番茄鹼（參考第 201 頁）等有毒物質。

多醣

單醣分子透過糖苷結合之多數聚合物的總稱。有不溶於水的纖維素或甲殼素等，或是加熱後溶於水形成凝膠（果凍狀物質）的澱粉、肝醣、瓊脂糖、果膠等。很多動物體內無法消化掉的多醣類就變成膳食纖維。這裡的「多數」定義很廣，也包含二分子以上之單醣所結合成的醣類。

直鏈澱粉

英文名稱 amylose

粳米（一般米）富含直鏈澱粉，而澱粉裡的含量大約二〇%。米裡的直鏈澱粉越多，口感越硬、脆，目前也開發低直鏈澱粉的米（長秈糙米）。糯米的話，直鏈澱粉含量為〇%。

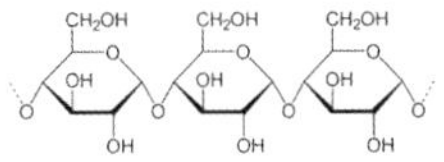

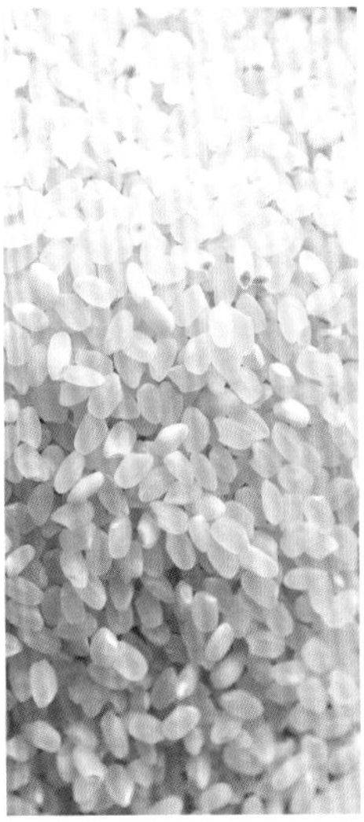

支鏈澱粉

英文名稱 amylopectin

粳米的澱粉約含八〇%，糯米的澱粉裡約占一〇〇%的成分；糯米的黏性來自這種支鏈澱粉。而支鏈澱粉是由一萬個～二十五萬個，最高一百萬個的葡萄糖所構成的巨大分子。

一般的概念是，粳米含直鏈澱粉不具黏性，糯米富含支鏈澱粉具有黏性；但有關澱粉的物理特質，目前還不是很清楚。支鏈澱粉的分支量或長度等，似乎都具有重要的功能。

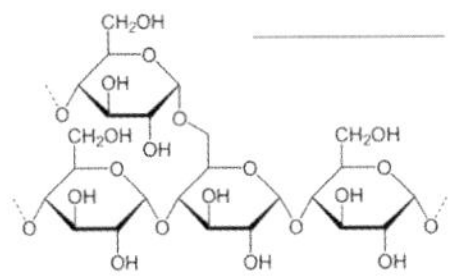

「無醣類」和「無糖」意思不一樣！

「無醣類」和「無糖」的意思其實不一樣，要特別注意。如第 74 頁圖表的分類，「醣類」就是「碳水化合物去除膳食纖維之物質」的總稱，包含澱粉或肝醣等。而「糖」就是「從醣類去除多醣、糖醇或寡醣的物質」，如砂糖、葡萄糖、果糖等偏甜的糖。

換句話說，即使選擇無糖食品，其還是含有醣類。屬於醣類的澱粉等多醣或寡醣，一經消化變成糖，會讓人血糖上升或變胖。所以，想減肥的話，不光是「無糖」，也要注意「無醣類」。

不過，有些醣類，如木糖醇或赤藻糖醇等糖醇，因不易變成糖，不容易讓血糖上升或讓人變胖。無論是糖、醣類或膳食纖維，都會清楚標示於食品包裝上，選購前可多注意。

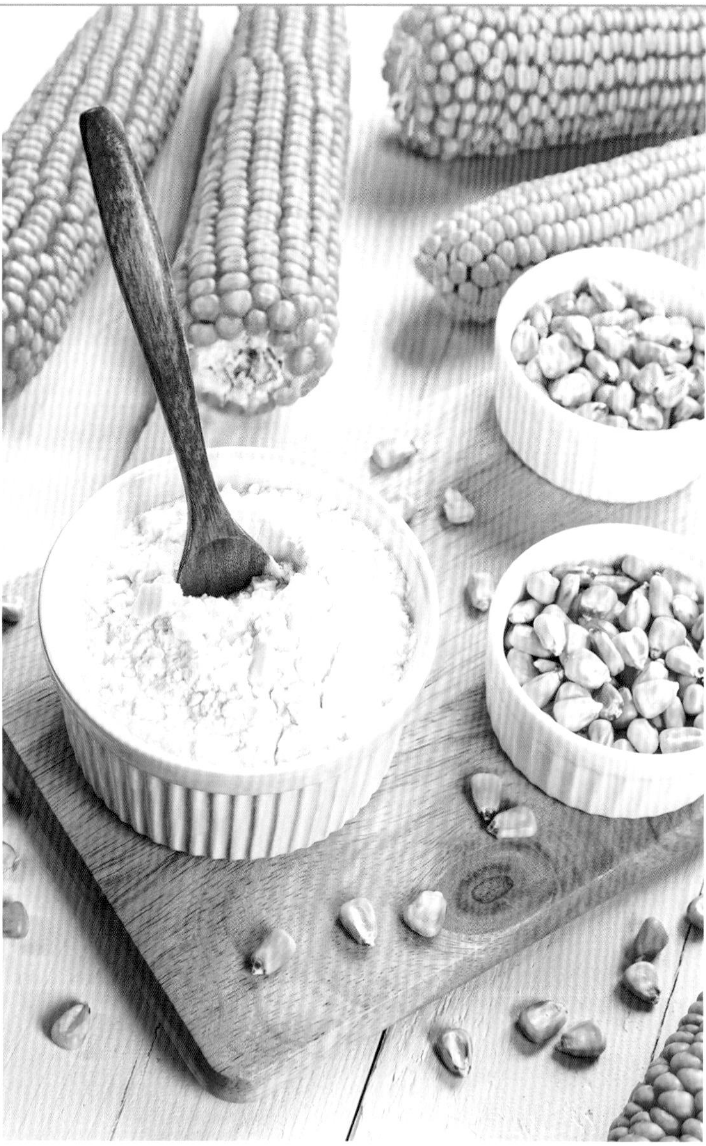

肝醣（糖原）

英文名稱 glycogen

牡蠣、蜆等貝類或甜玉米等植物富含肝醣，加上牡蠣肝醣製成的日本牛奶糖「固力果」最出名。為動物的儲存多醣，也稱為「動物性澱粉」，是很多葡萄糖分子結合成的多醣類。

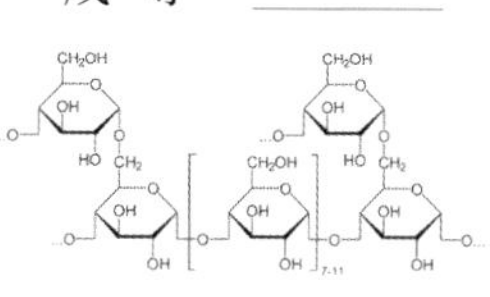

克速鎮

英文名稱 Krestin

克速鎮為多孔菌科雲芝萃取出的多醣體，乃膳食纖維β-葡聚糖[＊]結合蛋白質的大分子量化合物。有報告指出可抗癌，恢復低下的免疫機能延長壽命，一般都作為藥品販售。不過，後來因未出現顯著功效，需求逐漸變少，加上雲芝這種原料取得困難，二〇一七年已終止製造販售。

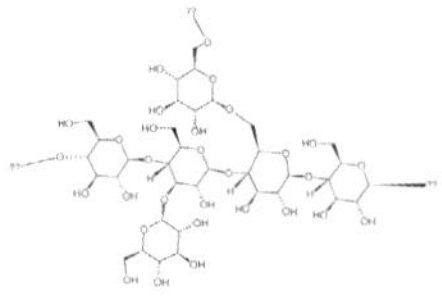

褐藻糖膠

英文名稱 fucoidan

一種硫酸化的多醣類，昆布、海帶芽、海蘊等褐藻類黏液裡富含的膳食纖維。據說可以改善功肝能、抑制血壓上升、抗菌、抗過敏、降膽固醇、抗癌等，但目前科學或臨床數據還是不夠精準。而纖維素也跟褐藻糖膠一樣，結構屬於多醣，但人體無法消化，因此歸類於膳食纖維。

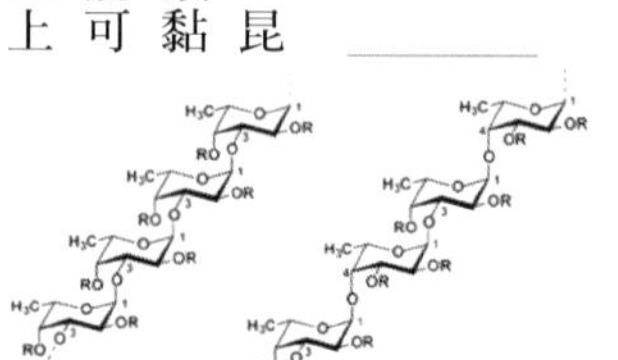

I　　II

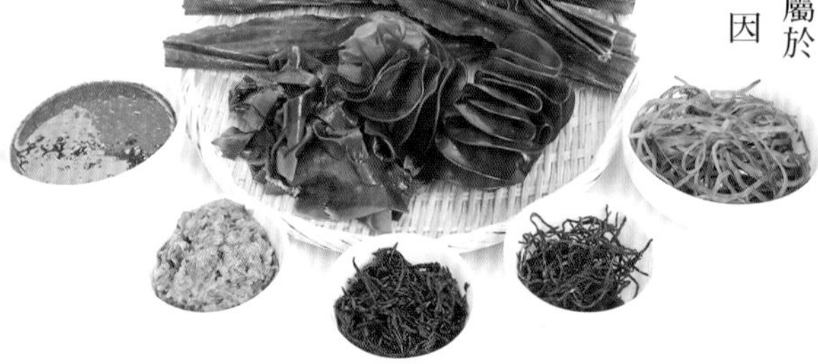

＊ β- 葡聚糖：葡萄糖彼此結合成長串的多醣類總稱。結合分α 型和β 型，蕈菇類富含β- 葡聚糖，具有增強免疫或抗癌的效果。

去除穀物麩質的「無麩質」有益健康？

所謂的麩質，就是麵粉加水攪拌後，去除澱粉或水溶性蛋白質，由「穀蛋白」和「麩朊」這兩種蛋白質所製造之網狀結構物。用麵粉製作的麵包或義大利麵等食材會有膨脹感或彈性，都來自麩質。近年來，不含麩質的「無麩質」食物成為熱門話題，但是，無麩質真的有益健康嗎？

事實上，只有罹患「乳糜瀉」（麥麩不耐症）的患者，採無麩質飲食才會有療效。乳糜瀉起因於攝取麩質導致腸黏膜發炎，營養吸收不全，全世界每 100 ～ 300 人就有一個患者。

雖然有人抱著保養的心態採取無麩質飲食，但目前尚無明確數據證實無麩質飲食可預防乳糜瀉。所以，沒有乳糜瀉、身體健康的人，即使刻意採無麩質飲食，也不見得有益健康。

小麥除了構成麩質的麩朊和穀蛋白，還包含白蛋白、球蛋白等蛋白質。對小麥過敏的人即便採取無麩質飲食，對白蛋白或球蛋白有反應者還是會過敏。所以，對小麥過敏的人，千萬不要以為已經採取無麩質飲食，就能放心地吃。

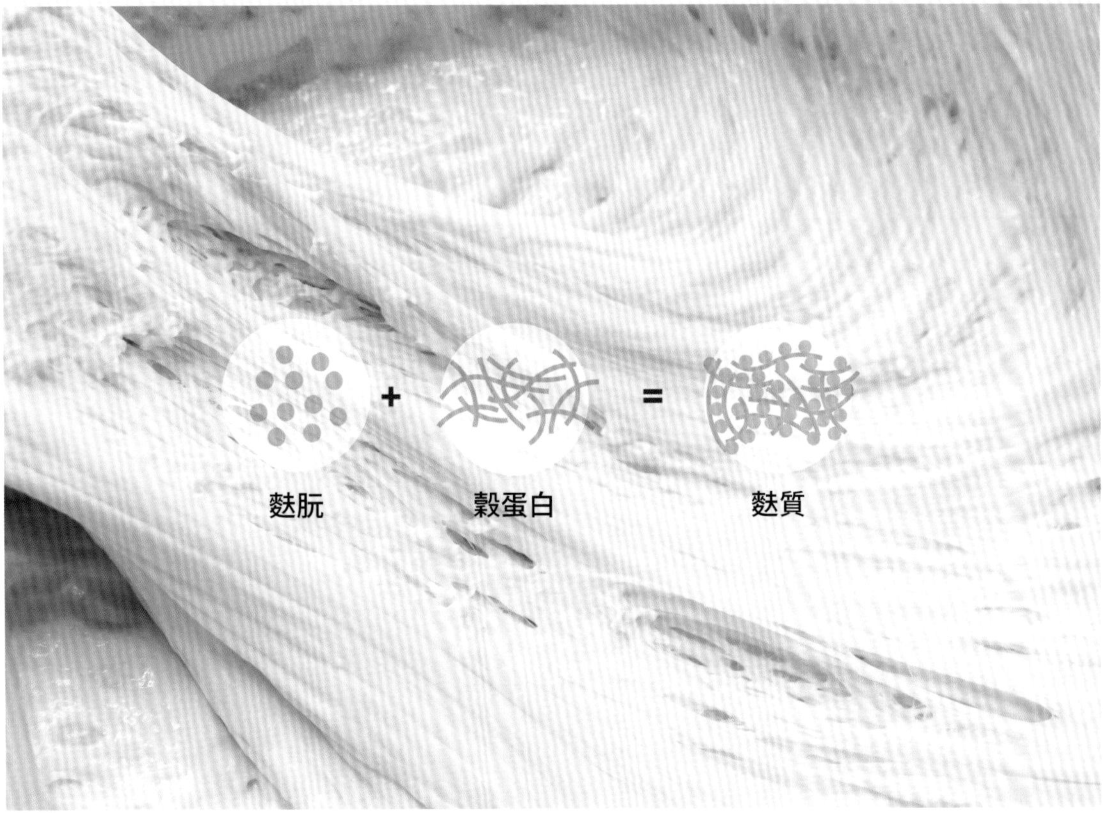

糖醇

糖醇是指糖類的醛、酮羰基被還原生成的一種糖。

赤藻糖醇

英文名稱 erythritol

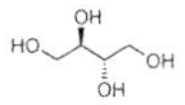

哈密瓜、葡萄、梨子等水果，或醬油、清酒、味噌等發酵食品所含之天然糖醇。而櫻草的根部、地衣類或藻類裡也有。赤藻糖醇也稱為赤蘚醇，熱量低，常作為瘦身用的甘味劑。這種糖醇體內會吸收，好處是不會增加大腸裡的滲透壓，比起其他的糖醇甘味劑，不容易引起下痢，也不會造成血糖上升，誘發胰島素分泌。甜度近乎砂糖的六〇～八〇％，甜度很像砂糖，但後味清爽，常用於冷飲、甜點或甘味劑。而且，專家也確認赤藻糖醇不會製造引發齲齒的酸物質。

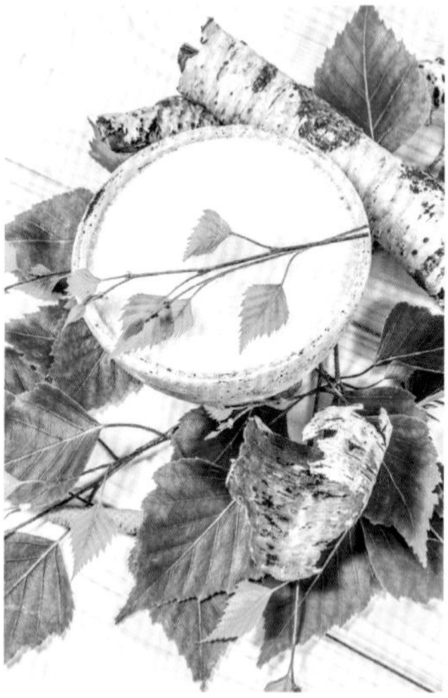

木糖醇

英文名稱 xylitol

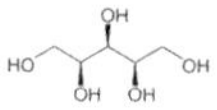

還原木糖（參考第七八頁）獲得的一種糖醇。從樺木（樺木科）中發現，以希臘語 Xulon（樹木之意）命名，北歐各國常用作天然的代糖。自然界裡許多果實或蔬菜也有，即便是人體的肝臟，一天也能製造十五克左右的木糖醇。本身具有涼感，後味甘甜，甜度跟砂糖一樣，但熱量只有砂糖的六〇％，幾乎不會讓口腔細菌產生酸。還能阻礙部分會引起齲齒之鏈球菌的代謝作用。

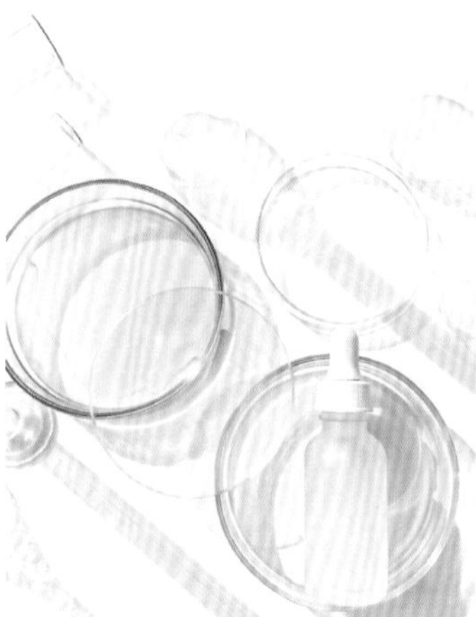

丙三醇

英文名稱 glycerine

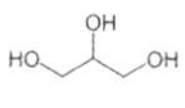

一種糖醇，屬於黏多醣類。本身為無色透明具有黏性的糖蜜狀液體，帶甜味，可當作甘味劑、保存劑、保濕劑、增稠安定劑等食品添加物。若當作甘味劑，雖然甜度不如砂糖，但熱量較高。一般都是大豆油或動物油脂等加水分解生成，但也可從丙烯這種物質化學合成。學術上稱為「甘油」，但包含藥品名稱現在都稱為「丙三醇」。以作為炸藥或狹心症藥物硝化甘油之原料而聞名。

山梨糖醇

英文名稱 sorbitol

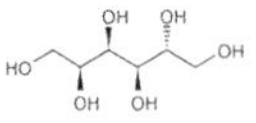

一種糖醇，也稱為山梨醇或己六醇。薔薇科水果（蘋果、梨子、桃子、黑棗）等都有此成分，因為是從花楸屬（*Sorbus*）植物中發現，故命名為sorbitol。一般都宣稱山梨糖醇「不會引起蛀牙」、「不會生成酸」，但其實它生成酸的速度遠慢於砂糖，這種酸可能引起齲齒。它可作為馬鈴薯澱粉或玉米澱粉的甘味劑（甜度約為砂糖的六〇%），成分標示註明「山梨醇」或「軟化劑」。此外，因具保濕效果，也用於護膚產品或藥品。

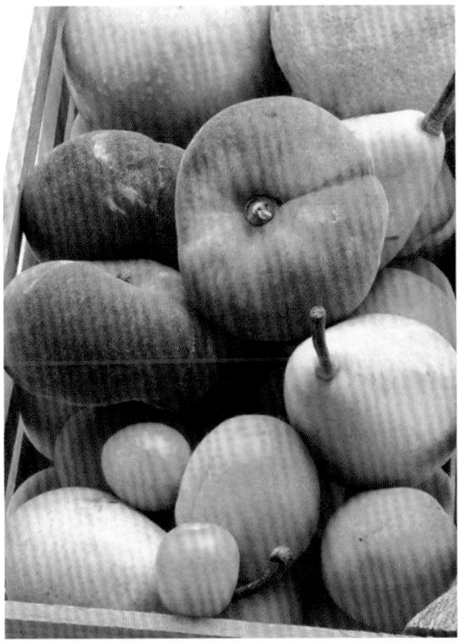

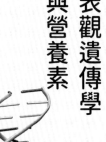

甘露糖醇

英文名稱 mannitol

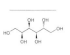

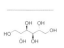

一種糖醇，昆布、海帶芽等海藻類或柿乾等都含此成分；從自生於歐洲到中東一帶之花白蠟樹（犀木科／*Fraxinus ornus*）的甜樹汁裡發現，並以此命名。因具有放熱反應，可用於糖果等食品增加爽口感。可作為馬鈴薯澱粉或玉米澱粉的甘味劑（甜度約為砂糖的六〇%），也可用於糖尿病患者。

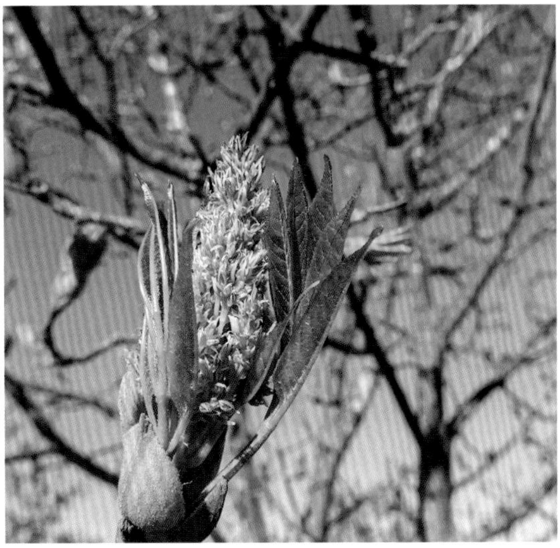

表觀遺傳學與營養素

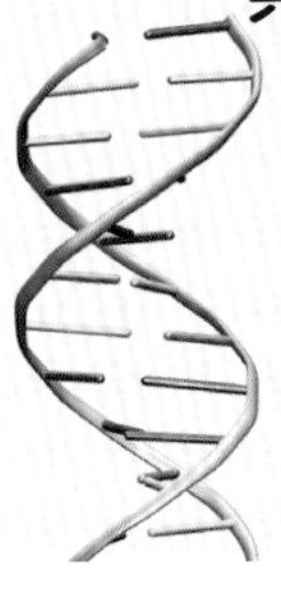

大家都以為遺傳因子（基因）來自雙親，一輩子都不會改變。但最近的研究發現，很多遺傳因子受到環境、營養素或毒物的影響，會進行轉換或失去原有作用。像這樣會出現變化的遺傳因子，也會傳給小孩或孫子，此現象稱為「表觀遺傳學」（表觀基因組，epigenome）。

例如有報告指出，糖尿病這種生活習慣病，會受到胎兒期母親飲食的影響；而癌症、高血壓、花粉症、憂鬱症等，可能都跟表觀遺傳學有關。

環多醇

環多醇為環狀醇類的總稱。對於鹽或水壓有反應可調整滲透壓，由植物內部產生。

肌醇

英文名稱 inositol

穀物的米糠或豆類富含的一種糖醇。人體的話，若因糖尿病等因素導致肌醇不足，會引起神經方面的問題。以前會把肌醇當成維生素B群裡的維生素B_8，但因可於體內合成不會匱乏，現在已不當作維生素，而視為類維生素物質。可當作營養加強劑（食品添加物），預防脂肪肝或動脈硬化，供應腦細胞養分。

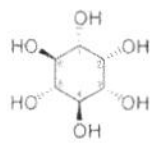

芒柄花醇

英文名稱 ononitol

苜蓿芽（紫花苜蓿）、針苜蓿、豇豆（全為豆科植物）裡的成分。化學上非常類似肌醇的一種環多醇，因此作用也類似肌醇。

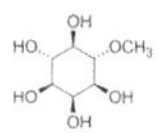

奎寧酸

英文名稱 quinic acid

從茜草科金雞納樹皮中發現的成分，也稱為「金雞納酸」。咖啡種子、蔓越莓、甜菜葉等富含的一種羧酸，很多植物都有。而治療瘧疾的藥物（奎寧）也是從金雞納樹皮發現的「環狀羥基酸」，可預防膀胱炎或尿路結石。奎寧酸就是莽草酸加了水分子的結構，生合成跟莽草酸路徑有關。

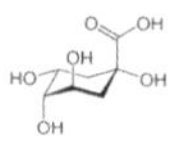

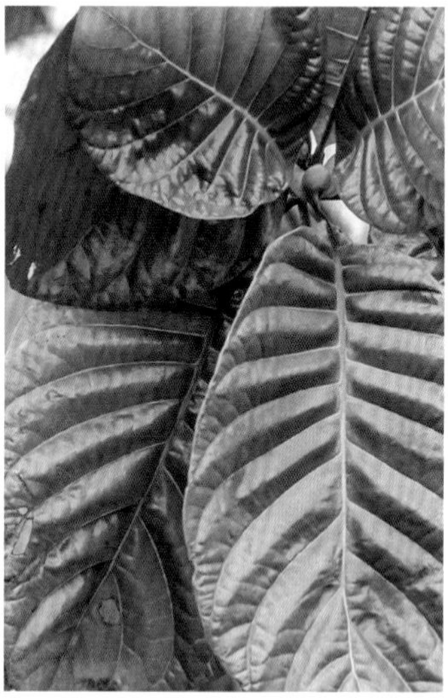

莽草酸

英文名稱 shikimic acid

雖以自生於日本莽草這種植物果實裡的有毒物質命名，但幾乎所有植物均含莽草酸。為芳香族化合物的生合成中間產物，跟奎寧酸一樣，具有很重要的功能。最近也被當作流感治療用藥奧司他韋（克流感）的原料。

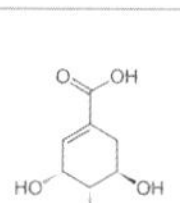

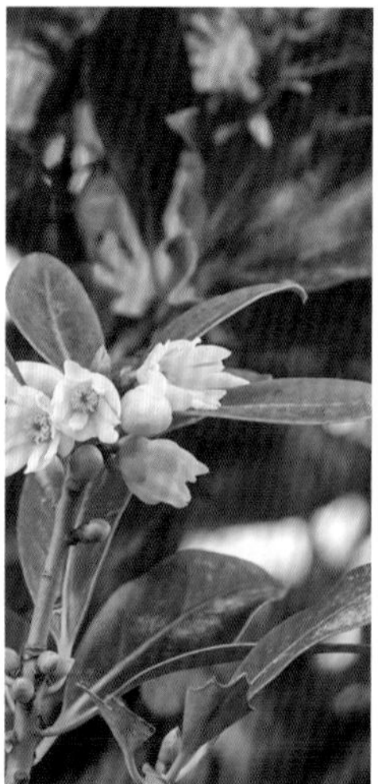

黏液醇

英文名稱 viscumitol

來自槲寄生植物，故以其學名（*Viscum album*）命名。化學結構為肌醇（myo-inositol）型式的二甲醚，屬於一種環多醇。

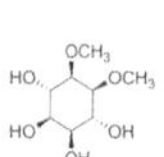

松醇

英文名稱 pinitol

豆科植物裡的松醇，是一種從九重葛（紫茉莉科）中發現的環多醇。大豆（豆科）、南非國寶茶（豆科）、角豆樹（豆科）、水晶冰菜（番杏科）等植物也有。它對於體內負責運送葡萄糖的葡萄糖運輸部位，具有亢進作用，可預防糖尿病。

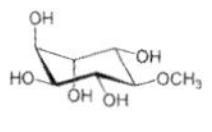

平波力醇

英文名稱 pinpollitol

名為輻射松的松科喬木富含平波力醇，化學結構為非常類似肌醇的一種環多醇。

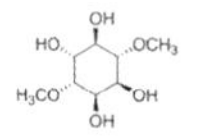

植酸

英文名稱 phytic acid

植物體內儲存磷酸的知名物質，也稱為肌醇六磷酸。植酸與鈣、鎂螯合成的植酸鹽，稱為不溶於水植酸，常見於糙米或米糠。具有優異的抗氧化力，也可當作防腐劑，甚至預防癌症或結石。據說它還能強力結合鈣等許多金屬離子，不會溶解，也不會妨礙其吸收。

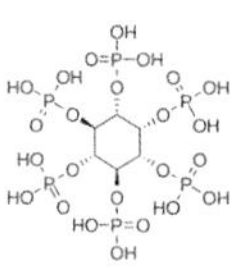

「苔麩」瘦身法

苔麩（又名畫眉草）為禾本科穀物，果實只有 1mm 大小，為禾本科中世界最小的穀物，據說是營養價值超越藜麥的超級食物。其鋅、鐵等礦物質的含量是小麥的 2 倍；也含有鈣質、膳食纖維、維生素 B 群、9 種必需胺基酸，或 ω-3 和 ω-6 等必需脂肪酸。因不含麩質，為知名的無麩質食品。

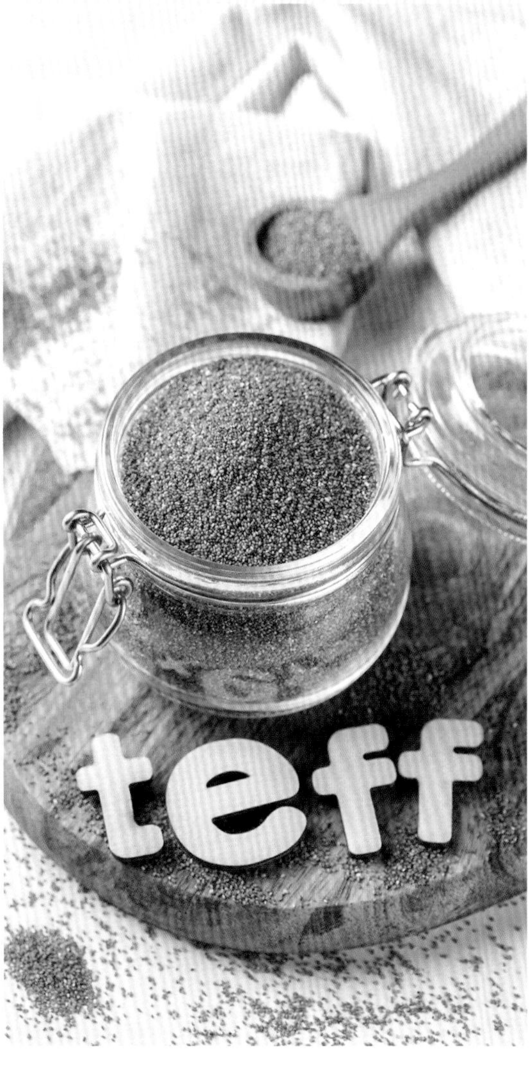

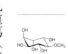

碳水化合物一天的攝取目標量

碳水化合物的攝取目標量，以總攝取熱量中所占的比例來表示。除了米飯或麵食等主食類，芋薯類、果汁類、果實類、甜點類等食材均富含碳水化合物。

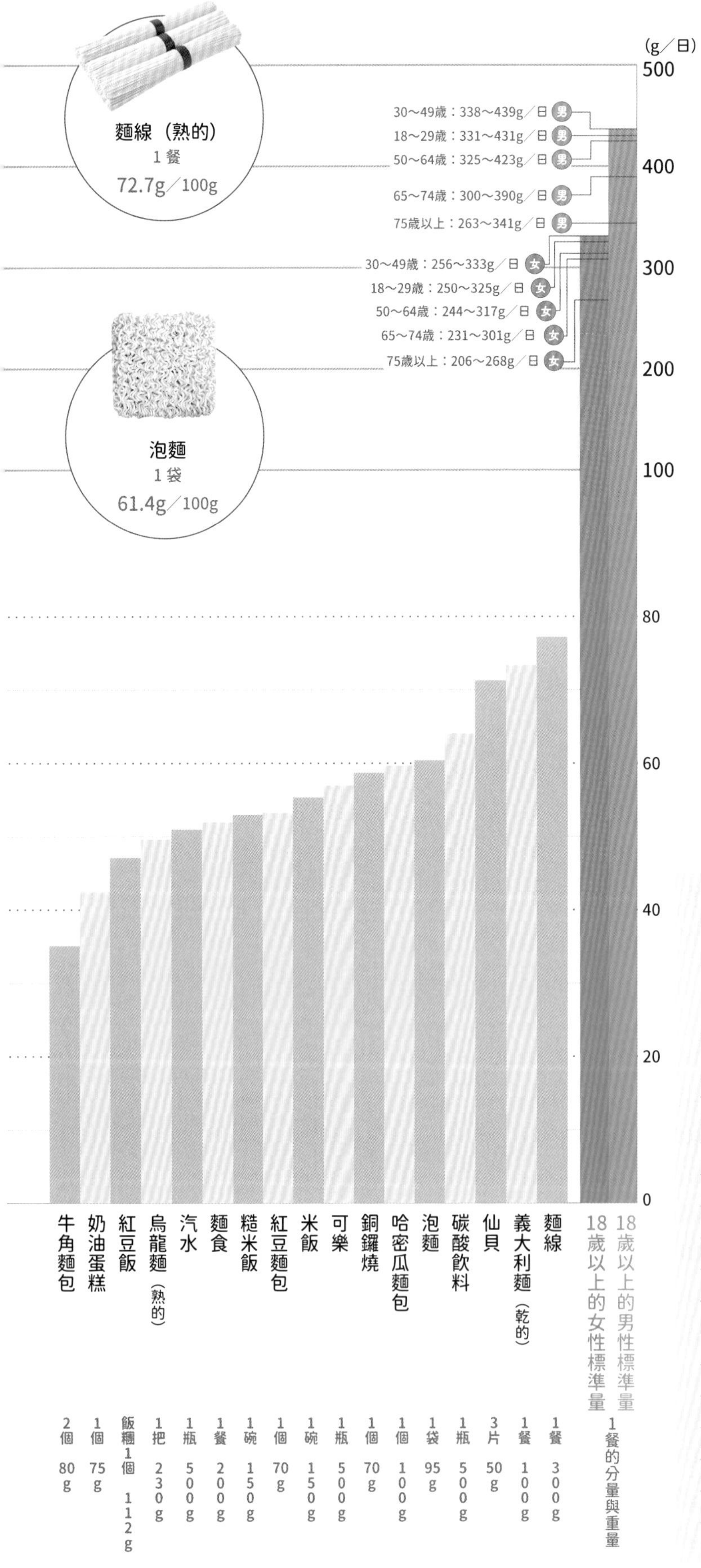

何謂目標量（DG）？

以預防生活習慣病爲目標的建議攝取量。

碳水化合物一天的攝取目標量

性別	男性	女性
年齡（歲）	目標量（g）	目標量（g）
1~2	113 ～ 146	113 ～ 146
3~5	163 ～ 211	156 ～ 203
6~7	194 ～ 252	181 ～ 236
8~9	231 ～ 301	213 ～ 276
10~11	281 ～ 366	263 ～ 341
12~14	325 ～ 423	300 ～ 390
15~17	350 ～ 455	288 ～ 374
18~29	331 ～ 431	250 ～ 325
30~49	338 ～ 439	256 ～ 333
50~64	325 ～ 423	244 ～ 317
65~74	300 ～ 390	231 ～ 301
75 以上	263 ～ 341	206 ～ 268

身體活動強度 II（一般）

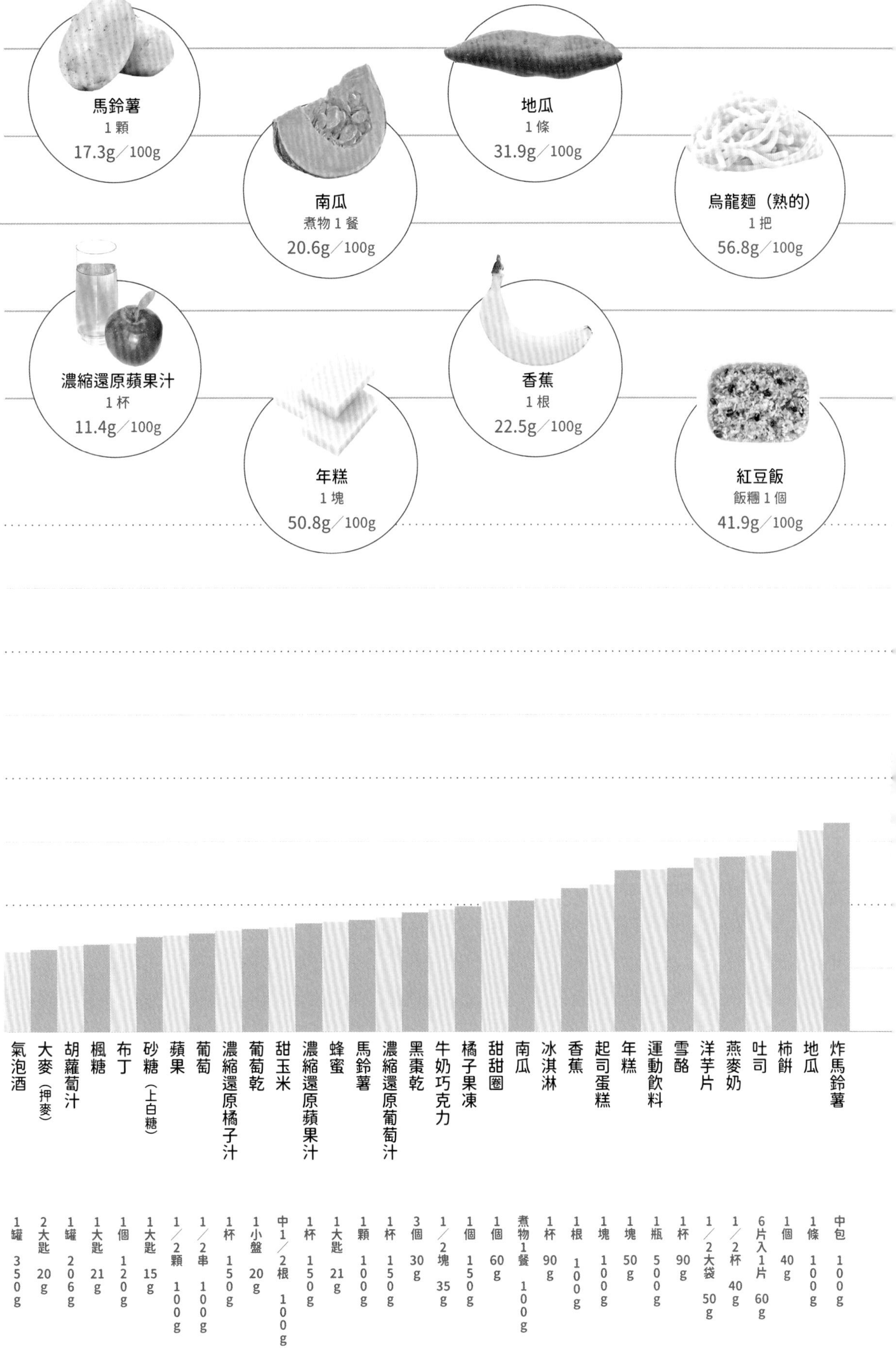

馬鈴薯
1顆
17.3g／100g
南瓜
煮物1餐
20.6g／100g
地瓜
1條
31.9g／100g
烏龍麵（熟的）
1把
56.8g／100g
濃縮還原蘋果汁
1杯
11.4g／100g
年糕
1塊
50.8g／100g
香蕉
1根
22.5g／100g
紅豆飯
飯糰1個
41.9g／100g
氣泡酒 1罐 350g
大麥（押麥） 2大匙 20g
胡蘿蔔汁 1罐 206g
楓糖 1大匙 21g
布丁 1個 120g
砂糖（上白糖） 1大匙 15g
蘋果 1／2顆 100g
葡萄 1／2串 100g
濃縮還原橘子汁 1杯 150g
葡萄乾 1小盤 20g
甜玉米 中1／2根 100g
濃縮還原蘋果汁 1杯 150g
蜂蜜 1大匙 21g
馬鈴薯 1顆 100g
濃縮還原葡萄汁 1杯 150g
黑棗乾 3個 30g
牛奶巧克力 1／2塊 35g
橘子果凍 1個 150g
甜甜圈 1個 60g
南瓜 煮物1餐 100g
冰淇淋 1杯 90g
香蕉 1根 100g
起司蛋糕 1塊 100g
年糕 1塊 50g
運動飲料 1瓶 500g
雪酪 1杯 90g
洋芋片 1／2大袋 50g
燕麥奶 1／2杯 40g
吐司 6片入1片 60g
柿餅 1個 40g
地瓜 1條 100g
炸馬鈴薯 中包 100g

何謂膳食纖維？

除了可調整腸道環境
還有很多生理機能

體內消化酵素不易消化掉的「難消化成分」，總稱為膳食纖維。纖維素或果膠等來自植物的膳食纖維，常用來構成細胞壁；而甲殼素或殼聚糖等來自動物的膳食纖維，常見於外殼。膳食纖維除了促進腸道蠕動改善如廁習慣，還有調節生理機能的成分，可讓飯後的中性脂肪穩定上升。因這樣的機能性深受矚目，也被稱為「第六大營養素」，不過，它原是跟醣類一起納入碳水化合物中。

膳食纖維可大致分成不溶於水的非水溶性膳食纖維，以及可溶於水的水溶性膳食纖維。前者可於腸道吸水鼓脹，促進腸道蠕動，加速排便。於是，致癌物順利排出，可預防大腸癌。而後者於腸道變成果凍狀，穩定醣類的吸收，抑制血糖值急速上升；此外，也能吸附膽固醇隨糞便排出。

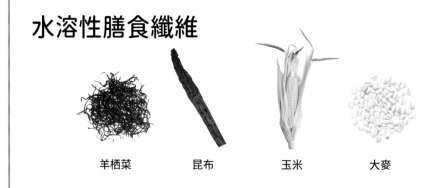

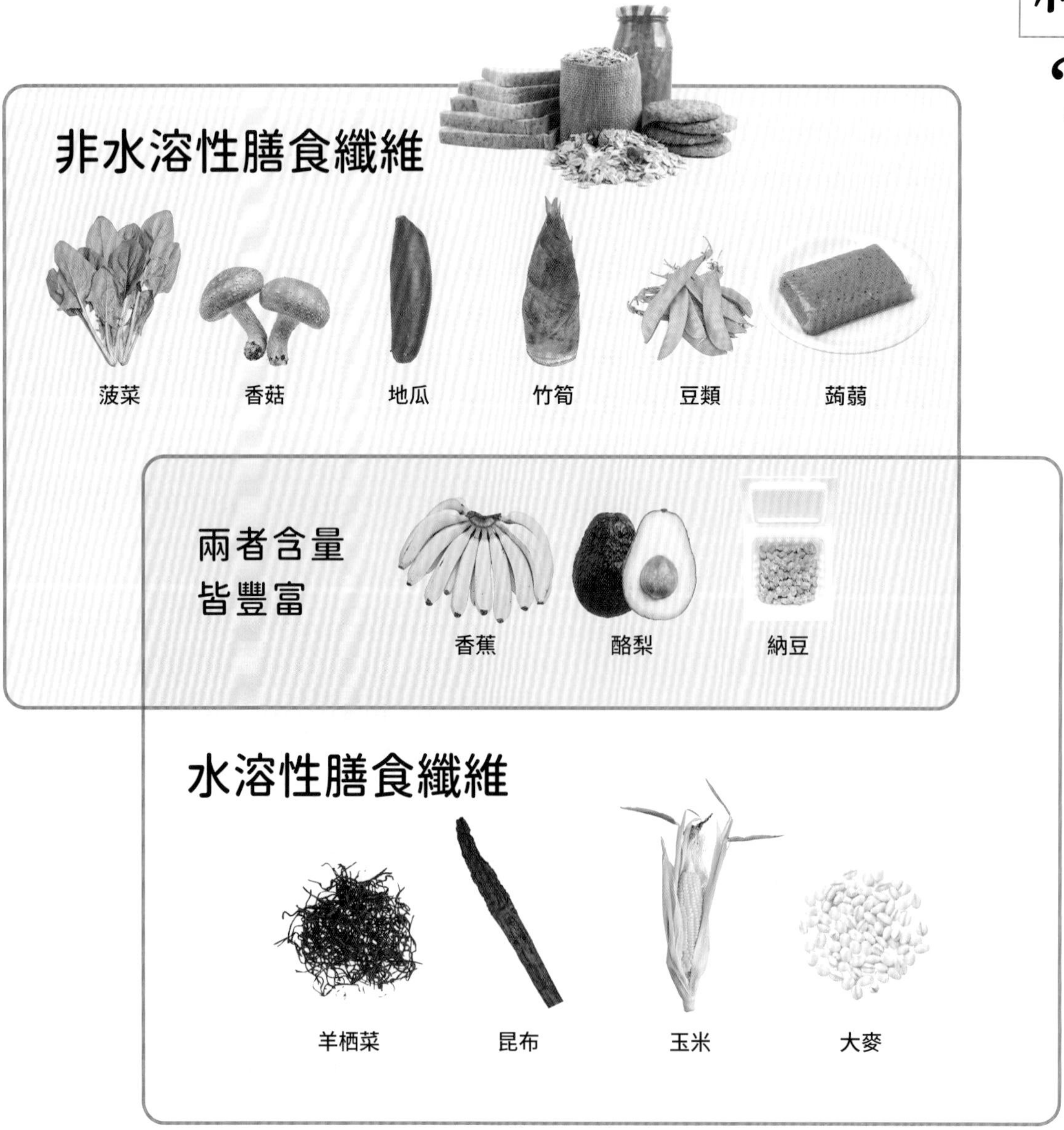

何謂咀嚼？

咀嚼就是用牙齒咬碎食物再與唾液混合。咀嚼有以下重要功能：①促進唾液分泌，順利消化食物 ②促進唾液分泌，預防齲齒 ③活化大腦，預防認知症等疾病 ④刺激飽食中樞，預防肥胖 ⑤唾液裡的過氧化酶酵素可抑制癌症等疾病。

「腸活」與膳食纖維

日文中的「腸活」，指的就是調整腸道環境，讓腸道發揮原有的作用。為了達到「腸活」的效果，「飲食」、「運動」、「睡眠」三者均衡十分重要。

首先是「飲食」，最重要的是活絡益生菌。所以，要多攝取富含益生菌的「發酵食品」，或可於腸道成為益生菌食物的「膳食纖維」或「寡醣」。如果是海帶芽味噌湯這類發酵食品結合膳食纖維，或者是香蕉優格這類發酵食品結合寡醣，效果更好。

其次是「運動」，最好能活絡腸道蠕動，或者是刺激腹部周遭的肌肉，像是走路、體操、伸展、深蹲等，可按自己的節奏和緩執行的運動。重點在於：雖然簡單也要每天做。早上起床慢慢按摩腹部，有助於排便。

最後是「睡眠」，重點在於睡眠品質。必須活絡副交感神經，身體才能放鬆，安穩入眠。平常要有足夠的休息，才能活絡腸道蠕動，調整腸道環境。

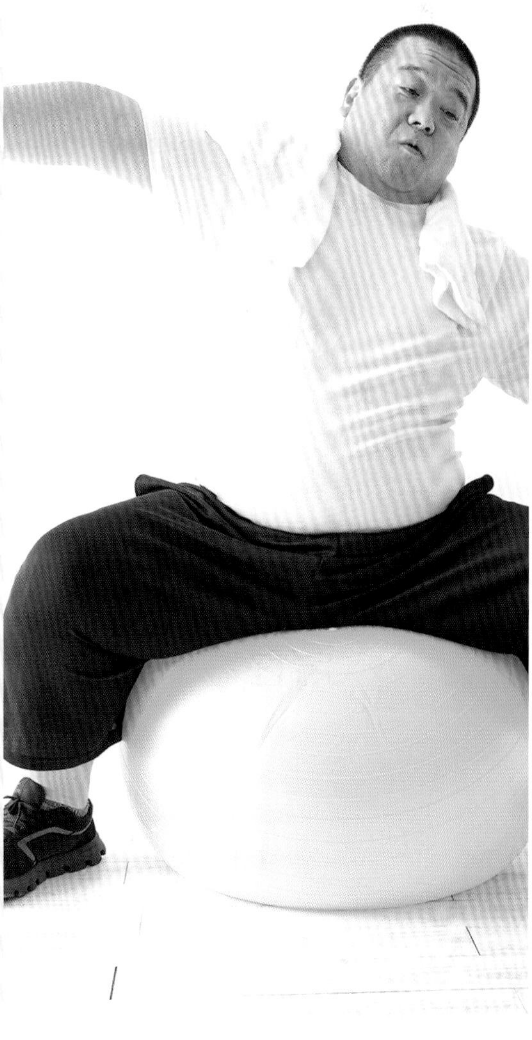

膳食纖維於體內的作用

小腸無法消化的最後進入大腸

膳食纖維進入嘴裡咀嚼，因質地較硬，要花時間咀嚼。咀嚼動作能促進唾液分泌，預防齲齒或牙周病，還能刺激飽食中樞，預防肥胖。

而進入胃裡的膳食纖維遇水鼓脹，體積增加，容易有飽足感。如果是黏液性的水溶性膳食纖維，可包裹胃裡的食物，延緩吸收速度，避免血糖值急速上升。

到了小腸，可妨礙其他內容物的移動，延緩吸收速度，避免血糖值急速上升。再者，也能吸附膽汁酸或膽固醇等有害物質，排出體外。

最後進入大腸的膳食纖維，因為富含水分，增加了糞便的重量，蠕動運動更加活絡，可促進排便。加上致癌物於腸道滯留時間變短，還有防癌的效果。

此外，膳食纖維還能成為有益人體之腸道菌的食物。像這樣的腸道菌稱為「益生菌」，而可作為益生菌食物的是「益生元」。透過腸道菌讓食物發酵，製造短鏈脂肪酸、氫、甲烷等物質；短鏈脂肪酸被吸收後成為熱量。

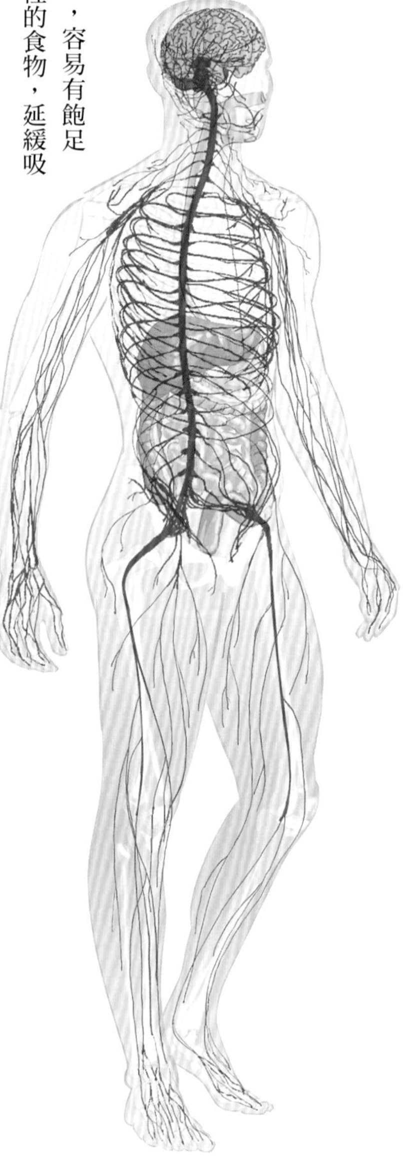

腦部和腸道息息相關

一緊張就肚子痛，可說是每個人都會有的經驗，其實這是身體的司令部——腦部狀態影響腸道機能所導致的狀況。近年來已知腸道跟腦一樣，也有可以傳達訊息的神經網絡；就算沒有大腦的指令，腸道能處理感受到的訊息，送往腦部，影響情緒，因此，腸道被稱為「第二個大腦」。

由此可知，腦部和腸道息息相關。身處於壓力社會，好好整頓腸道環境，對於心理健康來說非常重要。

便祕的形成機制

一般都說無法順利排便的狀態是「便祕」，但精準定義的話就是「超過 3 天沒有排便」或「每天雖有排便，卻有殘便感」。

口腔裡的食物經過咀嚼，通過食道進入胃裡，由胃液消化成粥狀送往小腸。這時身體會吸收必要的養分和水分，剩下的殘渣送往大腸。這些殘渣會在大腸停留 1 天到 2 天，吸乾水分後形成固態糞便送往直腸。直腸壁受到刺激出現便意，接收腦部指令從肛門排便，這整個過程不順，就很容易便祕。

便祕可分為「遲緩型便祕」、「壓力型便祕」和「直腸型便祕」3 種。遲緩型便祕起因於大腸功能不佳。如腸道鬆弛或腸道功能不佳，糞便滯留大腸時間變長，水分變少、糞便偏硬，為最常見的便祕型態。

壓力型便祕乃自律神經的副交感神經失調，導致腸道緊繃而引起，糞便如羊屎般呈顆粒狀。而直腸型便祕起因於直腸排便功能不佳，糞便已到直腸卻無法排出體外。長期臥床的老年人常有這類型便祕。

雖說便祕成因因人而異，但過度節食導致膳食纖維或水分攝取不足，缺乏運動或壓力等，都會造成便祕。跟男性相比，女性的腹肌較無力，排便力道也較弱，比男性容易便祕。

想改善便祕困擾，可攝取富含膳食纖維的食物。其中的纖維素或半纖維素［＊］可增加糞便量，刺激腸道。再者，喝冰牛奶也能改善便祕；因裡面的乳糖可以刺激胃或大腸，促進排便。

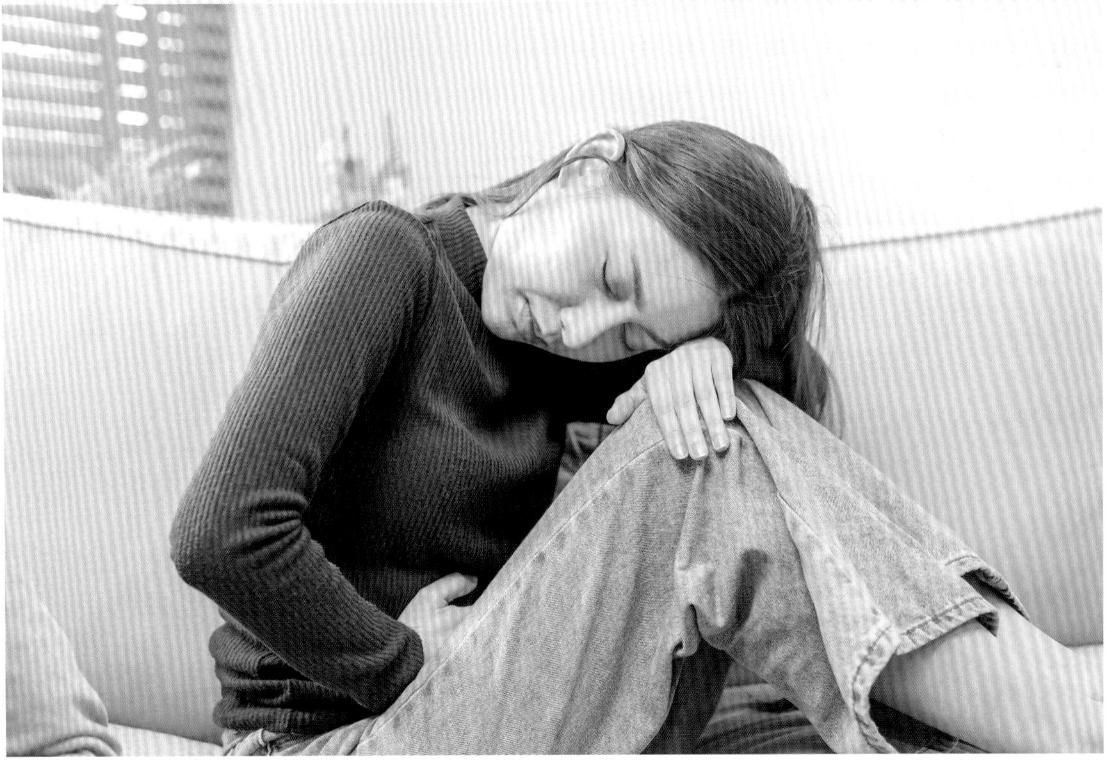

＊ 半纖維素：植物細胞壁 30% 的成分，為不溶於水之纖維素以外的膳食纖維總稱，有葡甘露聚糖、木聚糖等。

非水溶性膳食纖維

非水溶性膳食纖維有絲狀的粗糙感，常見於穀類、蔬菜、菇類、蒟蒻、豆類、種子類等食物。纖維素、甲殼素（幾丁質）、殼聚糖（幾丁聚糖）等都屬於非水溶性膳食纖維。

甲殼素

英文名稱 chitin

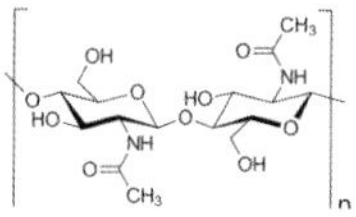

為蝦蟹等甲殼類或節肢動物、黴菌、香菇等真菌類細胞壁等的主成分，自然界分布量僅次於纖維素的多醣類。取自甲殼類之甲殼精製的甲殼素，屬於動物性的膳食纖維。據說能增強免疫力，改善高脂血症，但對人體的功效似乎尚未充分印證。

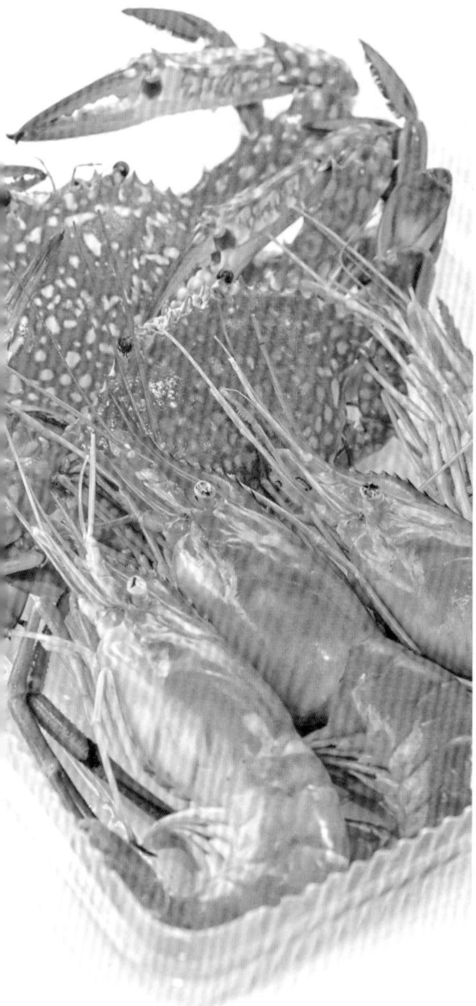

殼聚糖

英文名稱 chitosan

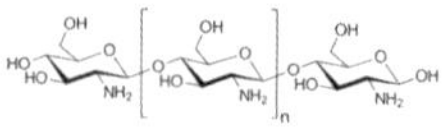

取自蝦蟹等甲殼類外骨骼的甲殼素，去除乙醯基（CH_3CO-）後精製而成。不過，要完全去除乙醯基有點困難，精製後仍會殘留二〇、三〇%甲殼素，一般都寫成「甲殼素・殼聚糖」。具有增黏效果，可當作食品添加物，或用於保養品、治療用的創傷保護材料、人工皮等。

纖維素

英文名稱 cellulose

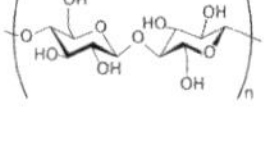

纖維素為分子式（$C_6H_{10}O_5$）n的碳水化合物。植物細胞壁與植物纖維的主成分，為地表數量最多的多醣類。植物體的纖維素占約二分之一～三分之一，但亞麻（亞麻科）纖維材質就占了八〇%，木棉則高達九八%。而蔬菜、水果或穀類等食材裡的纖維素，無法由體內消化酵素分解，成為非水溶性膳食纖維，發揮整腸作用。牛羊等草食性反芻動物，第一個胃裡的細菌就可以分解纖維素變成葡萄糖，進而轉換成熱量加以利用。

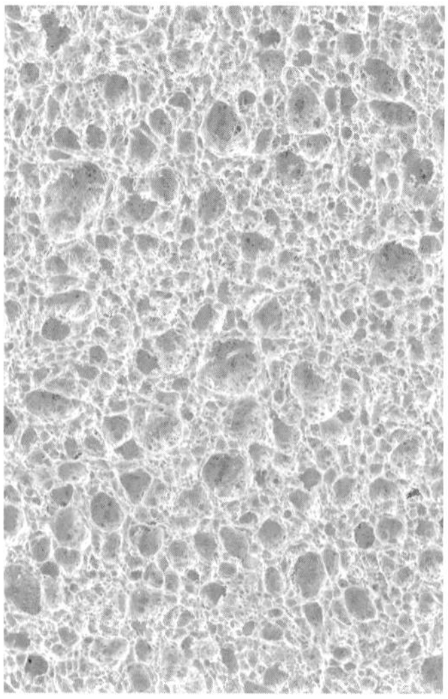

木質素

英文名稱 lignin

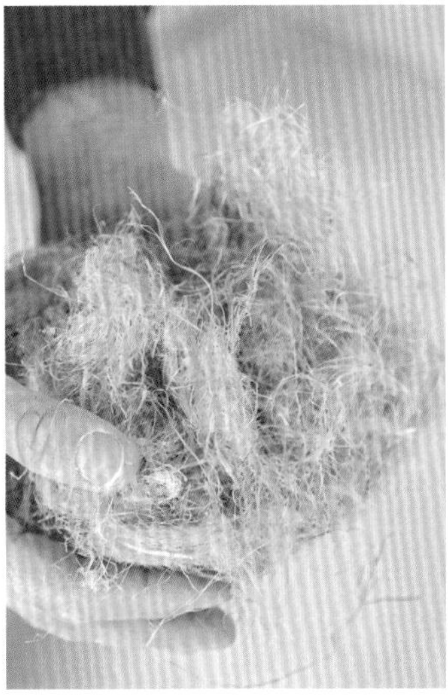

取自意味著木材之拉丁語「lignum」的木質素，為跟木材（維管束植物）導管或假導管等之木質化有關的高分子酚化合物。木質部組織為死細胞，木材裡的木質素約有二〇～三〇%，可維持植物本體。木材占了二〇～三五%，草本類則有一五～二五%，為自然界最豐富的天然有機物。根據研究，木質素能幫忙排出腸道裡的殘留物，預防大腸癌或肥胖等生活習慣病，改善便祕或腸道環境，更有助於瘦身減肥。在食品方面，亞麻籽或根菜類（胡蘿蔔、白蘿蔔）或小麥麩質等含量較多。

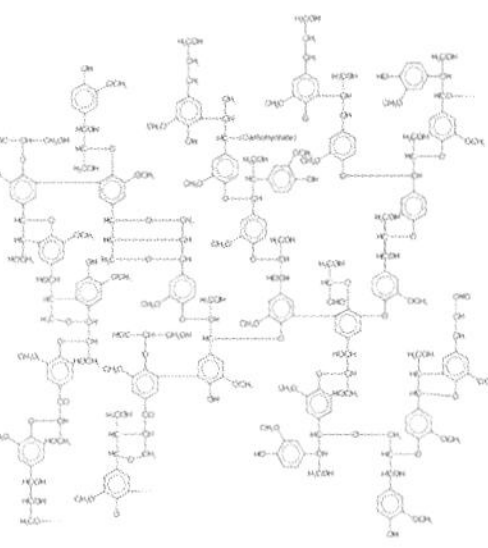

糙米、雜穀米的功效

糙米即稻米未曾精磨過的米；稻米精磨去除的部分稱為「米糠」，常見於果皮、種皮、胚芽等部位。而米糠富含膳食纖維、維生素 B 群、礦物質等養分。根據「日本食品標準成分表 2020 年版（第八版）」，每 100g 糙米含有 3.0g 膳食纖維，0.41g 維生素 B_1，110mg 的鎂。其中，膳食纖維約為白米的 6 倍，維生素 B_1 和鎂約 5 倍。

糙米裡面的膳食纖維大多是可增加糞便體積，促進腸道活絡的非水溶性，可改善便祕困擾。此外，也能抑制血糖值急速上升，降血脂，維持皮膚或黏膜健康。

再者，糙米裡的植酸成分，可吸附體內有害物質，將這些有害物質排出體外。

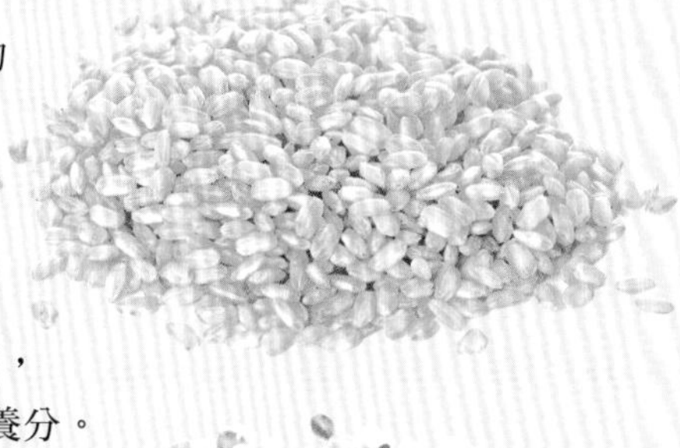

而小米、稗、稷、大麥、薏仁等複數雜糧和白米可雜交成雜穀米。一般市售的雜穀米會因廠商交配的雜糧不同，裡面的營養素也不一樣。但除了膳食纖維或維生素 B 群、蛋白質等，也含有 γ－胺基丁酸（GABA）或多酚化合物等養分。跟糙米一樣可改善便祕困擾，內含的多酚化合物還能抗氧化；此外，據說還能穩定情緒或提升睡眠品質。

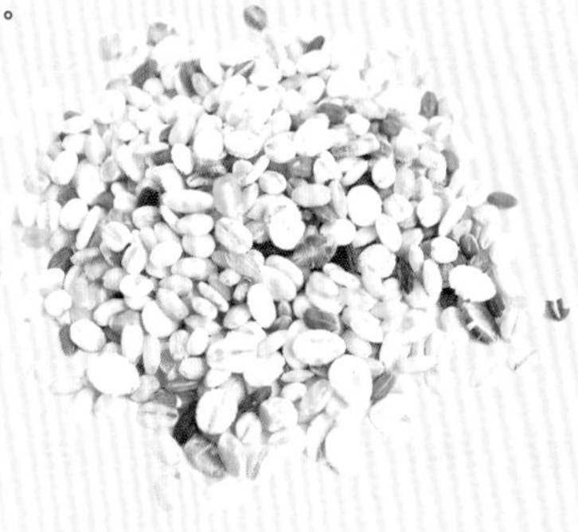

水溶性膳食纖維

水溶性膳食纖維有些黏黏的，有些乾乾的，常見於未精磨的穀類、水果、芋薯、海藻類等食材，如水果裡的果膠、蒟蒻裡的葡甘露聚糖、昆布裡的海藻酸，或牛蒡裡的菊糖等。

海藻酸

英文名稱 alginic acid

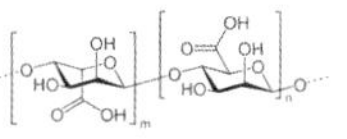

昆布、海帶芽、海蘊、羊栖菜等褐藻類，都含有水溶性膳食纖維，占了乾燥的昆布或海帶芽三〇~六〇%的主成分。在海裡可跟礦物質結合成海藻酸鹽，形成果凍狀塞滿細胞間隙。除了預防高血壓，降膽固醇，還能預防動脈硬化。海藻酸具有保水性，尤其常用來當作麵粉製品的品質改良劑。又名昆布類黏質物。

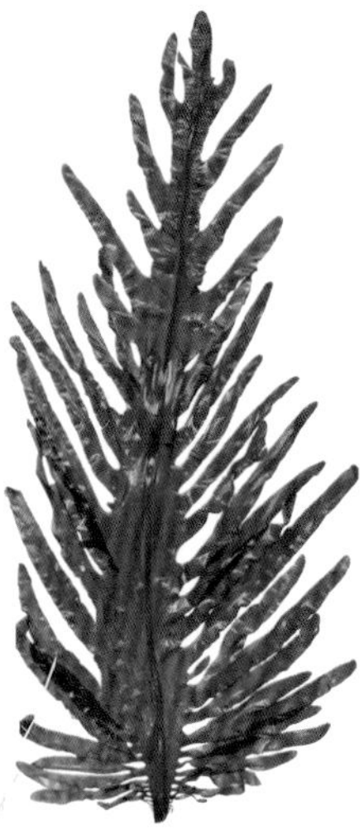

菊糖

英文名稱 inulin

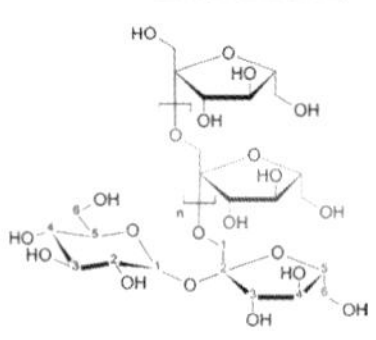

洋薑或牛蒡、韭菜等食材富含的果糖聚合物（果聚糖）。雖屬糖，但人體沒有分解菊糖的酵素，幾乎都不被吸收排出體外，因此歸類於水溶性的膳食纖維。熱量只有砂糖的四分之一到三分之一，脂肪只有砂糖的六分之一到九分之二，可作為低熱量食品，於腸道發酵分解成為果寡糖。也有報告指出，菊糖可促進鈣和鎂的吸收，活絡腸道細菌。

由於菊糖具有優異的營養價值，近年來常用於食品中。從淡味到甜味食品均可，也能取代砂糖、脂肪和麵粉。不過，吃多了，體質過敏或吃不習慣者，可能會脹氣，要特別注意。

葡甘露聚糖

英文名稱 glucomannan

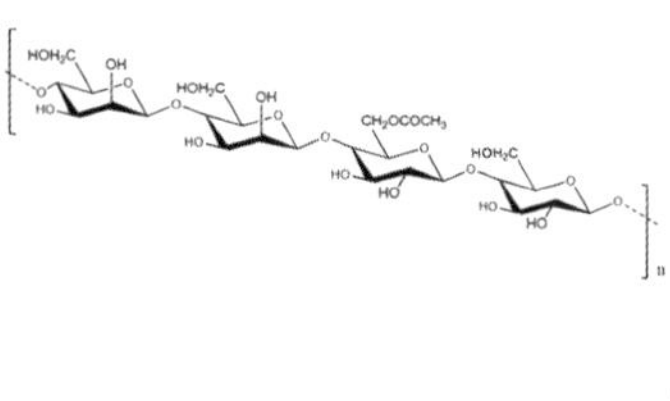

蒟蒻（魔芋）等食材內含的水溶性膳食纖維。葡萄糖和甘露糖經糖苷結合，所構成的大分子物質。為蒟蒻的主成分，又名蒟蒻甘露聚糖。雖然可以改善便祕或抑制膽固醇吸收，但吃多了可能會有下痢等症狀，尤其是對孕婦或授乳期婦女的安全性，相關數據還不夠周全。因具有良好的黏性，可用在果凍、麵包或麵食類裡面作為增稠劑。

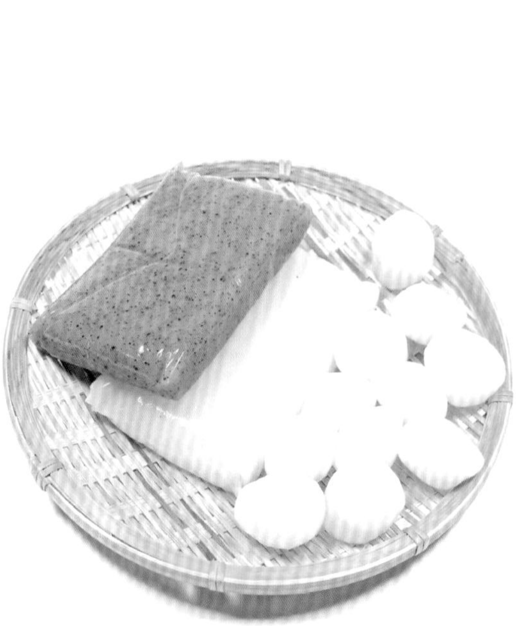

洋車前子

英文名稱 psyllium

洋車前草（車前草屬的印度車前草）種子或種皮富含的膳食纖維。因非水溶性膳食纖維與水溶性膳食纖維兩者含量相當，不僅能解便祕，還能抑制血糖急速上升；再者，還能降血脂，為高人氣的保健食品。

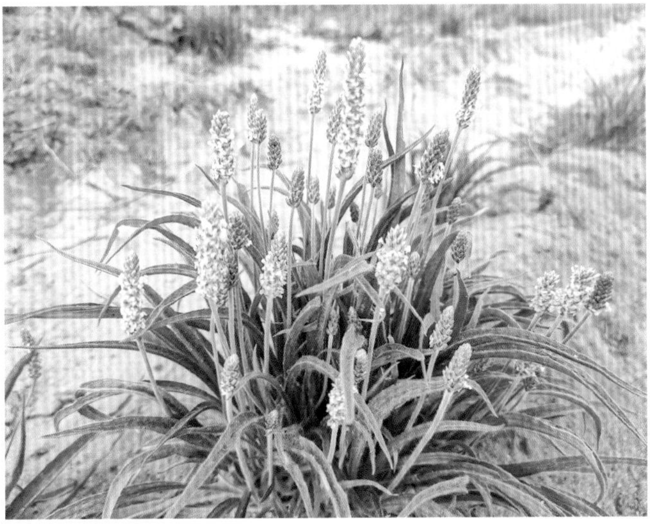

果聚糖

英文名稱 fructan

為果糖分子多數聚合的高分子物質。果聚糖有菊糖型（參考第一〇六頁）、萊萬型（levan，也可稱為「線型」）和Graminan型等三種類型。果糖結合的方式不同，性質也會有差異。果聚糖即便遇到低溫也不會凍結，因此洋蔥、冬蔥、小麥等植物為了度過寒冬，會以果聚糖囤積養分。

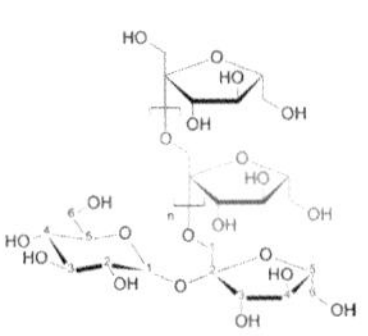

果膠

英文名稱 pectin

果膠是製造果醬或桔醬的必要成分。

柑橘類或蘋果等內含的複合多醣類，統稱為果膠，因可凝膠化，以希臘語pèktós（硬化的意思）命名，植物的莖葉或果實（尤其是果皮）都有此成分。半乳糖醛酸（Galacturonic acid）為α-1,4-結合的聚半乳糖醛酸為主成分，可大致分為HM果膠（高甲氧基果膠）和LM果膠（低甲氧基果膠）兩大類。一般來說，酯化度（DE）超過五〇%為HM果膠，未滿五〇%為LM果膠。

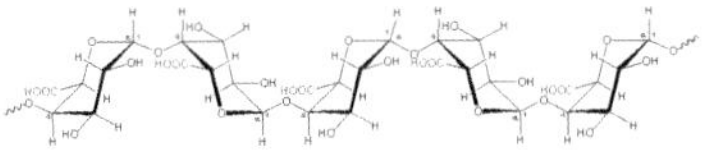

果膠可作為食品添加物，冷卻後甜度增加。在食品工業上可作為增稠安定劑（增黏多醣類），萃取來源有甜菜、葵花、甘橙、柑橘、葡萄柚、萊姆、檸檬、蘋果等食材。

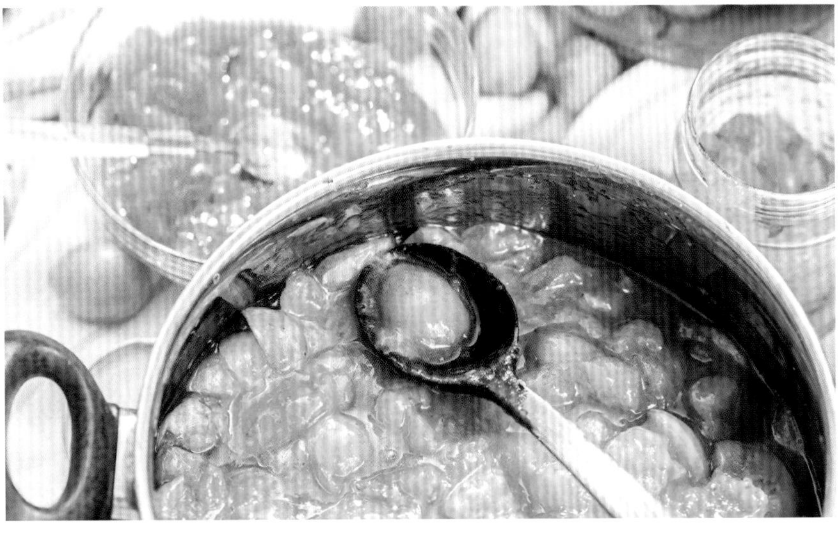

增黏多醣類

歸類於膳食纖維的增黏多醣類，可作為食品或飲料的食品添加物，增加黏性或附著力。關華豆膠、黃原膠、羅望子膠等都是天然的增黏多糖類，可能是植物受傷時分泌出來保護傷口的物質。

阿拉伯膠

英文名稱 gum arabic

也稱為金合歡樹脂，取自原產尼羅地區之阿拉伯膠樹（豆科）等植物傷口汁液，加以乾燥而成。結構的主鏈為半乳糖，支鏈同樣有半乳糖、阿拉伯糖、鼠李糖、葡萄糖醛酸，一吸水就脹成凝膠狀。本身易溶於水，水溶液有很強的黏性，具有良好的乳化安定性，常作為食品或飲料的乳化劑或安定劑，像是加入冰淇淋等甜點，或者是阿拉伯樹膠糖漿，都是典型的用法。而阿拉伯樹膠糖漿裡的「gum」（樹膠），就是因為加了阿拉伯膠才有此稱呼。蘇丹、查德、奈及利亞等非洲各國，都是阿拉伯膠的原產國，尤其蘇丹更是輸出量占世界過半的主要產地，問題是產量並不穩定。

卡拉膠（鹿角菜膠）

英文名稱 carrageenan

取自紅藻類的天然增黏多醣類。自古將海藻、海草或日本沙菜等海藻類煮溶凝固，就成為可食用的「海藻蒟蒻」。卡拉膠為具有彈性的高分子雙層螺旋結構，利用此特性於室溫下凝膠化，可作為食品的凝膠劑、增黏劑或增稠安定劑等，如加入冰淇淋、乳製品、飲料、調味料等食品當作增黏或凝膠劑；或取代脂肪用於肉製品（如肝醬或鹹牛肉等）。

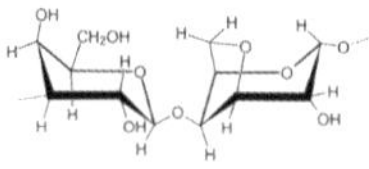

膳食纖維與加熱

膳食纖維一加熱，其分量或性質會有何變化？

根據研究，如果是水溶性膳食纖維，即使加熱，全部的分量也不會改變；但非水溶性膳食纖維一加熱的話，分量就會增加。地瓜或南瓜等富含澱粉的食材就有此特質，應該是部分澱粉沒有融化所致。

而水溶性膳食纖維也會依加熱方式改變特質。比起蒸煮方式，微波加熱的膳食纖維，不易於腸道分解。至於非水溶性膳食纖維，似乎不會受到調理方式的影響。

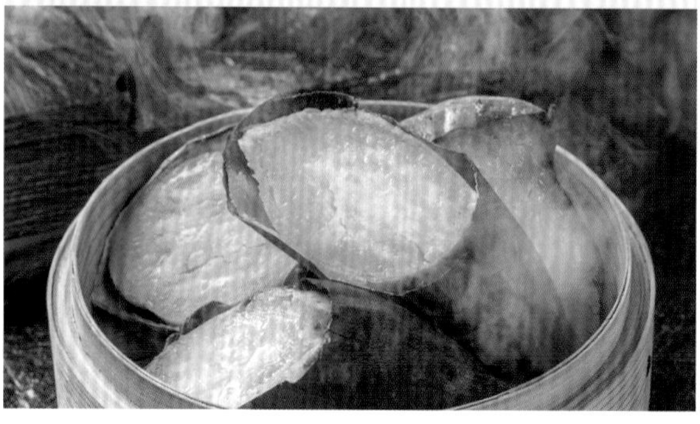

口香糖是如何製造出來的？

口香糖起源於西元 300 年左右。早在墨西哥南部的馬雅文明時代，人們就從俗稱人心果的巨樹採集「樹膠」樹脂，凝固後咀嚼。之後這種咀嚼口香糖的文化，也傳入西班牙裔移民間，拜美國商品化之賜，成為世界知名的零食。

現在的口香糖除了天然的樹膠，也會使用松樹樹脂加工製成的酯樹膠、醋酸乙烯樹脂、聚異丁烯等合成樹脂。其中醋酸乙烯樹脂因取自石油，令人質疑其安全性，但就算誤食，也不會被消化道吸收，會直接排出體外，無須憂心。

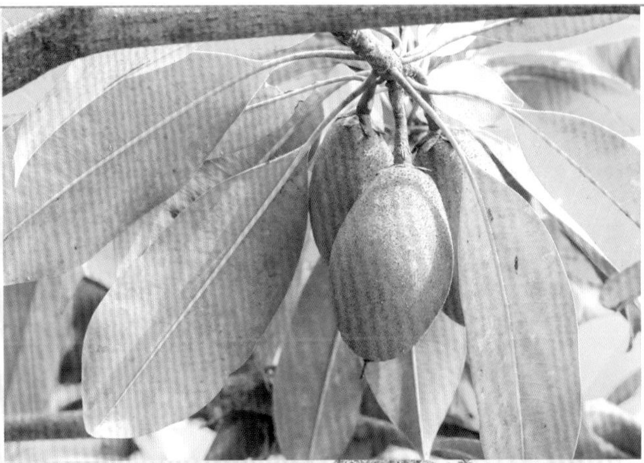

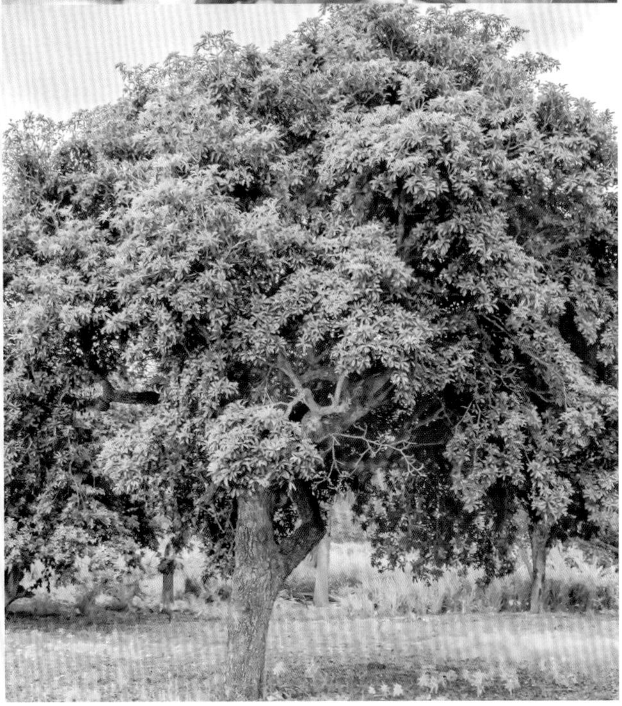

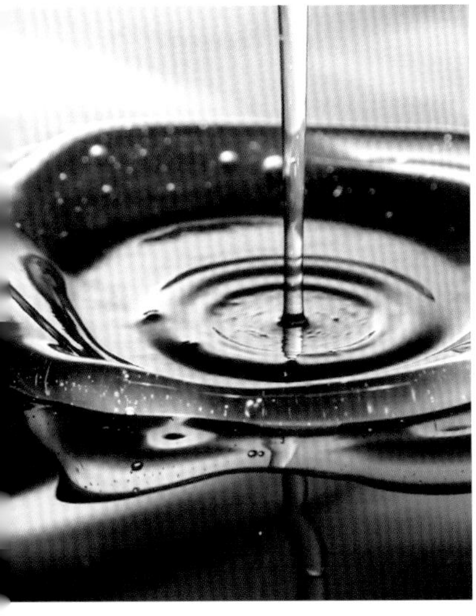

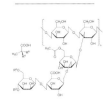

黃原膠

（玉米糖膠）

英文名稱 xanthan gum

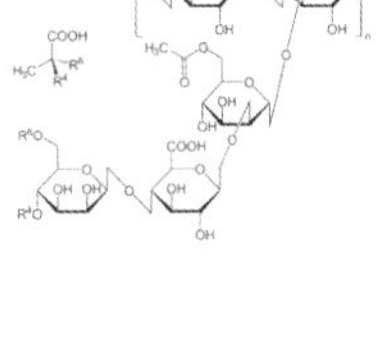

增黏多醣類之一，將以玉米等澱粉當成營養來源的野油菜黃單孢菌（*Xanthomonas campestris*）之分泌物精製的產物。加水混合產生黏性，可作為增稠劑、增黏安定劑等，用途廣泛。加在飲料或調味料等各種食品，能增加稠度提升口感。再者，針對吞嚥能力不佳的高齡者，以此為食材的開發研究也受到矚目。雖對人體沒有不良影響，但大量攝取這種多醣類，因本身不好消化，可能會引發下痢或軟便等症狀。

關華豆膠

英文名稱 guar gum

取自瓜爾豆（關華豆／豆科）胚乳的水溶性天然多醣類。為直鏈的甘露糖結合半乳糖支鏈的多醣類，可抑制血糖值上升，降低血脂，改善排便困擾。有報告指出，飲食加入關華豆膠，也可避免血糖快速上升，抑制胰島素分泌。可作為增稠劑、安定劑、凝膠化劑等食品添加物，廣泛用於冰淇淋、和菓子、水產製品、沙拉醬、佐料、湯頭、醬汁等食品。

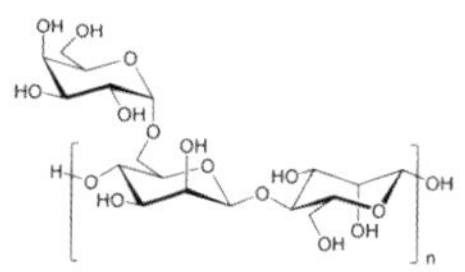

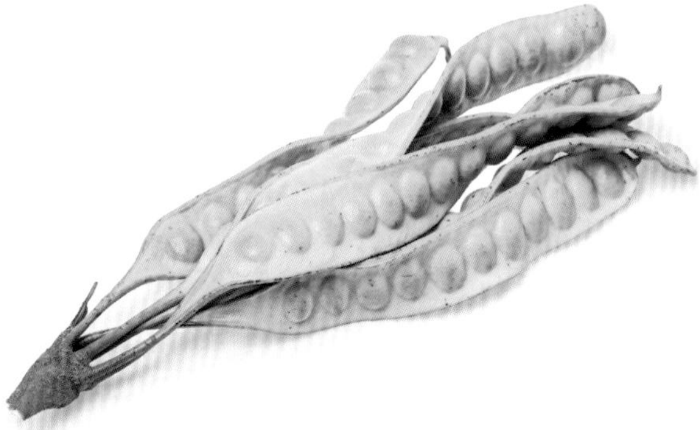

羅望子膠

英文名稱 tamarind gum

取自羅望子（豆科）種子的多醣類。在原生地印度或東南亞，以豆類為香料，自古即為食材。現在則作為食品添加物裡的增黏安定劑。本身幾乎不溶於冷水，要加熱超過八〇℃才會完全溶解，不僅耐熱，耐酸也耐鹼。除了用於增黏、乳化、保水、安定以外，還可當成凝膠化劑，廣泛用於沙拉醬、醬汁、冰品等食品。

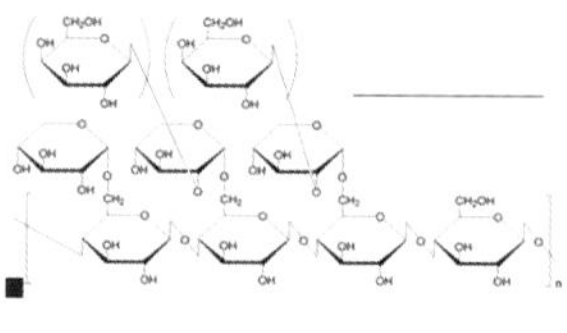

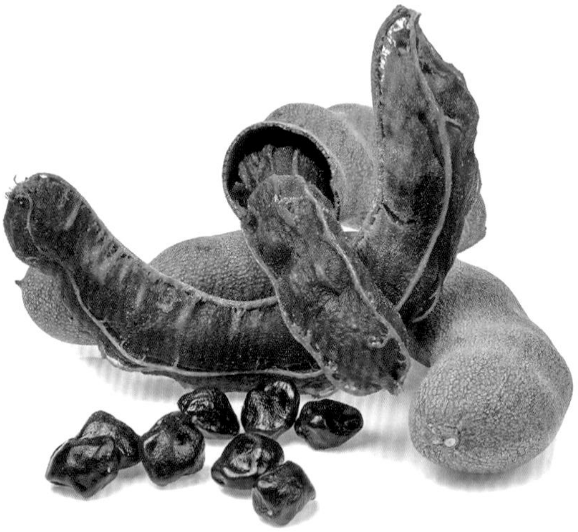

黃蓍膠

英文名稱 gum tragacanth

一種天然橡膠，自生於中東半沙漠地區的雪燕樹（豆科）傷口分泌物，乾燥後的樹脂狀物質。也稱為塔拉康橡膠，為阿拉伯糖、木糖、岩藻糖、半乳糖、半乳糖醛酸等構成的複雜多醣類混合物。現在常作為翻糖糖膏的原料之一，也可當作乳液的安定劑、冰淇淋等黏滑劑。

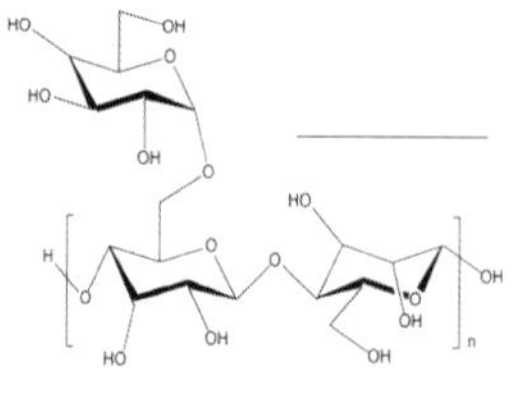

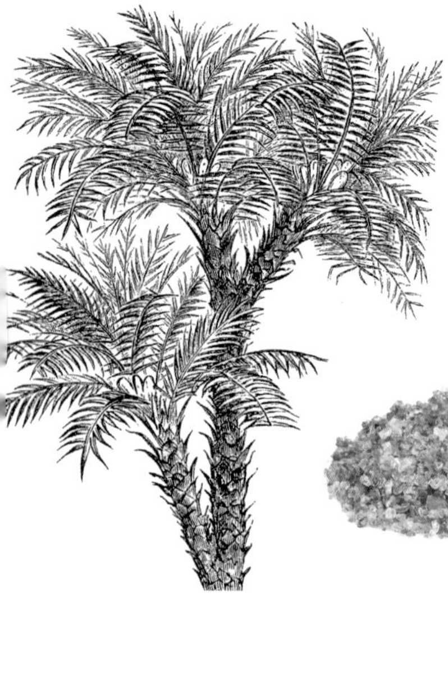

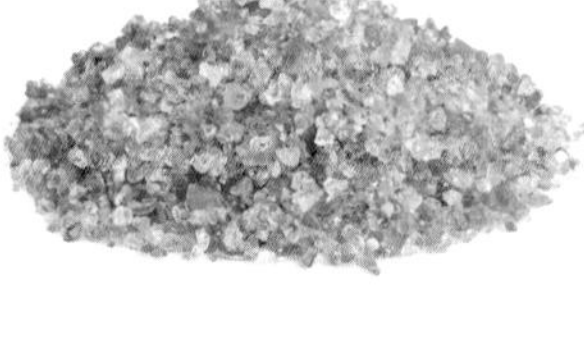

櫻花膠

英文名稱 sakura gum

薔薇科櫻花屬的櫻花或桃樹等樹皮或果實受傷所分泌的增黏多醣類；在法國或德國用於染色，阿富汗則作為食用。

刺槐豆膠

英文名稱 locust bean gum

由自生於大西洋或地中海沿岸的長角豆（豆科長綠小喬木）種子（長角豆屬）取得的多醣類。自古即為食材，也是可可或巧克力的替代品。主成分為半乳糖甘露聚糖，可作為食品用增黏劑或冰淇淋的冷凍安定劑；或跟其他多醣類並用，當作果凍或布丁等甜點的凝膠化劑。也有一說，其實寶石的重量單位克拉「carat」，就來自這種長角豆屬果實的希臘語（kelation）。

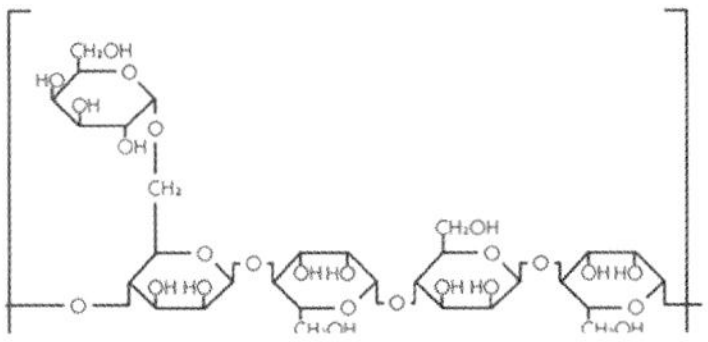

充分咀嚼
享受進食樂趣

食物吃得再多，不表示可以攝取所有的營養素。

最重要的是充分咀嚼，最好一口嚼 30 次，在印度甚至會咀嚼 32 次。為了充分咀嚼享受進食的樂趣，應該「慢慢品嘗，減少每一口的分量」。盡可能每天固定時間用餐，抱著愉快的心情用餐，才能確實攝取必要的營養素。用餐時千萬不要想一些不開心的事，一旦憂鬱或有壓力，就很難好好吸收養分。慢慢咀嚼活絡味覺與嗅覺，大腦就會產生幸福感。透過良好的飲食習慣，讓人對於活著、好好活著，存著感恩的心。

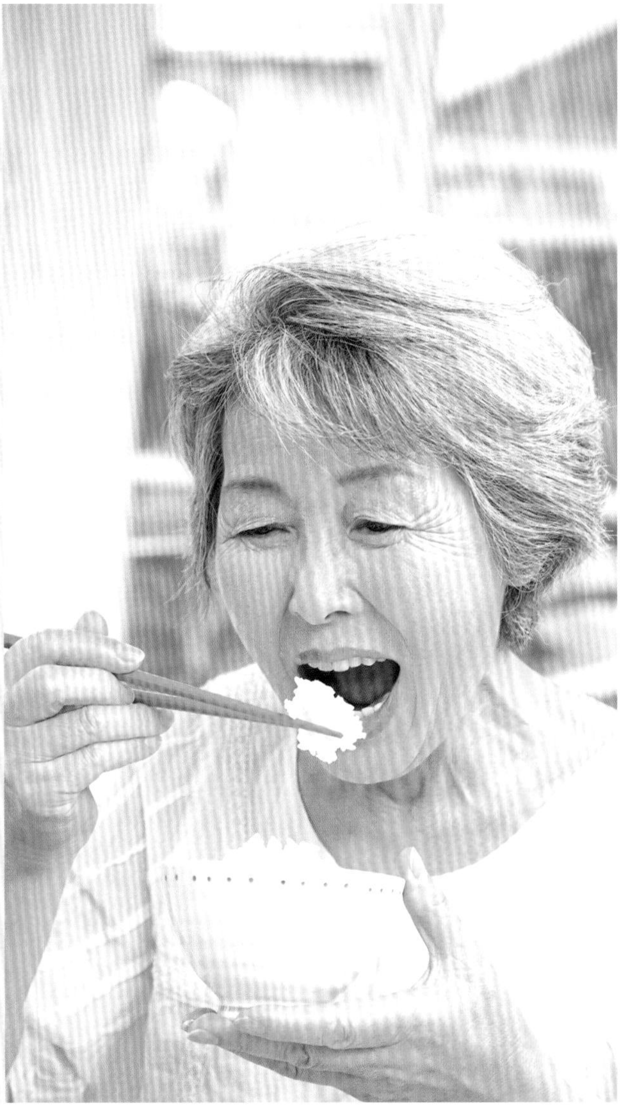

配糖體

膳食纖維的分類中，還有一種稱為配糖體的物質。配糖體也稱為糖苷（glycoside），為糖結合（糖苷結合）之化合物的總稱。構成配糖體的糖稱為糖基（glycone），糖結合前的物質稱為糖苷配基（aglycone）。

水楊苷

英文名稱 salicin

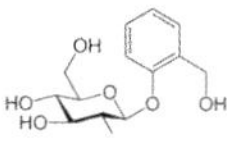

水楊苷為西洋柳（柳科）的樹皮或樹葉裡的配糖體。

其化學結構跟阿斯匹靈關係密切，效果類似人體的止痛劑。西元前的醫師希波克拉底就留下相關記錄，而一七六三年，英國神父E・史東也發現柳樹的萃取物有治療惡寒、發燒、腫脹等效果。

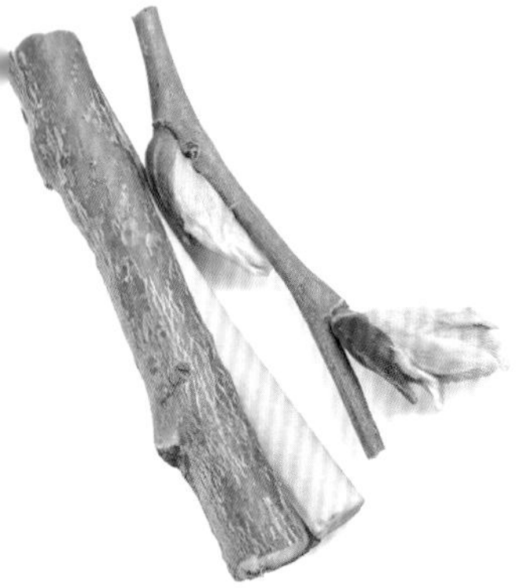

紫茉莉苷

英文名稱 jalapin

只有旋花科植物才有此成分，食品的話只有地瓜裡有。從地瓜塊根或葉柄切口滲出的乳狀物，也稱為「紫茉莉苷樹脂」(樹脂配糖體)。紫茉莉苷的液體接觸空氣會氧化發黑，成為地瓜加工時的阻礙成分之一。紫茉莉苷自古即為緩下劑（便祕藥），所以，吃了地瓜後，可期待膳食纖維和紫茉莉苷的相乘作用。

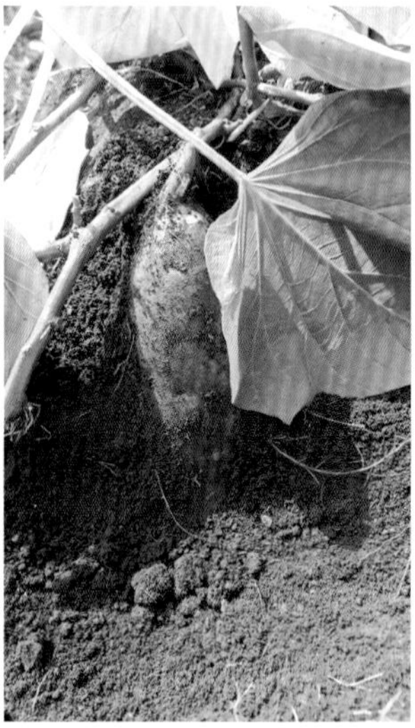

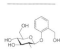

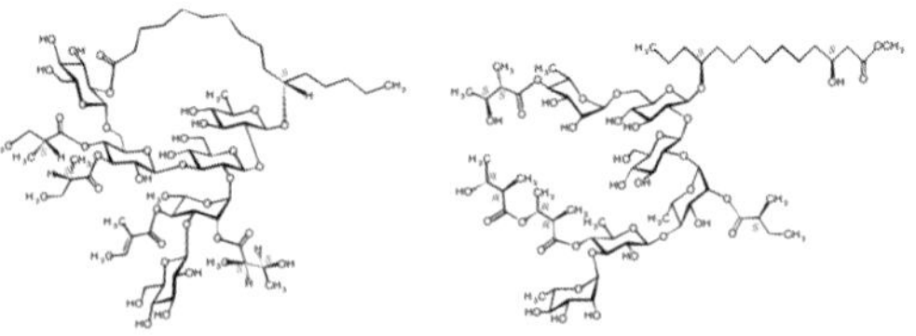

不要過量攝取「難消化性糊精」！

所謂的難消化性糊精，就是玉米等食材產生的水溶性膳食纖維。據說有抑制飯後血糖急速上升，降低脂質吸收速度，調整腸道環境等功能。一般都視為特定的保健食品，但是，若攝取過量，也會有持續拉肚子、下痢或腹痛的風險。市售的清涼飲品也常含此成分，懷孕婦女要特別注意。再者，限醣者有時血糖會過低，攝取時最好先諮詢醫師。

益生菌與腸道環境

所謂的益生菌，就是可均衡腸道菌、有益人體的微生物，或含此微生物的食品，如比菲德氏菌或乳酸菌等。據說腸道裡約有 1000 種多達 100 兆個的細菌，重量約 1kg。這些細菌依種類聚集為腸道菌叢，如比菲德氏菌或乳酸菌等腸道好菌、葡萄球菌或威爾氏菌等腸道壞菌、身體變差就會作怪的大腸菌等日和見菌（不好不壞菌）。

當腸道菌失衡，壞菌增加，身體會出現便祕、下痢、便便或放屁變臭、感染等各種不適症狀。而壓力、暴飲暴食或年齡老化等，都是壞菌增加的主要因素。

這時的益生菌能讓壞菌增加的腸道恢復正常。乳酸菌一進入大腸，可分解糖，製造乳酸，讓腸道變成酸性，營造比菲德氏菌容易增生的環境，以調整腸道環境。

市售商品常宣稱「活的乳酸菌直抵腸道」，但究竟會有多少乳酸菌活著抵達，目前不得而知。再者，乳酸菌製品有的也有殺菌效果，即便是死掉的細菌也能成為好菌的食物，讓腸道環境變得更好。

優格、納豆、味噌等發酵食品均含有乳酸菌。想持續擁有好的腸道環境，記得平常多攝取這類食品。

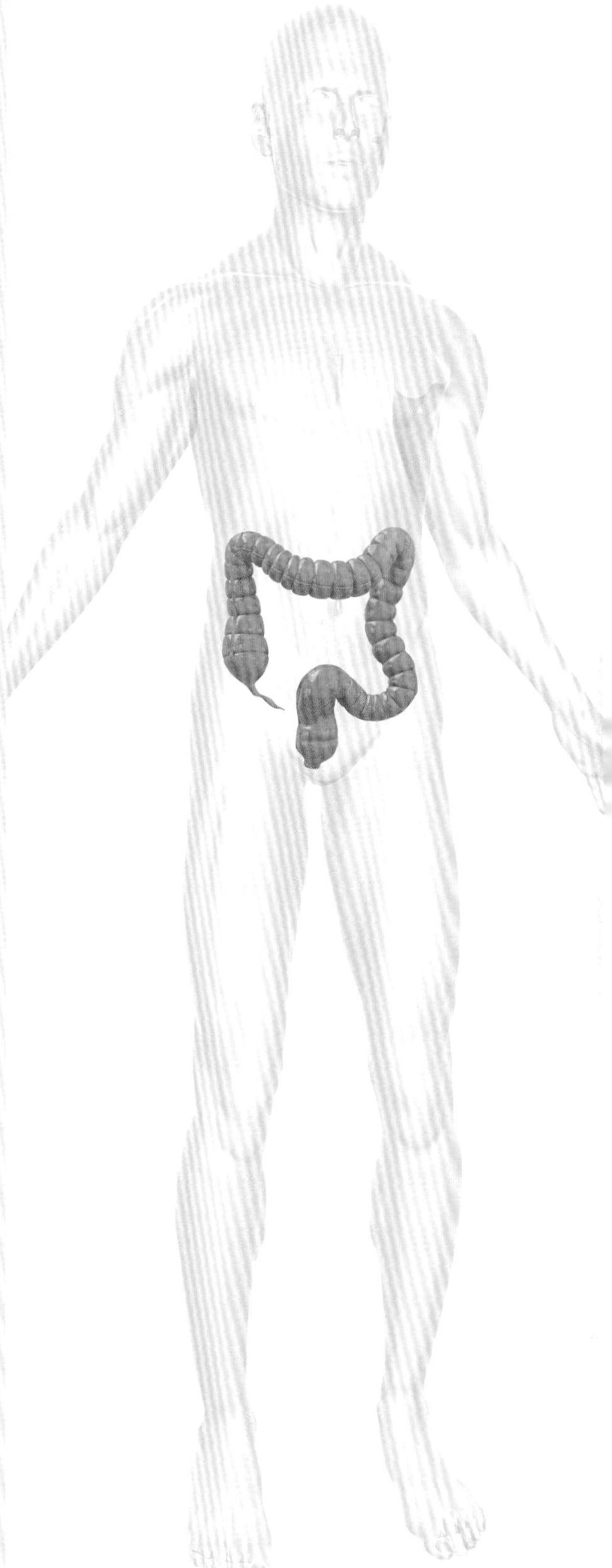

何謂增黏安定劑？

增黏安定劑是一種食品添加物，可用於食品或飲品增加黏度，也稱為黏稠劑。依其用途可分為「增黏劑」、「安定劑」、「凝膠化劑」。

再將它們大致分為兩種。首先是取自天然原料的果膠（參考第一〇七頁）或明膠等，以及澱粉經由微生物發酵製成的黃原膠（參考第一〇九頁）。

如下圖所示，這些添加物可用於食品加工，達到不同的目的。像是冰淇淋或佐料等，不僅能讓人品嚐到加工製品的黏稠感，可樂等碳酸飲料常用的阿拉伯膠（豆科植物的樹液）等，更是製造時不可欠缺的增黏劑。所以，我們可能在日常生活中攝取了很多添加物。

在現代化的飲食中，很多食品都會使用這些添加物，即便很多製造原料是天然的，還是無法充分確認安全性的成分。加上每種食品的用量很少，更讓人難以判斷其風險。所以，必須制定每日容許攝取量（ＡＤＩ），作為食品添加物的安全指標。

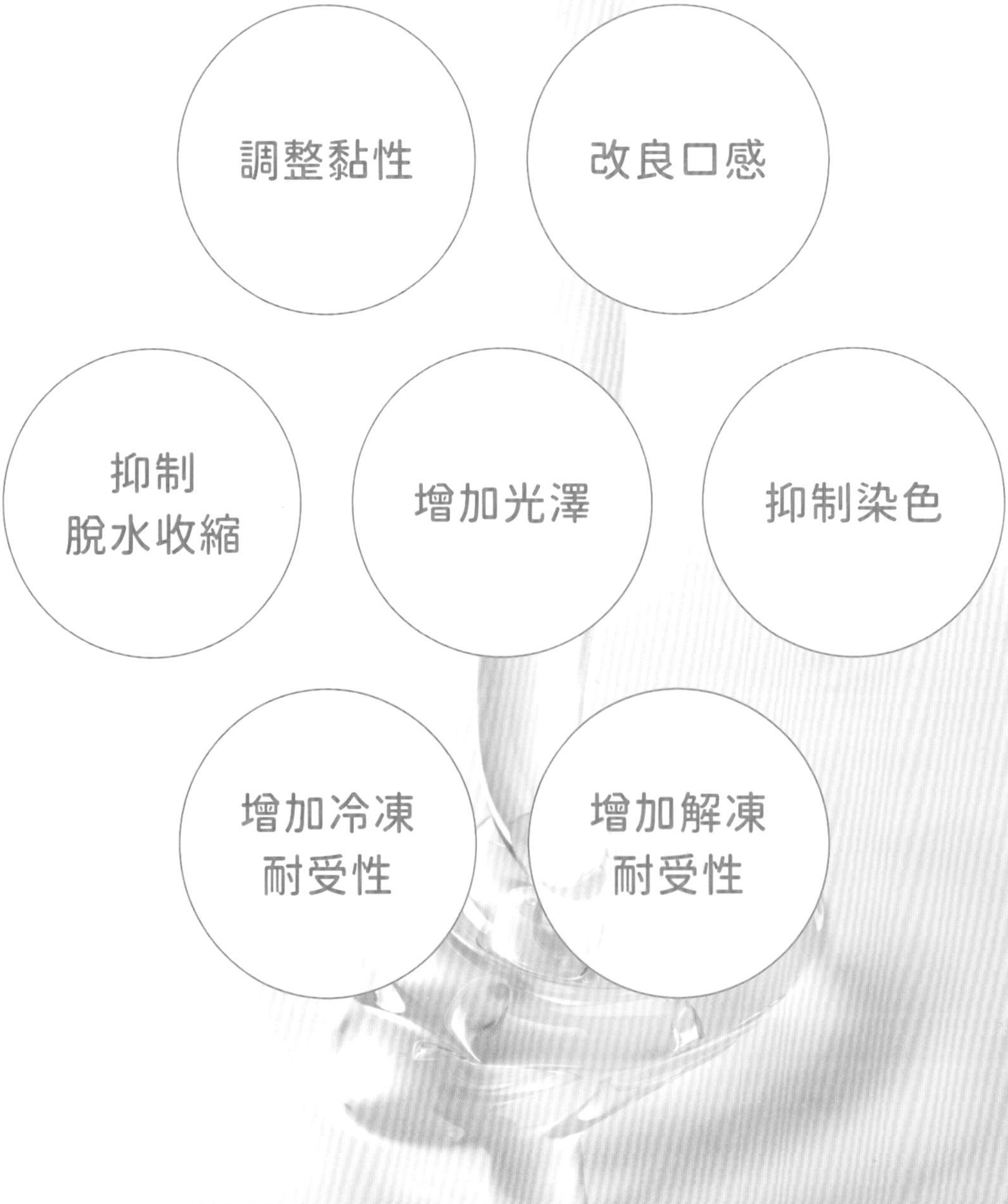
調整黏性
改良口感
抑制脫水收縮
增加光澤
抑制染色
增加冷凍耐受性
增加解凍耐受性

自然界
增黏多醣類的來源

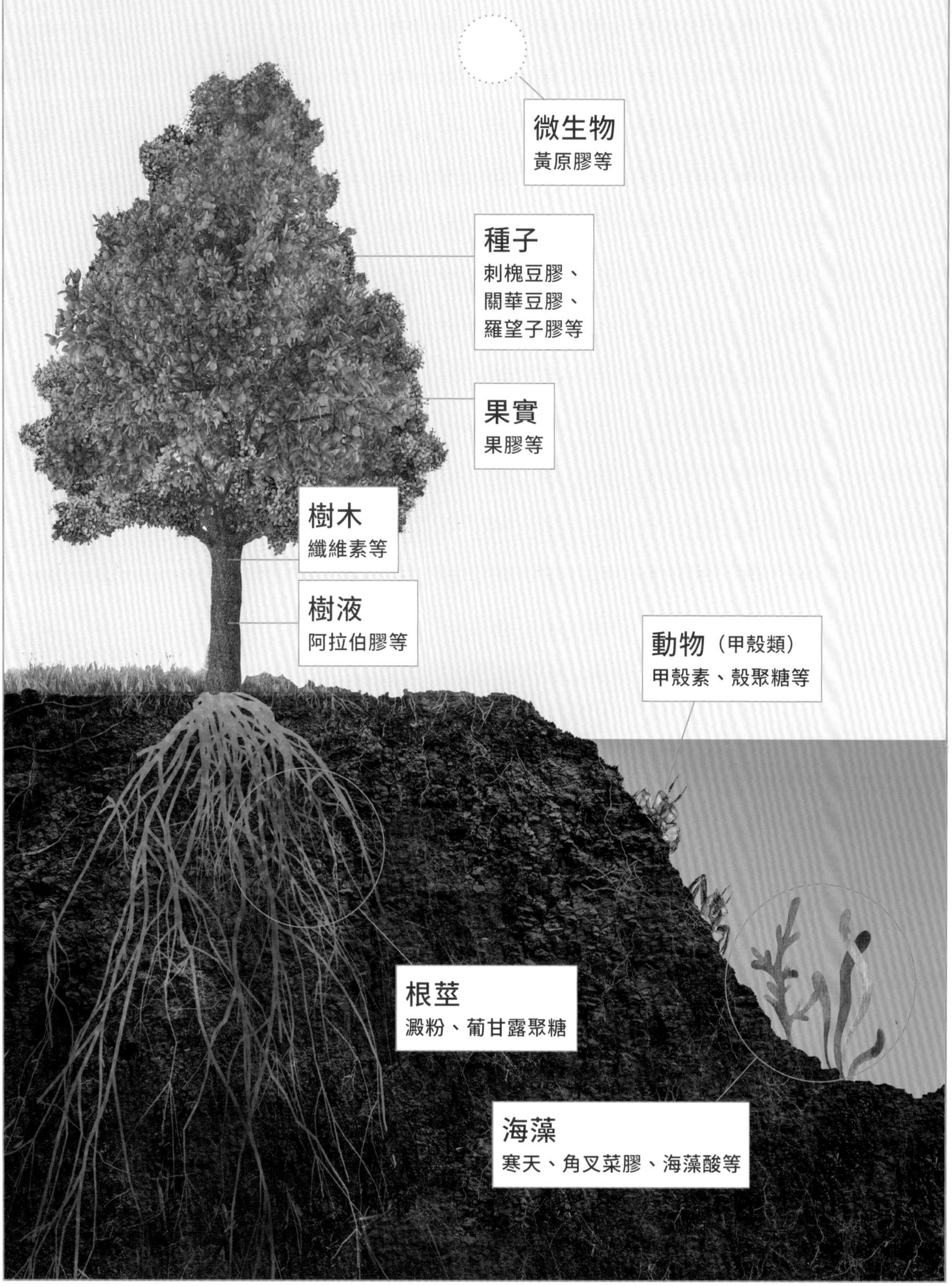

膳食纖維一天的攝取目標量

膳食纖維可以預防很多生活習慣病，平日可以多攝取。膳食纖維的來源有蔬菜類、芋薯類、果實類、穀類等。

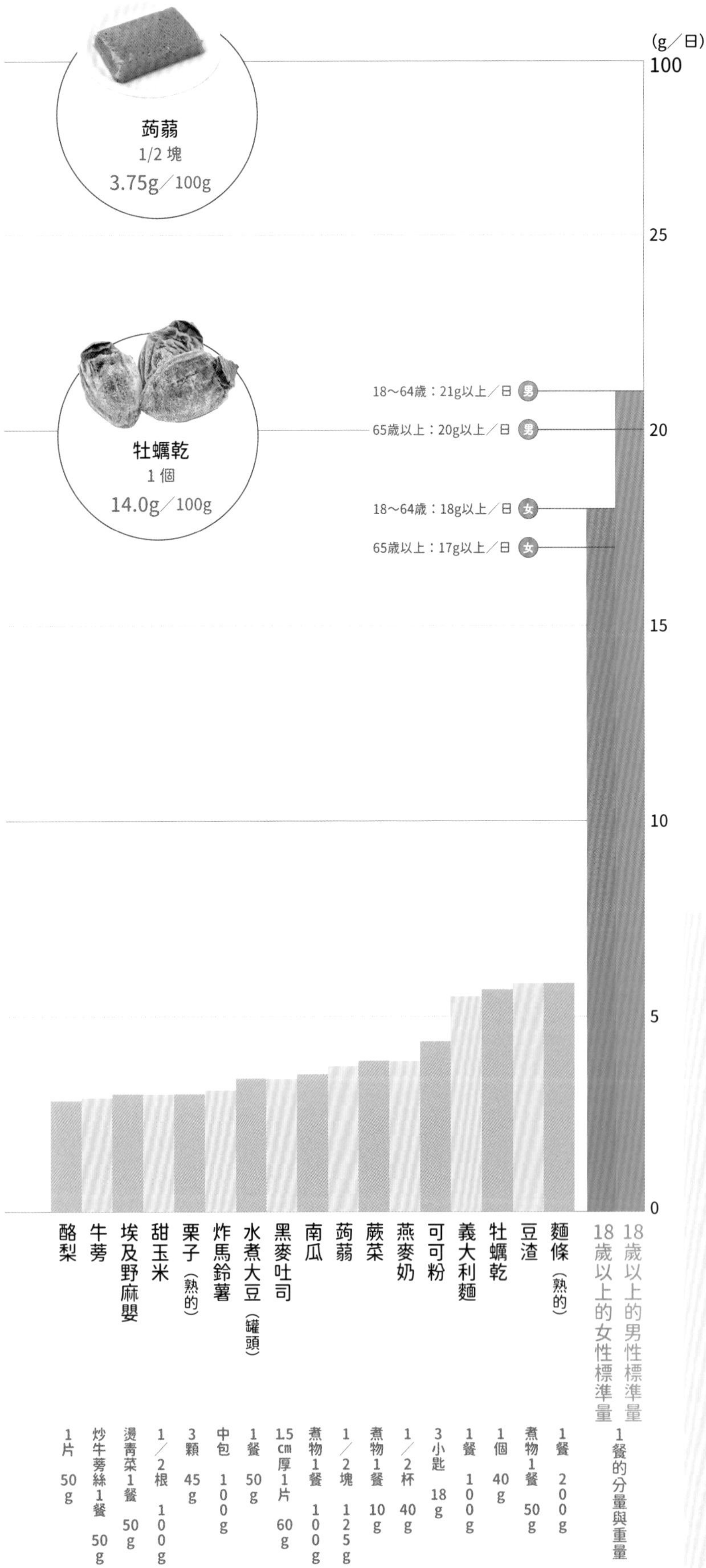

何謂目標量（DG）？

以預防生活習慣病為目標的建議攝取量。

膳食纖維一天的攝取目標量

性別	男性	女性
年齡（歲）	目標量（g）	目標量（g）
3~5	8 以上	8 以上
6~7	10 以上	10 以上
8~9	11 以上	11 以上
10~11	13 以上	13 以上
12~14	17 以上	17 以上
15~17	19 以上	18 以上
18~29	21 以上	18 以上
30~49	21 以上	18 以上
50~64	21 以上	18 以上
65~74	20 以上	17 以上
75 以上	20 以上	17 以上

身體活動強度 II（一般）

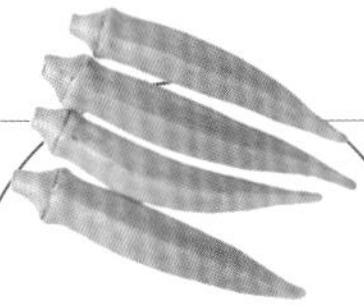

秋葵
4 根
5.0g/100g

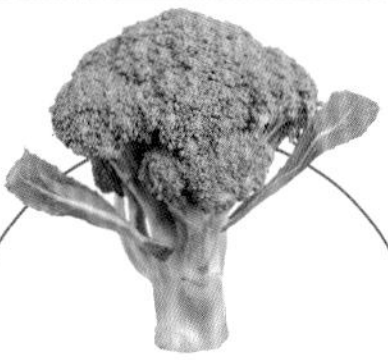

青花椰菜
1 小朵
5.1g/100g

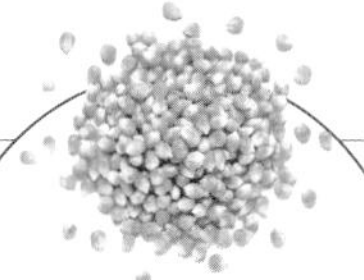

甜玉米
中型 1/2 根
3.0g/100g

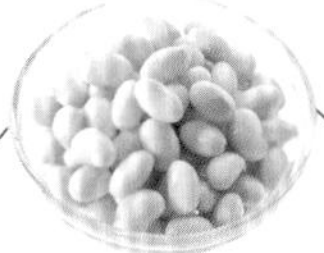

水煮大豆（罐頭）
1 餐
8.5g/100g

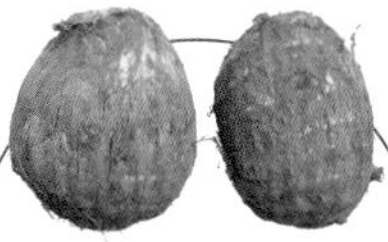

芋頭
1 顆
2.3g/100g

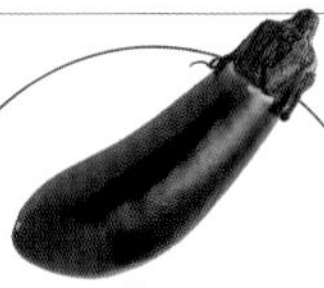

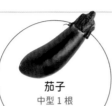

茄子
中型 1 根
2.2g/100g

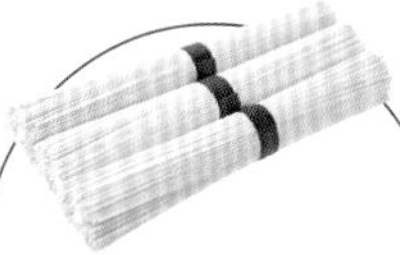

麵線（熟的）
1 餐
2.5g/100g

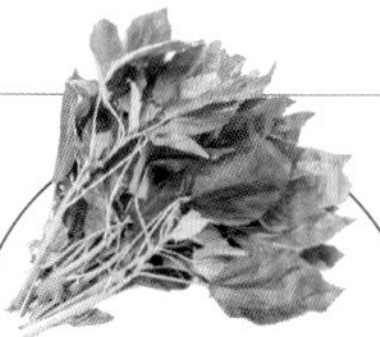

埃及野麻嬰
燙青菜 1 餐
5.9g/100g

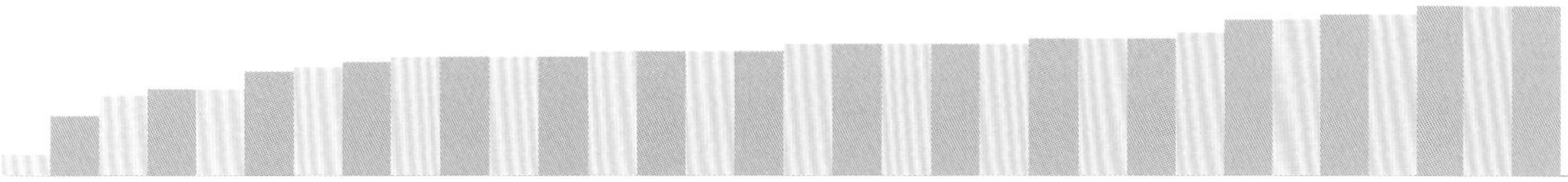

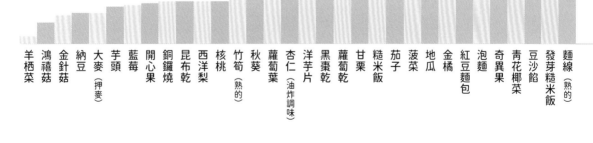

羊栖菜	鴻禧菇	金針菇	納豆	大麥（押麥）	芋頭	藍莓	開心果	銅鑼燒	昆布乾	西洋梨	核桃	竹筍（熟的）	秋葵	蘿蔔葉	杏仁（油炸調味）	洋芋片	黑棗乾	蘿蔔乾	甘栗	糙米飯	茄子	菠菜	地瓜	金橘	紅豆麵包	泡麵	奇異果	青花椰菜	豆沙餡	發芽糙米飯	麵線（熟的）
1餐 10g	1餐 30g	味噌湯1碗 30g	1／2包 20g	2大匙 20g	1顆 70g	1餐 50g	25顆 20g	1個 70g	10cm見方 6g	1／2顆 100g	8顆 25g	煮物1餐 60g	4根 40g	1小碗 50g	20顆 20g	1／2大袋 50g	3顆 30g	1小碗 10g	5顆 25g	1碗 150g	1根 100g	燙青菜1餐 80g	1條 100g	3顆 50g	1個 70g	1包 95g	1個 100g	1小朵 50g	饅頭1顆 40g	1碗 150g	1餐 300g

維生素

身體代謝需要的微量成分

維生素（維他命）是維持生命機能或生育的必要營養素，與各種生理機能的維持或代謝有關。但不同於其他營養素，維生素無法製造熱量或身體組織。維生素無法於體內合成，即便合成也非常微量，不足以應付身體的需求，必須從食品中攝取。萬一攝取量不足，會引起各種維生素缺乏症。但近年來健康食品或保健食品氾濫，也會造成維生素攝取過量的問題。

維生素分為脂溶性與水溶性。脂溶性維生素適合跟油脂一起吸收，水溶性維生素加入湯汁裡攝取，營養較不會流失。兩者特色不一，可採用適合的調理方式有效攝取養分。

維生素為具有一定生理作用之有機物的統稱，未必是單一的化學名稱。雖是化學結構明確以前就有的化學名稱，但因知名度高，廣為流傳使用，故沿用至今。

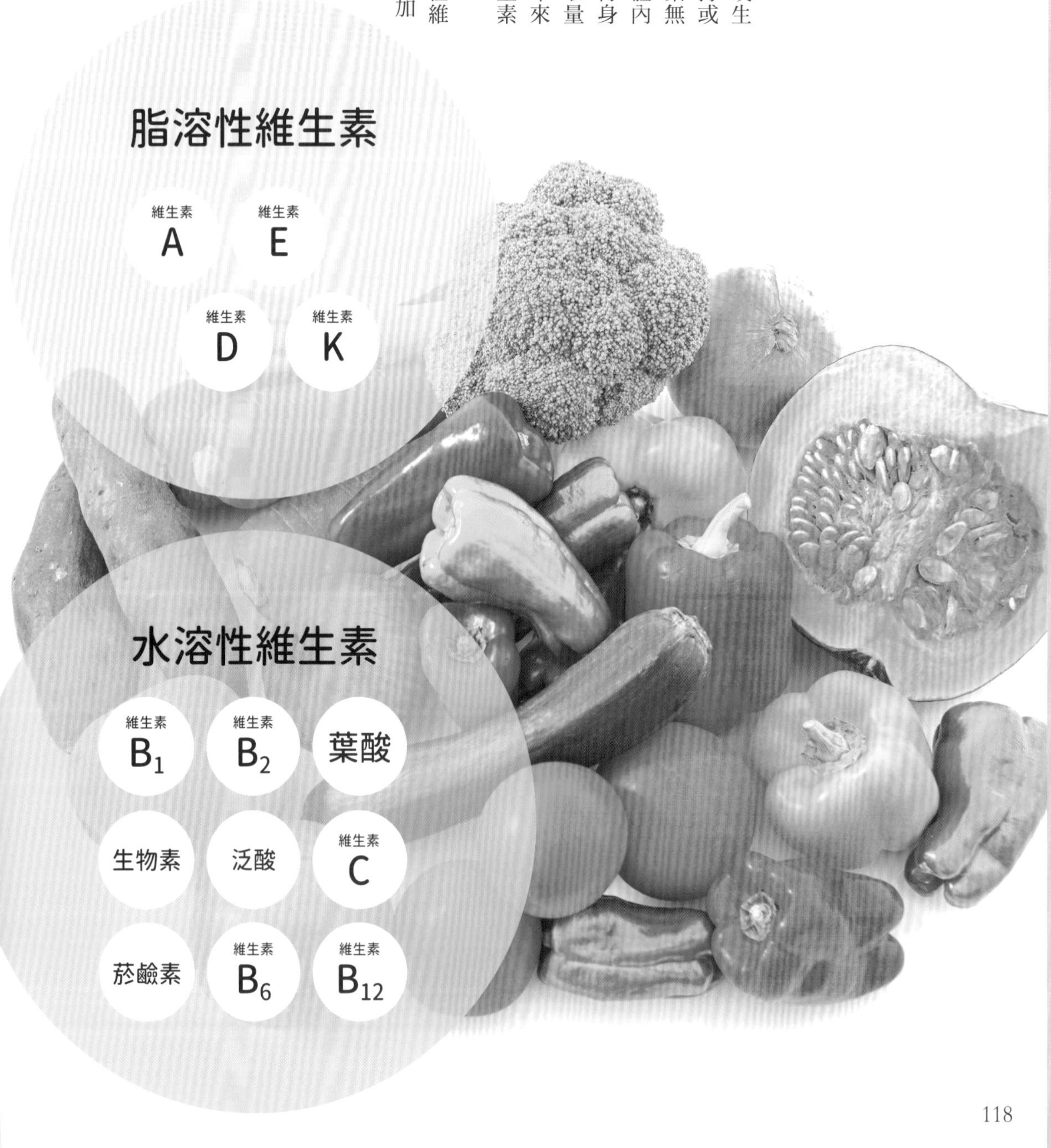
脂溶性維生素
維生素A
維生素E
維生素D
維生素K
水溶性維生素
維生素B_1
維生素B_2
葉酸
生物素
泛酸
維生素C
菸鹼素
維生素B_6
維生素B_{12}

維生素的消化與吸收

在小腸吸收後送到肝臟

維生素可由小腸的上皮細胞吸收。維生素A、D等脂溶性維生素可與油脂一併吸收，連同乳糜微粒（參考第五三頁）通過淋巴管送到肝臟。而維生素K_1和K_2則透過膽汁變成親水性極小的顆粒（微膠粒），由小腸上皮細胞吸收。被送到肝臟的脂溶性維生素，隨血液進入各個組織儲存，有需要時再運出來。

而水溶性維生素必須透過小腸上皮細胞絨毛裡，俗稱的運輸蛋白才能被吸收，經肝門靜脈送到肝臟。不過，只有維生素B_{12}可跟胃內在因子（GIF）結合由小腸吸收。

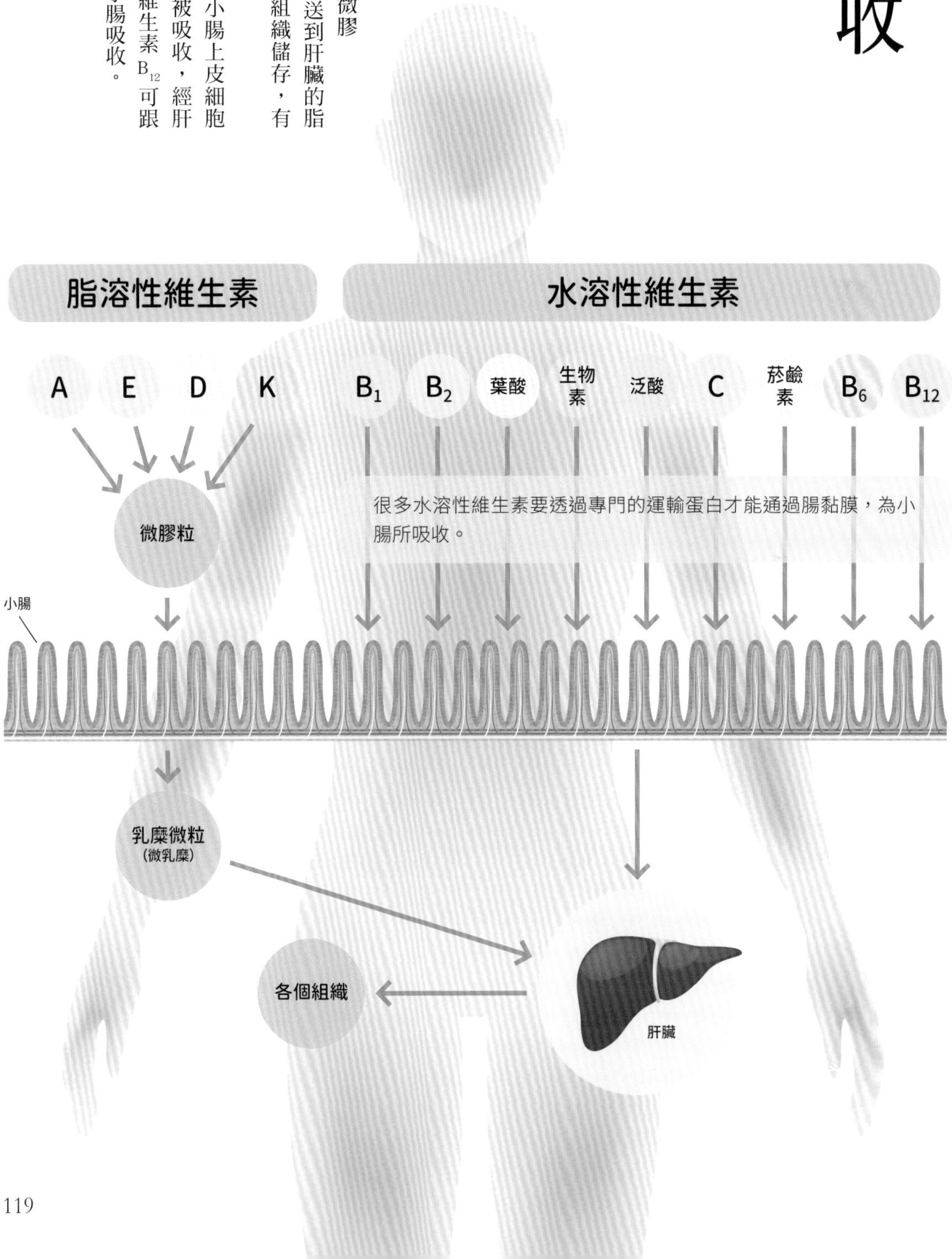

脂溶性維生素

脂溶性維生素有幾個特性：①易溶於油脂②不易溶於水③可囤積體內。主要有維生素A、維生素D、維生素E和維生素K這四種。脂溶性維生素加油脂調理，容易被人體吸收。除了維生素E以外，其他的脂溶性維生素易囤積體內，若常吃這類保健食品，攝取過量，也會造成維生素過剩的問題。但如果只是一般的飲食，應該不會有這種疑慮。

維生素A

英文名稱 retinol, 3-dehydroretinol

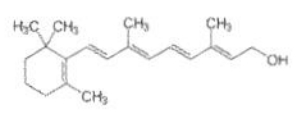

為不易溶於水、易溶於油脂的脂溶性維生素，常見於豬肝、鰻魚、奶油、乳瑪琳、起司、雞蛋、黃綠色蔬菜等食材。

維生素A的化學名稱為視網醇。β-胡蘿蔔素、α-胡蘿蔔素、β-隱黃質等均可於體內轉換成為維生素A運作（稱為維生素A先質），這些全都以「視網醇活性當量」（維生素A效力）來表示。

維生素A以促進發育為首，具有維持肌膚健康、視覺的暗適應（即便在暗處，眼睛適應了就能看見的機能）、保護鼻子或喉嚨黏膜等重要的功能。

除了從黃綠色蔬菜多多攝取維生素A，雞蛋或豬肝等食材也富含維生素A，日常飲食應該不會缺乏維生素A。

但脂溶性維生素A攝取過量會囤積體內，要特別注意。尤其動物性的維生素A過剩的話，會出現肝功能障礙，嚴重的話可能致死。如果是一般性的飲食，應該不用擔心攝取過量。想補充保健食品或維生素製劑的話，必須遵照用法和用量。尤其孕婦或準備懷孕的女性，若攝取過量，會對腹中胎兒造成不良影響，要多加注意。

而植物性的維生素A先質，在體內維生素A不足時即可轉換，不會有過剩問題。

維生素D不宜攝取過量

維生素D若攝取過量，血液裡的鈣質濃度會異常地高，導致血管鈣化或增加腎結石風險，食用保健食品時要特別注意。

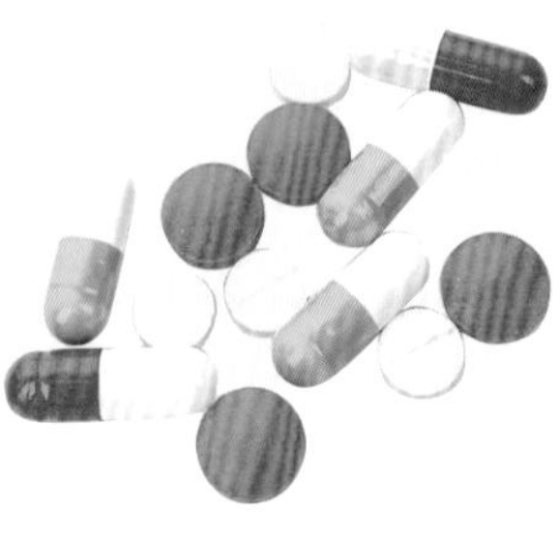

維生素D

英文名稱 ergocalciferol, cholecalciferol

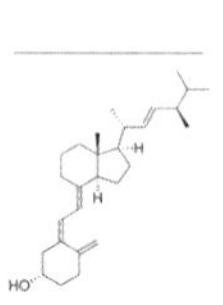

植物裡的維生素D_2（化學名稱為麥角鈣化固醇）和動物裡的維生素D_3（膽鈣化固醇）統稱為維生素D。除了鮭魚或沙丁魚等魚貝類，蕈菇類、蛋黃或魚卵等食材也富含維生素D。再者，曬太陽也可讓體內的膽固醇轉換製造維生素D_3。由此可知，我們可從食物攝取和體內合成，以這兩種方式供應這種維生素。

維生素D可於小腸或腎臟促進鈣磷等的吸收，確保血液裡的鈣質濃度保持平衡。

人體如果缺乏維生素D，無法吸收鈣質，骨質代謝出現異常。幼兒容易骨骼變形（佝僂症），成人容易得到軟骨症，高齡者則容易骨質疏鬆或骨折。

維生素D是幼兒骨骼形成期非常重要的營養素，孕婦或授乳期婦女要確實攝取。

維生素E

英文名稱 tocopherol, tocotrienol

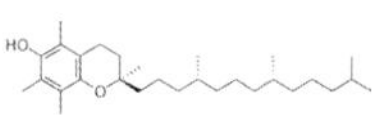

杏仁等堅果類或花生、小麥胚芽、鰻魚或香魚、南瓜或酪梨，或者是葵花油或紅花籽油等食材，均富含維生素E，化學名稱為生育醇。維生素E共有八種，其中體內最多、生理活性最強的是α-生育醇。

維生素E最常出現在細胞膜或脂質裡，透過自己氧化的機制，保護體內細胞或脂質避免氧化；也可抑制血液裡攜運膽固醇的LDL氧化，預防動脈硬化。由此可知，維生素E跟預防生活習慣病或老化疾病關係密切，因此也被稱為「抗老化維生素」或「返老還童維生素」。

維生素E不易於體內囤積，較不用擔心攝取過量，但有報告指出，長期攝取過量會增加罹癌風險。但若缺少維生素E，可能引發溶血性貧血或神經機能不佳。

現在深受矚目的維生素D

維生素D為魚類、蛋類或蕈菇類裡的脂溶性維生素，本身不易溶於水。很多維生素無法於體內合成，即便合成量也不足，必須透過飲食攝取。不過，曬太陽可於體內生成80～90%的維生素D。

維生素D可促進鈣質吸收，幫助骨骼成長或增加血液裡的鈣質濃度，是維護骨骼健康不可或缺的營養素。所以，根據日本厚生勞働省「日本人的飲食攝取標準」（2020年版），18歲以上的男性和女性，攝取標準量都是8.5μg。

維生素D還能調整免疫機能，促成必要的免疫機能，以對抗入侵體內的細菌或病毒。

此外，據說維生素D還能預防動脈硬化或認知症、抗癌、被視為可抗老化的健康維生素，持續受到關注。順便一提，針對新型COVID-19病毒的感染者，也有專家認為，若缺少維生素D恐引發重症。

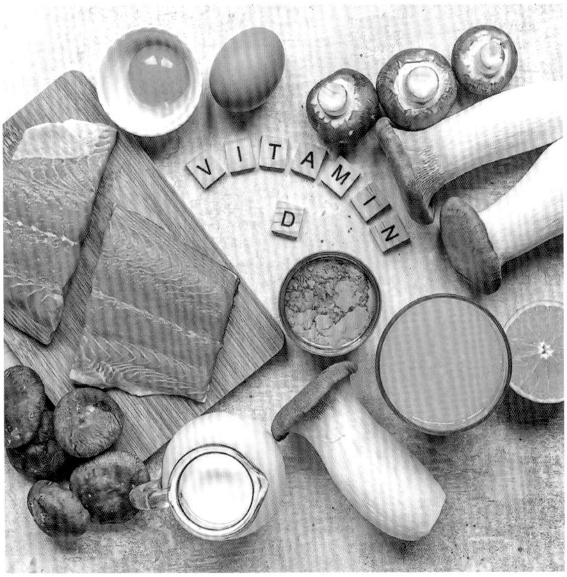

維生素K

英文名稱 phylloquinone, menaquinone

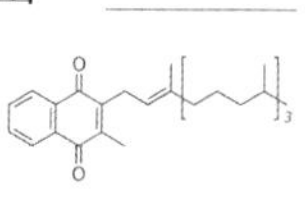

天然的維生素K有兩種，一是由植物葉綠體製造的維生素K_1（化學名稱為葉綠醌），另一是由微生物製造的維生素K_2（化學名稱為甲萘醌）。埃及野麻嬰、菠菜、茼蒿、海帶芽富含維生素K_1，而納豆等食材則含有很多維生素K，再由腸道菌合成兩種生素加以利用。

跟凝血功能有關的維生素K，也稱為「止血維生素」。所以，正服用華法林（Warfarin）等抗凝血藥者，要限量攝取。維生素K也有促進骨質形成的作用，可作為治療骨質疏鬆的藥物。

成人體內可自行製造維生素K，不必擔心匱乏；但對於腸道菌尚未發達的新生兒，容易引起欠缺性出血症，可於出生後補充。

如果是正常的飲食，不用擔心會有過剩的問題。

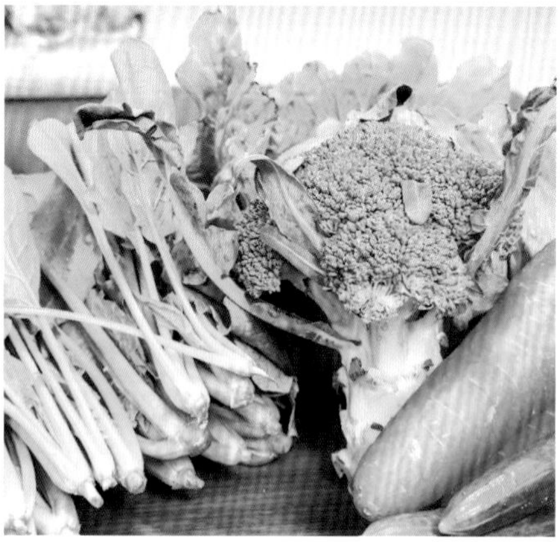

β-胡蘿蔔素

英文名稱 β-carotene

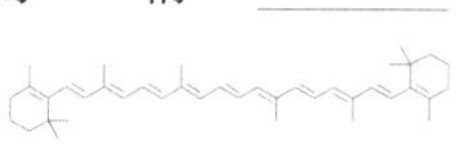

因從胡蘿蔔（carrot）裡發現，故稱為胡蘿蔔素。除了胡蘿蔔，青花椰菜、香芹、埃及野麻嬰等黃綠色蔬菜，乾海苔、抹茶等都含有β-胡蘿蔔素。

β-胡蘿蔔素是許多植物都有的類胡蘿蔔素這種色素的成分之一，主要是紅橙色。因本身易溶於油脂，故含有β-胡蘿蔔素的蔬菜，要用油去炒，身體才好吸收。β-胡蘿蔔素可於體內轉換成形成維生素A的維生素先質（維生素A前驅物質，強化肌膚或黏膜，改善眼部機能，清除自由基，抗氧化，或提升免疫機能。

而在植物體內，β-胡蘿蔔素可透過光合作用製造熱量，連同葉綠素接收陽光的熱能，或者是藉由光源，保護葉綠體，功能非常重要。

納豆與維生素K_2

每一包 40g 的納豆就含有 240μg 的維生素K_2，是含量最多的食品，可避免鈣質沉積血管引起動脈硬化。根據報告，一天攝取 32μg 以上的維生素K_2，動脈鈣化、心臟病發生率與心臟病的死亡率均可減半。甚至有報告指出，納豆消費量最高的地區，大腿骨頸部（靠近股關節）骨折率有降低的趨勢。

納豆雖有如此優異的效果，但會抵消治療與預防血栓塞症之華法林抗凝血藥的作用。所以，正服用華法林者，必須減少納豆的攝取量。

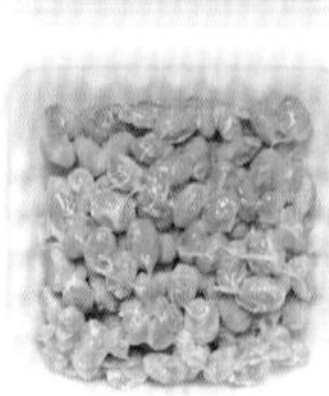

維生素的命名與歷史

人們最早發現若缺乏維生素，如缺少維生素 B_1（參考第 126 頁）會造成腳氣病。日本的農業化學家鈴木梅太郎，1910 年從米糠中發現可預防腳氣病的物質，後來命名為 oryzanin（即以前的維生素 B_1）。翌年波蘭出生的美國化學家卡西米爾・馮克（Kazimierz Funk）一樣從米糠中發現此物，意為「生命必要胺類」，取名維生素（vitamine）。後來又在非胺類發現維生素，故將語尾的 e 去掉，改成 vitamin 沿用至今。最早發現維生素的雖是日本學者，但因論文以日文書寫，未獲世界認可，實屬遺憾。

之後將脂溶性維生素稱為維生素 A，水溶性維生素稱為維生素 B，依發現順序加上維生素，後來又有維生素C、D、E、F……。

而水溶性維生素 B 裡含各種物質，再依序命名為 B_1、B_2、B_3、B_4……。但後來研究發現，這些物質中有些並非維生素，而是類維生素物質。

而維生素 B 群裡，有些也用化學名稱命名，如菸鹼素（維生素 B_3）或葉酸（維生素 B_9、維生素 M），名稱並未統一，但因為普及化了，所以沿用至今。

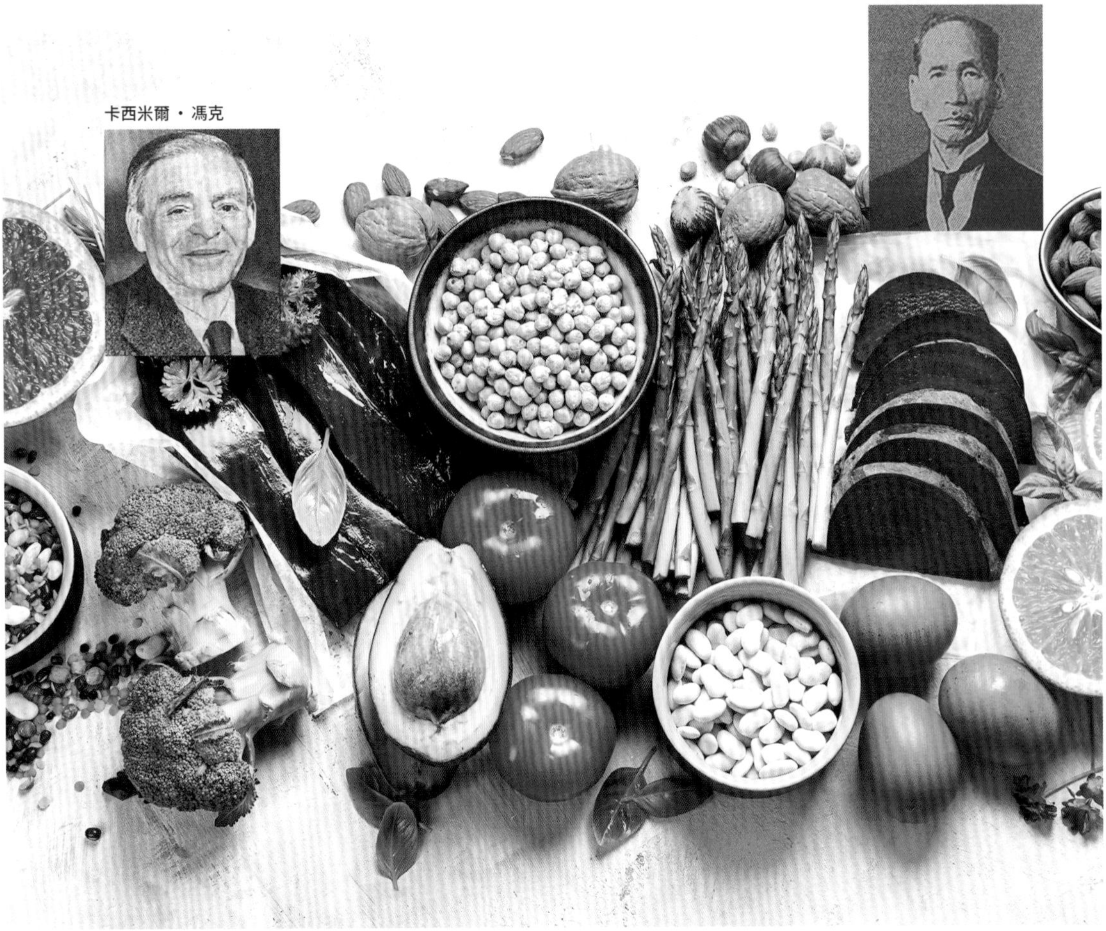

β-隱黃質

英文名稱 β-cryptoxanthin

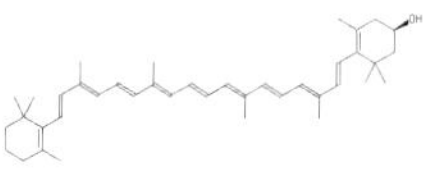

為柑橘、柳橙、丹吉爾甜橘、柿子、紅甜椒、南瓜、牛隻血清等富含的類胡蘿蔔素色素成分，有紅~橙色。在類胡蘿蔔素裡被歸類為葉黃素類[＊]。

跟其他的類胡蘿蔔素一樣，為可於體內變成維生素A的維生素A先質，可抗氧化，保護細胞或身體的DNA。此外，也能改善脂質代謝或肝功能，預防骨質疏鬆或動脈硬化，有預防生活習慣病的效果。

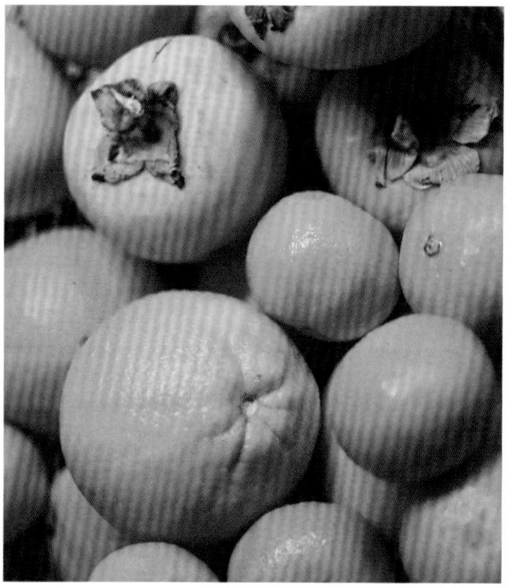

認知症與維生素的關係

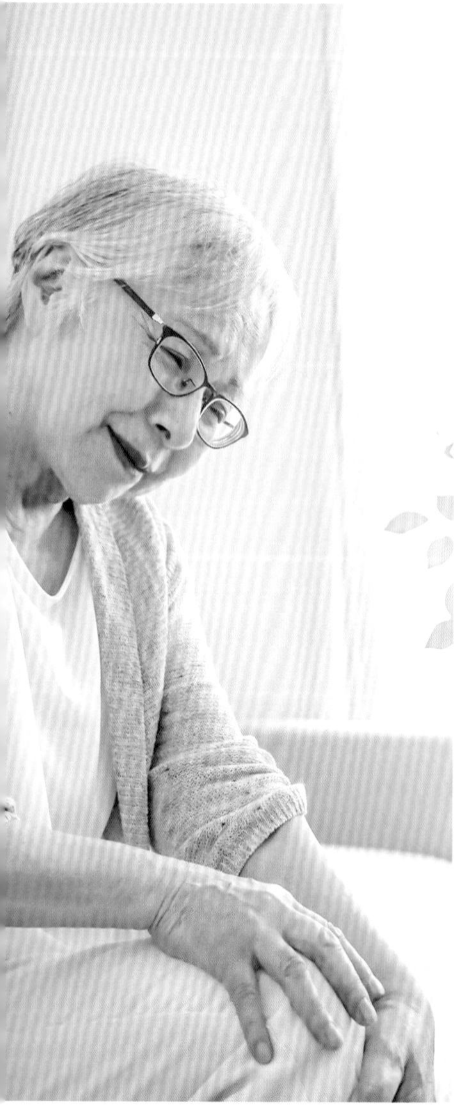

根據病因，認知症主要有3種類型。①是腦梗塞或腦溢血導致腦血管障礙引起的「腦血管性認知症」 ②是腦神經病變導致部分大腦萎縮引起的「阿茲海默症」 ③是俗稱路易氏體這種異常蛋白質團塊，或神經細胞障礙引起的「路易氏體認知症」。其中②阿茲海默症的根本原因不明，很遺憾目前尚未有明確的治療與預防方法。

雖然還無法根本預防或治療，但可以確定的是，維生素B、C或E等均有益於維持認知功能，也能降低傷害腦細胞的活性氧（自由基）對於神經細胞的危害。

所以，平日多攝取蔬果，有助於預防認知症。

＊ 葉黃素類：紅～黃色色素成分的類胡蘿蔔素中，結構含氧的為葉黃素類。本身為胡蘿蔔素的氧化誘導體，帶有 -CO 或 -OH。葉黃素、辣椒素、番紅花素、蝦青素等都屬於葉黃素類。

類維生素物質

在體內的功能類似維生素，且可於體內合成沒有缺乏疑慮的營養素，稱為「類維生素物質」。這些類維生素物質有的被誤以為是維生素，有的則因定義改變不再被當成維生素。

1 變成其他類別的物質

・亞麻油酸、次亞麻油酸（維生素F：為必需脂肪酸，由維生素變成類維生素物質）

2 因可於體內合成，被排除是維生素的物質

・泛醌（輔酶Q10）
・乳清酸（維生素B_{13}）
・硫辛酸（維生素B_{14}）
・肉鹼（維生素B_T）
・肌醇（維生素B_8）
・膽鹼（美國視為必需營養素，成人一天的必要量為 500mg，但有些國家並不視為必需營養素）

3 人體不會出現缺乏症狀，不被視爲必需營養素

・槲皮素、橙皮苷、芸香素等類黃酮（維生素P）
・S－甲基甲硫胺酸、氯化甲硫胺基酸（維生素U：被當作胃潰瘍藥物）
・對胺基苯甲酸（維生素B_X）
・泛配子酸（維生素B_{15}：本身與其作用仍有疑慮）

類維生素物質除了維持生命所需，還能作為保健與美容的健康食品或藥品；但也有人質疑，應注意攝取過剩會產生的副作用。

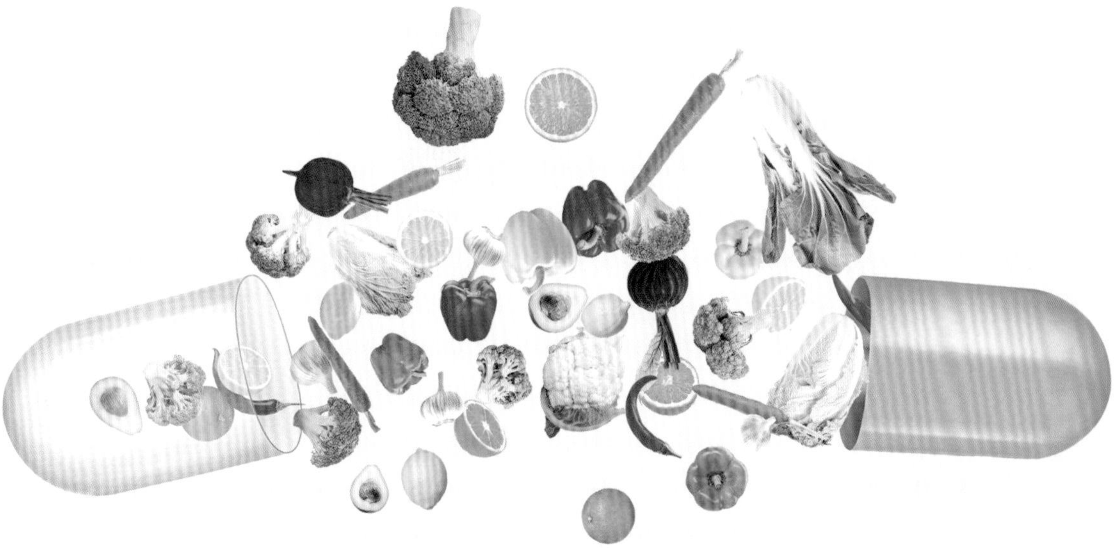

水溶性維生素

所謂的水溶性維生素，指的是具有三種特質的維生素類：①易溶於水 ②不易溶於油脂 ③無法儲存在體內，會被排出。以前將水溶性維生素分類為維生素B，但現在是指維生素B_1、維生素B_2、菸鹼素、泛酸、維生素B_6、維生素B_{12}、葉酸、生物素、維生素C這九種。很多水溶性維生素即使攝取過量，也會隨著尿液排出體外，幾乎不用擔心攝取過剩。但反之無法儲存在體內，每天的飲食都要定量補充。尤其清洗或加熱等調理過程會流失水溶性維生素，要特別注意。

維生素B_1

英文名稱 thiamin

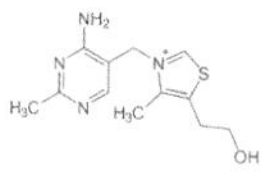

從米糠中發現的維生素，化學名稱為硫胺。糙米、米胚芽、豬肉、豬肝、鰻魚、大豆、蠶豆等食材，均富含維生素B_1。

身體要由醣類製造熱量時需要維生素B_1，它跟把醣類視為營養來源的大腦或神經機能關係密切。攝取大量醣類或運動量大者，製造熱量的過程非常活絡，這時更需要大量的維生素B_1。

維生素B_1若是攝取不足，製造熱量的動力也會不夠，人容易疲乏或欠缺食慾，出現夏日倦怠症之類的倦怠感，嚴重的話還會有腳氣病。如果是慢性匱乏維生素B_1，則會導致運動機能不佳，或憂鬱症等情緒不安感。

將蒜頭或洋蔥裡的蒜素和維生素B_1一起食用，可以幫助吸收。有報告指出，常吃泡麵等速食食品，容易缺乏維生素B_1。所以，市面上也有添加了維生素B_1和B_2的食品。

維生素B_1無法在體內儲存，即使攝取過量，也幾乎不用擔心會攝取過剩。

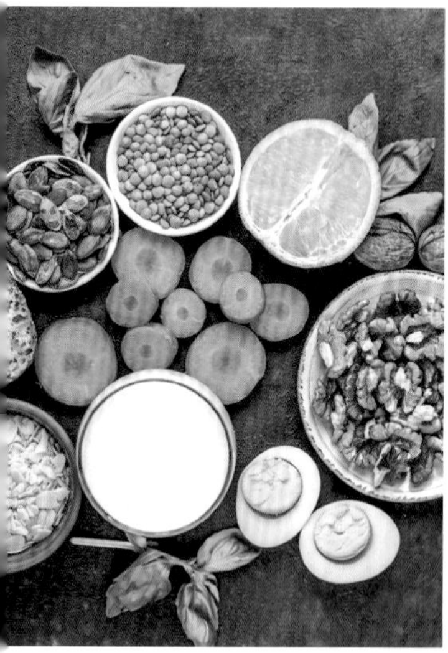

為何稱為「維生素B群」？

維生素B群是人體為了存活、製造熱量時不可欠缺的營養素。由維生素B_1、維生素B_2、維生素B_6、維生素B_{12}、菸鹼素、泛酸、生物素、葉酸這8種營養素所構成。這8種營養素透過相乘作用效果更好，因此一般都稱為「B群」。

據說維生素剛被發現時，依序用字母來表示，後來發現維生素B其實有好多種，才改成數字。

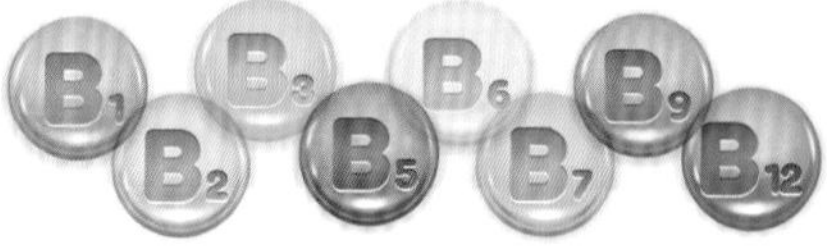

維生素 B_2

英文名稱 riboflavin

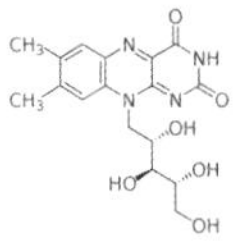

化學名稱為核黃素的維生素 B_2，是帶有螢光的黃色色素。一喝營養飲品，尿尿會黃黃的，就是這種維生素的關係。而且，一提到維生素就想到黃色，也跟維生素 B_2 有關。豬肝、鰻魚、起司、牛奶、雞蛋、納豆、埃及野麻嬰等食材，均富含維生素 B_2。

維生素 B_2 可幫助醣類、脂質、蛋白質於體內代謝成熱量；它也跟蛋白質的合成有關，是幼兒成長不可欠缺的營養素，因此被稱為「生長維生素」。維生素 B_2 能維護肌膚或黏膜健康，還可清除自由基，預防老化或生活習慣病。

身體活動量大，或大量攝取醣類消耗很多熱量者，容易缺乏維生素 B_2。一旦缺少維生素 B_2，會妨礙幼兒的成長或發育，所以，成長期的幼兒或孕婦一定要確實攝取。再者，缺少維生素 B_2，容易造成皮膚或黏膜發炎，引起口腔炎或口角炎。即使攝取過量也會隨尿液排出，不用擔心攝取過剩。

維生素製劑可治療口角炎、口腔炎、指甲肉刺

現在因缺乏維生素出現腳氣病或佝僂病的人幾乎沒有，但出現口角炎、口腔炎的人卻變多了，這是因為甜食（醣類）吃太多，缺少可將其代謝的維生素 B_2 之故。此外，指甲長肉刺或倒刺等指尖部分皮膚翹起疼痛的現象，也是因為甜食吃太多、缺乏維生素 B_2 的關係，這時可服用綜合維生素，一週即可改善。

在日本，有些泡麵會斟酌維生素不足的問題，添加 0.2 ～ 0.5mg 的維生素 B_1 和維生素 B_2。

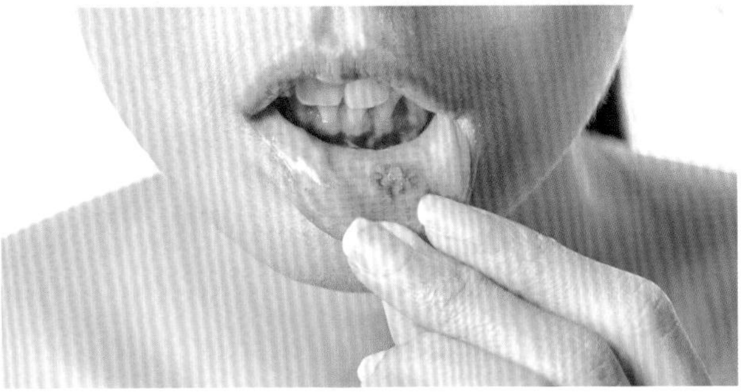

維生素 B_6

英文名稱 pyridoxine, pyridoxal, pyridoxamine

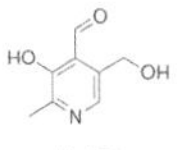

吡哆醇

鰹魚、鮪魚、豬肝、肉類、蒜頭、香蕉等食材都含維生素 B_6，共有吡哆醇、吡哆醛、吡哆胺三種，被視為可預防皮膚炎的維生素。

人體攝取蛋白質分解為胺基酸，再製造肌肉或血液等各個組織時，需要維生素 B_6 幫忙合成，促進胺基酸製造熱量。再者，它跟脂質代謝、神經傳導物質合成或荷爾蒙的調節都有關聯。

雖然維生素 B_6 可透過腸道菌於體內少量合成，但仍要從食材補充。一旦缺少維生素 B_6，會引起皮膚炎、濕疹、口腔炎、貧血、腦波異常等問題。幸好只要飲食正常，幾乎不會有匱乏的疑慮。

但若只是長期攝取吡哆醇，恐會導致手腳麻痺等感覺神經失調的症狀。

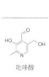

維生素 B_{12}

英文名稱 cyanocobalamin

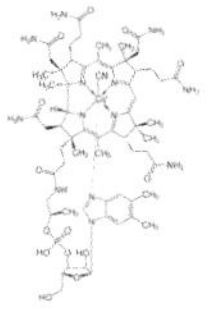

蜆或牡蠣、鮟鱇魚肝、豬肝等動物性食品富含的維生素 B_{12}，因含有鈷這種礦物質，也被稱為「氰鈷胺」；也因為呈深紅色，別名「紅色維生素」。

維生素 B_{12} 和葉酸都跟紅血球的生成有關，一旦缺乏，恐會導致惡性貧血（巨芽細胞貧血）。此外，維生素 B_{12} 也跟胺基酸代謝或核酸合成有關，需要細胞分裂時一定需要維生素 B_{12} 這種營養素。

再者，維生素 B_{12} 還能確保或改善神經機能正常運作，一旦缺乏，可能會引起麻痺、疼痛、神經障礙、知覺異常等問題。

若飲食正常，就不用擔心缺少維生素 B_{12}，但不吃動物性食品的茹素者或吸收維生素 B_{12} 有問題的高齡者或胃部切除者，就會缺少維生素 B_{12}。所以，茹素者建議多吃海苔或海帶芽等富含維生素 B_{12} 的海藻類。

可作爲食品添加物的維生素C

維生素 C 除了當作維生素，因有良好的抗氧化性，可當成抗氧化劑加入食品中。

現在市面上有很多各式各樣的寶特瓶瓶裝飲料，其實這是把維生素 C 當作抗氧化劑，才能製造出來的產品。500ml 的瓶裝飲料約含 100mg，足以提供一天的維生素C 所需。

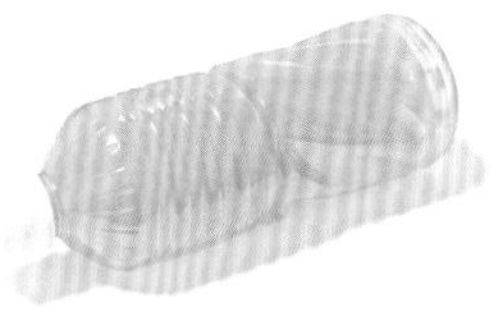

抗氧化食品或可抗氧化的維生素

身體利用氧氣製造熱量，但有百分之幾的氧氣會在體內變成活性氧（自由基）。活性氧的殺菌力強，可保護身體提升免疫力。但是，壓力、紫外線或抽菸等因素會導致自由基製造過剩，讓蛋白質或脂質等養分氧化或加速老化，增加罹患生活習慣病的風險。

據說可分解活性氧的抗氧化食品，或可抗氧化的維生素，都有抑制活性氧的效果。說到抗氧化食品就會想到橄欖油或堅果類，因富含可抗氧化的多酚化合物。而維生素裡的 C 和 E 都有良好的抗氧化作用。

維生素C

英文名稱 ascorbic acid

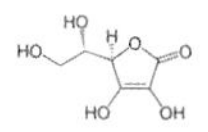

化學名稱為抗壞血酸，常見於柑橘類、草莓、奇異果、紅椒、青花椰菜等蔬菜或水果中。人體無法合成，一定要從食物中攝取。維生素C易溶於水且不耐熱，注意不能沖洗太久或煮燙過頭，可以的話，生吃新鮮食材最好。

身體想生成膠原蛋白，需要維生素C。膠原蛋白乃存在於皮膚、肌腱、軟骨、結締組織等部位的纖維狀蛋白質。身體若缺少膠原蛋白，微血管的結締組織會變得疏鬆，容易疲勞、體力下降，牙齦或皮膚容易出血，引起貧血、關節疼痛、肌膚粗糙等問題。此外，維生素C可以增加抗壓性或增強免疫力，也能促進消化道吸收鐵質，如果缺乏就容易貧血。再者，維生素C因具有良好的抗氧化力，還能抗老化，預防動脈硬化。

而有偏食習慣，愛抽菸喝酒或壓力很大的人，很容易缺乏維生素C，記得多多補充。

當然，維生素C也可以當成食品添加物，用來預防食品氧化。

大量攝取維生素C

1954 年獲得諾貝爾化學獎的萊納斯・鮑林（Linus Pauling，美國化學家）博士曾極力提倡，每天大量攝取維生素 C 可大幅降低感冒風險，還能防癌。之後也有調查報告顯示，每天攝取 200mg 的維生素 C 可預防感冒，就算感冒也能加速復原。而在癌症方面，根據疫學調查（世代研究）[＊]，從食物攝取大量維生素 C，可降低致癌率。然而也有報告表示，維生素 C 經口服用並無療效。另外，針對癌末患者，每天注射 10g 維生素C，可提升患者的生存率。

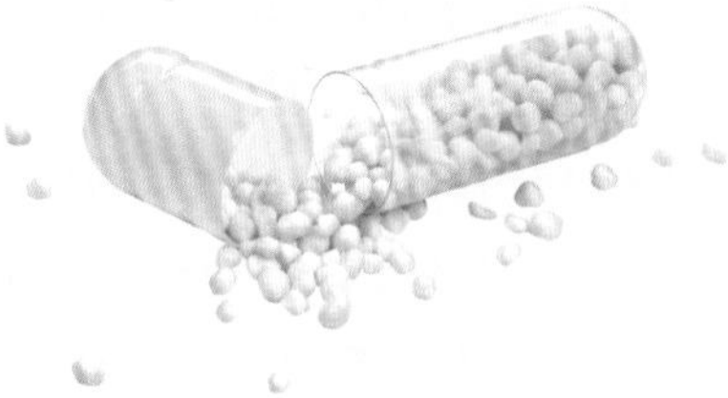

維生素C與壞血病的關係

壞血病就是體內器官，尤其是皮膚、黏膜或牙齦出血，牙齒脫落，過不久會致死的可怕疾病，好發於昔日長時間航行於大海的船員身上。後來才知道是維生素 C 攝取不足所導致，是營養學的重大發現。

現在新鮮的食材非常豐富，幾乎不會再有壞血病。但是，因極端瘦身導致飲食失調、壓力過大、抽菸喝酒等，造成維生素 C 攝取不足，還是可能引起壞血病。尤其是慢性酒精中毒、菸癮極大或高齡獨居者，要特別注意。

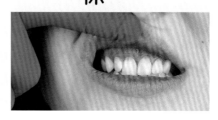

＊ 疫學調查（世代研究）：確實掌握對照組的調查方法。

憂鬱症與飲食的關係

憂鬱症等精神疾病常被認定是心理問題，但有時調整一下運動或飲食等基本生活習慣就有改善效果。尤其飲食上，補充缺少的營養素，攝取適當的熱量，用餐時間盡量規律等習慣，都非常重要。

維生素B 群

身體若缺少跟神經傳導物質之合成關係密切的維生素 B 群，可能會誘發憂鬱症。這時不僅要均衡攝取維生素 B 群，還要減少糖分或油脂等攝取量，不過，不要過度消費維生素B 群，也是要多留意的重點。

貝類
花生
豬肉
蒜頭

色胺酸

別名「幸福荷爾蒙」的色胺酸，為神經傳導物質血清素的製造原料，據說色胺酸也有預防憂鬱症的效果。色胺酸屬於必需胺基酸，常見於豆腐或納豆等大豆製品、白米等穀物、雞蛋、香蕉、魚肉類等食材。不過，製造肌肉的纈胺酸、白胺酸、異白胺酸等支鏈胺基酸（BCAA），會妨礙腦部吸收色胺酸，要特別注意。

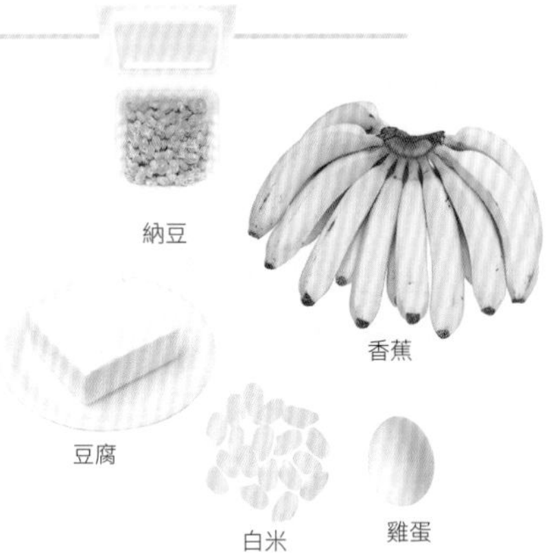

維生素D

維生素 D 可以降低腦部氧化的壓力，改善神經傳導物質多巴胺的功能。通常曬曬太陽就能於體內合成維生素 D，所以，冬季的憂鬱症狀比較常見。

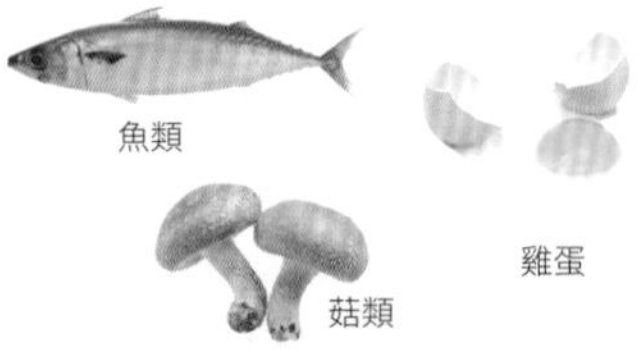

鐵質

缺鐵會引發焦慮、疲憊或注意力不集中。尤其女性常因月經或生產導致缺鐵，記得補充鐵質改善這些症狀。

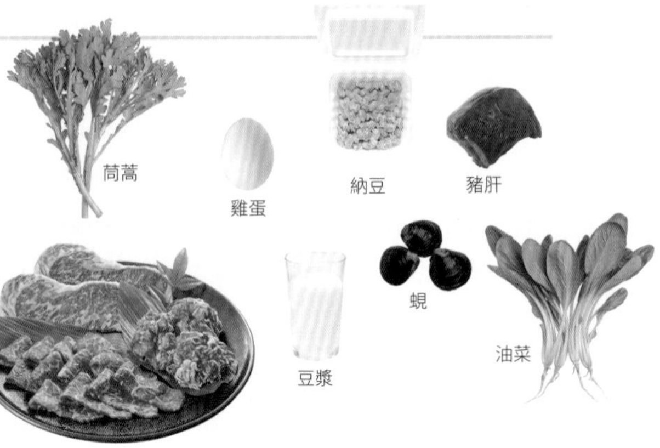
茼蒿
雞蛋
納豆
豬肝
蜆
油菜
豆漿
瘦肉

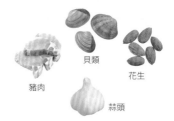

菸鹼素

英文名稱 niacin

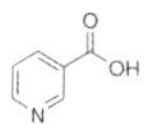

花生、豬肝、鮪魚、鰹魚、鱈魚子、乾香菇等食材富含的菸鹼素，為菸鹼酸與菸鹼醯胺的總稱。從植物性食品可攝取菸鹼酸，從動物性食品可攝取菸鹼醯胺。而菸鹼醯胺可由體內的必需胺基酸色胺酸（參考第二五頁）加以合成。

菸鹼素可當作三大營養素製造熱量時的輔助酵素，還能代謝酒精，清除活性氧，跟維持皮膚或黏膜的健康很有關係。

只要飲食正常，通常不會不足或攝取過量，但缺乏的話恐會引起癩皮病。進而出現食慾不振、消化不良或起疹子等症狀，嚴重時還會導致認知症或精神神經障礙。

反之，若攝取過量，皮膚會變紅，出現臉頰潮紅這種熱潮紅現象。

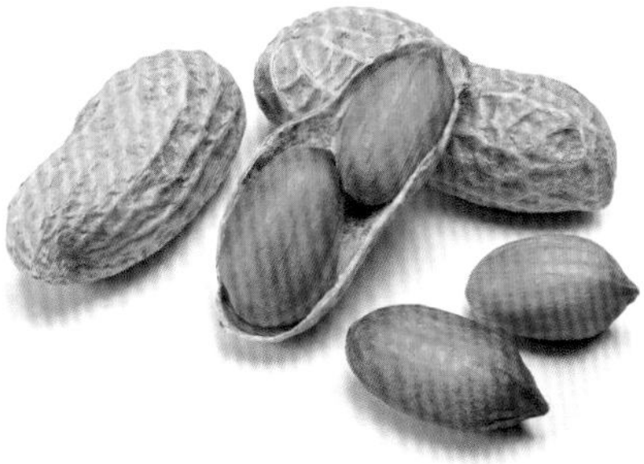

泛酸

英文名稱 pantothenic acid

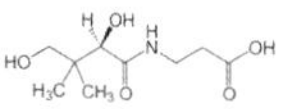

希臘語「pantothenic」的意思是「到處都有」，而泛酸正如其名，豬肝、鱈魚子、鮭魚、沙丁魚、花生、納豆、蛋黃等各種食材裡都有。

泛酸為體內常見輔助酵素輔酶A（CoA）的構成成分，尤其跟三大營養素的熱量代謝關係密切，且能促進生成膠原蛋白必要之維生素C的功能，跟肌膚健康也有關係。

此外，泛酸也跟荷爾蒙或免疫抗體合成有關，可增加好的膽固醇。

身體若缺少泛酸，容易疲勞、食慾不振、有倦怠感，不久還會出現心悸、失眠、壓力、成長障礙等症狀。不過，因體內的腸道菌也會生產泛酸，只要飲食正常，無須擔心缺少泛酸。

即使攝取過多也會隨尿液排出，不用擔心攝取過剩。

食材冷凍後，維生素有何變化？

市面上的冷凍蔬菜非常便利，但可能也有不少人對這類加工食材有疑慮。冷凍蔬菜在營養上有何特徵？它就是廠商收購盛產的食材加以冷凍加工。原本這些食材的營養價值就很高（參考第 133 頁專欄），一收購就急速冷凍的話，幾乎不會損失任何營養。根據冷凍蔬菜營養分析長達一年的研究論文，可知維生素類的營養並沒有減少。換句話說，比起非當令蔬菜，冷凍蔬菜的營養價值還比較高。

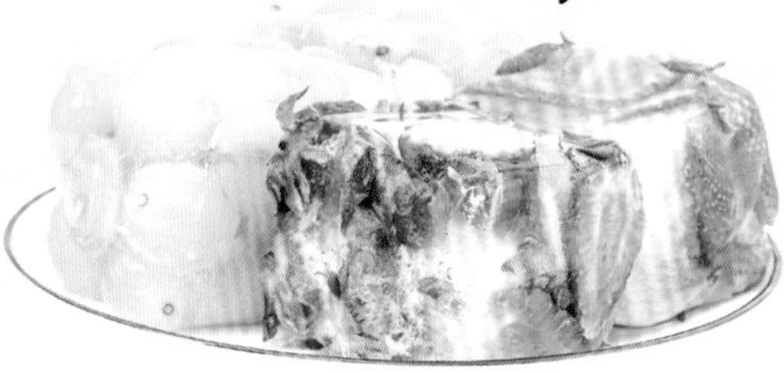

生物素（維生素H）

英文名稱 biotin

豬肝或肉類、魚貝類，花生、杏仁、納豆、青花椰菜、香菇等食材含量豐富的生物素，以前也稱為維生素B_7或維生素H。哺乳類無法合成生物素，但體內腸道菌可以合成。

生物素也跟三大營養素的熱量代謝有關。尤其醣類代謝時可當作羧化酶的輔助酵素，促進醣類再次合成。此外，若想維持皮膚或黏膜、毛髮、指甲等的健康，更少不了生物素。

只要飲食正常，無須擔心缺少生物素，但長期大量生食蛋白者有缺乏之虞，這是因為蛋白裡的蛋白質（抗生物素蛋白）會強力結合生物素，導致體內吸收困難（蛋白障礙）。

身體若缺少生物素，皮膚會發炎、掉髮，甚至長出白頭髮。

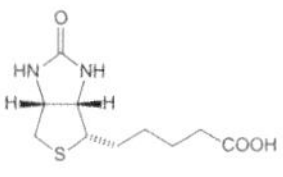

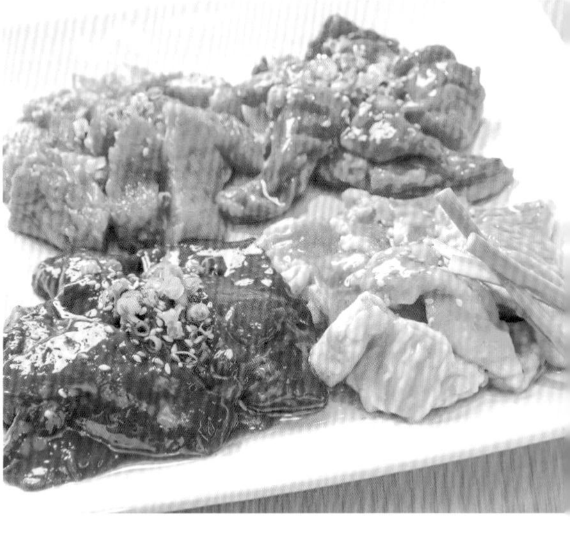

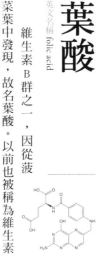

葉酸

英文名稱 folic acid

維生素B群之一，因從菠菜葉中發現，故名葉酸。以前也被稱為維生素B_9或維生素M。葉酸是對胺基苯甲酸與一個或數個麩胺酸結合成的物質，非單一物質。除了埃及野麻嬰、茼蒿、羽衣甘藍、青花椰菜、毛豆或海藻類等植物性食品，動物性食品裡的豬肝或海膽等含量也很多。葉酸本身怕光，長期存放，養分會流失，新鮮食材含量較多。

葉酸和維生素B_{12}都跟紅血球的生成有關，又名「造血維生素」。所以，無論缺少哪種營養素，可能導致惡性貧血（巨芽細胞貧血）。此外，它也跟胺基酸的代謝或DNA的合成有關。

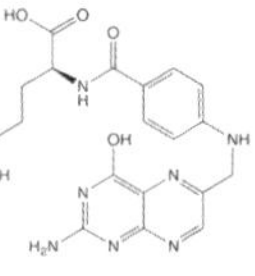

身體缺少葉酸，會引起口腔炎或紅血球生長障礙。尤其葉酸更是胎兒正常發育的重要營養素，若攝取不足，恐會導致神經管閉鎖障礙。因此，懷孕初期的準媽媽，要記得補充足夠的葉酸。

只要飲食正常，無須擔心葉酸攝取過量；但如果這類保健食品吃太多，也會引起發燒或蕁麻疹。

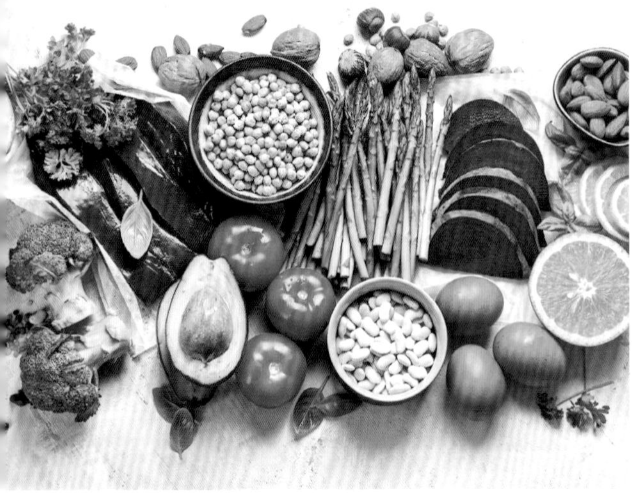

爲何孕婦需要補充葉酸？

懷孕初期是胎兒製造神經管的時期，而神經管是形成大腦或脊髓的重要器官，因此懷孕的準媽媽要多攝取葉酸。

葉酸是關係到 DNA 生成的營養素，一旦缺乏，胎兒的 DNA 或蛋白質都無法合成，也會影響細胞的分裂，增加先天異常的風險。尤其是懷孕初期到中期，一定要確實補充葉酸，據說懷孕期間的攝取量應該是平常的兩倍，甚至也有人主張從懷孕前就要開始補充葉酸。

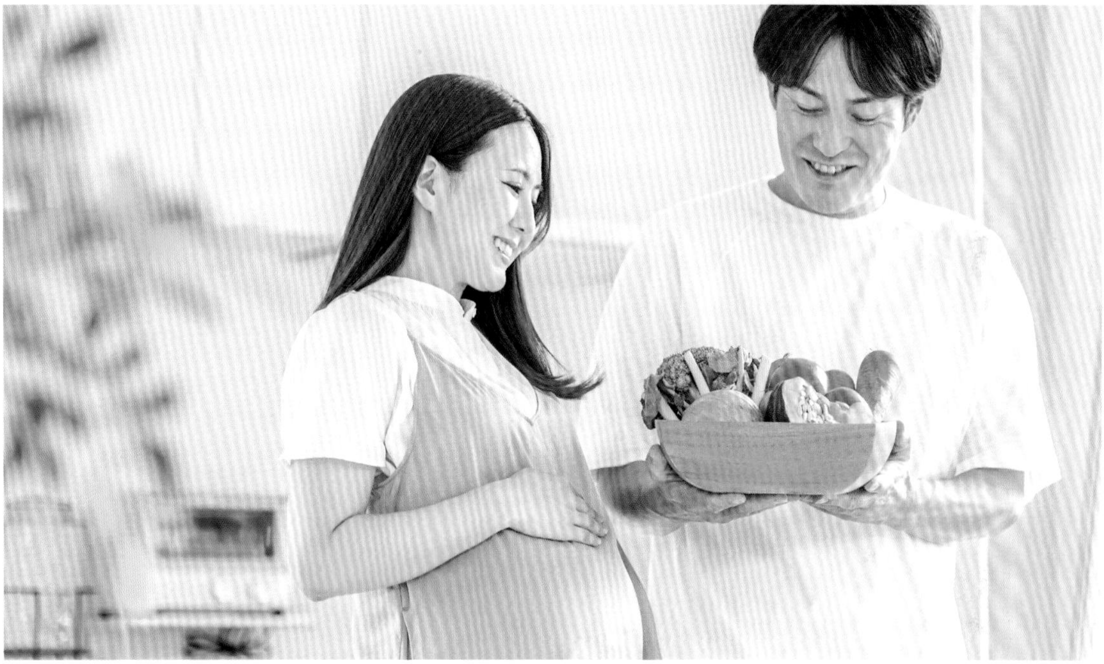

蔬菜的維生素量會依季節出現變化

食品成分表所顯示的營養成分值，為一整年正常攝取下的全國平均值。而蔬菜裡的維生素類含量，會依據何時、何地、栽種方式出現變化，尤其維生素 C 和 β－胡蘿蔔素的含量變化最大。例如胡蘿蔔，其 β－胡蘿蔔素的含量 6 月最多，最少的 1 月含量降到一半以下。而菠菜的維生素C 含量 12 月最多，9 月最少，差距可達 4 倍。這意味著，當令盛產的蔬菜營養價值最高。若以為無論什麼菜一年四季都買得到，表示缺乏當令的觀念。

順便一提，如果是礦物質含量，土壤的成分影響很大，幾乎不會因季節出現差異。

維生素類一天的攝取標準量

在此特別用圖表來表示應積極攝取的維生素，有「維生素A」、「維生素D」、「維生素E」、「維生素K」、「維生素B_1」、「維生素B_6」、「維生素B_{12}」、「維生素C」。以下為富含這些維生素的食品。

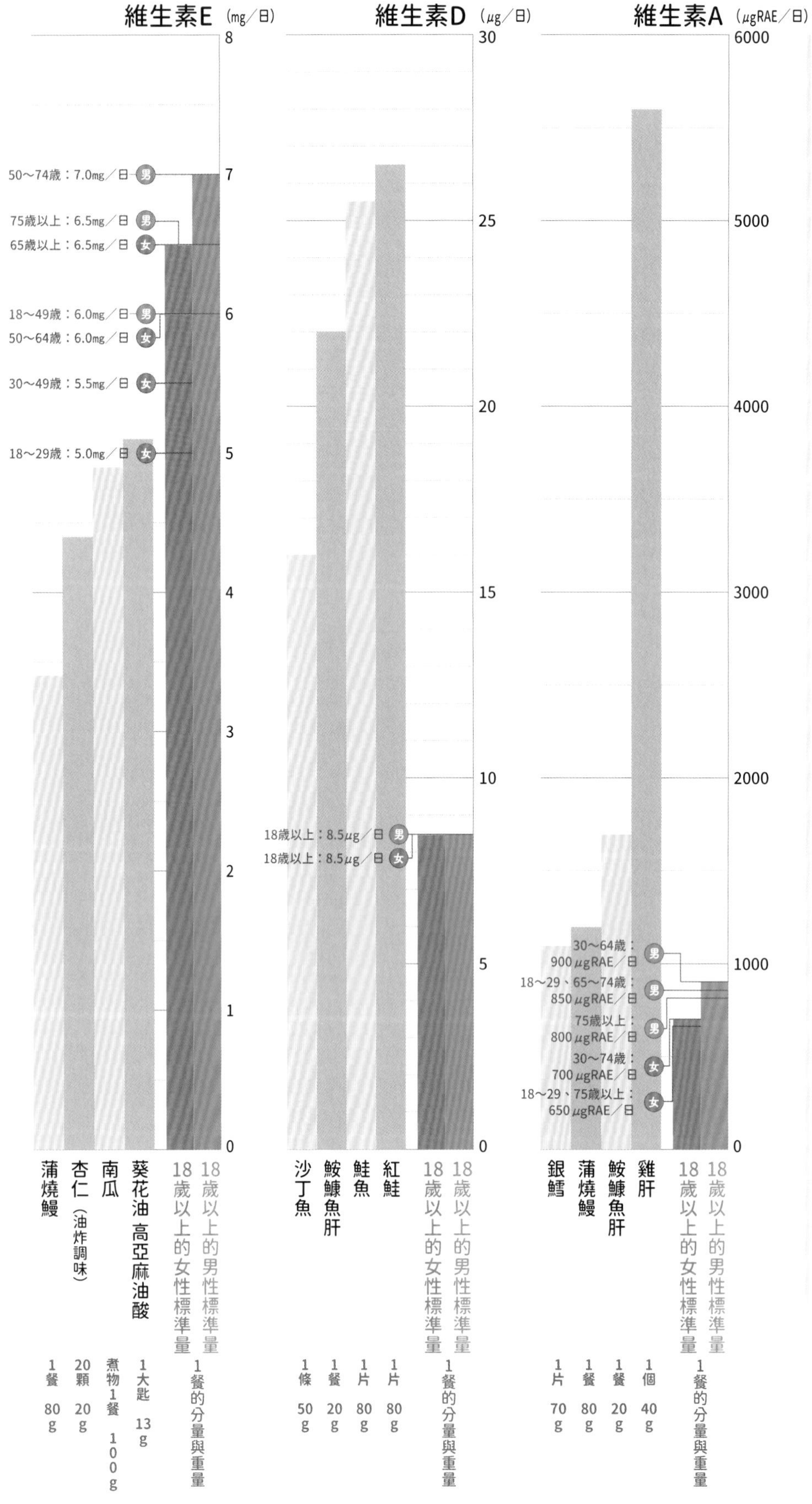

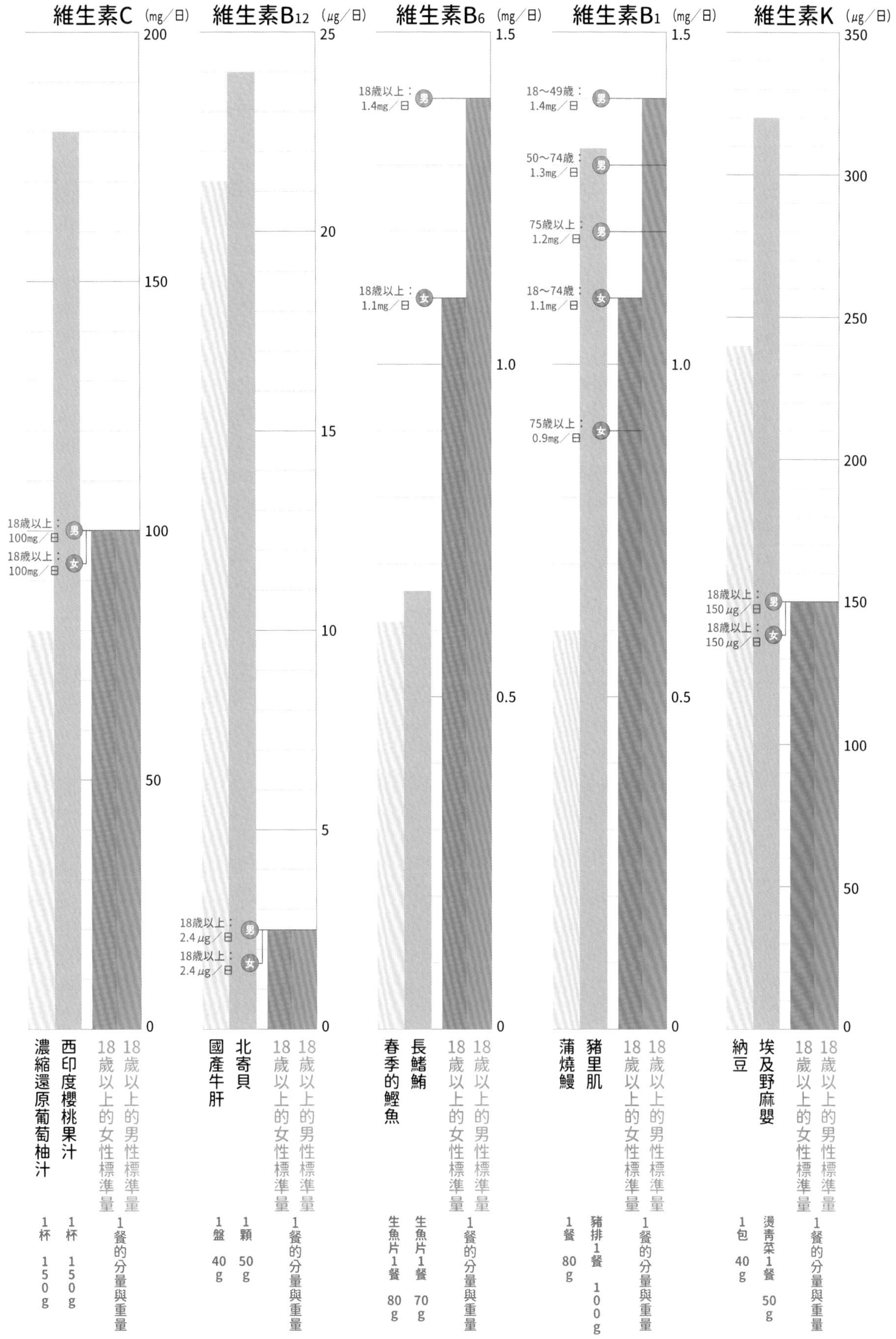

維生素C (mg／日)
200
150
100
50
0
18歲以上：100mg／日 男
18歲以上：100mg／日 女
濃縮還原葡萄柚汁 1杯 150g
西印度櫻桃果汁 1杯 150g
18歲以上的女性標準量
18歲以上的男性標準量
1餐的分量與重量
維生素B12 (μg／日)
25
20
15
10
5
0
18歲以上：2.4μg／日 男
18歲以上：2.4μg／日 女
國產牛肝 1盤 40g
北寄貝 1顆 50g
18歲以上的女性標準量
18歲以上的男性標準量
1餐的分量與重量
維生素B6 (mg／日)
1.5
1.0
0.5
0
18歲以上：1.4mg／日 男
18歲以上：1.1mg／日 女
春季的鰹魚 生魚片1餐 80g
長鰭鮪 生魚片1餐 70g
18歲以上的女性標準量
18歲以上的男性標準量
1餐的分量與重量
維生素B1 (mg／日)
1.5
1.0
0.5
0
18～49歲：1.4mg／日 男
50～74歲：1.3mg／日 男
75歲以上：1.2mg／日 男
18～74歲：1.1mg／日 女
75歲以上：0.9mg／日 女
蒲燒鰻 1餐 80g
豬里肌 豬排1餐 100g
18歲以上的女性標準量
18歲以上的男性標準量
1餐的分量與重量
維生素K (μg／日)
350
300
250
200
150
100
50
0
18歲以上：150μg／日 男
18歲以上：150μg／日 女
納豆 1包 40g
埃及野麻嬰 燙青菜1餐 50g
18歲以上的女性標準量
18歲以上的男性標準量
1餐的分量與重量

礦物質

可構成生理組織或調整生理機能

構成身體成分的元素中，除了碳（C）、氫（H）、氧（O）、氮（N）以外的元素，被稱為礦物質（無機質）。

營養學上常見的礦物質，有攝取不足可能危及健康的鈉、鉀、鈣、鎂、磷、氯、硫、鐵、鋅、銅、錳、碘、硒、鉻、鉬這十五個元素，加上可構成維生素B_{12}的鈷，以及適量攝取可預防齲齒的氟，總共十七個元素。而礦物質無法於體內合成，必須從食物中攝取。

而在這些礦物質中，日本厚生勞働省根據「健康促進法」，將鈉、鉀、鈣、鎂、磷、鐵、鋅、銅、錳、碘、硒、鉻、鉬這十三個元素，當成飲食攝取的標準對象，制定建議量或標準量。

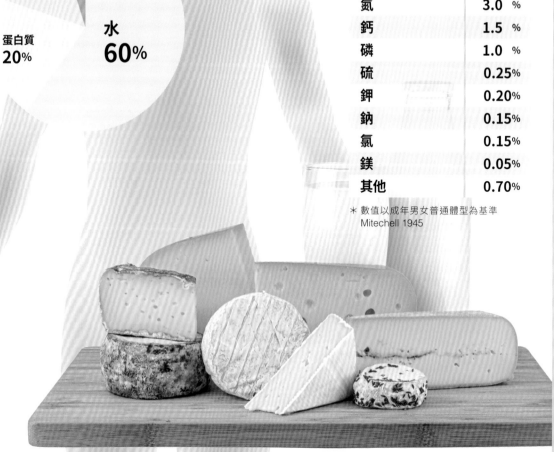

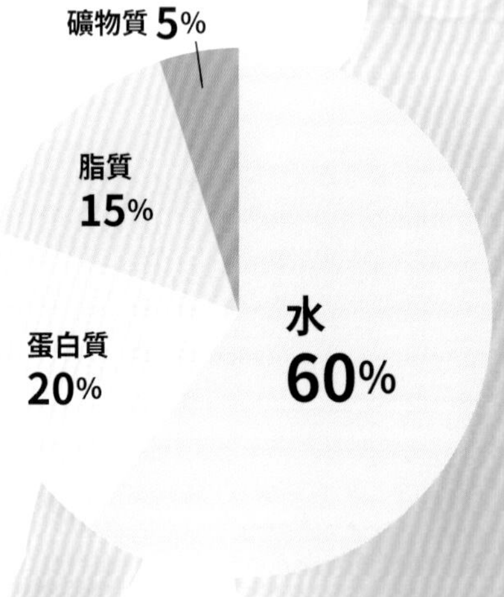

人體內的元素含量

氧	65.0 %
碳	18.0 %
氫	10.0 %
氮	3.0 %
鈣	1.5 %
磷	1.0 %
硫	0.25%
鉀	0.20%
鈉	0.15%
氯	0.15%
鎂	0.05%
其他	0.70%

＊ 數值以成年男女普通體型為基準
Mitechell 1945

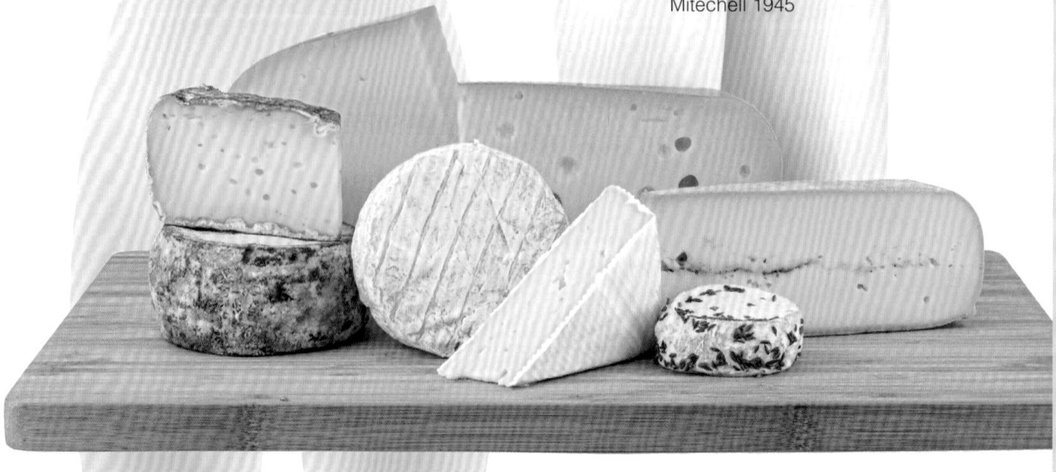

礦物質的促進吸收與妨礙吸收

要均衡攝取每種礦物質

礦物質依其種類，以不同方式由小腸所吸收。礦物質最大的特徵，是會依一起攝取之食品的成分，出現促進吸收或妨礙吸收的結果。一般來說，攝取不足時要促進吸收，反之，攝取充足時要降低吸收率。

像是鈣質，大半都由十二指腸吸收，但若跟維生素D或乳糖等一起攝取，可促進吸收率。反之，若跟過剩的磷、草酸或植酸一起攝取，會妨礙其吸收，需要鈣質的孕婦或哺乳中的媽媽要特別注意。

而食品中的鐵質，如植物性食品裡的無機鐵，在體內的鐵儲存量變少時，吸收率會增加。如果再跟維生素C一起攝取，吸收率會更好。但如果跟草酸或植酸等一起攝取，因會結合在一起而不易溶於水，吸收率變差。

如果是鋅的話，跟檸檬酸等結合可促進吸收，但跟膳食纖維或植酸一起攝取，則會妨礙吸收。

主要礦物質促進吸收與妨礙吸收的要因

礦物質	促進吸收要因	妨礙吸收要因
鈣 (Ca)	跟維生素 C 或維生素 D 等一起攝取可促進吸收，也能幫助鈣質沉積於骨骼。料理時加醋可促進胃液分泌，易溶出鈣質。	磷攝取過剩會妨礙鈣質吸收。 鈣若跟草酸結合成「草酸鈣」，會降低吸收率。
鐵 (Fe)	鐵原本就是身體不易吸收的成分。動物性食品所含的血紅素鐵，會比植物性食品裡的無機鐵容易吸收。但無機鐵在缺鐵時可促進吸收，鐵足夠時可抑制吸收，能降低攝取過剩的風險。無機鐵若跟維生素C 或檸檬酸一起攝取，會比較好吸收。	茶葉或咖啡裡的單寧，跟無機鐵結合成「單寧鐵」，不易溶於水，吸收率會下降。 菠菜等食材澀澀的成分、草酸，都會妨礙無機鐵的吸收。
鋅 (Zn)	跟檸檬酸一起攝取，鋅等礦物質就會易溶於水，比較好吸收。	黃綠色蔬菜裡的草酸、麵粉製品的植酸，或加工食品裡的多聚磷酸，一旦跟鋅結合會妨礙吸收。 而鈣質攝取過剩也是妨礙鋅吸收的因素。
鎂 (Mg)	並無促進吸收的要因，但從飲食攝取的標準數值來看，鎂跟鈣的比例最好是 1:2 ～ 3。	磷攝取過剩會妨礙鎂的吸收。若從保健食品攝取過量的鎂，會引起下痢。

巨量礦物質

厚生勞働省「日本人的飲食攝取標準」（二〇二〇年版），將一天的攝取建議量或目標量超過一〇〇毫克以上的礦物質，稱為「巨量礦物質」，包含鈉、鉀、鈣、鎂、磷這五種礦物質。

鉀

英文名稱 potassium

K

菠菜或南瓜等蔬菜，香蕉、哈密瓜或酪梨等水果，馬鈴薯等芋薯類，大豆或紅豆等豆類，昆布或海帶芽等藻類，魚肉類等，許多食物都含有鉀。

存在於細胞內液的鉀，和存在於細胞外液的鈉可維持平衡，調整細胞內外的滲透壓。鉀可以防止鈉被腎臟再次吸收，形成尿液排出體外，以降低血壓。由此可知，鉀可以讓細胞正常運作，調整血壓，讓體內維持恆定的狀態。

只要飲食正常，不用擔心缺鉀，如果增加攝取，可調整血壓、預防腦中風、增加骨質密度。鉀即使攝取過量，也會隨尿液排出，無須擔心。不過，腎臟病患者的排鉀機能較差，血中的鉀濃度過高會導致高鉀血症，引發心律不整或血壓過低。

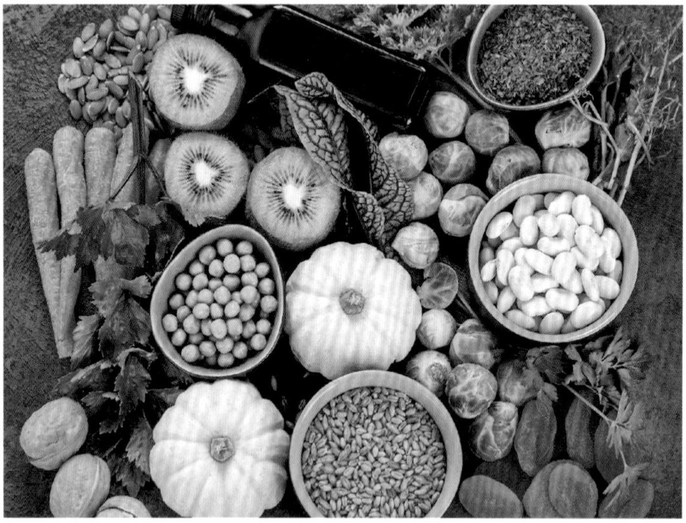

鈣

英文名稱 calcium

Ca

牛奶、小魚乾、海藻類、大豆以及大豆製品、黃綠色蔬菜等食材均富含鈣質。一杯牛奶（二〇〇克）約含二二〇毫克的鈣，快達到一天平均需要量七〇〇毫克的三分之一。鈣是製造骨骼或牙齒等的營養素，重量約占體重的一～二％。因骨骼經常可重新打造，鈣就在骨骼裡來來去去。身體裡的鈣，九九％在骨骼或牙齒等堅硬組織，剩下的一％在血液等體液或肌肉等組織裡。而這一％存量的鈣，可凝血止血，讓神經功能或肌肉運動正常運作，對於生命的維繫或活動扮演重要角色。

鈣無法於體內製造，一定要從食物中攝取。尤其正值成長的骨骼發育期、胎兒正在發育的懷孕期或哺乳期，要特別注意鈣質的補充。若長期鈣攝取不足，骨骼的分解作用大於形成效果，年紀大了容易骨鬆、骨折。反之，若鈣攝取過量，會引起腎臟結石、軟骨鈣化症或乳鹼症候群等問題。

鈣質與
骨質疏鬆症的關係

骨質疏鬆症就是骨頭有很多縫隙，骨骼強度下降，容易骨折的狀態。骨骼強度取決於骨密度和骨質。女性的骨密度約於 20 歲達到顛峰，之後逐漸下降。而體內的鈣幾乎都囤積於骨骼和牙齒，為了使鈣蓄積於骨骼，女性不能欠缺雌激素這種女性荷爾蒙。但是，停經後，雌激素分泌量減少，骨密度明顯下降，增加了骨質疏鬆的風險。據說高達 8 成的骨質疏鬆症患者都是女性，這時萬一腸道的鈣吸收率也變差，或促進鈣吸收的維生素D 攝取不足，骨質疏鬆症的風險就更高了。

想預防骨質疏鬆症，應在骨骼形成度較高的成長期，積極攝取富含鈣質的乳製品或小魚乾等食品。

根據厚生勞動省「日本人的飲食攝取標準」(2020 年版)，鈣質一天的建議攝取量，18 ～ 29 歲男性約 800mg，30 ～ 74 歲男性約 750mg，75 歲以上男性約 720mg。女性的話，18 ～ 74 歲約 660mg，75 歲以上約 620mg。

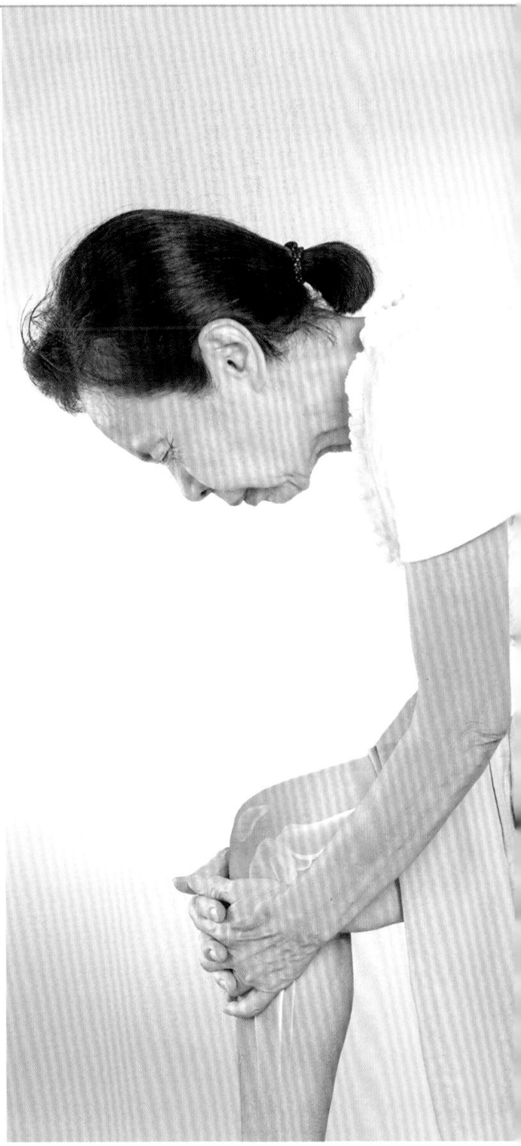

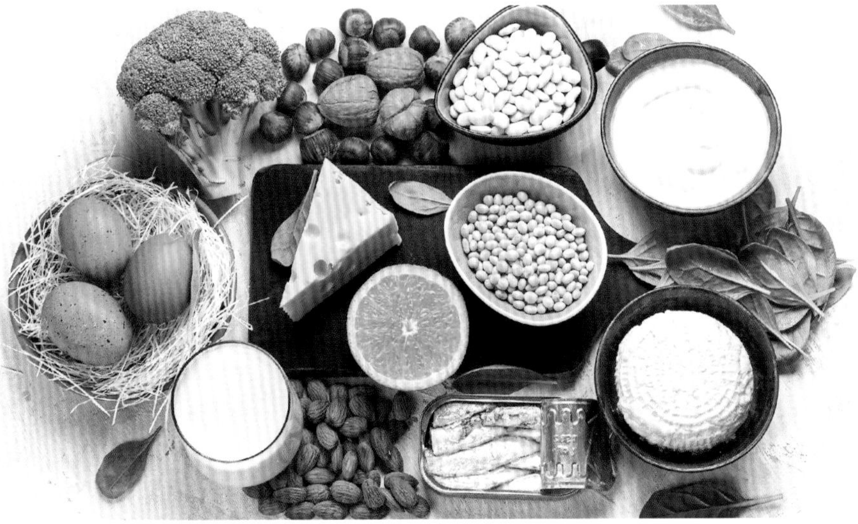

食鹽裡的鈉與氯

英文名稱 sodium, chloride

Cl ／ Na

幾乎每種食物都有的食鹽，由鈉（Na）和氯（Cl）所構成。

英文名稱為 sodium 的鈉，大多存在人體的細胞外液裡；當裡面的鈉離子濃度變高，細胞內部會挹注水分以調整濃度，保持平衡狀態。鈉就像這樣，讓體內的水分含量經常維持適當的狀態。此外，在細胞膜裡與鉀離子交互作用（鈉鉀幫浦），細胞內外濃度產生差異後，透過離子產生電位變化。這種電位變化傳到神經或肌肉，會引起緊張或收縮。由此可知，鈉能幫助神經或肌肉維持正常的運作。鈉還能維持酸鹼平衡，讓血液保持一定的 pH 值。

至於氯，可於體內成為胃液等的成分。

只要飲食正常，不用擔心缺鈉。身體的舌頭味蕾有感受鹹度的細胞，吃到鈉會覺得美味，但吃太多會導致高血壓或浮腫。鈉攝取過多，鈉離子濃度上升，細胞外液的水分得增加才能維持平衡，血管裡的壓力就會上升。再者，因勞動或運動大爆汗或下痢時，會流失很多鈉離子，一定要適度補充。

根據日本人的飲食攝取標準，成人（十八～四十九歲）一天的攝取目標值，男性不到七・五克，女性不到六・五克，但現在無論男女，攝取量經常超標。平常記得少吃加工食品，減少鹽分攝取。

鎂

英文名稱 magnesium

Mg

黃綠色蔬菜、芝麻、杏仁、大豆、魚貝類、藻類等食材富含鎂。不過，早期的飲食型態，大多會從穀物、豆腐、蘿蔔乾等植物性食品攝取鎂。

鎂和鈣、磷都是構成骨骼或牙齒的必要營養素。成人的身體約有二十五克的鎂，其中五〇～六〇%都在骨骼。

鎂可與鈣維持平衡，促進神經的傳導或肌肉的收縮。現在因為宣導鈣攝取有多重要的關係，反而導致鎂攝取不足。鈣與鎂的攝取比例最好是二～三：一，想多多攝取鈣，記得補充鎂，維持平衡。

此外，鎂也能活絡酵素。

一般來說，正常飲食很少會缺鎂，但長期攝取不足，會增加骨質疏鬆、心臟疾病或糖尿病等生活習慣病的風險。加上現代人壓力大，鎂的需求更高，反而常常缺鎂，容易引起神經過敏或沮喪等症狀。

即便從食品攝取過量的鎂，還是會隨尿液排出，不用擔心。但是，若因保健食品等導致過量，恐會引發下痢。

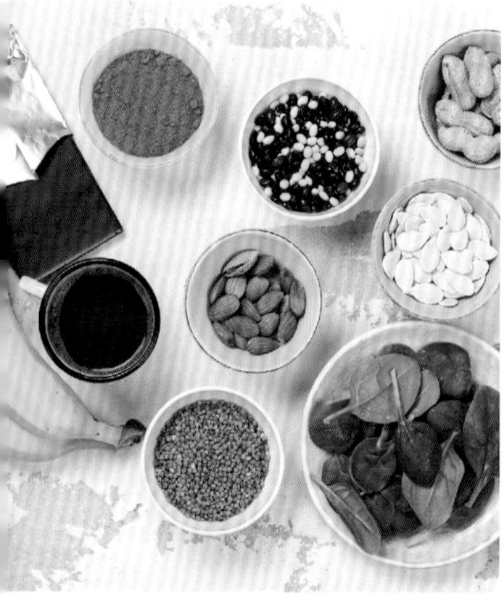

磷

英文名稱 phosphorus

P

魚類、乳製品、大豆、肉類都富含磷。

體內的礦物質含量最多的是鈣，其次是磷，成人體內約有八五〇克；其中八五%用來製造骨骼或牙齒，剩下的一五%存在肌肉、腦部、神經、細胞膜等組織裡。

磷乃熱量原料必需成分ATP（腺苷三磷酸）的製造元素，跟熱量代謝關係密切。再者，磷也是跟DNA或RNA等遺傳因子情報有關的核酸構成成分。

現代人的飲食不擔心缺磷，但很多加工食品或冷飲會添加磷，延長保存期限，反倒造成過度攝取的問題。磷若攝取過量，會妨礙鈣質吸收，導致缺鈣；平日愛吃加工食品者要特別注意。

礦物質與維生素的相互作用

每種營養素都不是靠自己就能運作，彼此合作才能發揮功能。例如，微量營養成分的礦物質和維生素，礦物質彼此合作，維生素彼此合作，或者是礦物質和維生素合作。想讓骨骼更強韌，除了鈣質，也要攝取鎂、維生素D、維生素K。而想預防貧血，光靠鐵還不夠，也需要維生素C或B_{12}，攝取葉酸也很重要。礦物質和維生素一併攝取，才能守護身體健康。

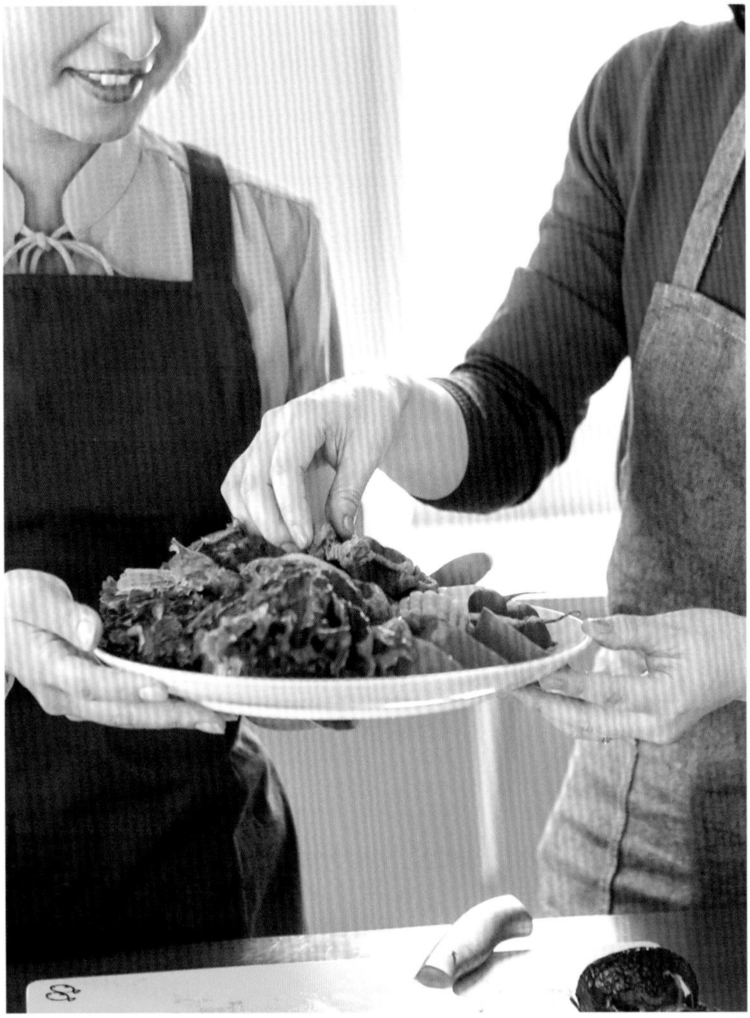

微量礦物質

厚生勞働省「日本人的飲食攝取標準」（二〇二〇年版），將一天的攝取建議量或目標量低於十毫克以下的礦物質，稱為「微量礦物質」。就飲食攝取標準的對象來說，包含鐵、鋅、銅、錳、碘、硒、鉻、鉬這八種礦物質。

微量礦物質適合的攝取量很小，若因保健食品導致攝取過剩，反而會危及健康，要特別注意。

鋅

英文名稱 zinc

Zn

魚貝類富含鋅，尤其牡蠣或鰻魚含量很多，其他像小麥胚芽、豬肝、藻類、豆類裡也有。

體內的鋅約二克，存在於骨骼、肝臟、腎臟、肌肉等組織裡；鋅也是構成許多酵素不可或缺的必要營養素。

鋅跟蛋白質的合成有關，也跟感受口腔味道的「味蕾細胞」之形成關係密切，能讓味覺維持正常。再者，想維持皮膚或黏膜的健康，也少不了鋅。除此之外，負責傳遞遺傳因子情報的DNA或RNA之合成、荷爾蒙分泌、可降血糖的胰島素之合成，醣類或酒精的代謝，也都跟鋅有關。想要再生、活化的細胞，更需要鋅發揮作用。

身體若缺少鋅，會出現味覺障礙或皮膚發炎的狀況。幼兒若缺少鋅，會導致成長遲緩；如果正值青春期，二次性徵還會延遲。

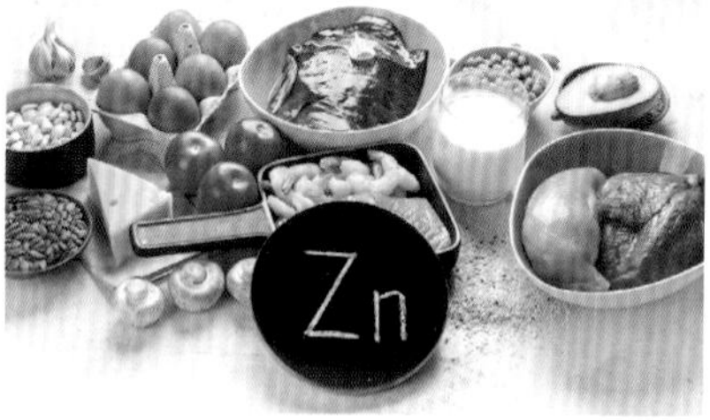

鉻

英文名稱 chromiun

Cr

啤酒、釀造酵母、未精製穀物、豆類、蕈菇類、黑胡椒等食材都含有鉻。鉻有三價鉻與六價鉻之分，但自然界裡的三價鉻才能成為營養素，而人工合成的六價鉻有毒性，常見於菸草內的致癌物質。

攝取三價鉻雖然能改善糖尿病，但因改善的需求量遠大於飲食的攝取量，得考慮藥理作用。很多富含鉻的食品都屬於加工食品，生鮮食品的鉻含量微乎其微。所以，鉻不屬於必需營養素的主張就變得更有力。要靠保健食品補充鉻，恐會有攝取過量的問題。

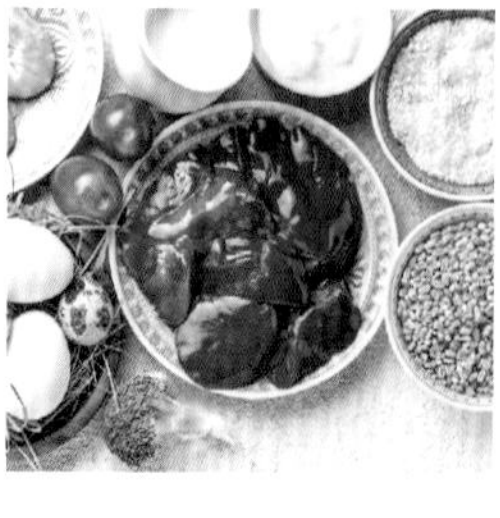

鈷

英文名稱 cobalt

Co

鈷是貝類或豬肝等動物性食品裡的營養素，植物性食品很少含有鈷，但納豆或豆芽菜等大豆製品都含有鈷。

鈷是構成維生素B_{12}的必要營養素，因體內無法從鈷合成維生素B_{12}，所以厚生勞働省「日本人的飲食攝取標準」（二〇二〇年版）中，並未制定攝取標準。

礦物質攝取不足，會引起哪些不適症狀？

雖然身體需要微量礦物質的量非常少，但缺少的話，還是會對身體造成各種影響。如果鈣或鎂等巨量礦物質不夠，有很高的機率，微量礦物質的必要量也會不足。

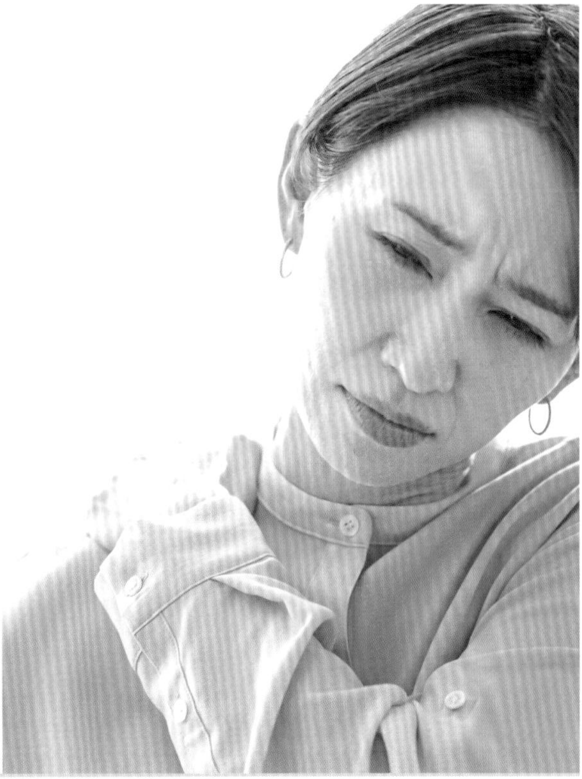

巨量礦物質不足引起的症狀

鈣

骨質疏鬆、成長不良、肩頸痠痛、腰痛等

鎂

心律不整、神經過敏、憂鬱症、循環系統障礙等

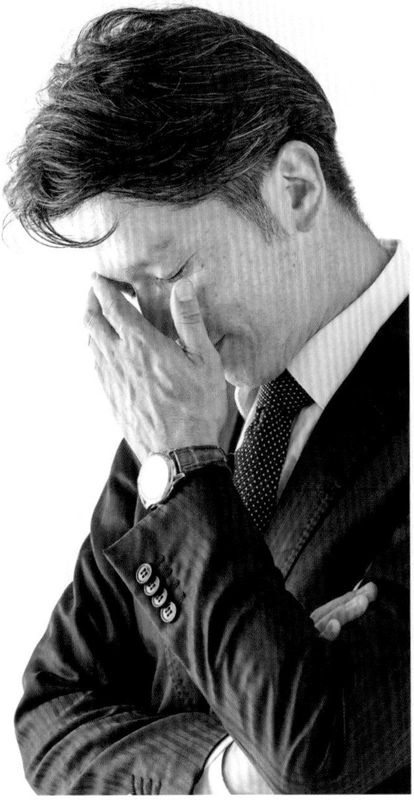

微量礦物質不足引起的症狀

鐵

貧血、疲憊感、幼兒發育遲緩、頭痛、心悸、食慾不振、指甲變形等

鋅

味覺障礙、免疫力下降、成長發育障礙、食慾不振、皮膚炎、性功能衰退等

銅

貧血、毛髮異常、骨骼變形、成長障礙等

錳

骨骼異常、醣類代謝異常、脂質代謝異常、生殖功能衰退、運動機能失調、皮膚代謝異常等

碘

甲狀腺肥大、肥胖、容易疲勞、發育不良等

硒

肌肉萎縮、心臟疾病等

硒

英文名稱 selenium

Se

硒也稱為selenium，常見於魚貝類、豬肝、魚蛋黃等食材。成人體內每一公斤體重約含有〇・一七毫克的硒，儲存於全身的蛋白質裡。

硒是可清除活性氧、保護身體的重要營養素，也是可分解頑強活性氧之一的過氧化氫之酵素（麩胱甘肽過氧化酶／ＧＰｘ）的構成成分。再者，硒也跟超氧化物歧化酶（ＳＯＤ）或維生素Ｅ一樣，跟體內的抗氧化機制關係密切。

硒本身毒性強，對身體來說是攝取量適中和中毒量差異極小的營養素。

北美洲土壤富含硒，因此這個區域所種植的小麥或大豆等作物，硒濃度偏高。只要飲食正常，不用擔心缺硒，但若是硒濃度較低的其他區域，可能會因為缺硒而引發心肌問題。反之，如果攝取過剩，也會導致噁心、想吐、下痢、頭痛、免疫抑制等症狀。想補充保健食品，要小心攝取過量。

鐵

英文名稱 iron

Fe

大家都知道，富含鐵質的食材有豬肝、魚貝類、大豆、黃綠色蔬菜等，食品則有魚類或肉類等動物性食品裡的血紅素鐵（來自血紅素），以及蔬菜、海藻或大豆等植物性食品裡的非血紅素鐵。

跟血紅素鐵相比，非血紅素鐵的吸收率較低，但跟維生素Ｃ或動物性蛋白質一起攝取時，較容易被吸收；而攝取不足時，吸收率也會提高。

鐵是製造紅血球的必要營養素，體內存量約三～四克；其中七〇％存在於血液，負責把氧氣送到全身，剩下的鐵存在於肝臟、脾臟和骨髓裡，可預防貧血。

人若缺鐵，會有疲憊、頭痛、心悸、食慾不振等貧血症狀，成長期的孩子、有月經的女性或孕婦等若缺鐵，容易貧血。平常可攝取含有非血紅素鐵的蔬菜或海藻、大豆、含維生素Ｃ的水果，搭配含血紅素鐵的魚肉類，獲得均衡的營養。

只要飲食正常，不用擔心攝取過量，但補充保健食品時，要小心攝取過量。

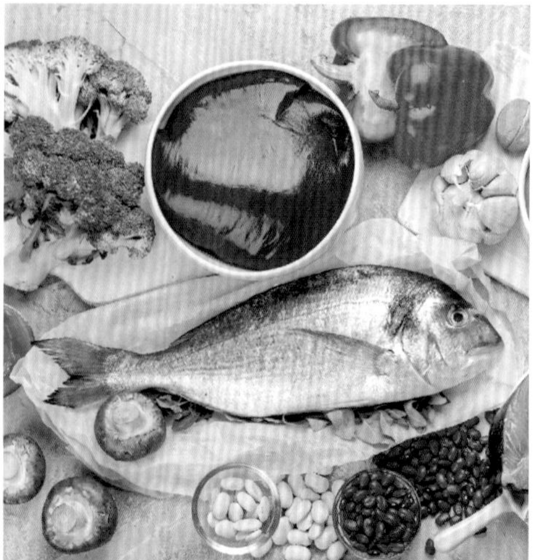

銅

英文名稱 copper

Cu

牡蠣或魷魚等魚貝類、豬肝、堅果、大豆、可可等食材富含的銅，成人體內約有一〇〇毫克，儲存於骨骼或骨骼肌、血液裡。

要生成紅血球裡的血紅素需要鐵，而銅能讓鐵氧化成好利用的型態。所以，沒有銅的幫忙，鐵生成不了紅血球，缺銅也會導致貧血。

而銅也可作為構成體內許多酵素的成分，尤其是可分解活性氧的超氧化物歧化酶（ＳＯＤ）、與膠原蛋白生成有關的酵素、與免疫細胞代謝有關的酵素（細胞色素Ｃ氧化酶）等各種酵素。

有助於改善貧血的食物

所謂的貧血，就是血液裡的血紅素減少，體內細胞無法獲得充足氧氣的狀態，這時身體會出現喘息、心悸、頭暈、站立暈眩、肌膚粗糙、莫名想吃冰的、沮喪、倦怠感等症狀。

貧血因其成因可分成好幾種，最常見的是「缺鐵性貧血」。這時重新檢視飲食習慣，可望改善缺鐵症狀。身體進行代謝時每天都會流失鐵，重要的是，從飲食補充足夠的鐵。而且，不光是鐵，可作為血紅素材料的蛋白質，可幫助鐵吸收的維生素C等養分，都要均衡攝取。

速食食品、甜點、冷飲等加工食品裡面的磷酸鹽，會妨礙鐵的吸收，貧血者最好避開這類食品。

富含鐵的食品

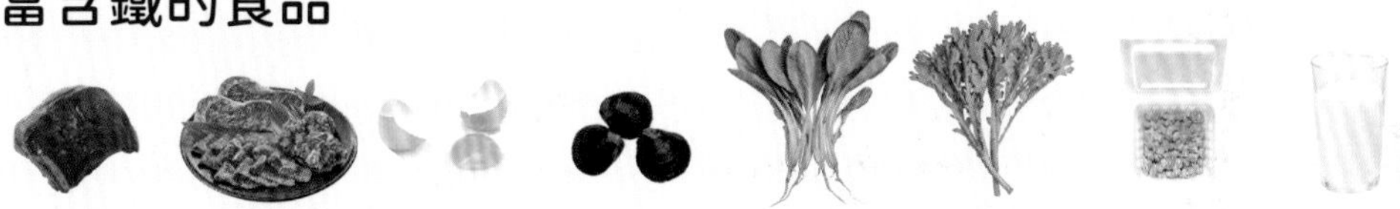

豬肝　瘦肉　雞蛋　蜆　油菜　茼蒿　納豆　豆漿

富含維生素C 的食品

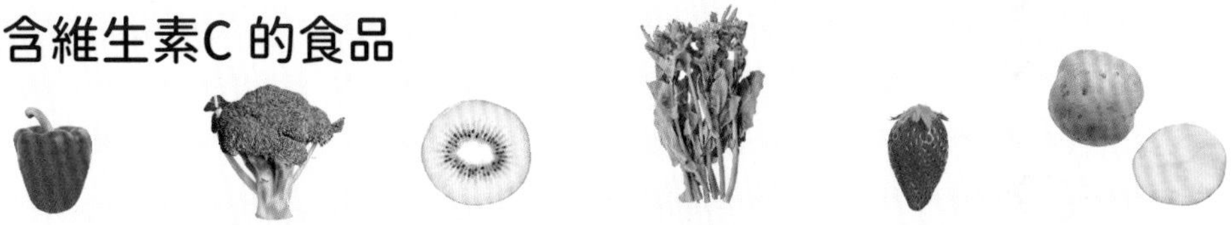

紅甜椒　青花椰菜　奇異果（黃金）　油菜花　草莓　馬鈴薯

缺銅時，除了貧血，還會讓骨骼或毛髮出現異常，不過，只要飲食正常就不用擔心缺銅。

氟

英文名稱 fluorine

F

自然界裡到處都有氟，海水裡約有一・三ppm，魚貝類或海藻含二～十ppm，連茶葉都含有氟。

氟可直接對牙齒發揮作用，強化表面的琺瑯質，不易齲齒。氟也能妨礙在口腔裡產生細菌的酵素活性，避免齲齒。

不過，孩子從出生到七歲為止（恆牙鈣化期），若持續攝取過量的氟，恆牙會形成斑狀齒，要避免兒童攝取過量的氟。

只要飲食正常就不用擔心缺氟，因此厚生勞働省「日本人的飲食攝取標準」（二〇二〇年版）中，並未制定攝取標準。

錳

英文名稱 manganese

Mn

全顆粒粉類、豆類、堅果、茶葉、藻類、貝類等食材富含錳。成人體內約有十~二十毫克的錳，儲存於全身組織。

錳、鈣或磷都跟骨骼形成有關。錳也是促進醣類或脂質代謝的酵素、超氧化物歧化酶（SOD）等許多酵素的構成成分，以及跟成長或生殖有關的營養素。

透過動物實驗可知，缺錳會導致發育不良或骨骼異常，但對於人體的影響尚不明確。因其必要量非常微小，只要飲食正常就不用擔心缺錳。

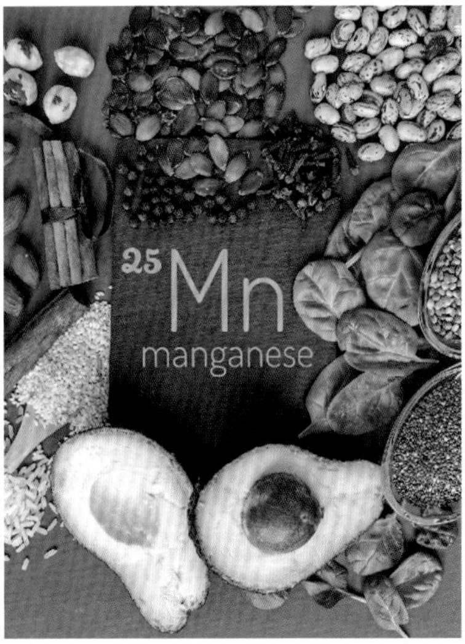

鉬

英文名稱 molybdenum

Mo

黃豆粉、納豆或毛豆等豆類或穀類、種子類等食材都富含鉬這種營養素，在人體內大多儲存於肝臟和腎臟。

鉬跟體內最終廢物「尿酸」的生成有關，也是將有害物質無毒化之酵素的構成成分。

成人一天約需要二十五~三十μg的鉬，只要飲食正常就不用擔心缺鉬；即使攝取過量也能馬上排出，只要身體健康完全沒有問題。

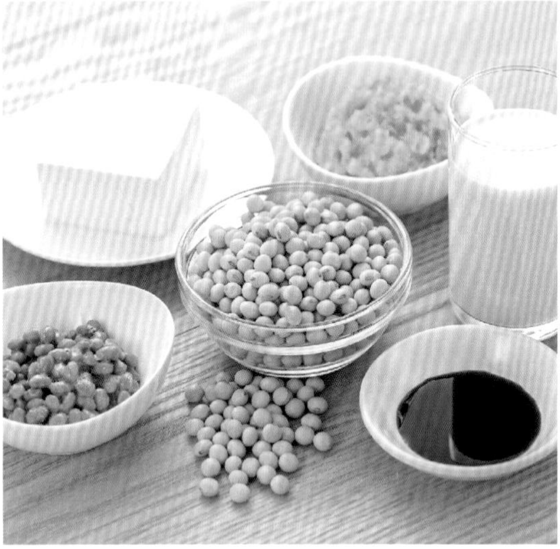

碘

英文名稱 iodine

I

也被稱為沃素的碘，常見於昆布或海帶芽、羊栖菜等海藻類。成人體內約有十三毫克的碘，其中七〇~八〇%儲存於甲狀腺，為甲狀腺荷爾蒙的構成成分。而甲狀腺荷爾蒙為可促進代謝的激素，跟促進成長有關。

身體若缺碘，容易引起甲狀腺機能低下或甲狀腺肥大（甲狀腺腫）；但即使攝取過剩，也會引起甲狀腺機能低下和甲狀腺腫。

常吃海鮮的人比較不會缺碘，即使攝取過量，只要不是連續好幾天這樣吃，健康者都能透過排泄調整。

日本的碘產量為世界排名第二，國內的碘幾乎都產自千葉縣南關東天然氣田的地下水。碘具有殺菌作用，可作為漱口藥劑的成分。

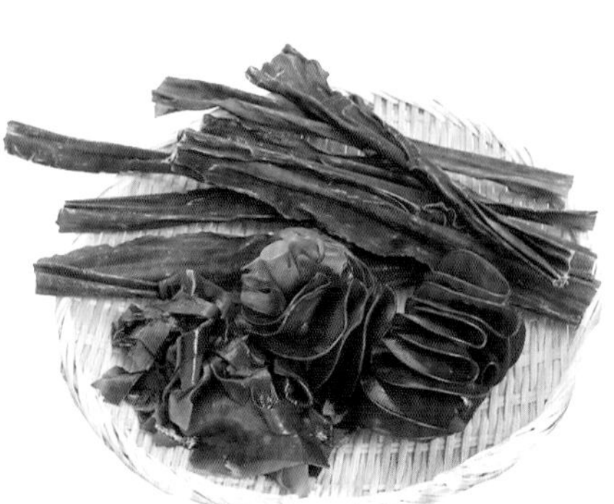

有害元素

食品裡面也有有害元素。

鎘

英文名稱 cadmium

Cd

鎘是造成「痛痛病」的物質。所謂的痛痛病，就是礦山排放的水裡含鎘，汙染了河川，引此河水灌溉的稻米囤積高濃度的鎘所引起的疾病。

而日本的土壤即便沒有被汙染，裡面的鎘濃度還是比國外高，即便到現在還是會生產超過標準值的含鎘米；幸好上市前會檢驗，不至於流入市面，無須擔心。不過，農家自己消費沒有上市的米，沒有經過檢驗，要特別注意是否有高濃度的鎘米。

汞（水銀）

英文名稱 mercury

Hg

自古即被當成毒物的汞（水銀），即便沒有環境汙染，海水裡還是有極微量的汞。這種汞可透過海洋生物，變成毒性更強的甲基汞。所以，身處海洋食物鏈頂端的鯨魚、鮪魚、鯊魚等大型魚類，甲基汞濃度就會比較高。如果是平日的飲食，鯨魚肉或魚肉裡的甲基汞不至於影響健康。但甲基汞對胎兒有很大影響，孕婦最好不要連日攝取甲基汞濃度可能比較高的魚種。

砷

英文名稱 arsenic

As

砷是自然界普遍存在的礦物質，土壤或水裡都有天然的砷。牡蠣、明蝦等魚貝類，或羊栖菜等海藻類，均富含砷。

砷跟碳或氧等結合，會變成砷化合物。含碳的砷化合物稱為「有機砷（化合物）」，不含碳的砷化合物稱為「無機砷（化合物）」。

砷具有強烈的毒性，一旦攝取恐會引發噁心、嘔吐、下痢、劇烈腹痛等症狀，還可能休克致死。目前已知，海產裡的有機砷跟無機砷比起來，毒性非常微弱，即便攝取大量海產，但因多屬有機砷，毒性很小，不至於出現砷中毒。

不過，像是羊栖菜就含有毒性強的無機砷。幸好無機砷易溶於水，只要經過加工調理，九〇%以上的毒性都會消失，無須擔心。但是，乾燥的羊栖菜磨成粉末直接食用的話，要避免攝取過量。

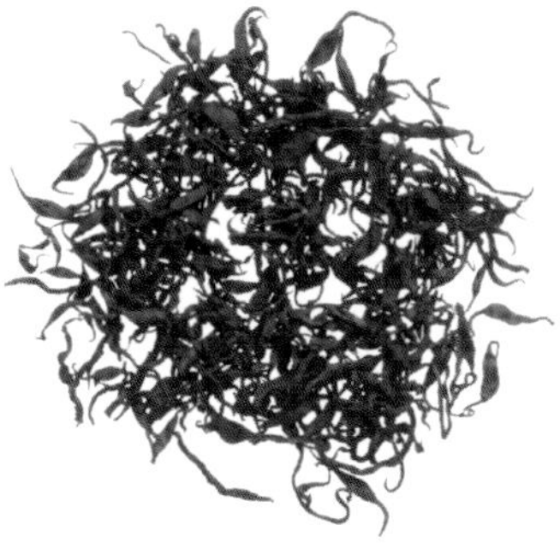

營養成分與其化學結構

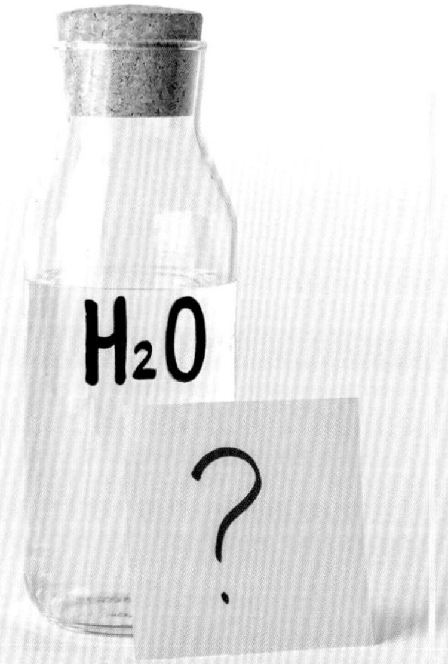

十九世紀初期，化學家將由礦物等構成的物質稱為「無機物」，由生命體製造的物質稱為「有機物」，並把化合物分成無機化合物和有機化合物。一八二八年，德國化學家弗里德里希·維勒（Friedrich Wöhler）合成蛋白質的代謝產物尿素時，發現氰酸胺（NH_4OCN）加熱會變成尿素，修改了有機化合物的定義。現在有機化合物已成為碳化合物的研究範疇。

化學結構式的記法

例如，大家都知道水分子的分子式可記為「H_2O」，意即水的分子式就是 2 個氫原子（H）和 1 個氧原子（O）結合而成，記為H_2O。

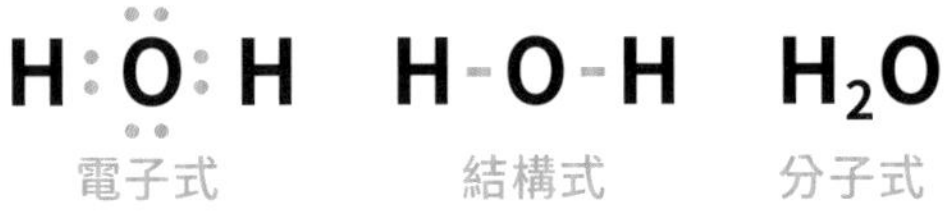

任何記法均可。

而實際的分子形狀像（b）一樣彎彎曲曲，也可記為立體的結構式。

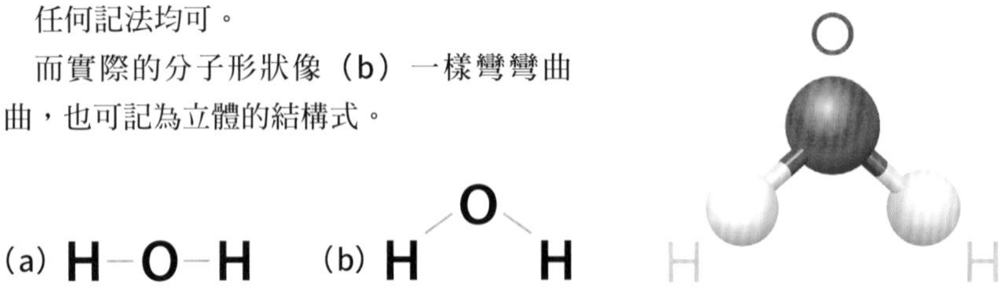

雙鍵連接

所謂的雙鍵連接如右圖所示，2 個原子間的連接為複數（雙鍵）結構，以 2 條線表示。一般的連接稱為單鍵連接，由 2 個電子串連，以 1 條線表示，但雙鍵連接則有 4 個電子串連。雙鍵連接時電子特別有反應，為有重要生理作用的物質。

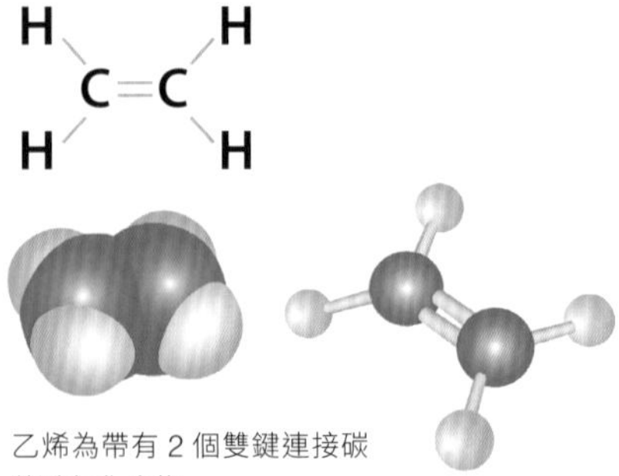

乙烯為帶有 2 個雙鍵連接碳的碳氫化合物

人體是由水、蛋白質、脂質、醣類、礦物質等物質所構成。地球上約有一百種「元素」，而生物體則是由氫（H 六〇%）、氧（O 二六%）、碳（C 一一%）、氮（N 二%）等製造的胺基酸、蛋白質、核酸、脂質、醣類等構成。

而其中維持生物體生命的必要元素稱為「必需元素」，共有十一種主要元素和九種微量元素。

必需元素

十一種主要元素
C、H、O、N、Na、K、Ca、Mg、P、S、Cl

九種微量元素
Fe、Zn、Cu、Mn、I、Se、Mo、Co、（Cr）

＊F（氟）非必需元素。
＊鉻（Cr）屬必需性的根據不明確，但仍歸類為必需元素。

何謂官能基？

有機化合物是由碳（C）、氫（H）、氧（O）、氮（N）、磷（P）、硫（S）等種類有限的元素所構成，但可依其串連方式產生不同的特性。有機化合物具有特殊機能的原子或原子團，稱為「官能基」或「取代基」。有機化合物可以官能基來分類。

主要的官能基

名稱	結構	一般名稱	化合物舉例
羥基	−OH	酒精 酚類	乙醇（酒精）
醚基	−O−	乙醚	乙醚、1,8- 桉樹腦
醛基	−CHO	乙醛	乙醛、桂皮醛
羰基	>C=O	酮	丙酮、樟腦
羧基	−COOH	羧酸	醋酸、咖啡酸
硝基	$-NO_2$	硝基化合物	硝基苯
胺基	$-NH_2$	胺	苯胺、菸胺酸
氰基	−C≡N	腈	乙腈、扁桃腈
酯基	−COO−	酯	醋酸甲酯、乙酸芳樟酯
醯胺基	−CONH−	醯胺	辣椒素

礦物質類一天的攝取目標量、建議量

在此用圖表標示，需要積極攝取，富含「鉀」、「鈣」、「鐵」、「鋅」等礦物質的食品。

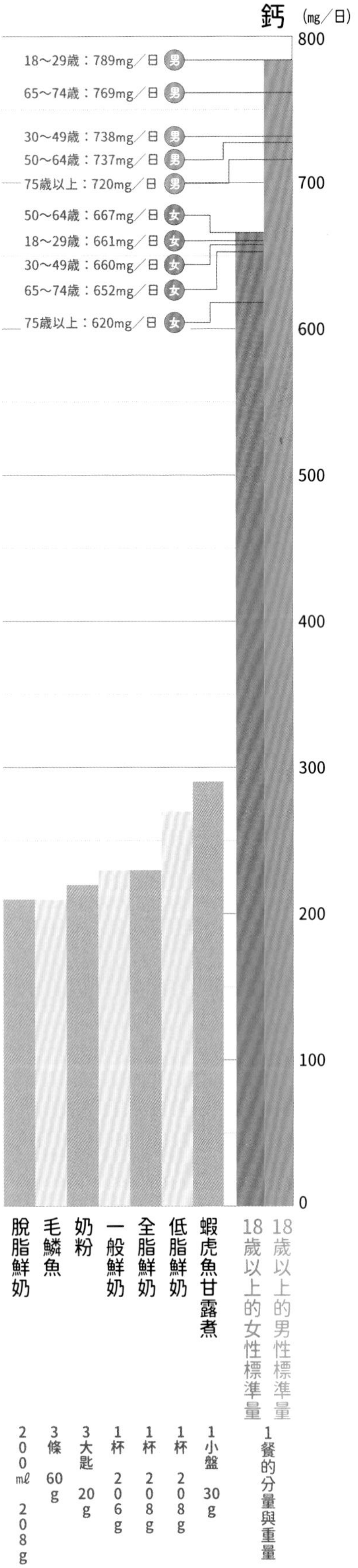

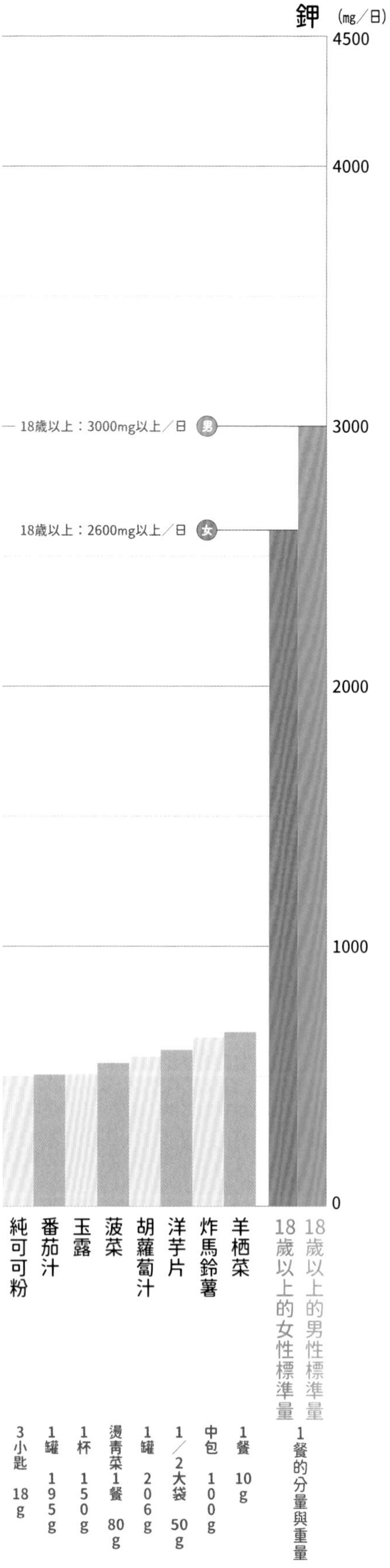

何謂建議攝取量(RDA)？

即營養素的建議攝取量；就算攝取量符合標準，也不能保證熱量和營養素一定足夠。

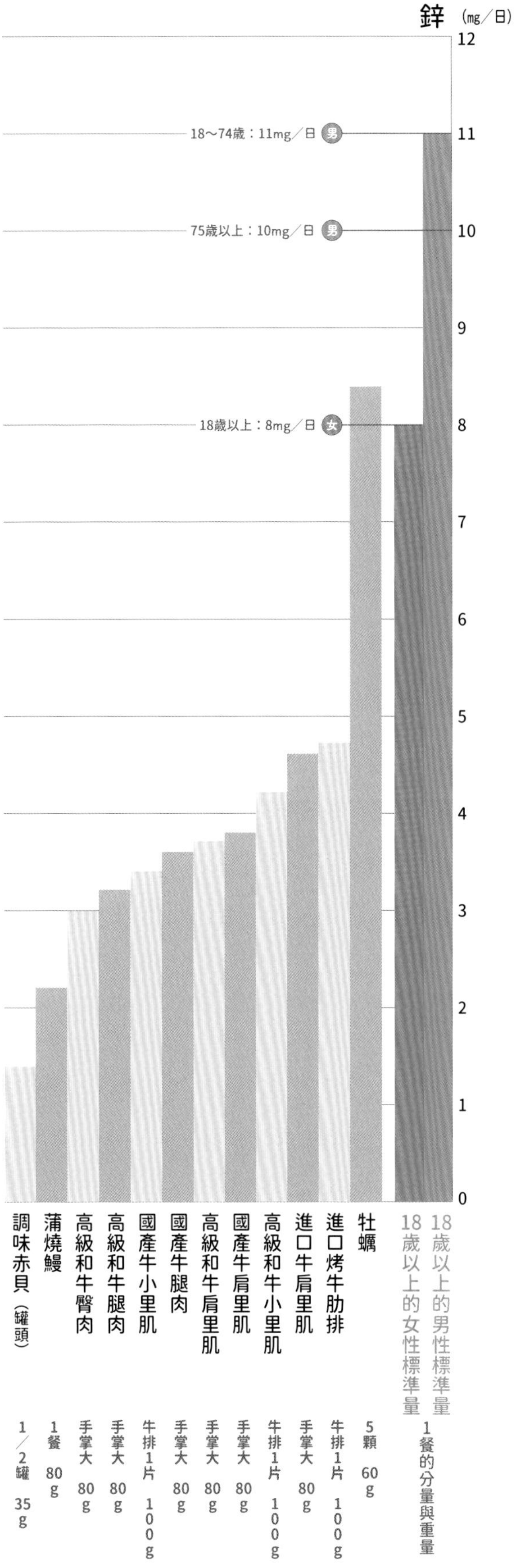
鋅 (mg／日)
18～74歲：11mg／日 男
75歲以上：10mg／日 男
18歲以上：8mg／日 女
調味赤貝(罐頭) 1／2罐 35g
蒲燒鰻 1餐 80g
高級和牛臀肉 手掌大 80g
高級和牛腿肉 手掌大 80g
國產牛小里肌 牛排1片 100g
國產牛腿肉 手掌大 80g
高級和牛肩里肌 手掌大 80g
國產牛肩里肌 手掌大 80g
高級和牛小里肌 牛排1片 100g
進口牛肩里肌 手掌大 80g
進口烤牛肋排 牛排1片 100g
牡蠣 5顆 60g
18歲以上的女性標準量
18歲以上的男性標準量
1餐的分量與重量

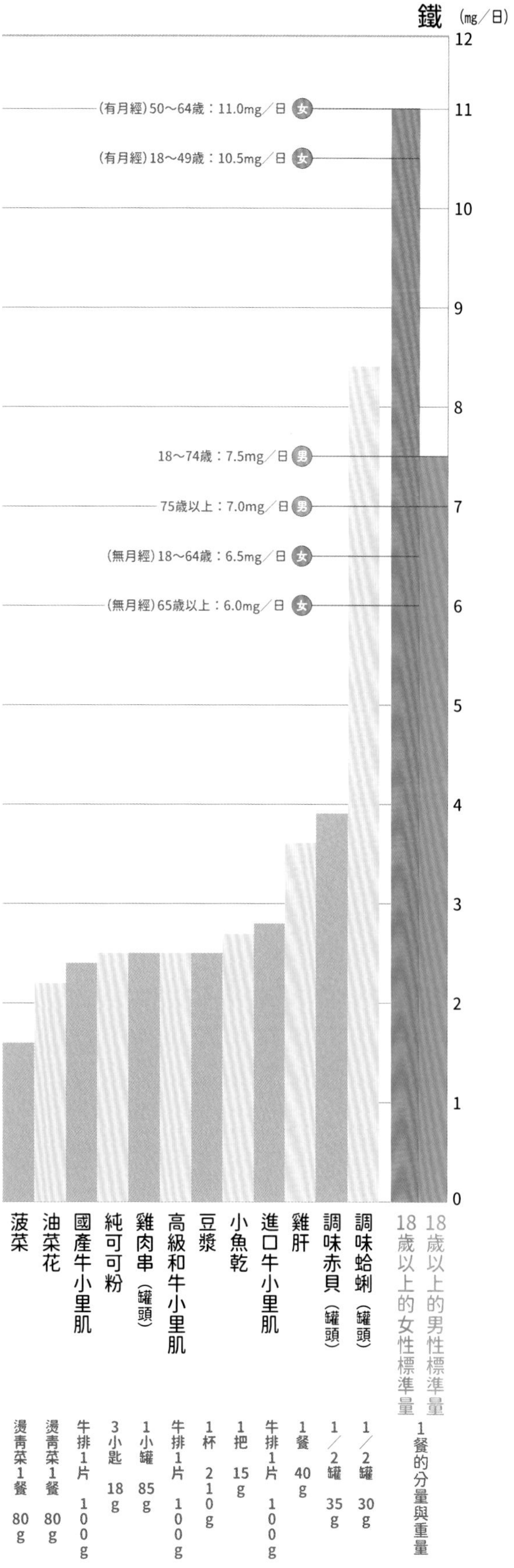
鐵 (mg／日)
(有月經)50～64歲：11.0mg／日 女
(有月經)18～49歲：10.5mg／日 女
18～74歲：7.5mg／日 男
75歲以上：7.0mg／日 男
(無月經)18～64歲：6.5mg／日 女
(無月經)65歲以上：6.0mg／日 女
菠菜 燙青菜1餐 80g
油菜花 燙青菜1餐 80g
國產牛小里肌 牛排1片 100g
純可可粉 3小匙 18g
雞肉串(罐頭) 1小罐 85g
高級和牛小里肌 牛排1片 100g
豆漿 1杯 210g
小魚乾 1把 15g
進口牛小里肌 牛排1片 100g
雞肝 1餐 40g
調味赤貝(罐頭) 1／2罐 35g
調味蛤蜊(罐頭) 1／2罐 30g
18歲以上的女性標準量
18歲以上的男性標準量
1餐的分量與重量

維持生命的重要物質

我們的身體到底有多麼需要水？體內的水只要不夠一～二%，我們就會覺得口渴，尿量減少。若因流汗或發燒，水不足超過二%，就會引發機能障礙。

日常飲食攝取的水分，一天約二～二．五公升，再透過汗水、尿液或糞便，也能排出相同分量的水分。尿液量一天約可排出一．二～一．五公升。因身體無法自行調整汗水或糞便所排出的水分，所以由腎臟調整它跟攝取水分量的差異，再由膀胱排出。

身體負責運送水分的血液或淋巴液，約占身體的四%（重量比）。每分鐘從心臟送到腎臟的血液有一．二公升，被過濾的血液一天可達一七〇〇公升。體內的水可作為氧氣運送血液，作為汗水調整體溫，或將老舊廢物作為尿液排出體外，角色十分重要。

一般來說，水並不被納入營養素，卻是跟體內化學反應關係密切的重要物質。一旦水攝取不足，就會危及健康，引發中暑、腦梗塞或心肌梗塞等疾病。厚生勞働省也極力推行「喝水保健康」運動，認定補充水分是守護健康的重要行為。

體內的水含量

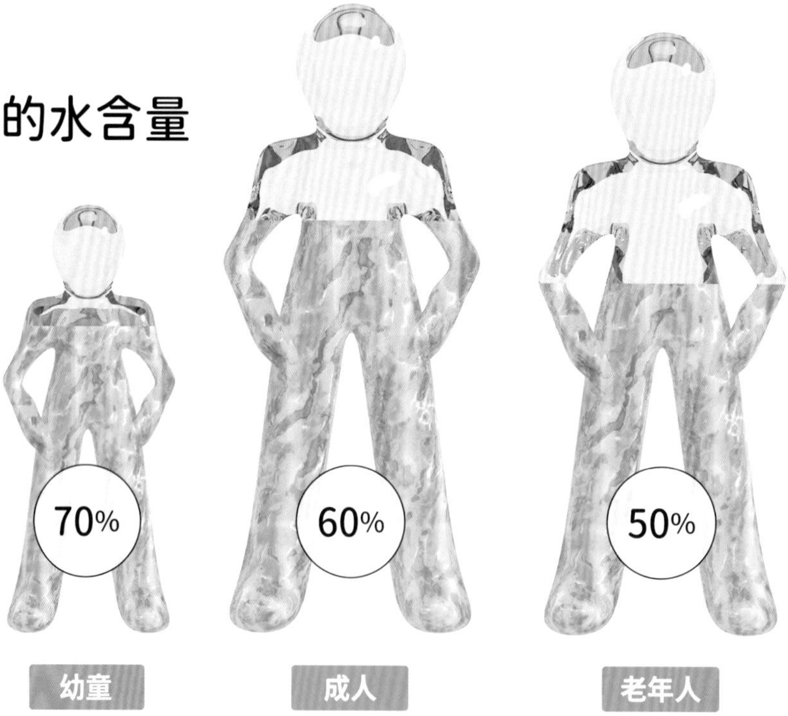

成人（60kg）的 60% = 36 公升

體內的水不是淡水，而是作為體液，含有鈉、鉀等電解質 [＊] 成分。

脫水現象

因為只喝水稀釋了電解質的濃度，身體為了維持濃度平衡，就會排出水分。
可補充含有電解質 [＊] 的飲料補充水分。

＊ 主要的電解質（離子）有鈉、氯、鉀、鈣、鎂等。

第二章 特殊的機能性成分

特殊的機能性成分

植化素是植物具有的各種力量

植物裡的化學物質，稱為植化素（phyto chemical）。

植化素是包含多酚化合物、生物鹼、萜烯類化合物、有機硫化物等各種物質的總稱，非指單一物質。

這些植化素被稱為「次級代謝產物」（Secondary metabolite），不存在於動物體內，植物才有。據說數量高達五十萬種，甚至超過，全貌至今未明。

對於動物或植物來說，自主生存或成長不可欠缺的物質稱為「初級代謝產物」（Primary metabolite）。初級代謝產物是由碳水化合物（醣類與膳食纖維）、蛋白質與胺酸類、核酸類、脂質，以及其誘導體等所構成。而動物本身無法合成的初級代謝產物，一定得當成食物攝取的物質稱為「營養素」。

再者，次級代謝產物因為是植物生存不可或缺的，所以稱為「次級」。至於為何會存在這些物質，目前還不是很清楚。不過，最近有種假設性說法很有說服力，亦即這些物質可能是不能移動的植物，用來保護自己免於周遭生物的危害，或是交換情報，也就是生物間相互作用的相關物質（「化感物質」或「異體作用素」，allelochemical），這種相互作用稱為「植化相剋」［＊］。

這類來自植物的成分可做藥用或具有毒性，自古就被人類運用於藥品或保養品。而最近取自植物的機能性成分被稱為「植物營養素」，可作為機能性食品，效果深受矚目。

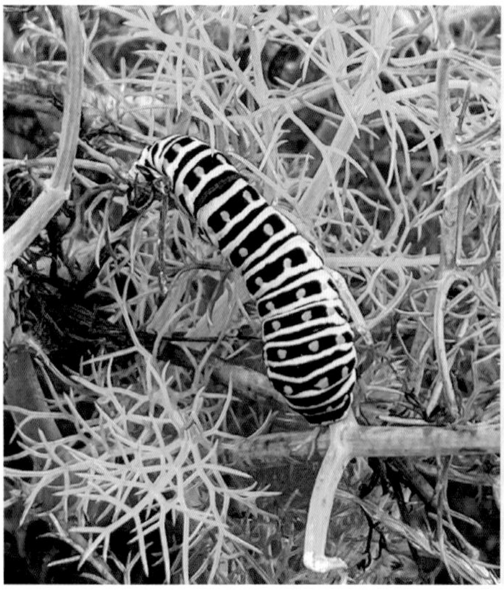

何謂植化相剋？＊

來自植物的物質可能妨礙或促進其他植物、微生物、昆蟲或動物等的生育現象稱為「植化相剋」，也翻成「化感作用」或「他感作用」。這是不能動的植物用來保護自己或交換情報而衍生的物質，最近也納入農業或藥品的研究範疇。

營養素對於長壽基因的影響

身體所攝取的營養素會影響細胞裡的遺傳因子（基因），會在哪一個時間點，利用哪些基因。

根據動物實驗報告，若減少食量只吃 7 ～ 8 分飽，身體的長壽基因（sirtuin）變得活絡。而這種遺傳因子跟體內疾病或不適症狀的修復有關，可透過菸鹼素（參考第 131 頁）或白藜蘆醇（參考第 177 頁）讓它更為活化，相關研究正在進行中。

雖然有關長壽基因的研究現在才開始，但可以確定的是，各種營養素對於人類的一生具有莫大的影響。

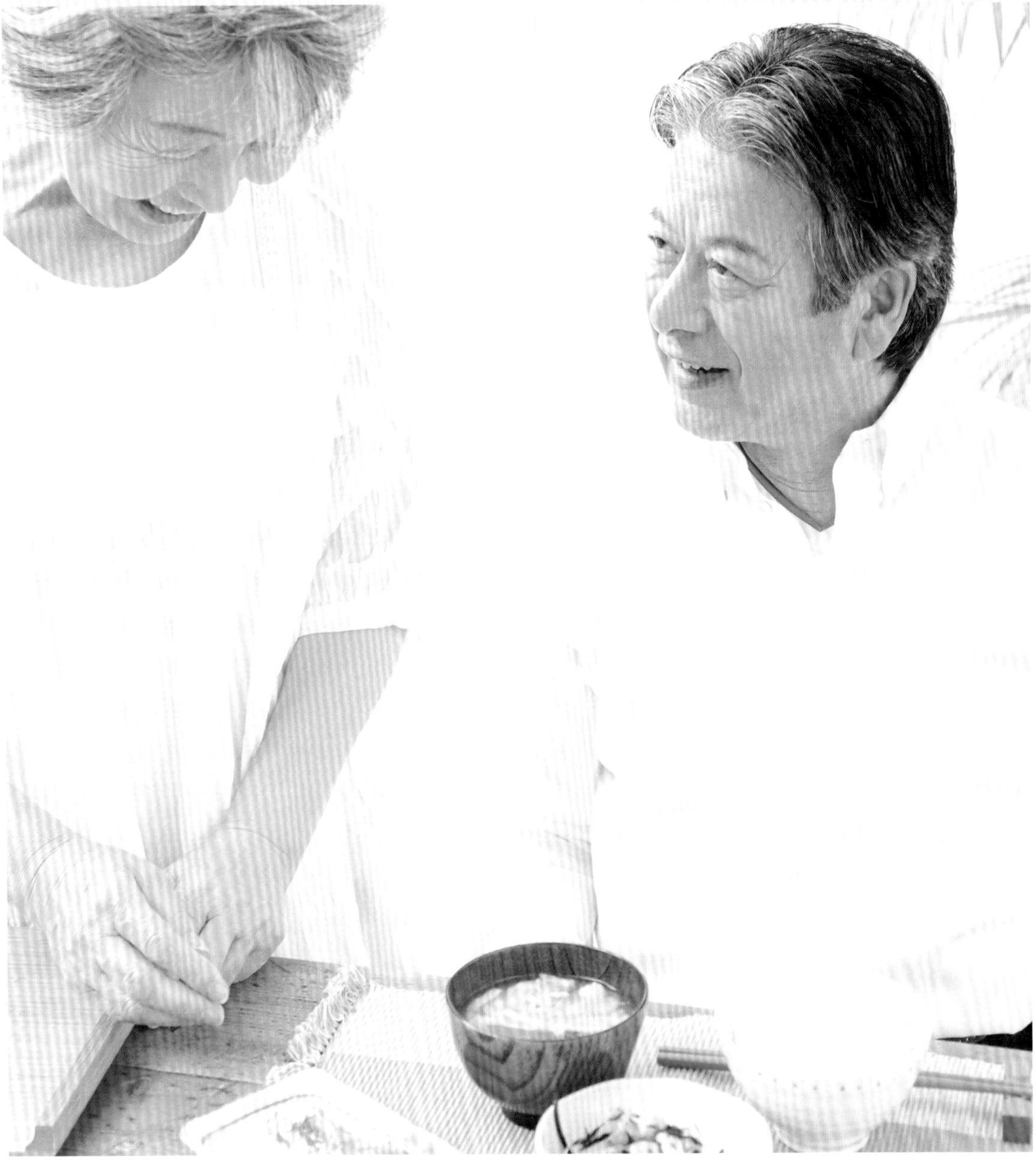

酚類化合物

苯環等芳香環上的氫被羥基（-OH）取代的芳香族化合物，總稱為酚類化合物。若換成好幾個羥基，就稱為多酚化合物，包含類黃酮、大豆異黃酮、兒茶素等物質。這些化合物因帶有羥基，類似乙醇，但因有苯環，在生理活性［＊1］上殺菌力更強，且易溶於水。

阿斯帕林

英文名稱 aspalathin

以花草茶聞名的南非國寶茶（*Aspalathus linearis*，又稱博士茶），富含這種類黃酮。為二氫查耳酮的配糖體，具有抗氧化性與抗變異原作用［＊2］。南非國寶茶，來自生長於南非賽達巴格山的豆科松雀花屬灌木，將葉片乾燥發酵後即可製成。熬煮後茶湯鮮紅，為無澀味且不含咖啡因的人氣健康飲品。

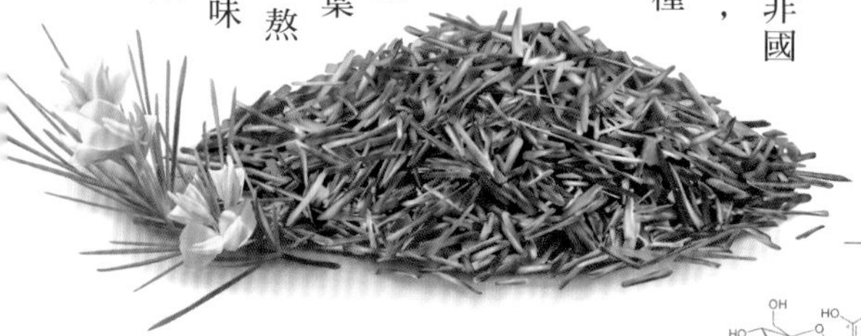

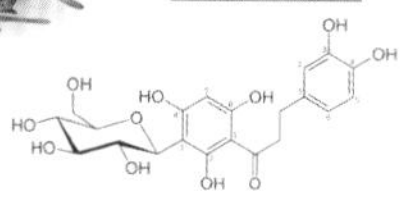

茴香腦

英文名稱 anethole

為大茴香、茴香或八角茴香具有之類似甘草的特殊氣味成分。其甜度為蔗糖（砂糖主成分）的十三倍，即便濃度高也不覺得膩口，可當作甜味劑。另有止咳化痰，或微弱的抗菌活性作用，也被稱為茴香烯（anethol）。

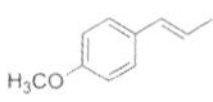

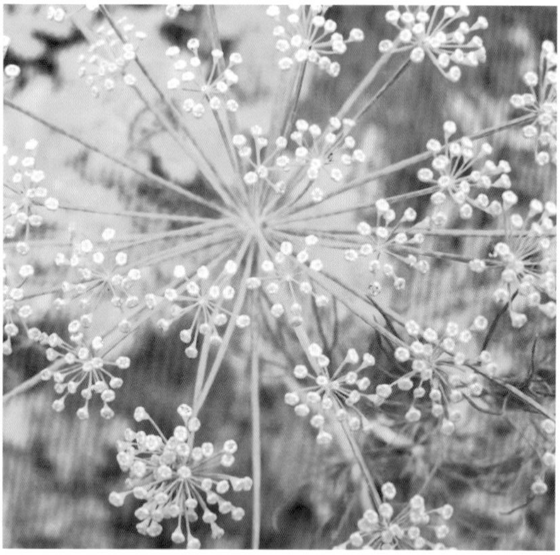

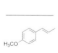

別肉桂酸（順式肉桂酸）

英文名稱 allocinnamic acid

為雪柳富含之反式肉桂酸（參考第一五七頁）的異構體，由反式肉桂酸雙鍵連接的順式異構體。生理活性強，可作為植物荷爾蒙。本身為強烈的化感物質（參考第一五四頁），可強力抑制其他植物的生長，妨礙植物特有的向重力性，防止植物纏繞。

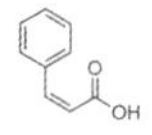

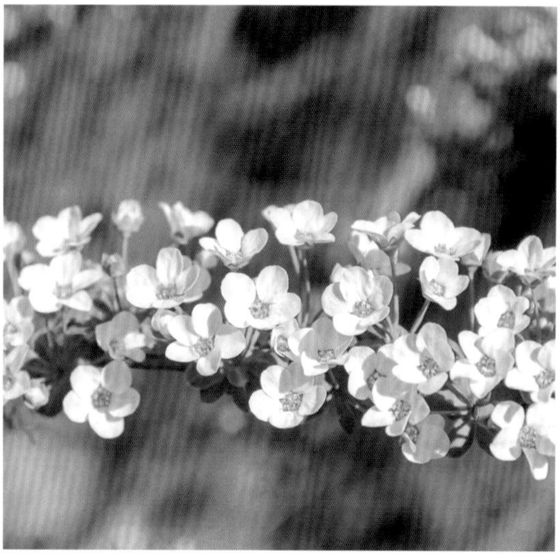

＊1 生理活性：指生物體內跟生命現象有關，會給予影響或更為活化。

＊2 抗變異原作用：抑制細胞內部遺傳因子出現變化（引發癌症的原因之一）的作用。

丁子香酚

英文名稱 eugenol

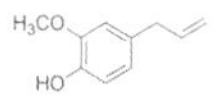

丁香、月桂樹、肉桂等的精油、羅勒、香蕉、肉豆蔻裡的成分，可用於香水、香料、精油，或是殺菌劑、麻醉藥等藥品。本身具有抗菌、抗病毒、鎮痛、防蟲、免疫賦活作用[＊]等知名效果。

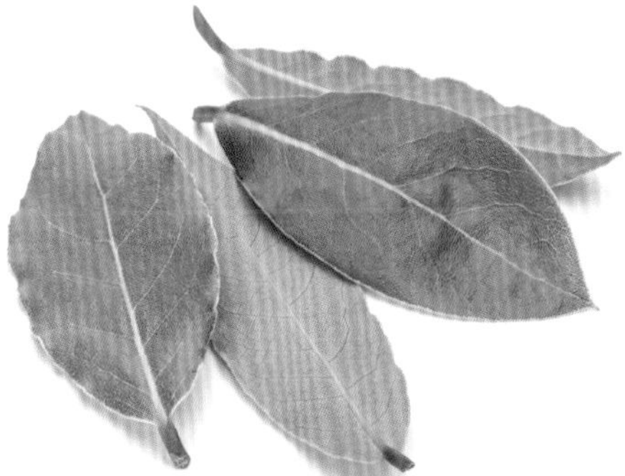

肉桂酸（反式肉桂酸）

英文名稱 cinnamic acid

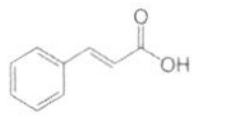

肉桂（桂皮）富含此成分，為植物界廣泛存在的酚類化合物。為帶有雙鍵連接的芳香族不飽和酚類酸。肉桂酸可抗氧化，也有報告指出具有抗癌作用，據說還能影響生理時鐘，調節睡眠。肉桂酸具有順式－反式異構體，兩者都可稱為肉桂酸。不過，狹義上只有反式稱為肉桂酸，順式也稱為別肉桂酸。肉桂酸的物質很不穩定，容易反式化。

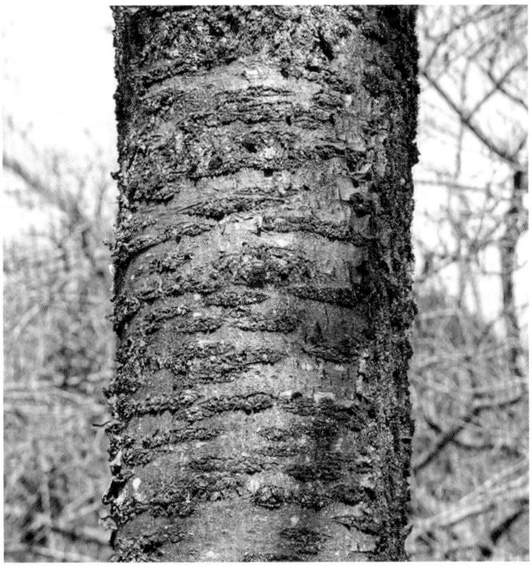

咖啡酸

英文名稱 caffeic acid

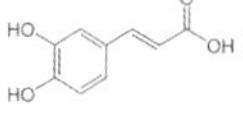

地瓜、牛蒡、蘋果等許多植物都富含此成分，為生合成木質素之重要中間產物的酚類化合物。咖啡酸與奎寧酸（參考第九六頁）結合成的綠原酸（參考第一六一頁），就是蘋果切開時氧化褐變的物質。國際癌症研究機構將咖啡酸歸類為有致癌疑慮的２Ｂ類致癌物（Group 2B carcinogens），但也有報告指出，它具有預防乳癌的效果。

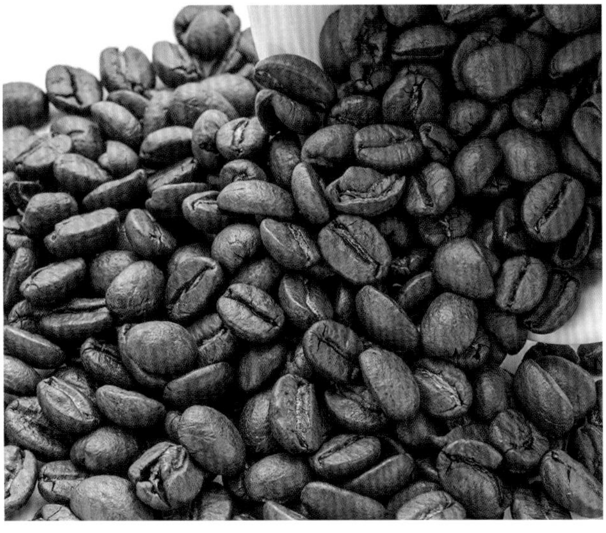

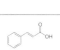

＊ 免疫賦活作用：活絡身體免疫系統，增強免疫力的作用。

可改善幽靈血管的肉桂

肉桂就是從樟科肉桂屬（*Cinnamomum*）常綠喬木樹皮獲取的辛香料，也稱為玉桂。用於中藥材時稱為桂皮。據說肉桂是世界最古老的香料，早於西元前 4000 年，埃及就當成製作木乃伊的防腐劑。而作為辛香料的肉桂，則是把肉桂屬的樹皮剝掉乾燥而成。其芳香成分有肉桂醛、丁子香酚、黃樟素等。肉桂有溫熱身體、發汗、健胃等作用，還能改善老化導致的幽靈血管。

所謂的幽靈血管，就是因老化或運動不足等因素，導致血管細胞受損衰微，微血管的血液無法流動的狀態。據說幽靈血管是引起骨質疏鬆或認知症等疾病的元凶，也會增加罹患糖尿病的風險，導致肝功能下降。

若血管內側的內皮細胞和外側的管壁細胞密合，血管可維持強韌的狀態。但兩者如未密合，出現縫隙，氧氣或營養會漏出來，導致血管幽靈化。據說可將血管內皮細胞裡俗稱「Tie2」的酪胺酸激酶［*］活性化的物質，可終止血管幽靈化。而目前已知活化 Tie2，可穩定血管結構，終止血管幽靈化。可活化 Tie2 的物質，有肉桂裡的「丁香脂素」、鬱金（薑黃）裡的「薑黃素」等。

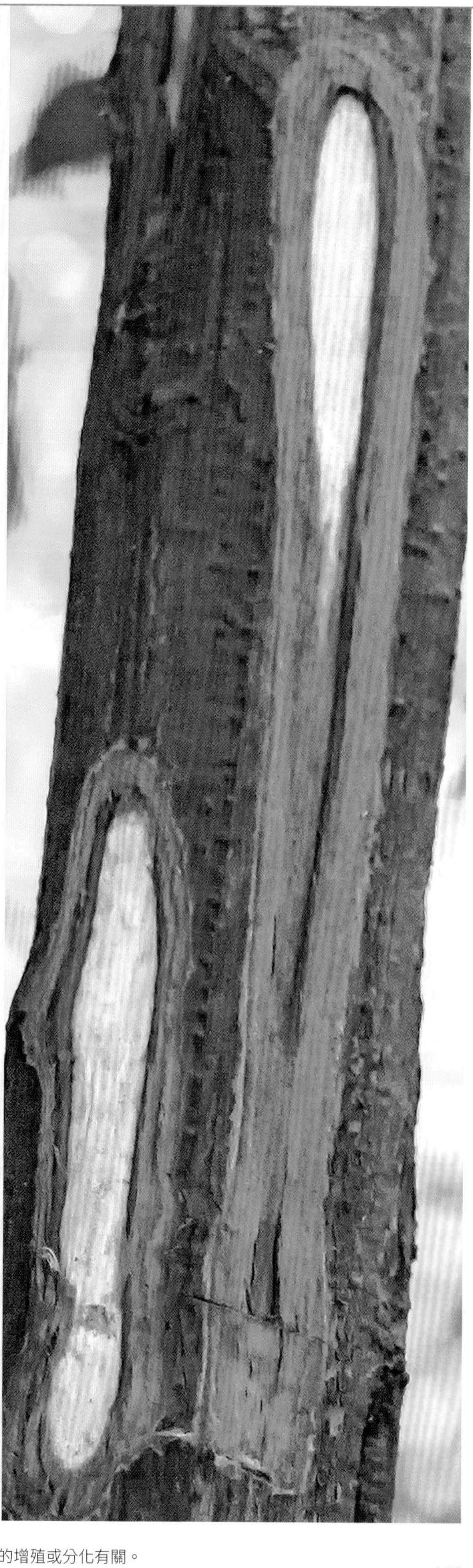

＊ 酪胺酸激酶：細胞內的蛋白質成分酪胺酸，結合磷酸的酵素，跟細胞的增殖或分化有關。

松柏醇

英文名稱 coniferyl alcohol

為存在於被子植物或裸子植物裡的單木纖維素［*］，透過苯丙素代謝系統加以合成，成為木質素或木酚素的前驅物質。再者，也可作為合成丁子香酚或二苯乙烯、香豆素等誘導體的原料。

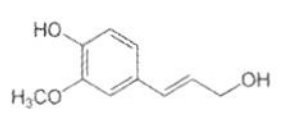

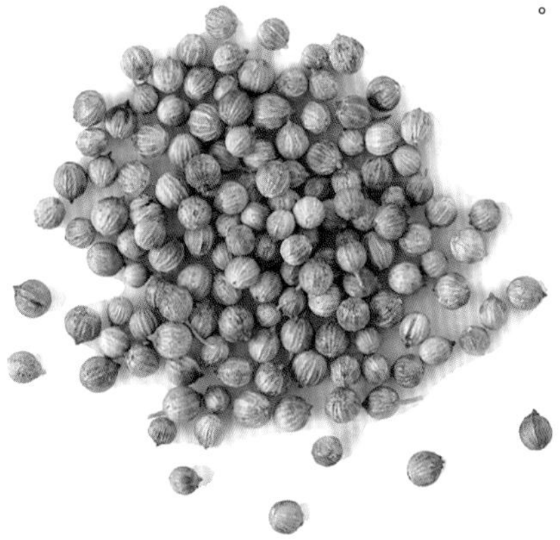

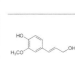

芥子醇

英文名稱 sinapyl alcohol

只存在於被子植物（屬於雙子葉植物或單子葉植物的草本或木本）裡，裸子植物不含此成分。為透過肉桂酸合成的單木纖維素，於生物體內經由苯丙素代謝路徑加以製造，成為木質素或木酚素的前驅物質。本身為合成各種二苯乙烯或香豆素等誘導體的原料。

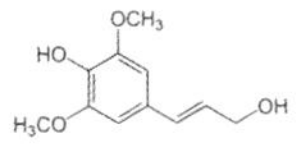

肉桂醛

英文名稱 cinnamaldehyde

帶有肉桂氣味的芳香族醛類，常作為冰淇淋、糖果、口香糖、冷飲等食品的香料。根據小鼠實驗，確認此成分可刺激嗅覺、促進食慾。中藥材的桂皮也是有此成分，才有健胃的藥效。

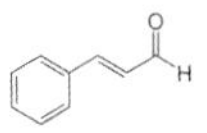

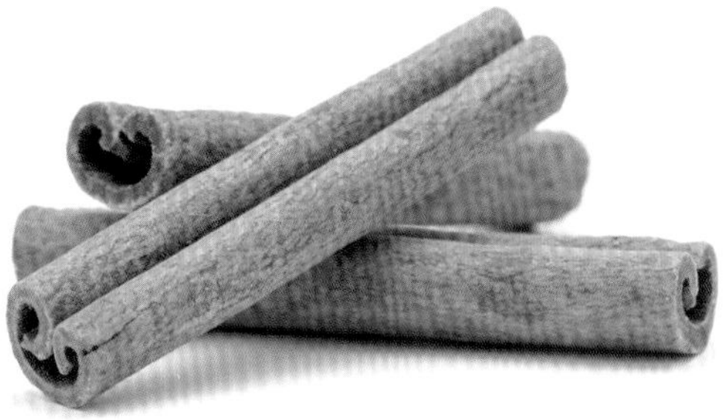

對香豆醇

英文名稱 paracoumaryl alcohol

這個成分和脂肪酸的酯，為保護蘋果表面之角質層蠟的基本材料。可透過苯丙素的生合成路徑加以合成或重合，成為木質素或木酚素。

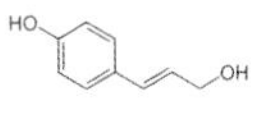

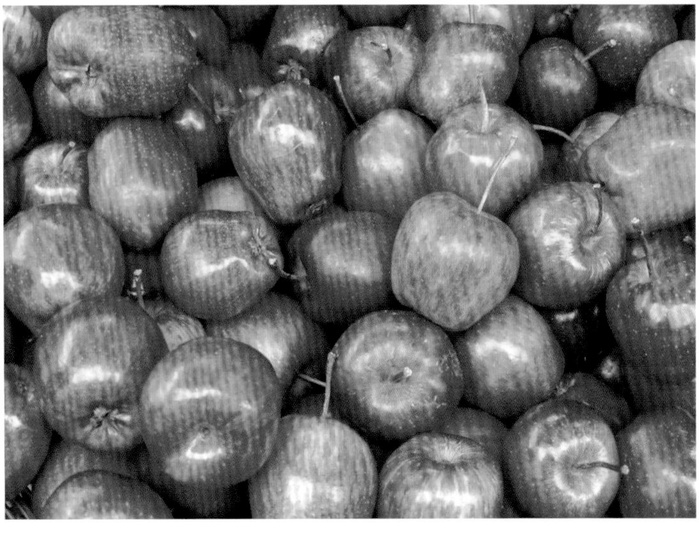

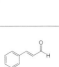

＊ 單木纖維素：木質素為單木纖維素反覆吸附的高分子化合物。單木纖維素可由苯丙胺酸或酪胺酸生合成。主要的單木纖維素有松柏醇或芥子醇等。

對香豆酸

英文名稱 *p*-coumaric acid

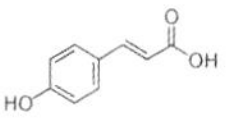

花生、番茄、胡蘿蔔、蒜頭等食材裡的酚類化合物。為肉桂酸帶有羥基的結構，根據羥基在苯環上的位置，分成鄰香豆酸（*o*-coumaric acid）、間香豆酸（*m*-coumaric acid）和對香豆酸（*p*-coumaric acid）三種異構體。其中對香豆酸是自然界裡分布最多的。鄰香豆酸可作為配糖體存在於植物裡，經過分解與閉環反應就成為香豆素（櫻葉等的氣味）。

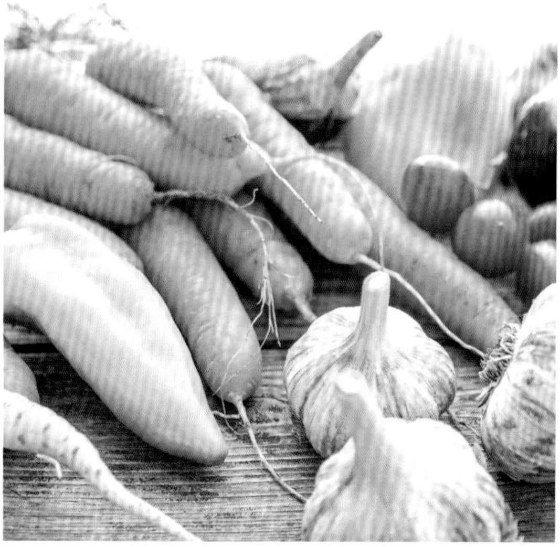

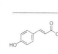

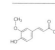

阿魏酸

英文名稱 ferulic acid

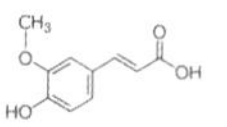

從自生於地中海沿岸的繖科植物阿魏（大茴香／*Ferula communis*）中發現的物質，故名阿魏酸。米、小麥、黑麥、大麥、咖啡、蘋果、朝鮮薊、花生或柑橘等食材裡都有。阿魏酸可構成植物細胞壁的木質素（參考第一〇五頁），能抗氧化，降低「活性氧」損害DNA、致癌或導致細胞老化等的作用。經動物實驗證實，阿魏酸具有對抗乳癌或肝癌的抗腫瘤活性［＊］，結合抗壞血酸或維生素E，可降低氧化的壓力，維護肌膚健康。

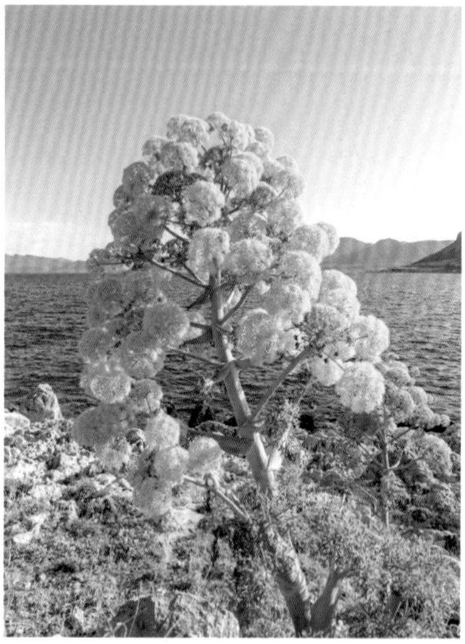

何謂多酚化合物？

多酚化合物是植物光合作用的生成物質，植物裡面的苦味或色素成分。據說自然界的多酚化合物超過8000種。跟維生素C或E一樣可抗氧化，常見於色濃或味澀的蔬果。代表性的多酚化合物有兒茶素、類黃酮、花色素苷等，可降低罹患心臟病的風險，降血壓或減少壞膽固醇，有益健康。

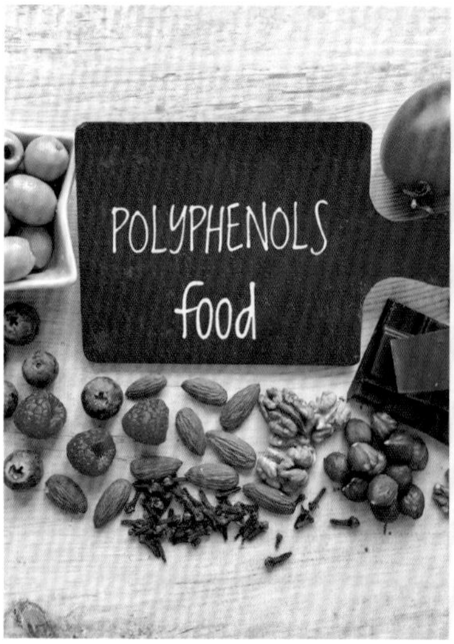

＊ 抗腫瘤活性：可抑制癌細胞增生，或消滅癌細胞。

酚類抗氧化物

酚類化合物（參考第一五六頁）的化學結構是苯環的氫被換成羥基（－ＯＨ），故容易結合氧氣，可抗氧化。這類活性較高，較為人熟悉的物質有咖啡酸（參考第一五七頁）和奎寧酸所合成的綠原酸、沒食子酸等。

鞣花酸

英文名稱 ellagic acid

草莓、覆盆莓、蔓越莓、葡萄、黑莓、核桃、大胡桃仁、石榴、枸杞等許多蔬果，均富含這種酚類抗氧化物，為沒食子酸的二聚體。本身可能有抗癌和抗氧化效果，也有美白功效。雖然對人類健康明顯有益的證據尚不明確，但美國已將它視為可改善癌症、心臟病或其他健康問題的保健食品加以販售，但美國食品藥物管理局將其評論為「偽癌治療法」。

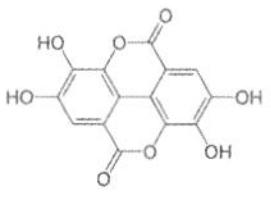

綠原酸

英文名稱 chlorogenic acid

可從咖啡豆萃取的綠原酸約有五～一〇%，比咖啡因（一～二%）還多。綠原酸含量低，會有酸味；含量高，則有苦澀味。具有微弱的味覺修飾作用，遇水呈現甜味。

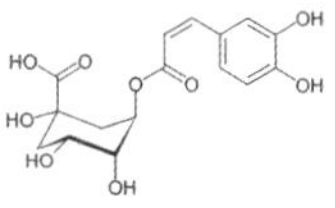

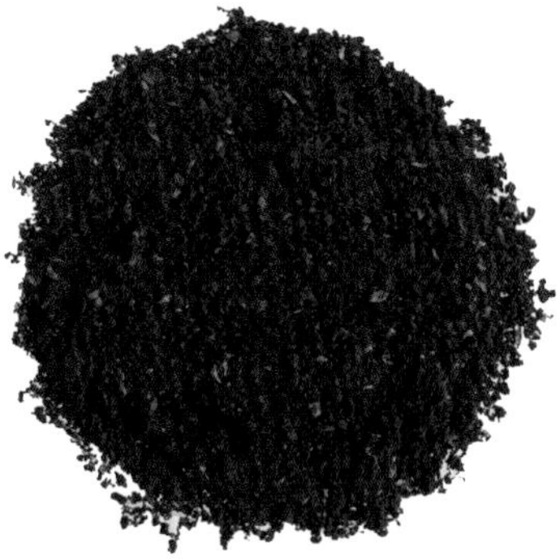

連苯三酚（焦棓酚）

英文名稱 pyrogallol

日本高知縣傳統的半發酵茶「碁石茶」裡的特殊成分，主要可抗氧化，別名為「焦性沒食子酸」，由沒食子酸經脫羥反應所合成。經動物實驗確認可降低膽固醇，預防脂質異常或動脈硬化。

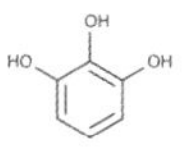

沒食子酸

英文名稱 gallic acid

茶樹含高濃度的沒食子酸，以游離型態廣泛存在於植物的莖葉或根裡，也被稱為連苯三酚－5－羧酸。

單寧酸加水分解可得，水再次結晶即成為結晶水和物（含有結晶水的物質）。

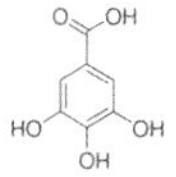

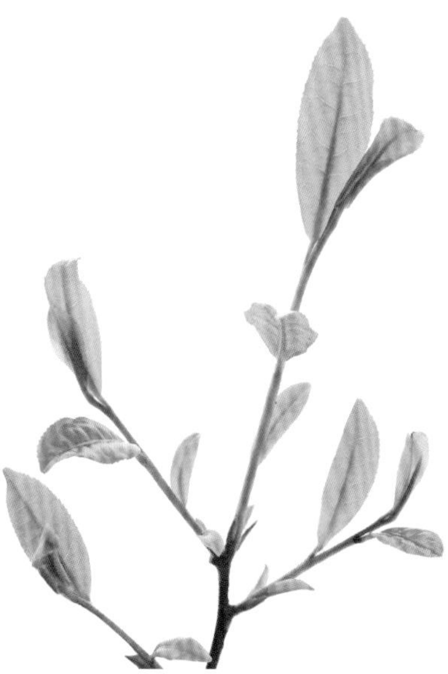

帶有亞甲二氧基的苯丙素類

所謂的苯丙素類，就是以苯丙胺酸或酪胺酸等芳香族胺基酸為起源之化合物的總稱。

而所謂的亞甲二氧基，就是具有結構式 R-O-CH_2-O-R 的官能基，二個氧原子以亞甲基（-CH_2）結合為其特徵。除了黃樟素或胡椒醛、肉豆蔻素等，迷幻藥 MDMA 等會影響神經的生理活性物質構造裡都有此成分。

而本草或辛香料也含這些物質，因為是會影響神經或精神的成分，要小心不要攝取過量。

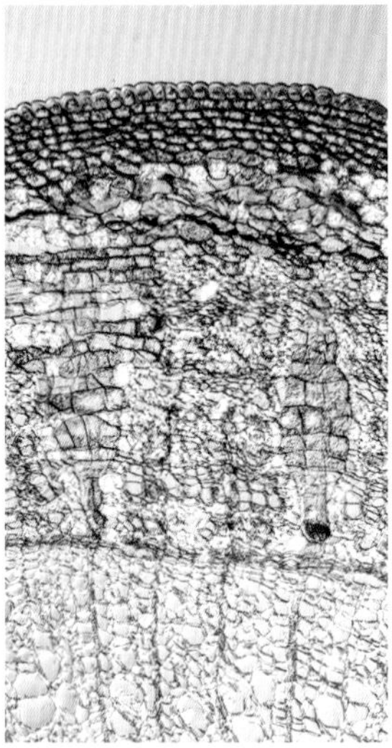

芹菜醇

英文名稱 apiole

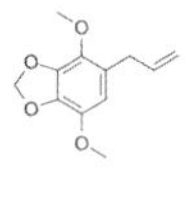

巴西里或西洋芹裡的香氣成分，為帶有亞甲二氧基的苯丙素類。昔日被當作妊娠中止或月經不順的治療藥，可誘發流產。不過，孕婦在正常情況下食用巴西里或西洋芹無此疑慮。而巴西里油的半數致死量（LD50），大鼠經口服用一公斤約三・三克，小鼠經口服用一公斤約一・五克，就會出現呼吸困難、尿量減少等症狀。如果是人的話，攝取約二〇〇克的巴西里油就有生命危險。

艾草醚（愛草腦）

英文名稱 estragole

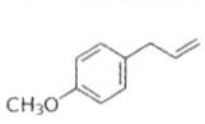

羅勒、龍艾、茴香等本草植物含此成分，為用來製造香料的苯丙素類，也被稱為對烯丙基茴香醚或甲基醚蔞葉酚。可鬆弛緊繃的肌肉，因此羅勒等本草類才會有放鬆的效果。

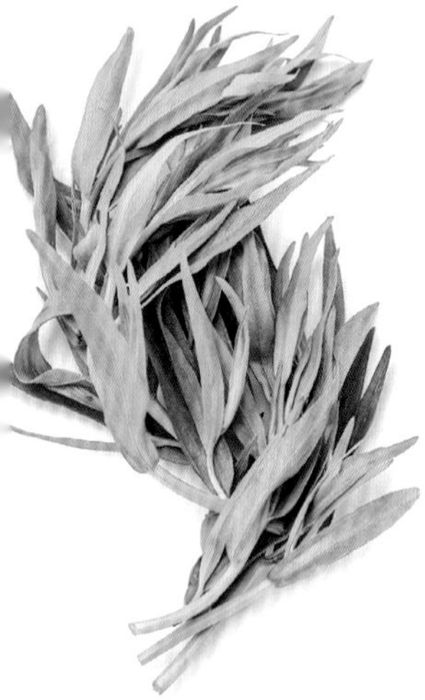

羅勒屬於多功能本草類

羅勒辛香料香氣的主成分為愛草醚和芳樟醇，也包含樟樹氣味來源的樟腦，或由加利樹氣味來源的 1,8- 桉樹腦等。此外，還包含 β- 胡蘿蔔素或維生素 K、鈣或鎂等維生素或礦物質，可抗氧化，預防骨質疏鬆。羅勒的香氣成分也能幫助消化，促進食慾或有鎮定效果。其中的「聖羅勒」甚至還能作為對抗不安或肉體疲勞等壓力，提升適應力的「適應原」，因而成為話題。

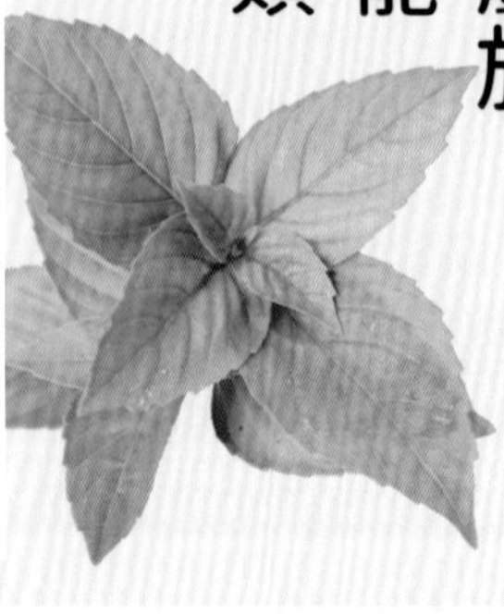

黃樟素

英文名稱 safrole

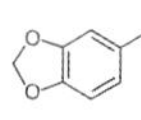

除了樟科的黃樟樹（參考下文）或樟腦赤油［*］，肉桂裡也含有少許黃樟素，可作為香皂香料或鎮痛貼布劑。為帶有亞甲二氧基的苯丙素類，經動物實驗對於肝臟具有致癌性。可作為特定麻醉品和精神藥物原料，在日本，超過一定量的輸出入等，有義務根據「麻醉品和精神藥物管制法」進行申報。

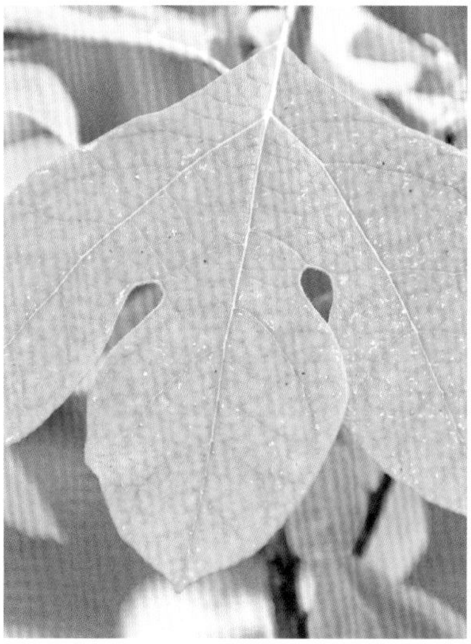

蒔蘿油腦

英文名稱 dillapiole

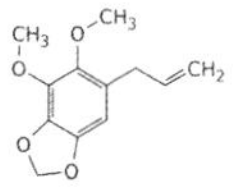

為蒔蘿或茴香等繖形科本草根部裡，帶有亞甲二氧基的苯丙素類；跟芹菜醇非常類似，具有同樣的活性。

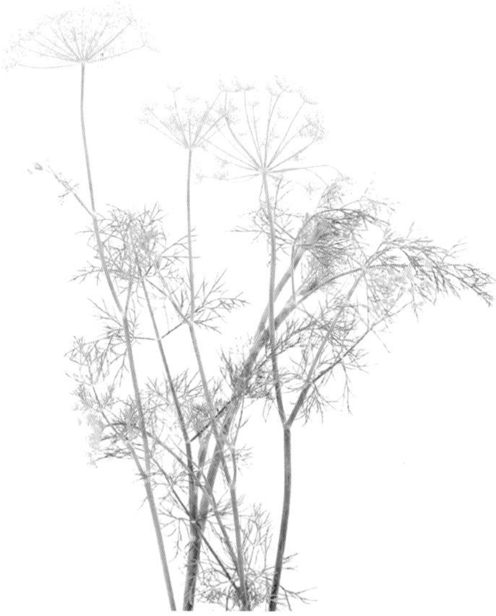

佳味酚

英文名稱 chavicol

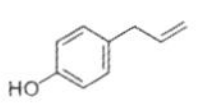

羅勒裡的苯丙素類，根據報告可抗菌、抗病毒、抗過敏、幫助消化。別名為「對烯丙基苯酚」。

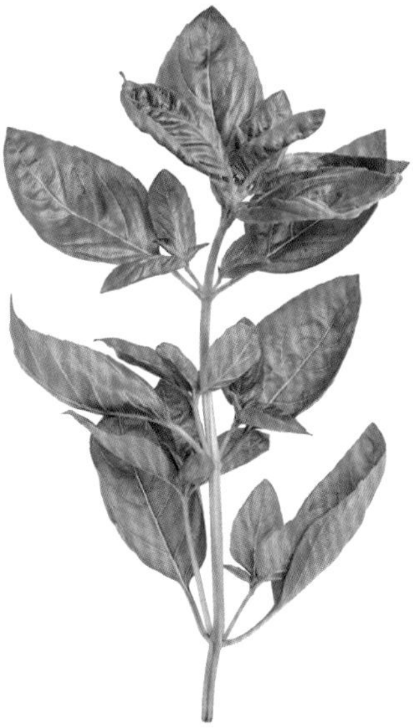

黃樟樹有什麼味道？

樟科黃樟屬的樹木總稱。歐洲很早即用來入藥，有類似樟樹的清涼感，樹皮或樹根等主要作為香料或防蟲樟腦的原料。

而精油的主成分「黃樟素」具有毒性，據說跟癌症或肝功能低下有關，使用上有所限制。再者，也可能導致臉或身體發熱或發汗，過量使用有危險性。現在已經開發了不含黃樟素的黃樟樹精油。

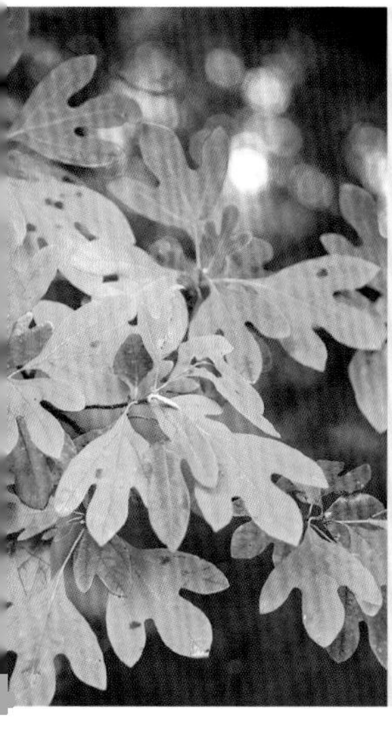

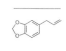

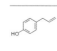

＊ 樟腦赤油：從樟樹葉或枝條經過蒸氣蒸餾後的油狀物質，分離樟腦（樟腦油或樟腦液）後的殘油，再反覆多次蒸餾，可得白油、紅油或藍油。樟腦赤油可作為香草醛或農藥原料。

胡椒醛

英文名稱 heliotropine

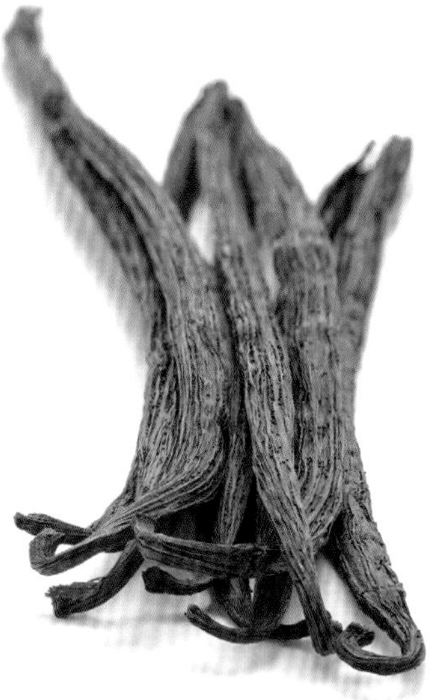

為香草莢、西洋夏雪草的花、刺槐精油裡的成分，帶有亞甲二氧基的苯丙素類，也被稱為向日葵素。大鼠經口服用二・七克／一公斤為其半數致死量，安全性相對較高，但對眼睛有強烈刺激性。可作為特定麻醉品和精神藥物原料，在日本超過一定量的輸出入等，有義務根據「麻醉品和精神藥物管制法」進行申報。

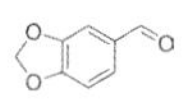

肉豆蔻素

英文名稱 myristicin

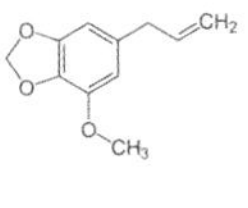

少量存在於肉豆蔻精油中，巴西里或蒔蘿等含量更少，帶有亞甲二氧基的苯丙素類。一般性的料理若使用過量的肉豆蔻，會影響精神。肉豆蔻的中毒症狀因人而異，可能會出現頭痛、噁心感、頭暈、嘴乾、眼睛充血、記憶混濁、伴隨興奮時而混亂的狀態、視覺歪斜，或者誘發幻想或幻覺等症狀。

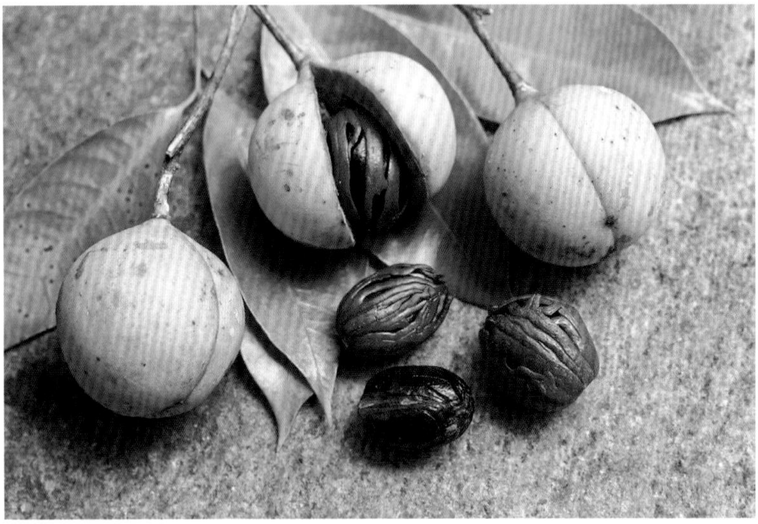

肉豆蔻和肉豆蔻皮屬於何種香料？

肉豆蔻是肉豆蔻屬肉豆蔻樹的種子，與胡椒、肉桂、丁香並稱為世界四大香料。本身帶有微甘香氣和類似胡椒的香料味，一加熱，風味更加提升，也常用來消除魚肉類等的腥味。

而肉豆蔻皮就是包裹肉豆蔻種子的網狀外皮。香氣比肉豆蔻沉穩，適合製作甜點或果醬，只要少少的量，風味就很足夠。

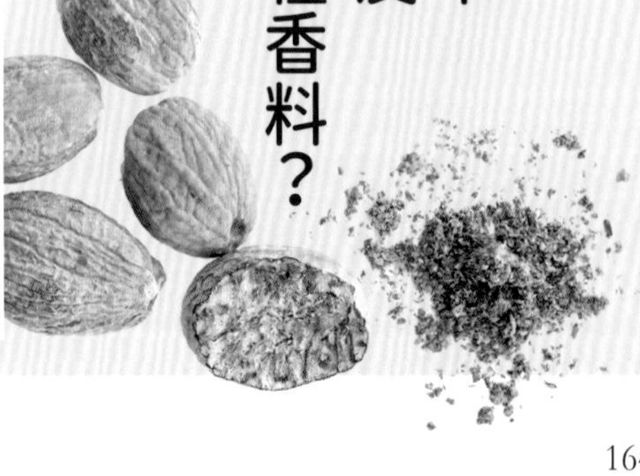

木酚素

木酚素是由二分子苯丙素構成的化合物，為Ｃ６－Ｃ３結合的基本結構。許多植物都含有木酚素，有抗真菌或殺蟲作用，所以，它跟抵抗外部攻擊的防禦作用有關，也能調節生長。

目前已知木酚素可抗氧化，有類似女性荷爾蒙雌激素的功用。為人熟知的木酚素有芝麻裡的芝麻素，其他還有亞麻木酚素、鬼臼毒素、松脂醇（松脂酚）、甜菜鹼、胡椒鹼等。黑麥、小麥、燕麥、大麥等穀物、南瓜或亞麻子、大豆、青花椰菜等食材，均為木酚素的來源。

牛蒡子苷

英文名稱 arctiin

牛蒡裡的木酚素，以牛蒡的學名（*Arctium lappa*）命名。如同大豆異黃酮，作用類似女性荷爾蒙。經動物實驗報告可知，具優異抗氧化力，可預防或抑制乳癌或肝癌。牛蒡種子裡的牛蒡子苷濃度高達三～五%，如果是牛蒡芽菜，牛蒡子苷的濃度就會更高。

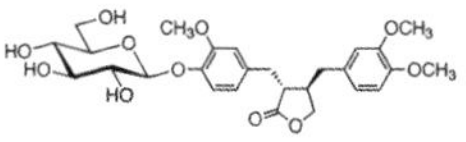

牛蒡子苷元

英文名稱 arctigenin

牛蒡種子或牛蒡芽菜富含的木酚素，每一克牛蒡種子含有三～五毫克的牛蒡子苷元。為牛蒡子苷元的羥基（ＯＨ基）結合葡萄糖的配糖體，具有抗癌、抗發炎、抗ＨＩＶ（人類免疫缺乏病毒），或保護肝臟等作用。

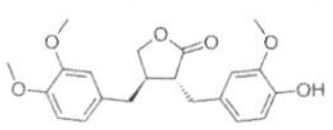

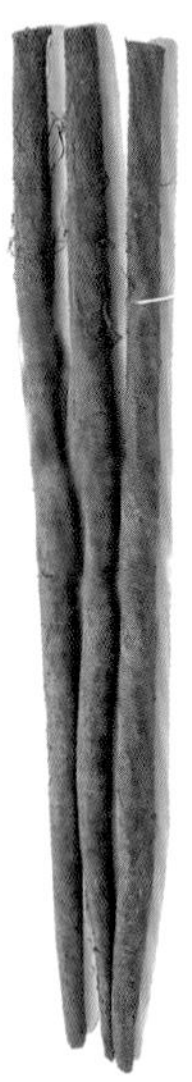

腸內酯

英文名稱 enterolactone

腸內酯是別名腸木脂素的一群木酚素。攝取芝麻素、亞麻木酚素、羅漢松脂醇、落葉松脂醇、松脂醇等木酚素時，由腸道菌生成的物質。木酚素大多與食品裡的纖維質結合，富含纖維質的穀物、蔬菜或果實類，可成為腸內酯的製造原料。尤其是富含木酚素的芝麻子和亞麻子。因乳癌患者血液裡的腸內酯明顯減少，或許腸內酯能降低罹癌風險；但男性的攝護腺癌剛好反過來，目前結果還在研究中。

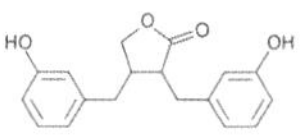

丁香脂素

英文名稱 syringaresinol

肉桂或梅子裡的木酚素，可預防幽靈血管（參考第一五八頁），抑制幽門螺旋桿菌。

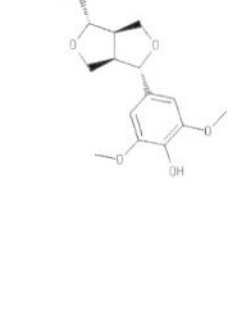

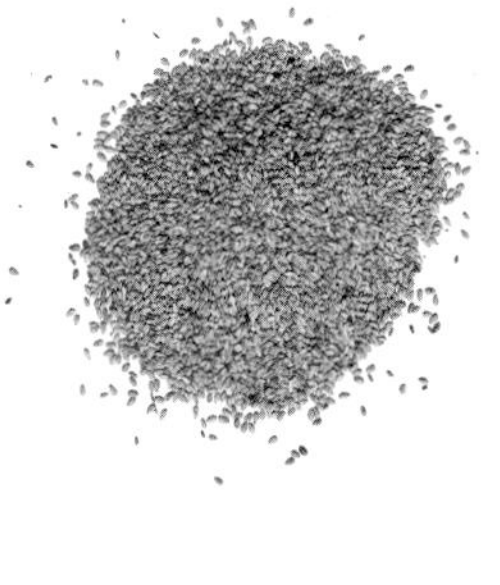

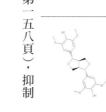

甜菜鹼

英文名稱 steganacin

為原產於非洲繖形科矮灌木五加葉三角葉菊（*Steganotaenia araliacea*）裡的木酚素，可治療白血病。五加葉三角葉菊這種植物分布於非洲的衣索匹亞、剛果、莫三比克等國家。

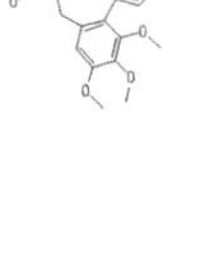

芝麻素
英文名稱 sesamin

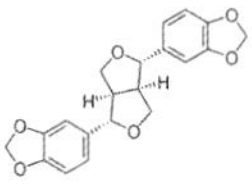

由芝麻的學名（*sesamum indicum*）所命名，為芝麻裡的木酚素成分。經動物實驗可阻凝膽固醇吸收、抗癌、對抗酒精障礙、抗高血壓、提升肝功能。

亞麻木酚素
英文名稱 secoisolariciresinol diglucoside

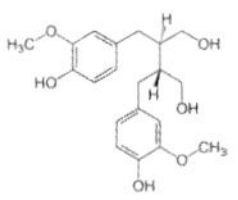

亞麻（亞麻科）種子裡的木酚素，作用類似女性荷爾蒙，可降低膽固醇，改善肝功能。

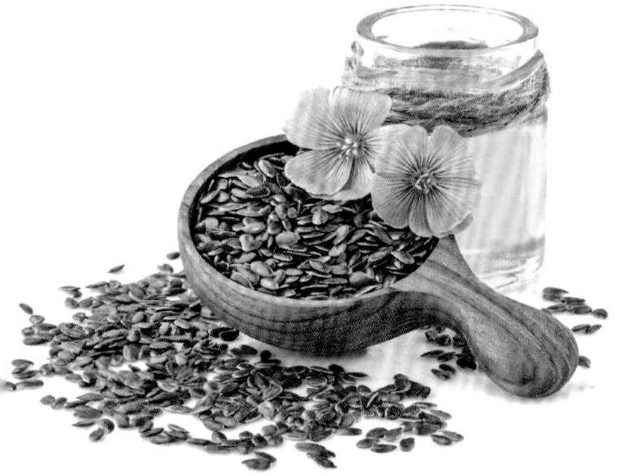

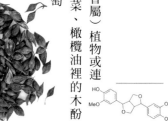

松脂醇
英文名稱 pinoresinol

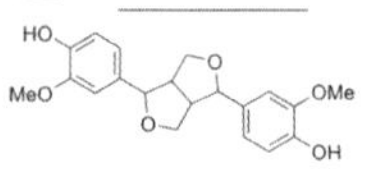

為野茉莉屬（安息香屬）植物或連翹、芝麻子或油菜屬蔬菜、橄欖油裡的木酚素。松脂醇可阻礙α-葡萄糖苷酶［＊1］的活性，預期可作為降血糖藥物。

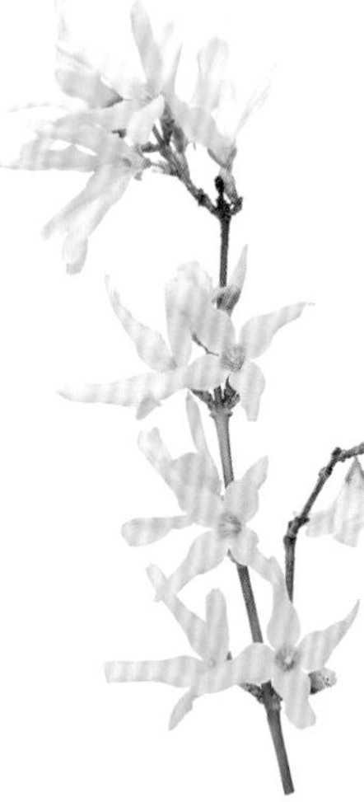

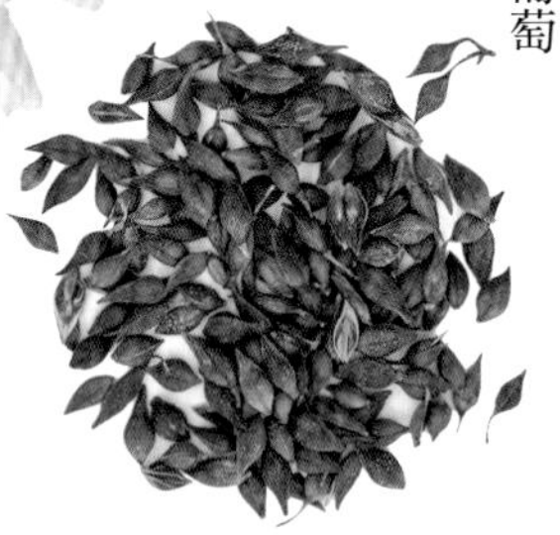

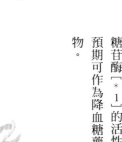

鬼臼毒素
英文名稱 podophyllotoxin

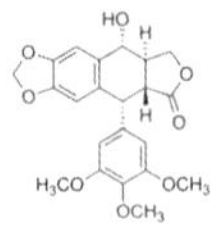

小檗科鬼臼屬的根與根莖所含毒性強的木酚素。盾葉鬼臼（*Podophyllum peltatum*）的根莖含量約〇・三～一・〇％。鬼臼毒素與其誘導體可作為瀉藥［＊2］、起泡性藥物［＊3］、抗風濕藥或抗病毒藥；此外，還具有優異的抗癌活性，可用來治療肺癌、淋巴腫瘤、生殖器腫瘤等。

羅漢松脂醇
英文名稱 matairesinol

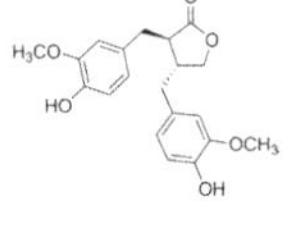

麥類、豆類、堅果或蔬菜等食材含此成分，可抗氧化。前驅物質為松脂醇，透過腸道菌代謝成腸二醇［＊4］。

落葉松脂醇
英文名稱 lariciresinol

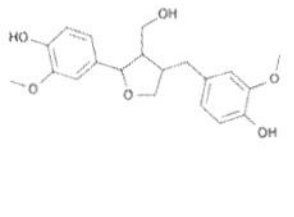

芝麻裡的成分，可抗氧化，功能類似女性荷爾蒙。松脂醇、落葉松脂醇、亞麻木酚素和羅漢松脂醇，就占了飲食裡過半的木酚素。

＊1 α-葡萄糖苷酶：將麥芽糖類雙醣加水分解，變成葡萄糖類單醣的酵素，也稱為麥芽糖酶，可在小腸發揮作用的一種消化酵素。　＊2 瀉藥：可改善便祕的藥物。　＊3 起泡性藥物：皮膚貼上貼布就引起水泡的藥物。體內發炎出現水泡時，可以此治療的藥劑，大多具有強烈毒性。

辛香料所含的成分

料理時用以增添香氣或辛辣等風味，或用來補色、去腥除臭的一種調味料，稱為辛香料，不僅能讓食物變好吃，還能促進食慾。辛香料的來源可取自植物莖葉或花苞，或其他來源，定義並不是很明確。丁香或肉桂等辛香料主要產自印尼的摩鹿加群島；而胡椒大多來自印度西海岸或蘇門答臘島，吸引想購買這些香料的歐洲人，也成為進出世界的敲門磚。

異硫氰酸烯丙酯（AITC）

英文名稱 allyl isothiocyanate

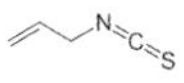

芥菜或芥末等內含的辣味成分。其辣味或催淚作用跟TRPA1（瞬時受體電位陽離子通道，子類A，成員1）和TRPV1（瞬時受體電位陽離子通道，子類V，成員1）這兩種離子通道有關。黑芥子或芥菜子的種子富含這種成分。這些種子一經破壞釋出的黑芥子酶可發揮作用，從黑芥子苷分解為芥子油配糖體，產生AITC。這種物質原有作為草食性動物忌避物質的效果。

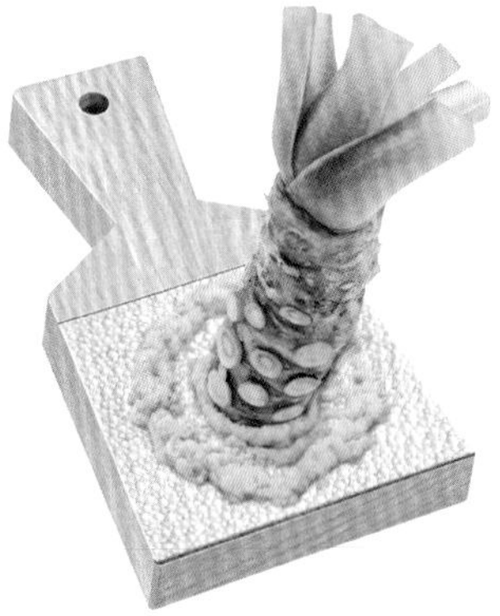

異查維辛

英文名稱 isochavicine

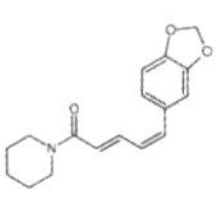

胡椒裡的辣味成分，胡椒鹼（參考第一六九頁）的幾何異構體（雙鍵連接從反式－反式異構，變成反式－順式異構，為不穩定物質）。胡椒鹼遇上紫外線會變成異查維辛，辣味減退，長期保存時小心避光。

辣椒素

英文名稱 capsaicin

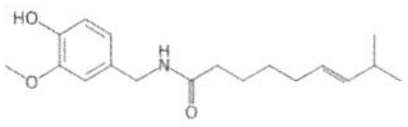

辣椒辣味的主要成分。雖然常被宣傳有燃燒體脂肪等瘦身效果，或促進健康的功效，但還沒有足以讓人信賴的數據可以證實。辣椒素為度量「辣度」（史高維爾辣度單位，Scoville heat unit）的基準物質，被分類為生物鹼，但跟生薑的辣味成分薑烯酚、薑酮醇，都具有相同的香草基結構。攝取過量的辣椒素會引起腦血管攣縮，甚至死亡。不過，近年來，專家從不會辣的辣椒品種中找到了可將辣椒素的氮原子換成氧原子的甜椒素，其辣度只有千分之一，但藥理效果跟辣椒素一樣。

山椒素

英文名稱 sanshool

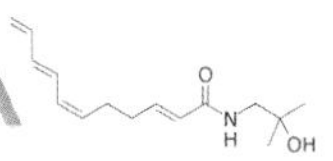

山椒素是山椒裡的辣味成分，俗稱花椒同屬的華北山椒（四川山椒）也含此成分，可作用於大腦，活化內臟機能，或有麻痺效果。其辣度雖比辣椒素弱，卻有麻醉般的麻痺效果。

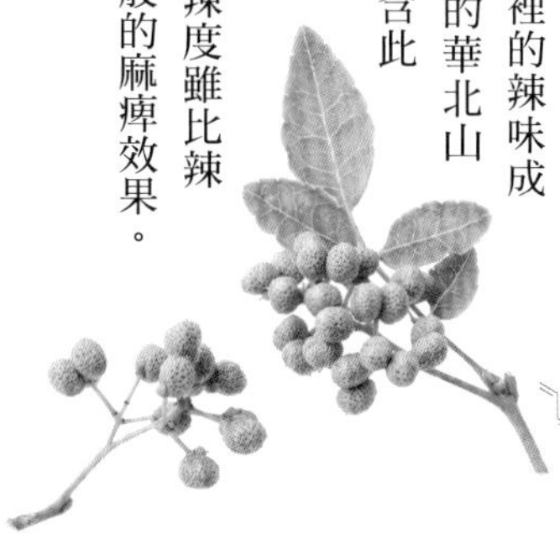

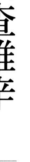

＊4 腸二醇（羅漢松脂醇）：取自植物的木酚素（羅漢松脂醇、亞麻木酚素），可透過腸道菌代謝生成哺乳類特有的木酚素。為一種功能類似女性荷爾蒙的植物雌激素。

薑烯酚

英文名稱 shogaol

生薑的辣味成分，名稱來自生薑。結構類似薑酮醇，將生薑乾燥或加熱即可產生。薑烯酚可促進胃液分泌，幫助消化或殺菌，也可預防食物中毒。

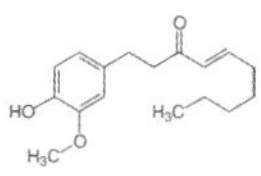

薑酮醇

英文名稱 gingerol

新鮮生薑裡的辣味成分。可舒緩懷孕或疾病引起的噁心感或頭痛，改善關節風濕，或是腸道、乳房組織、卵巢、胰臟的惡性腫瘤。也有動物實驗報告指出，其有燃燒脂肪或抑制胃黏膜損傷的效果。經過乾燥失去羥基的薑酮醇，會變成更具刺激性的薑烯酚，所以，乾生薑才會比新鮮的生薑還辣。其化學結構類似辣椒裡的辣椒素、胡椒裡的胡椒鹼之香草基結構。

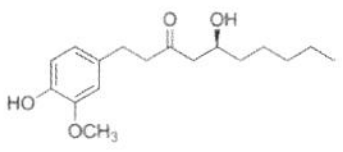

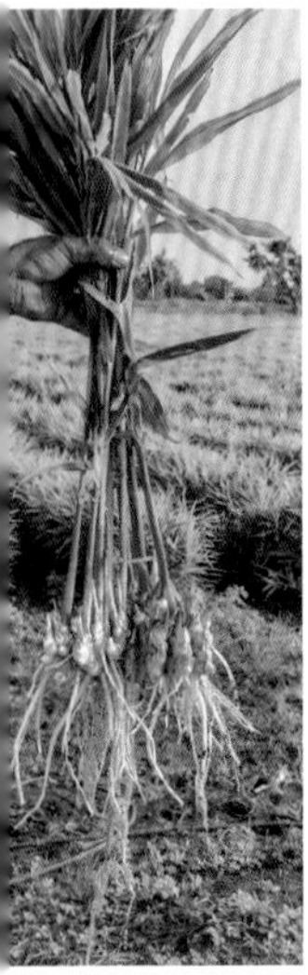

千日菊素

英文名稱 spilanthol

為千日菊（*Spilanthes acumella*）裡的辣味成分，有麻醉效果，容易被皮膚吸收。可作用於香草基受體（溫度感受性）TRPA1加以活化。再者，如經口攝取，可作用於兒茶酚胺神經系統，大為增加唾液的分泌（參考第一六九頁專欄）。

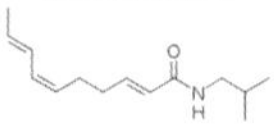

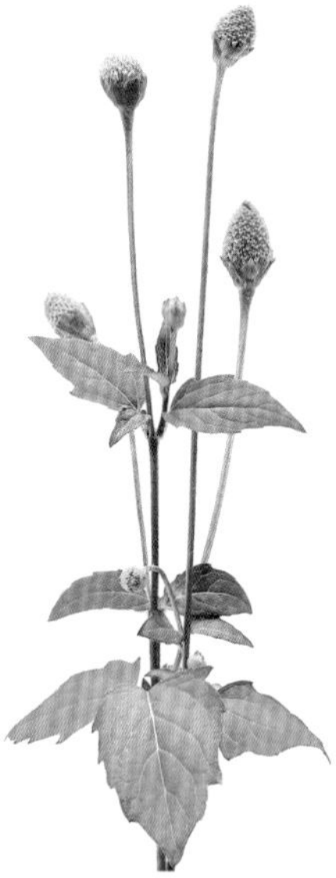

羥基-α-山椒素

英文名稱 hydroxy-α-sanshool

為山椒素（參考第一六七頁）帶有羥基（-OH）的化合物，山椒或花椒裡的辣味成分。具有麻醉般的麻痺效果，可作用於大腦，活化內臟功能，產生麻痺效果。

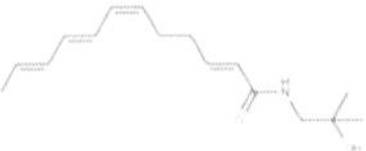

生薑加熱後效果更好

生薑含有溫熱身體的薑酮醇，一經加熱超過 80℃，薑酮醇會變成更加活絡的薑烯酚，連身體末端都會覺得熱；亦即長時間加熱能增加薑烯酚，提升生薑的效果。據說生薑加熱所製造的熱能，能持續到飯後 3 小時。所以，建議在身體一直冷冷的寒冷季節，在紅茶、湯頭或咖哩等加入生薑加熱。加熱後的生薑更為甘甜有味道，可減少鹽巴或砂糖等調味，輕鬆地減鹽減糖，預防各種疾病。不過，生薑吃太多會引起胸口燒灼感、腹痛或下痢，一天攝取量不要超過 20g。

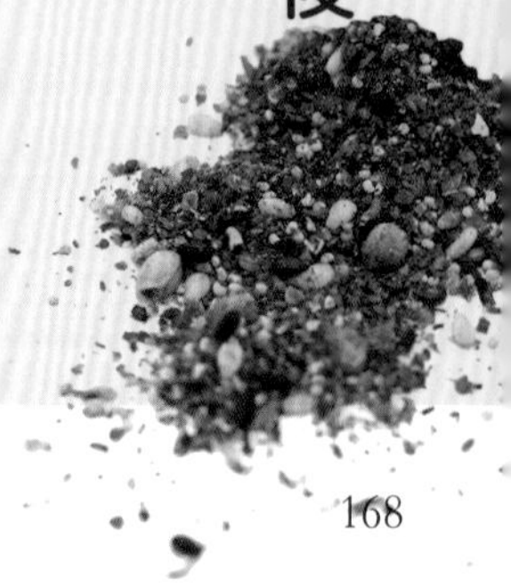

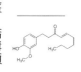

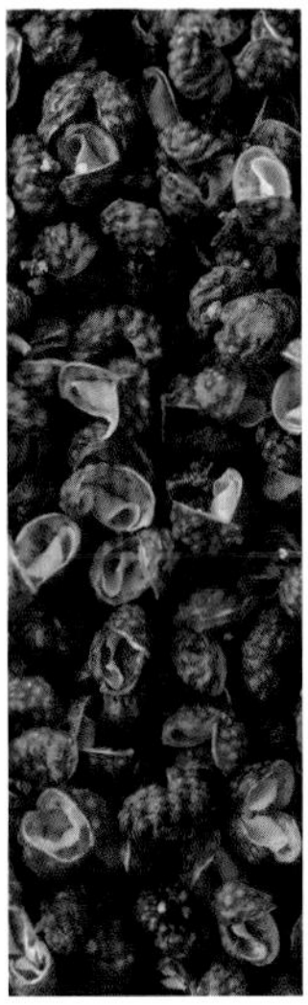

香草醛

英文名稱 vanillin

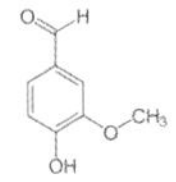

香草或丁香精油等內含的香草基化合物。為香草香氣的主要成分，可加入冰淇淋等食品裡。本身可抗菌，猶如天然防腐劑，也可加入保養品。

胡椒鹼

英文名稱 piperine

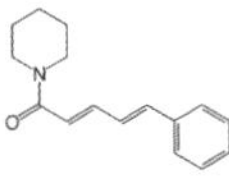

跟辣椒素一樣，為胡椒與其近緣植物的辣味成分。胡椒鹼的辣味跟辣椒的辣椒素一樣，都是香草基受體（溫度感受性）TRPV1加以活化後的產物。

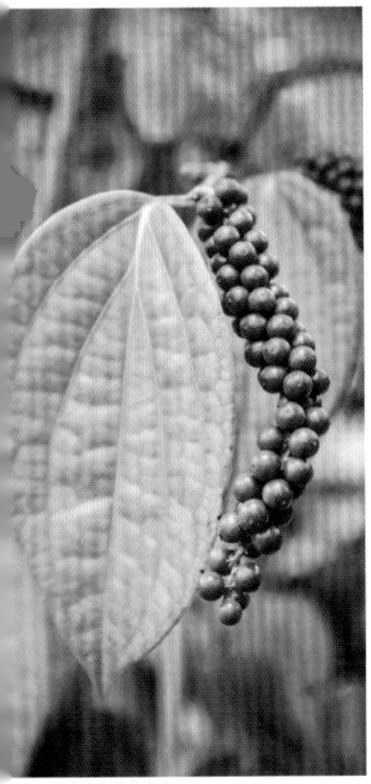

可感受辣味等成分的瞬時受體電位（TRP）

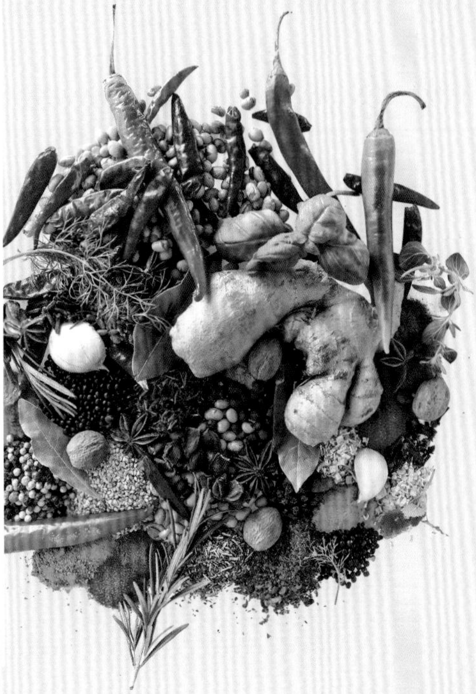

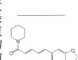

TRP 通道（瞬時受體電位離子通道）是細胞膜裡的糖蛋白，具有 6 次跨越細胞膜的結構，可作為感受辣椒或芥末等辣味成分的化學性刺激、熱或痛感等物理性刺激的感受器，也被稱為溫度感受性通道。它似乎也跟癌症或消化器官疾病有關。

TRP 通道共有 7 個家族，在此介紹跟營養素關係最密切的受體。

TRPV（香草基受體）為帶有香草基的香草基化合物之受體，故有此名。其中 TRPV1 可接收辣椒的辣味成分辣椒素、胡椒的胡椒鹼、生薑的薑烯酚等成分的刺激，或可透過超過 43℃的高溫刺激或酸度刺激更加活化。而 TRPV3 可接收百里香之麝香草酚這種香氣成分，或樟腦之樟腦油以及 32 ～ 39℃的溫度刺激；TRPM8（黑素瘤基因受體 8）可接收薄荷的薄荷腦成分以及 25 ～ 28℃的低溫刺激更加活化。而 TRPA1（錨蛋白受體 1）可接收芥末的辣味成分異硫氰酸烯丙酯、蒜頭的蒜素等成分，以及 17℃以下的低溫刺激更加活化。所以，吃辣椒、胡椒或生薑會出汗，吃薄荷會變涼等現象，在在可由這些受體加以說明。

柑橘屬的特殊營養成分

據說溫州蜜柑的維生素C含量，每一百克就有三十五毫克，一天吃二～三顆，即可滿足需求量。柑橘屬富含橙皮油素或隱黃質等機能性成分，能讓人健康長壽。因這些成分大多在果皮裡，最好連皮一起吃，尤其果肉幾乎沒有橙皮油素。市售果汁若能帶皮榨汁，也能藉此補充這種營養素。

β-隱黃質

英文名稱 β-cryptoxanthin

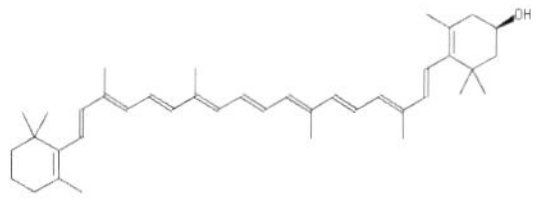

丹吉爾甜橘（柑橘）或柿子、柳橙果肉富含的類胡蘿蔔素，酸漿果、橙皮、木瓜、蛋黃、奶油或蘋果等食材裡也有。β-隱黃質如同其他的類胡蘿蔔素，可以保護細胞或DNA修補因活性氧（自由基）導致的氧化傷害。

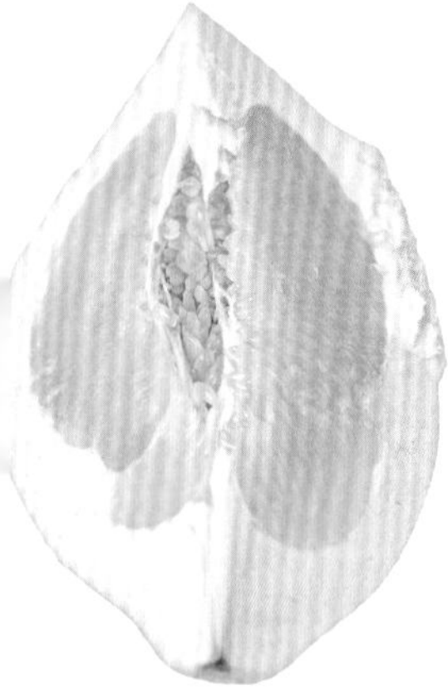

橙皮油素

英文名稱 auraptene

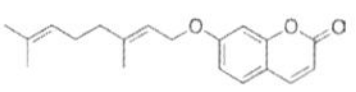

橙皮油素是柑橘屬植物裡的單萜香豆素醚，首次從柑橘屬（*Citrus*）植物中分離出來。尤其酸橙類或柚類果皮富含橙皮油素，經動物實驗證實，可針對肝癌、皮膚癌、舌癌、食道癌、大腸癌等癌症當作化學性預防劑，也有報告指出，有預防認知症的效果。

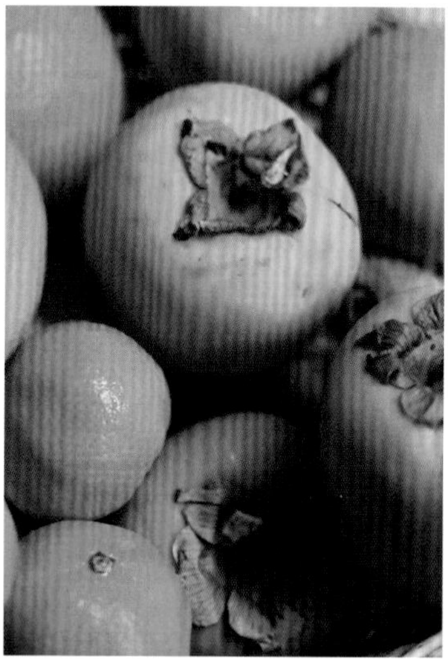

用柑橘皮製作的「陳皮」功效

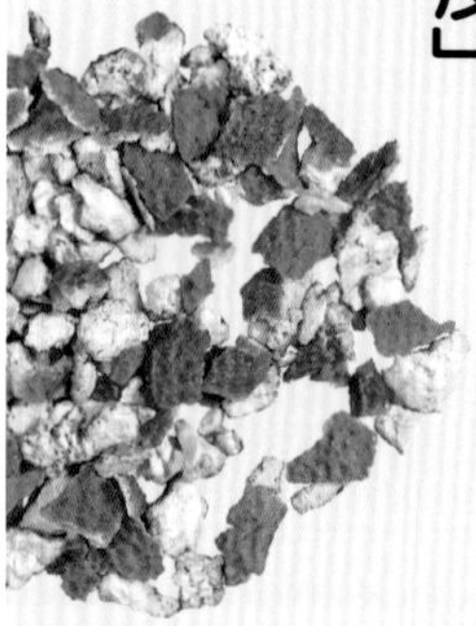

乾燥後的柑橘皮稱為「陳皮」，自古即當成中藥或藥膳等食材。而「陳」有「舊」之意，在中國越舊越值錢。有些地方沒超過 3 年還不能叫陳皮，數十年的陳皮更是價格不斐。

根據中醫觀點，陳皮可調整「氣」的流動，或是促進食慾、預防肥胖、減輕壓力、改善畏寒或肩頸痠痛。

米類的特殊營養成分

稻米的機能性成分大部分在米糠裡，而米糠包含了果皮、種皮、糊粉層和胚芽等部分。根據精米的階段，可分成保留米糠層和胚芽的糙米、只保留胚芽的胚芽米和只保留某些米糠層的白米，各自的成分或所含分量都不一樣。此外，還有富含花色素苷（參考第一七九頁）的紅米和黑米。

稻殼酮

英文名稱 momilactones

從稻米的稻殼中發現，帶有 α, β- 不飽和內酯構造（參考第二一八頁）的萜烯類化合物。可對付稻熱病病菌的感染或紫外線的照射。也有報告指出，具有對抗大腸癌之細胞毒性，或是抗腫瘤的活性。

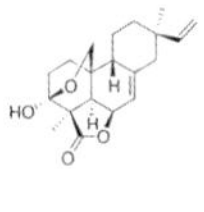

γ- 穀維素

英文名稱 γ-oryzanol

γ- 穀維素是米糠脂質裡的阿魏酸和甾醇聚合之酯類的總稱，常見於白米特有的胚芽部（米糠），又稱為 γ- 米糠醇。可抑制膽固醇的吸收，作為更年期障礙等「不定愁訴」（身體莫名感到倦怠，出現原因不明的不適症狀）的藥物，或是預防紫外線傷害的保養品。

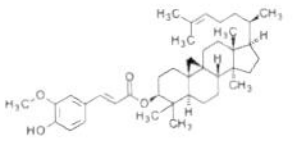

植酸

英文名稱 phytic acid

（參考第九七頁）

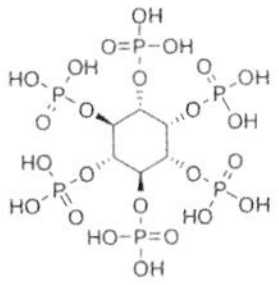

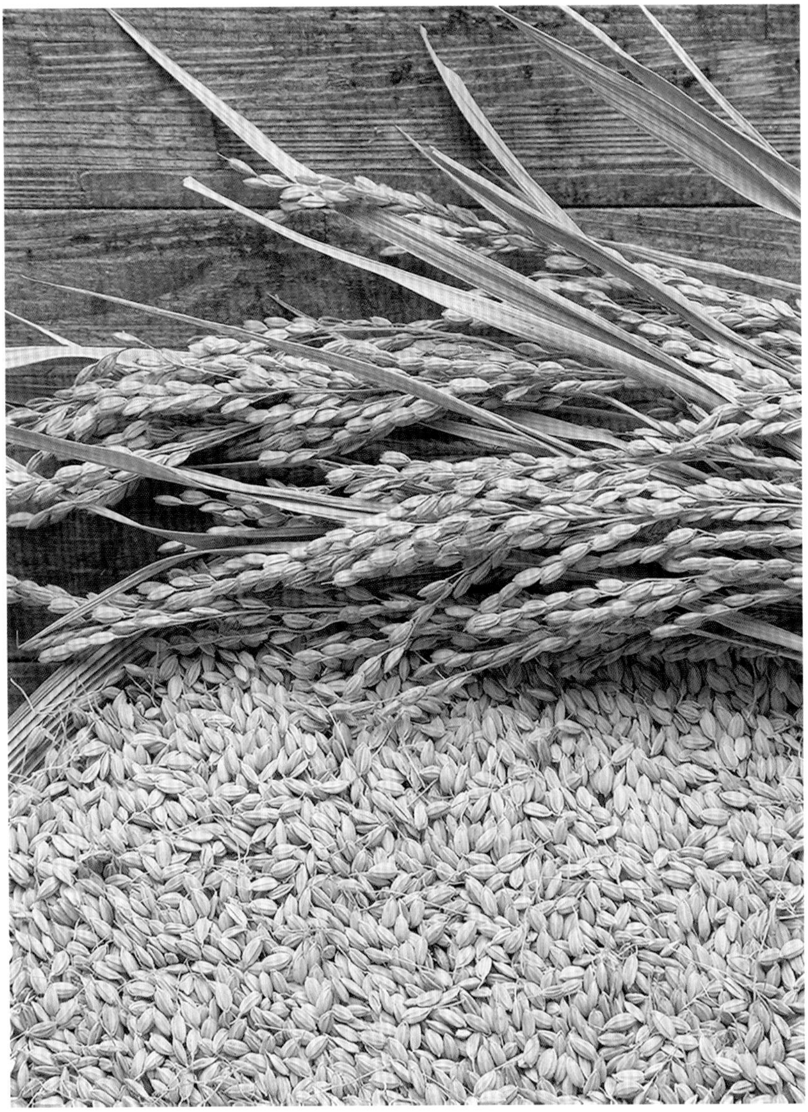

麥類的特殊營養成分

小麥、黑麥或薏仁等禾本科植物內含的優異抗生物質，可幫助生物體防禦病蟲害；至於對人體健康是否有益仍在研究。

薏苡素＝MOBA

英文名稱 Coixol:6-methoxy-benzoxazolin-2-one

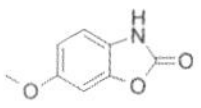

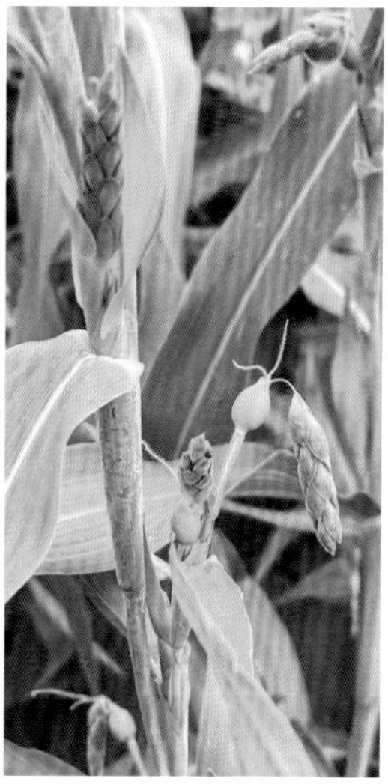

為薏仁根部富含的酚類化合物（參考第一五六頁），被歸類於酚類化合物（benzoxazinoids）的物質。據說可當作肌肉鬆弛劑，治療肩頸或腰部等的疼痛或變形，跟舒肉筋新錠（chlorzoxazone，肌肉鬆弛劑）的效果一樣。薏仁的種子為俗稱薏苡仁的漢方中藥，可泡成薏仁茶。據說薏仁可「除疣」，很多報告都指出它對尖圭濕疣或水疣等病毒性疣具有療效，但這樣的效果是否來自薏苡素，目前還不是很清楚。

DIBOA

英文名稱 2,4-dihydroxy-2H-1,4-benzoxazin-3-one

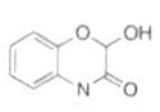

DIBOA為黑麥與其近親的禾本科植物內含的酚類化合物，被歸類於酚類化合物的物質。為優異的抗生物質，可防禦昆蟲、病原性真菌、細菌等眾多病原菌。從食用黑麥麵包者的血液或尿液中，驗出DIBOA或DIBOA－Glc等物質，即可期待它對人體健康的助益性。

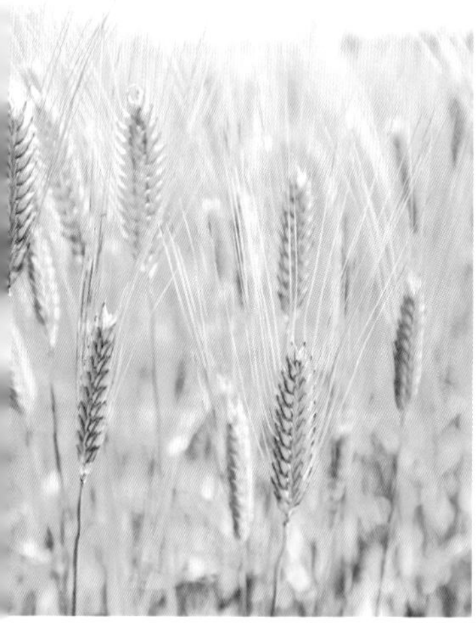

DIMBOA

英文名稱 2,4-dihydroxy-7-methoxy-2H-1,4-benzoxazin-3-one

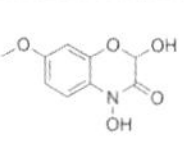

小麥、玉米與其近親的禾本科植物內含的酚類化合物，被歸類於酚類化合物的物質。為優異的抗生物質，可防禦昆蟲、病原性真菌、細菌等眾多病原菌。從黑麥或黑麥麵包可驗出近親的DIBOA。這些物質是否有益人體健康的研究正在持續進行中。

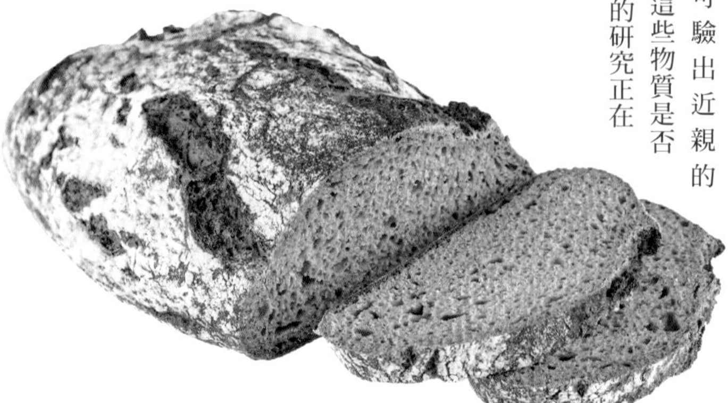

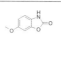

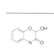

兒茶酚化合物

兒茶酚（也稱為鄰苯二酚）為苯的兩個鄰位氫被羥基取代形成的酚類化合物。本身有優異的抗氧化力，據說大多存在於很多生物體的骨骼肌裡。

腎上腺素

英文名稱 adrenalin

為副腎髓質分泌的荷爾蒙，也是神經節或腦神經系統的神經傳導物質。日本科學家高峰讓吉與其助手上中啓三，於一九〇〇年在牛隻的副腎發現腎上腺素，翌年一九〇一年，世界首度將腎上腺素結晶化。動物面對敵人的自我防禦，或追捕獵物必要的爆發力等狀態，都要靠身體分泌腎上腺素應對這些壓力。例如，碰上意外大出血或骨折時完全不會痛，就是身體分泌腎上腺素發揮作用的緣故。

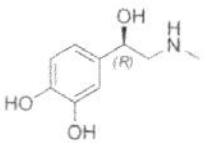

鼠尾草酸

英文名稱 carnosic acid

迷迭香或鼠尾草裡帶有兒茶酚結構的二萜。為優異的抗氧化物質，可保護皮膚細胞免於紫外線傷害。根據動物研究，確認可抑制致癌性。可作為食品防腐劑或抗氧化劑，或非食品的潔牙粉、漱口水、保養品等。

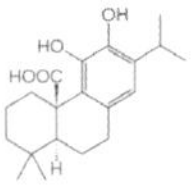

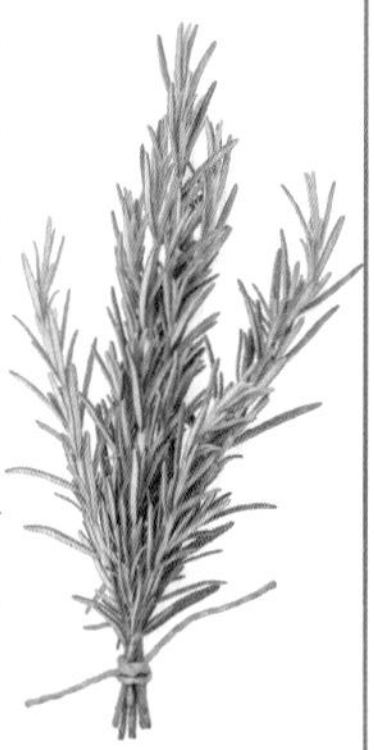

鼠尾草酚

英文名稱 carnosol

迷迭香或鼠尾草等本草植物，帶有兒茶酚結構的酚類化合物，具有優異的抗氧化力。對人體的作用似乎類似鼠尾草酸。

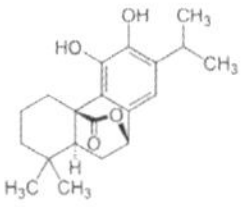

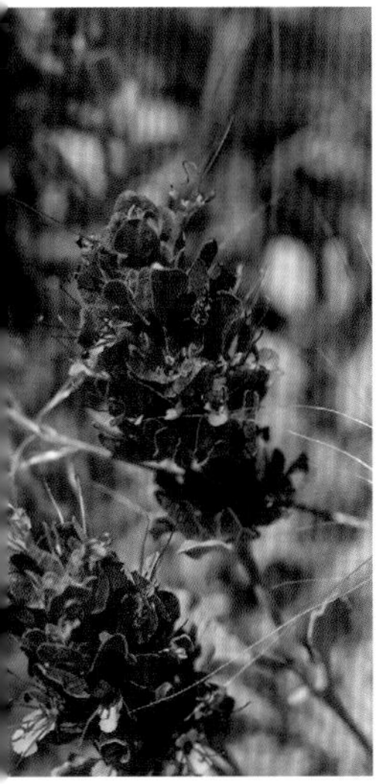

棉酚

英文名稱 gossypol

棉花裡帶有兒茶酚結構的二萜，為黃色色素，原來是棉花為了防禦害蟲而製造的物質。棉花的種子、根、莖或葉子都含此成分，但種子特別多。可以抗菌、殺蟲、抗氧化，對男性還有避孕的效果。

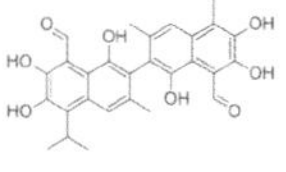

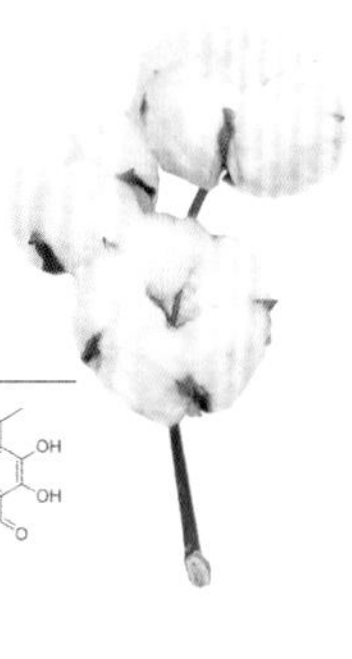

迷迭香酸

英文名稱 rosmarinic acid

迷迭香、紫蘇、檸檬香蜂草等唇形科植物內含的酚類化合物，可抗氧化或抗發炎。因對於過敏反應具有抑制效果，目前正開發為減輕花粉症等過敏性鼻炎的輔助商品。

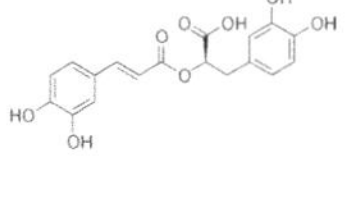

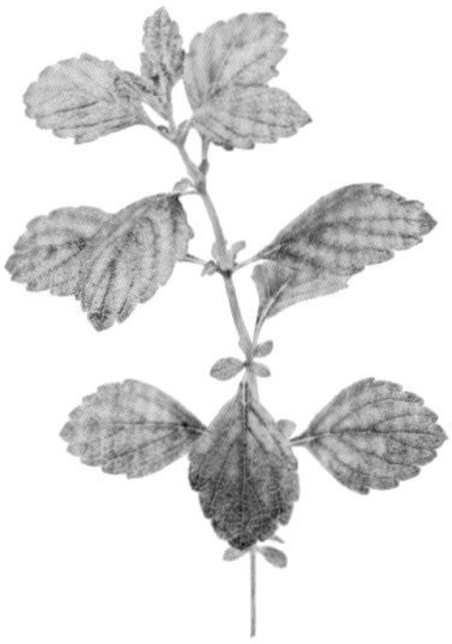

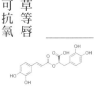

醌類化合物

所謂的醌（quinone）是與苯環二個碳結合的-H基，被=O基取代的化合物總稱。像是萘醌類的維生素K，或苯醌類的泛醌（輔酶Q 10）等都非常知名。此外，還有紫草素或茜素這類可作為天然色素的物質。

紫草素

英文名稱 alkannin, shikonin

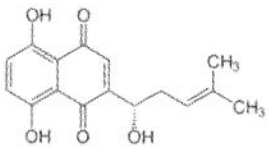

別名紫草醌，同定［＊］為日本原產之紫草根部裡的紫色色素，也是琉璃苣裡的天然色素，可作為食品添加物或保養品。也有報告指出，具有抗氧化力或抗菌活性，可作為抗癌劑或抗血栓劑。此外，它也能作為傳統痔瘡藥物，對於皮膚外傷、燒傷的傷口新生或形成肉芽等均有療效。日本筑波山名產蟾蜍油也採用此成分，可治療刀傷。

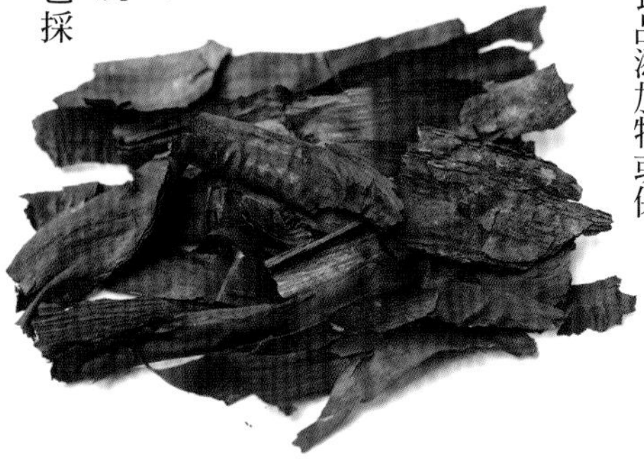

茜素

英文名稱 alizarin

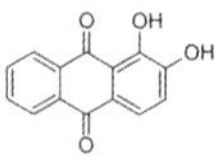

西洋茜的紅色染料，為茜草色素裡的醌類化合物。自古即被當成食用色素，但根據大鼠的實驗報告曾發生腎臟癌，目前被控管使用。

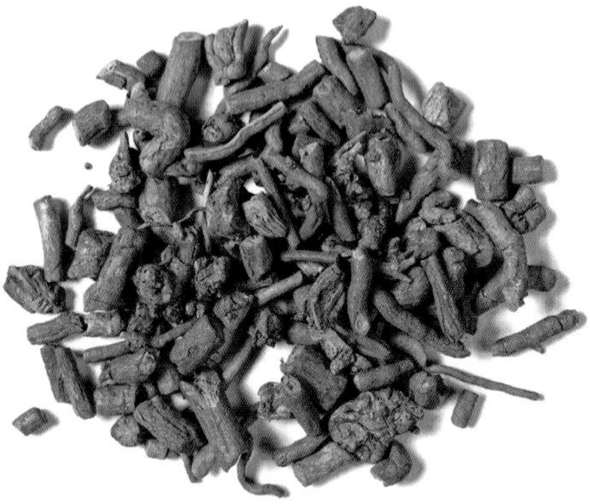

紅紫素

英文名稱 purpurin

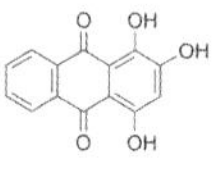

為帶有日本在地茜草這種黃色的紅色染料，溶於乙醇變紅色，溶於鹼性溶液變黃色。茜草可入中藥，有利尿、止血、通經等效果，或是治療腎功能失調、黃疸、神經痛、風濕、月經失調。

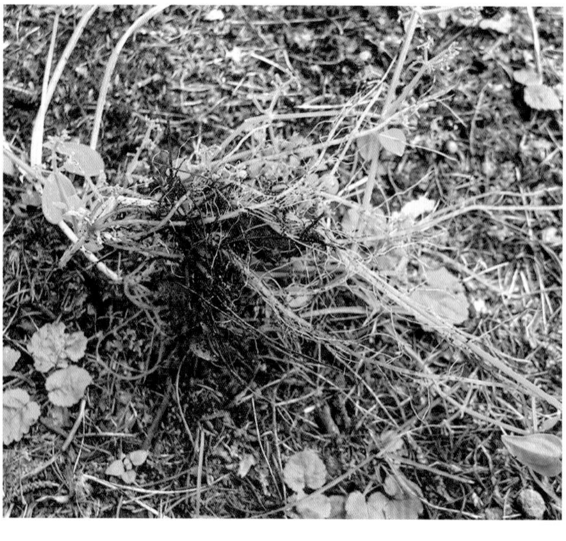

＊ 同定：確認其化學結構。

牛酸素

英文名稱 bullatacin

為釋迦科植物（*Uvaria accuminata*）部分果實裡的雙（四氫呋喃，tetrahydrofuranoid）脂肪酸內酯，聚酮（參考第一七六頁）之一，跟紫玉盤素的效果一樣。

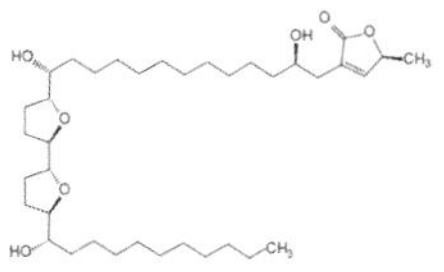

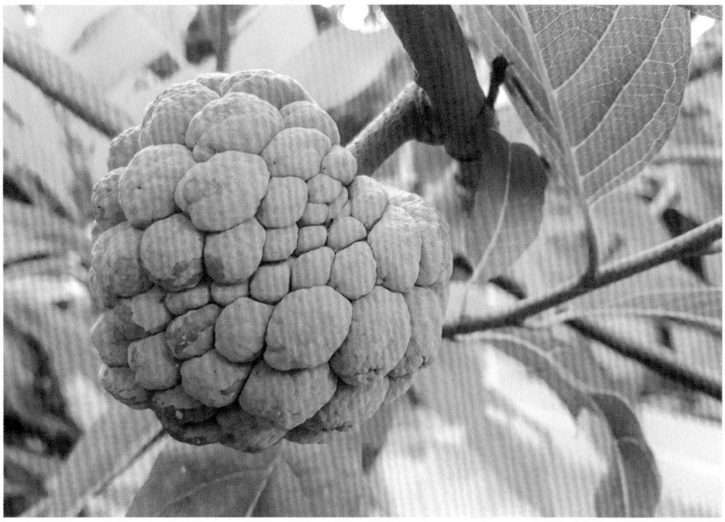

甲萘醌

英文名稱 menaquinone

肉類、雞蛋、乳製品等都含此成分，但納豆含量豐富。甲萘醌可轉為醌類裡的萘醌，對人來說具有如同維生素K的活性，因此也被稱為維生素K_2（參考第一二二頁）。

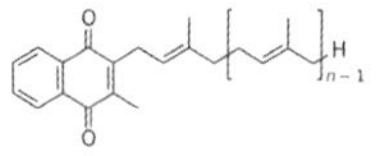

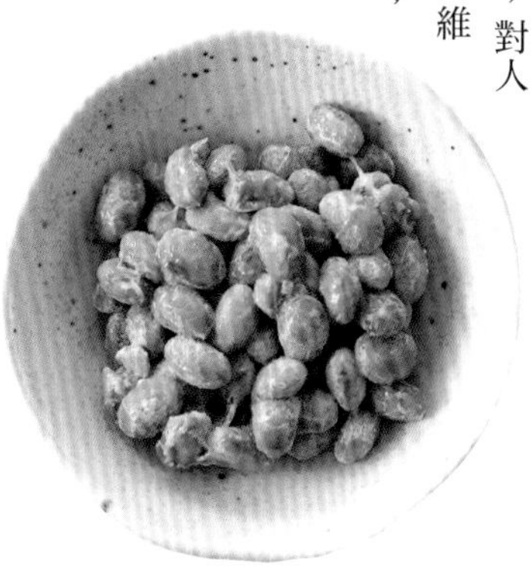

泛醌（輔酶Q10）

英文名稱 ubiquinone

泛醌的別名就是大家熟悉的輔酶Q10，為存在於粒線體內膜或原核生物細胞膜裡的電子傳遞鏈［*］。本身可以產生熱能，可稱為輔酵素Q、輔酶Q10或維生素Q，目前也稱為類維生素物質（參考第一二五頁）。雖可作為醫療藥品，治療「輕度及中度鬱血性心衰竭」等，不過，幾乎沒有心臟方面的療效，一般臨床也不會開立這種處方。

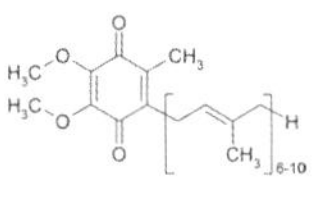

黃鐘花醌

英文名稱 lapachol

紫葳科的風鈴木或Pau d'Arco（*Tabebuia heptaphylla, T. impetiginosa, T. avellanedae*）等植物裡的黃色色素。南美洲或中美洲等原住民，常用來治療發燒、感染、胃部不適的症狀。據說可增強免疫力、舒緩關節炎或疼痛感。根據大鼠實驗，證實有墮胎效果或生殖毒性。

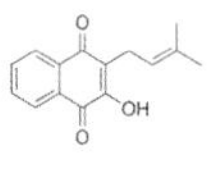

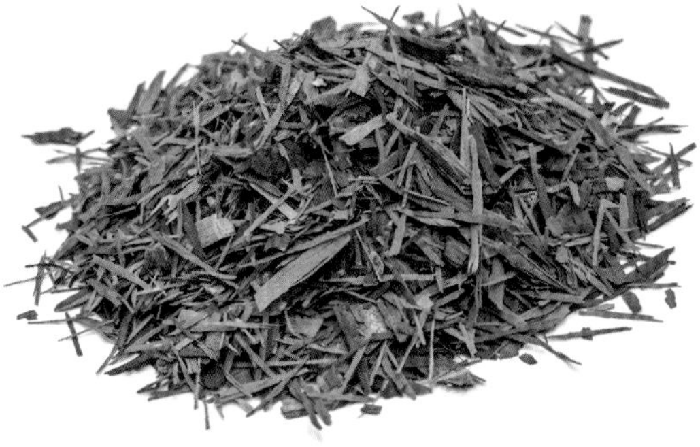

＊ 電子傳遞鏈：針對生物體內氧化還原反應，可交換電子的物質。負責運送體內的熱能。

聚酮

所謂的聚酮，就是以乙醯輔酶A為原料，丙醯輔酶A去羥和氧化後，接受各種修飾聚合之化合物的總稱。代表性的化合物有薑黃素、覆盆子酮、辛弗林、白藜蘆醇、黃麴毒素等。

黃麴毒素

英文名稱 aflatoxin

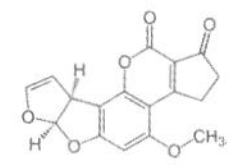

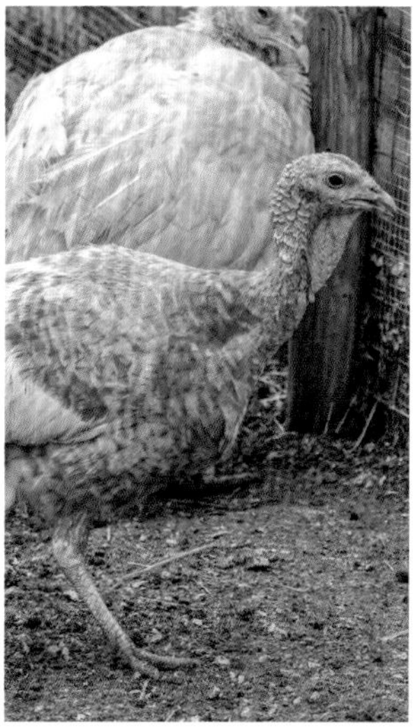

由黃麴黴菌（*Aspergillus flavus*）或寄生麴黴（*A. parasiticus*）等黴菌生成，經紫外線照射會出現強烈螢光的物質。一九六〇年於英國因火雞大量死亡而發現，起初稱為「火雞X病」。而導致人類急性中毒的例子有：一九七四年印度因肝炎造成一〇六人死亡；肯亞因誤食發霉玉米引發的急性中毒事件等。黃麴毒素因帶有香豆素結構，在第二二〇頁也有說明。

番荔枝素

英文名稱 annonacin

為刺果番荔枝或其他釋迦科水果裡的聚酮。可阻礙NADH脫氫酶，讓細胞的ATP停止生產，以殺死細胞。最近的研究顯示，平日攝取番荔枝素的大鼠，會出現帕金森氏症等大腦損傷疾病。

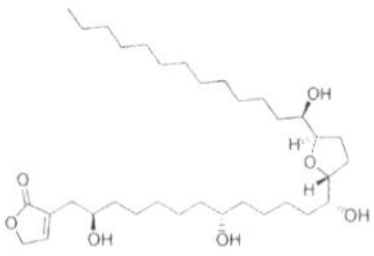

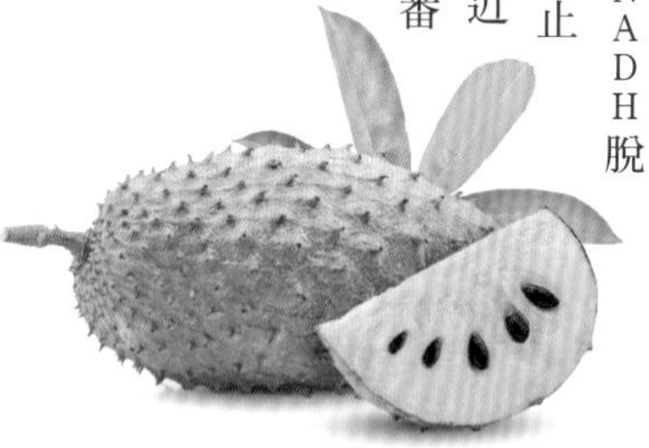

紫玉盤素

英文名稱 uvaricin

紫玉盤素為雙（四氫呋喃，tetrahydrofuranoid）脂肪酸內酯，可由釋迦科植物的根部單獨抽離。紫玉盤素為最早被判定具有優異抗癌性的聚酮。這類化合物常見於釋迦科植物，可阻礙粒線體的NADH脫氫酶，以殺死癌細胞。

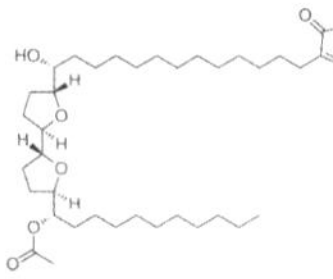

薑黃素

英文名稱 curcumin

鬱金（薑黃）等內含的黃色酚類化合物，被歸類為聚酮。常作為香料或食品著色劑，為鮮黃色的食用色素。根據報告，薑黃素具有抗腫瘤、抗氧化、抗類澱粉蛋白、抗發炎等生理作用。再者，它也能避免脂質過度氧化或活性氧種傷害DNA。不過，關於它作為健康食品的效用，也有意見表示還有討論空間。

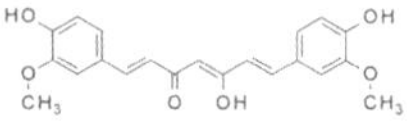

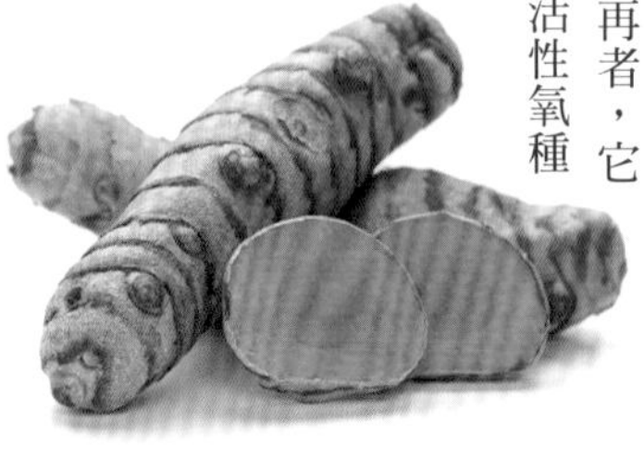

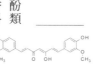

辛弗林

英文名稱 synephrine

溫州蜜柑、夏季蜜柑、酸橙、苦橙等柑橘類果實裡的聚酮。據說能擴張支氣管，治療喉嚨風邪。再者，也能活化脂肪分解酵素「解脂酶」，促進脂肪代謝。雖然另有抑制食慾的效果，但有關這部分還要再研究。

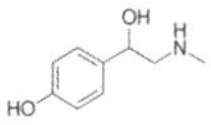

覆盆子酮

英文名稱 raspberry ketone

覆盆子、奇異果、桃子、蘋果、楓樹、松樹樹皮等內含的聚酮。可作為保健食品達到減重效果，但缺乏只針對覆盆子酮效果的實證研究，安全性有必要再度驗證。

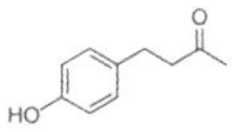

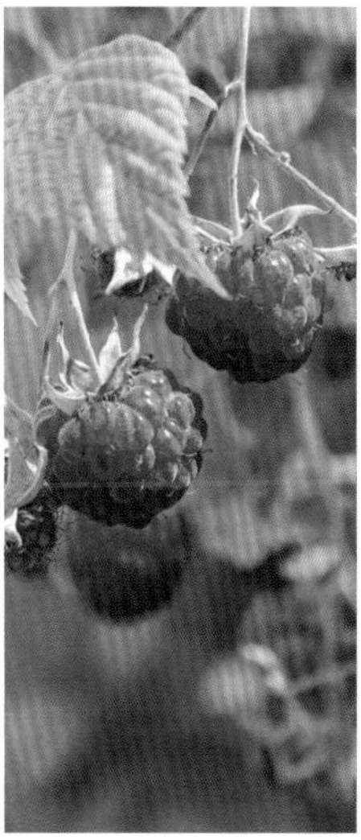

白藜蘆醇

英文名稱 resveratrol

為二苯乙烯［*］誘導體的聚酮。一九三九年，日本北海道帝國大學的高岡道夫，從毛葉藜蘆這種有毒植物裡發現，大量出現在紅葡萄和虎杖中。有研究發現，白藜蘆醇可延長哺乳類小鼠的壽命；且經動物實驗，可以抗癌、預防認知症、抑制放射性傷害、降血糖、抑制跟脂肪合成或囤積有關的酵素發揮作用。有些國家主要使用的白藜蘆醇原料，取自價格便宜的虎杖萃取物，但日本認定虎杖的根莖萃取物才是藥品，以前者為原料的保健食品均屬違法。

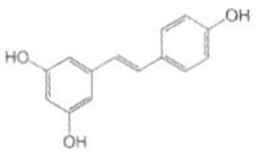

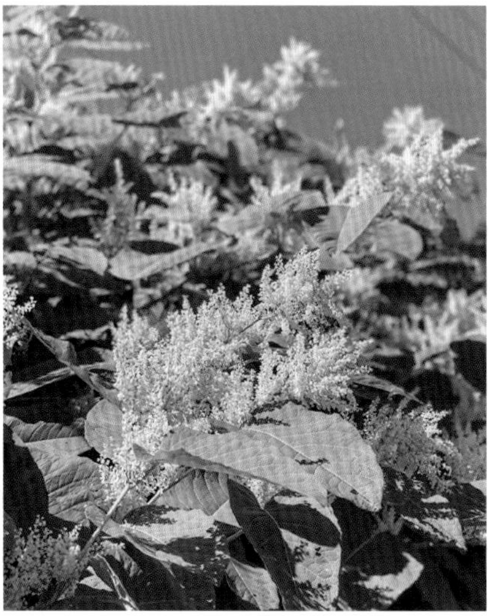

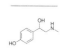

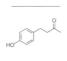

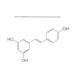

薑黃除了煮咖哩以外的用法

薑黃就是薑科植物鬱金的地下莖，一般都先乾燥磨成粉販售。薑黃是煮咖哩不可欠缺的香料，跟魚肉類、蔬菜或米飯很搭，也常用於薑黃飯或法式炸魚等料理。順便一提，醃黃蘿蔔的黃色也是取自薑黃。薑黃可作為保健食品，有促進消化、增強肝功能、改善過敏或關節炎等各種症狀，據說還有預防認知症的效果，但需要更進一步的研究結果。雖然薑黃有益身體，但過量攝取也可能危害健康，尤其孕婦或哺乳期間的女性要注意。

＊ 二苯乙烯：為透過醋酸－丙二酸途徑與莽草酸途徑，複合途徑的芳香族化合物。帶有C_6-C_2-C_6 結構。

查耳酮

查耳酮類為類黃酮［＊1］的一種，大多是黃色～紅色的色素。查耳酮乃其他類黃酮的生合成前驅物質，經由黃烷酮生成黃酮醇、兒茶素、花青素等。

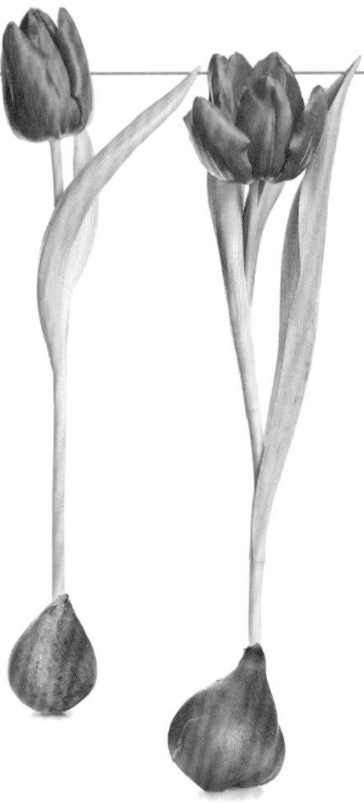

柚皮素查耳酮

英文名稱 chalcononaringenin

番茄、白楊、鬱金香等植物裡的成分，有抗過敏、抗氧化、芳香酶阻礙等作用。植物體內的柚皮素查耳酮，可透過查耳酮異構酶這種酵素轉換成柚皮素。

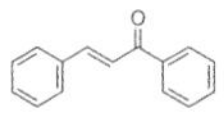

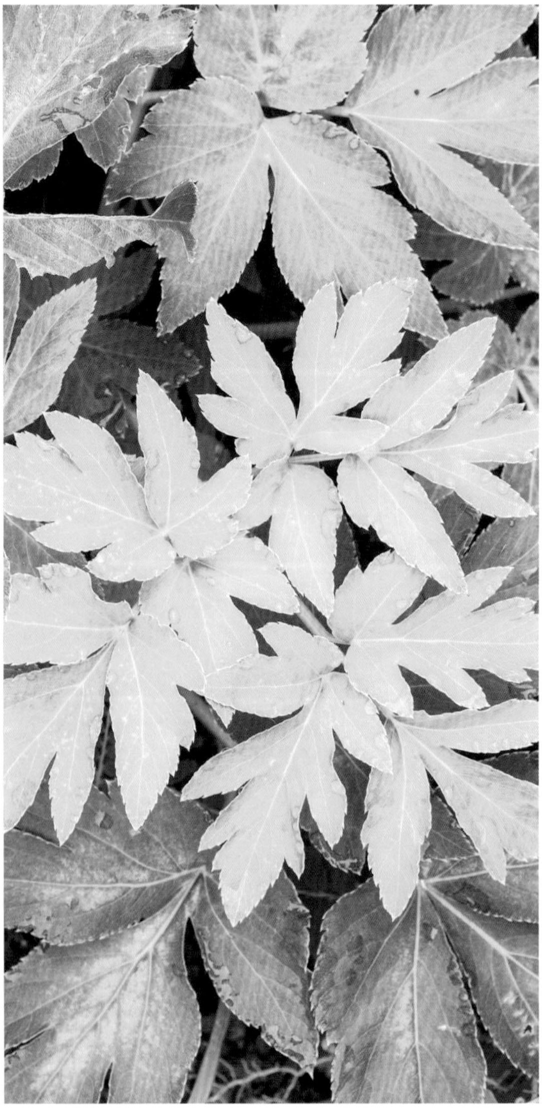

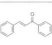

黃當歸醇

英文名稱 xanthoangelol

明日葉裡富含的查耳酮。根據報告，有很多功能，如抗菌、透過質子幫浦阻礙作用［＊2］抗腫瘤、抗ＨＩＶ、降低肝臟膽固醇、血管新生、抑制癌細胞轉移、細胞凋亡［＊3］等。

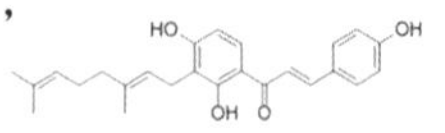

4-羥基德里辛

英文名稱 4-hydroxyderricin

明日葉裡富含的查耳酮。根據報告，功能很多，如降血壓、抑制脂質、抗菌、抗腫瘤、抑制組織胺游離、鬆弛血管等，但其作用機制還不是很清楚。

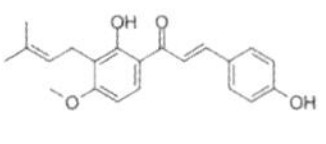

＊1 類黃酮：苯丙素和苯基結合之化合物的總稱。基本結構為 C_6-C_3-C_6。可游離或作為配糖體，植物裡常見的成分，具有抗氧化、抗過敏、抗微血管滲透性等生理活性。

花色素苷

花色素苷和花青素很容易混淆，單體的花青素與糖結合的配糖體，就稱為花色素苷。

從皮到肉都是紅紫色的紫地瓜色素為花色素苷，屬於類黃酮。地瓜裡的花色素苷，基本結構（糖苷配基）為花青素裡的矢車菊素和芍藥花素，這兩種花青素可結合糖和有機酸（咖啡酸、對羥基苯甲酸、阿魏酸）。

地瓜裡的花色素苷數量超過十六種，其中八種是主要的醯化花色素苷（有機酸結合的花色素苷）混合物。跟其他植物相比，醯化花色素苷數量較多，且因花色素苷的構成比例幾乎相同，屬於對光或熱相對穩定的色素。

再者根據花色素苷的構成或色調，地瓜可大致分為矢車菊素系（品種：宮農三十六號、備瀨等）和芍藥花素系（品種：山川紫、綾紫芋、紫優等）。

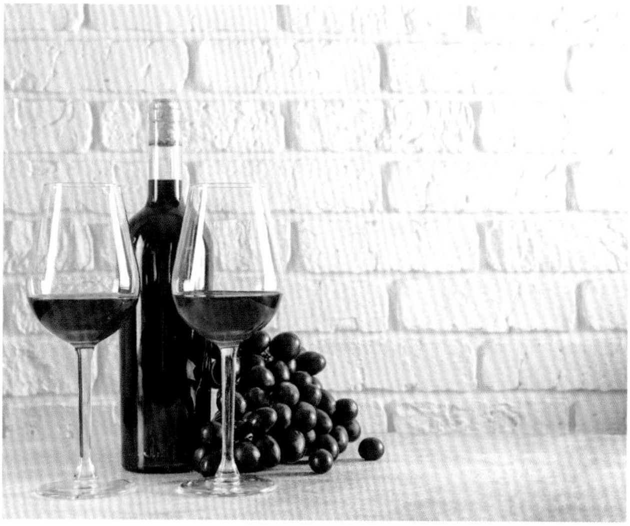

翠雀花素

英文名稱 delphinidin

植物主要的色素，為卡本內蘇維濃葡萄的紫紅色，堇屬或翠雀屬花瓣的青色基礎物。蔓越莓、康考特葡萄或石榴也含有這種抗氧化成分，屬於花青素。

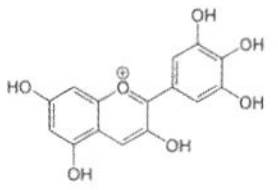

錦葵花素

英文名稱 malvidin

海綠（琉璃繁縷）或報春花屬（櫻草屬）的青色花瓣色素，屬於花青素。葡萄也含此成分，為紅葡萄酒的色素要素之一。

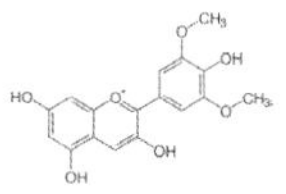

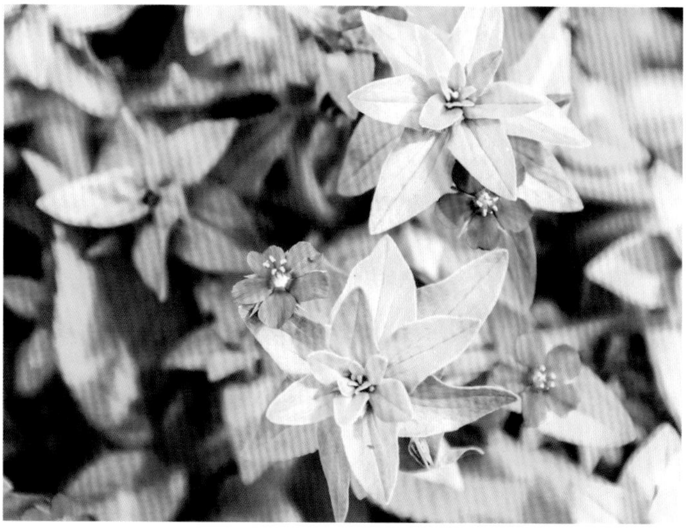

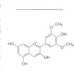

＊2 質子幫浦阻礙作用：可阻礙生物體細胞膜裡的氫離子（H+= 質子），排到細胞膜外（雖可透過此步驟製造細胞熱量，但氫離子增加，酸度也會增加），抑制酸度增加的作用。尤其可作為抑制胃酸分泌的用藥。

＊3 細胞凋亡：細胞自然死亡，可以剔除不要的、已完成任務或不合適的細胞。

兒茶素

廣義上是指帶有兒茶酚結構（苯環上有兩個羥基－OH）的類黃酮，也包含其誘導體多酚化合物。為茶葉的澀味成分，經氧化聚合成為單寧。而狹義上是指茶葉裡面的表兒茶素或沒食子酸等兒茶素類。

(+)-表兒茶素

英文名稱 (+) - epicatechin

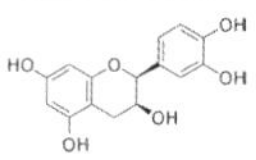

(+)-表兒茶素自然界幾乎不存在，綠茶裡的是(-)-表兒茶素。

(-)-表兒茶素

英文名稱 (-) - epicatechin

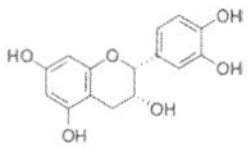

(-)-表兒茶素是茶葉裡主要的兒茶素之一，由辻村美智代於一九二九年分離的結晶體。綠茶裡的(-)-表兒茶素（EC）約有一～三%。這種兒茶素和沒食子酸（參考第一六一頁）結合成的表兒茶素沒食子酸酯（ECG），在綠茶裡的含量約三～六%。

(+)-兒茶素

英文名稱 (+) - catechin

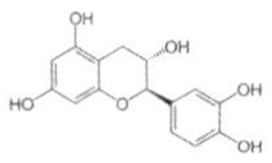

綠茶裡的(+)-兒茶素約有一～二%。(+)-兒茶素和(-)-兒茶素的關係像面鏡子，(+)-表兒茶素和(-)-表兒茶素的關係也像鏡子。這四種兒茶素的分子量和結構都一樣，但其立體結構不同。

(-)-兒茶素

英文名稱 (-) - catechin

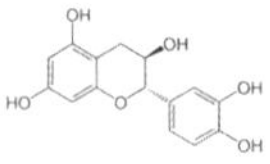

(-)-兒茶素幾乎不存在於自然界。曾有報告指出，從俄國高加索區入侵美國家山脈的矢車菊含此成分，對其他植物的植化相剋（參考第一五四頁）活性比(+)-兒茶素還要強，但因內容有誤，論文已被下架。

表沒食子兒茶素沒食子酸酯（EGCG）

英文名稱 epigallocatechin gallate

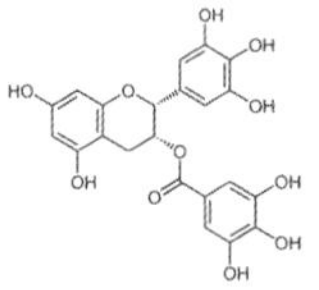

沒食子酸化合物，兒茶素的一種，以表沒食子兒茶素－3－沒食子酸酯最有名。植物裡尤其是茶樹富含此成分，具有優異的抗氧化力。綠茶原本有此成分，但綠茶發酵為紅茶後，此成分就變成茶紅素。可活化黏膜的免疫系統。

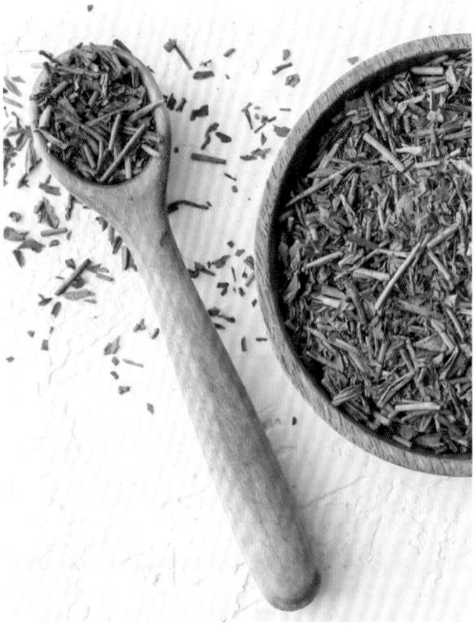

單寧

單寧是植物的物質中，可與蛋白質、生物鹼或金屬離子發生反應，強力結合，形成難溶性鹽類的水溶性化合物之總稱，普遍存在於植物界。為帶有複數酚類羥基的芳香族化合物。也可跟蛋白質或巨型分子頑固結合，形成聚合體。

單寧在皮革加工過程中，可由皮革原料去除非必要蛋白質，讓皮產生變化變成「革」。入口的單寧因與舌頭或口腔黏膜的蛋白質結合質變，才會有強烈的澀味。像這樣由單寧引起的變性作用，稱為「收斂作用」。嚴格來說，澀味並非味覺的一種，而是這種蛋白質質變所導致的「痛感」或觸覺。

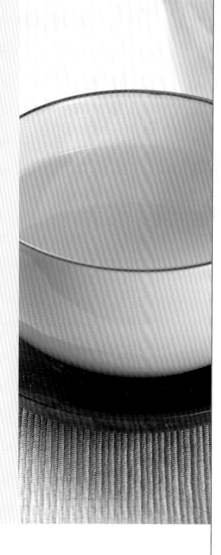

綠茶裡的成分與效果・效能

綠茶顧名思義即「綠色茶湯」，不經發酵所製的茶葉，像是煎茶或玉露都屬於綠茶。這裡所說的發酵，並非微生物類的發酵，而是茶葉或茶梗原有的氧化酵素氧化。綠茶沒有這種發酵作用，因此稱為「未發酵茶」，含有兒茶素、茶胺酸、咖啡因這 3 種藥效成分。

兒茶素是一種多酚化合物，具有優異抗氧化力，可防止細胞膜氧化，降低動脈硬化機率或壞膽固醇增加。兒茶素濃度高的綠茶也有減少體脂肪的效果，因此市面上出現很多被認定為特定保健食品的相關飲品，以維護身體健康。

而茶胺酸可抑制過於活絡的腦細胞或神經細胞，改善睡眠品質或產生放鬆效果。順便一提，茶胺酸是綠茶特有的成分，紅茶或烏龍茶無此成分。

至於咖啡因可活化腦細胞或神經細胞，可提振精神或有利尿功效，但小心不要過量。

根據疫學調查（世代研究），綠茶也具有良好的防癌效果，有待今後進一步的研究。

矢車菊素

一種花青素，為紅橙色的色素。葡萄、山桑子、黑莓、藍莓、櫻桃、接骨木、山楂、羅甘莓、巴西莓、覆盆莓等，許多紅色漿果類均含此成分。

矢車菊素為苯環上有兩個羥基的兒茶酚結構，當pH值在三以下為酸性，呈紅色，pH值中性為紫色，pH值十一以上為鹼性，變成藍色。

跟其他的花青素一樣，可以抗氧化或抗自由基，保護細胞免於氧化危害，降低心血管疾病或惡性腫瘤的風險。

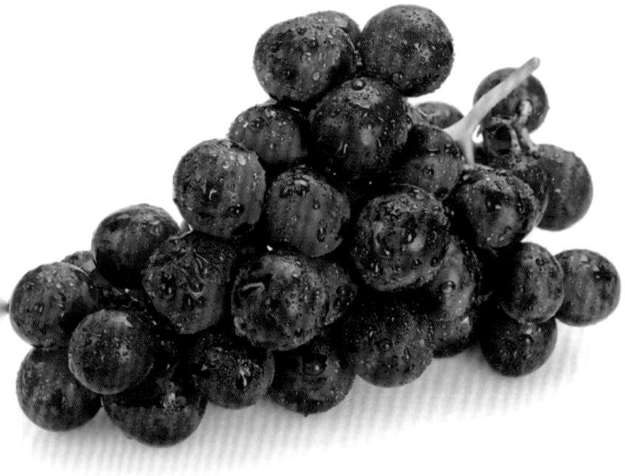

黑醋栗是什麼樣的水果？

黑醋栗屬於漿果類，為直徑約1公分的黑紫色圓形漿果，帶有香氣與酸甜味。採收後的黑醋栗容易變質，一般不會新鮮上市，會加工做成果汁、果醬或甜點等產品，甚至是利口酒（香甜酒）。

黑醋栗富含花色素苷或維生素群等成分，其中花色素苷就有「翠雀花素3-芸香苷」、「矢車菊素3-芸香苷」、「翠雀花素3-葡萄糖苷」、「矢車菊素3-葡萄糖苷」4種。據說其他漿果類尚未確認含有「翠雀花素3-芸香苷」和「矢車菊素3-芸香苷」，這些成分可改善眼睛疲勞，或可促進末梢血液循環，放鬆緊繃的肌肉，或改善臉部的血流狀況。

黑醋栗的維生素C含量據說是柑橘的3倍，可以預防身體氧化。而維生素C以外的維生素A或E含量也很多，維生素A大約是柑橘的3倍，維生素E是4倍。其他還含有鉀、鈣、鎂、鋅、鐵等各種礦物質，堪稱「漿果之王」，目前備受關注。

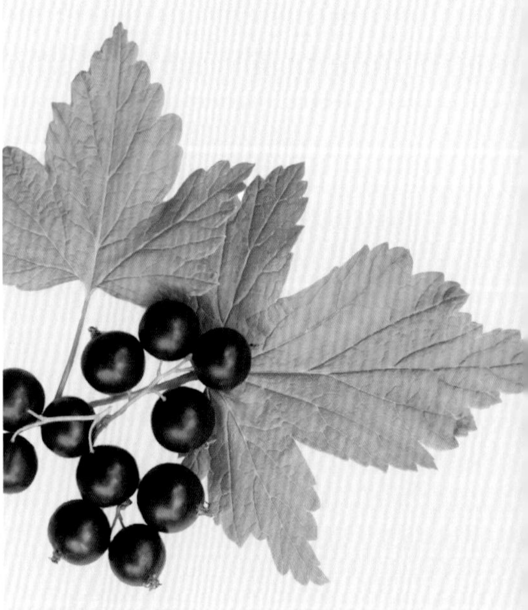

原花青素

兒茶素或其異構體表兒茶素複數聚合的一種類黃酮，常見於葡萄皮、花生種皮、蘋果、可可、大黑豆或肉桂等食材中。根據報告有抗過敏、抗腫瘤、抗老化等多種功效。

原花青素通常無色，但遇到鹽酸類的酸加熱分解，可生成紅色花青素的物質，被稱為前花青素，包含了二聚體（dimer）、三聚體（trimer）、寡聚合物（oligomer）、聚合物（polymer）等。

A_1 原花青素

英文名稱 procyanidin A_1

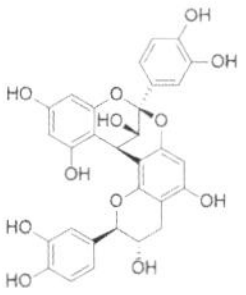

紅葡萄酒、可可、花生皮、楓樹和槭樹的葉子等內含的成分，為表兒茶素和兒茶素的二聚體，由原花青素 B_1 生成。可以抗氧化，即便微量，功效也頗受矚目。酷愛紅葡萄酒的法國人，冠狀動脈疾病的死亡率偏低，這個現象稱為「法國悖論」（French paradox）。有人認為可能是白藜蘆醇（參考第一七七頁）的關係，但也有可能跟原花青素有關。

B_1 原花青素

英文名稱 procyanidin B_1

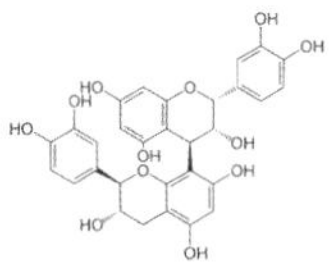

來自松樹樹皮的原花青素，肉桂、鈎藤、葡萄、桃子裡面也有，久了就變成原花青素 A_1，可減少壞的膽固醇。日本的赤松內皮有此成分，江戶時代用於饑荒救急的食物「松皮餅」也含有這種成分。

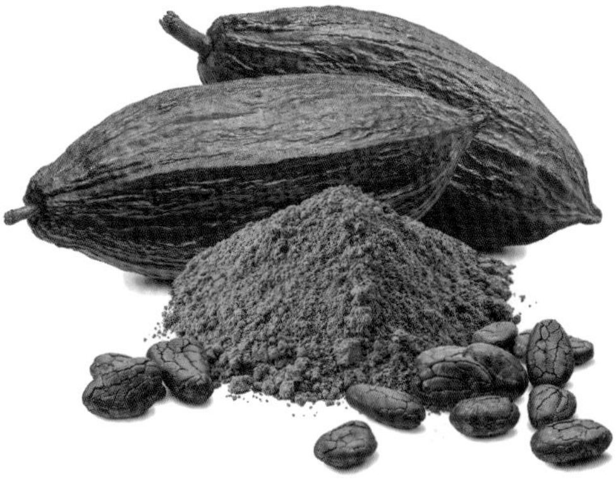

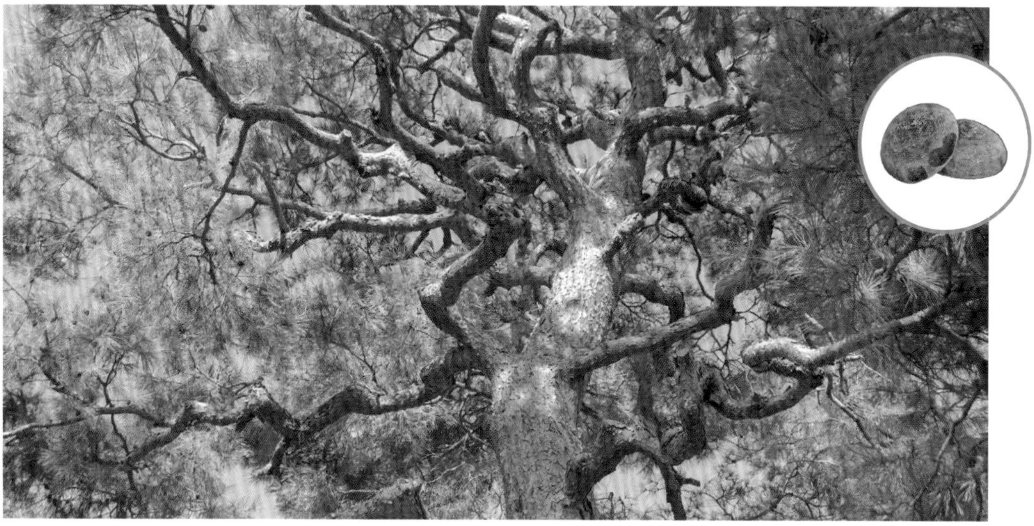

黃酮醇

黃酮醇為具有三個羥基黃酮骨架的類黃酮，包含山奈酚、鼠李素、異鼠李素、桑色素、楊梅黃酮、槲皮素，還有其配糖體芸香素、刺槐素、槲皮苷、杜鵑苷等。黃酮醇通常無色，但也有黃色物質。

杜鵑黃素

英文名稱 azaleatin

從琉球杜鵑單獨抽離，到目前為止可涵蓋在四十四個杜鵑花科杜鵑花屬、藍雪花、胡桃等植物裡。為具有一個兒茶酚（參考第一七三頁）結構的黃酮醇，化合物名稱來自杜鵑的英文名稱（azalea）。

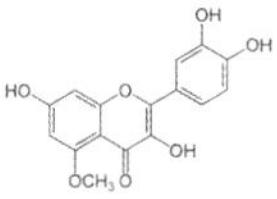

杜鵑苷

英文名稱 azalein

藍雪屬與杜鵑花屬植物裡的一種黃酮醇，為杜鵑黃素的 3-O-α-L- 鼠李糖苷。化合物名稱來自杜鵑的英文名稱（azalea）。

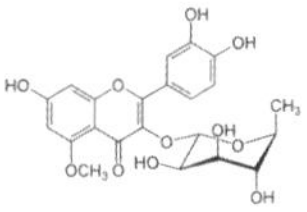

異鼠李素

英文名稱 isorhamnetin

墨西哥與中美洲的致幻植物甜萬壽菊（墨西哥龍艾，*Tagetes lucida*）裡的成分，可預防肝功能障礙。黃酮醇之一，為將槲皮素的羥基換成甲氧基的結構。

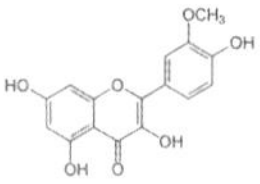

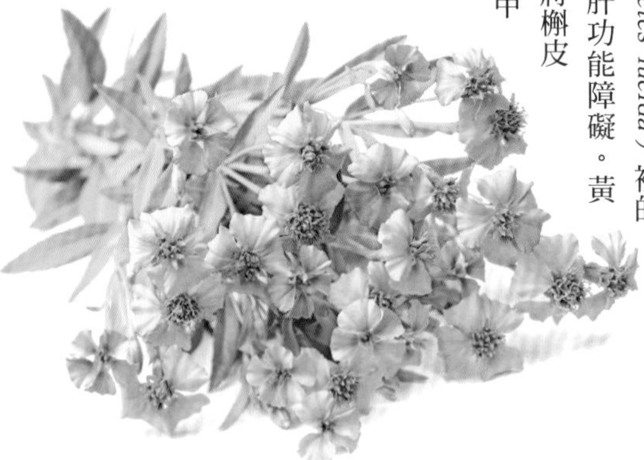

槲皮苷

英文名稱 quercitrin

韃靼蕎麥麵富含此成分，為韃靼蕎麥麵或青椒苦味成分的本體。為黃酮醇之一的槲皮素之配糖體。

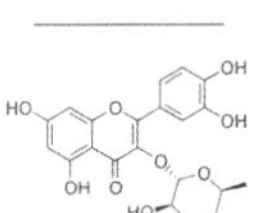

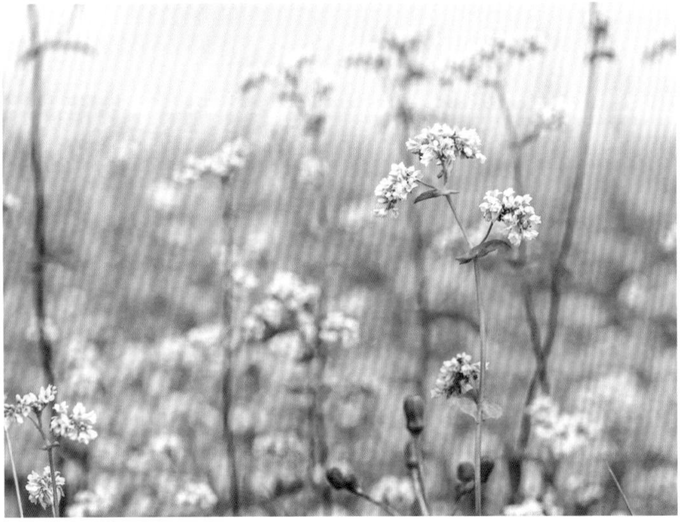

槲皮素

英文名稱 quercetin

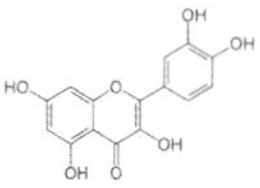

配糖體（桑色素、槲皮苷等）或其游離型態，常見於洋蔥、蕎麥、柑橘類等各種植物中。洋蔥皮的黃色色素就是槲皮素，自古即作為染料。

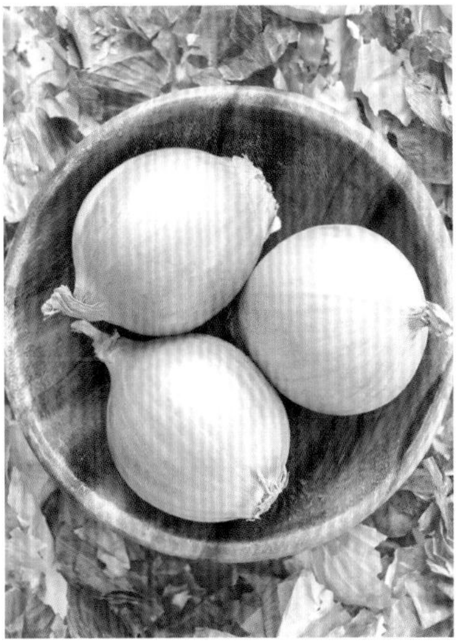

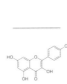

山奈酚

英文名稱 kaempferol

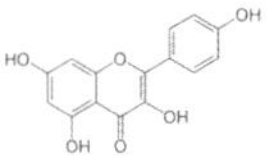

芥子菜或生薑富含的成分，但茶葉、青花椰菜、葡萄柚、高麗菜、羽衣甘藍、豆類、菊苣、韭蔥、番茄、草莓、葡萄、球芽甘藍或蘋果等食材也有。可抗氧化、抗發炎、抗癌、抗糖尿病、抗骨質疏鬆或抗過敏。為黃酮醇之一，為柚皮素（參考第一八八頁）的誘導體。

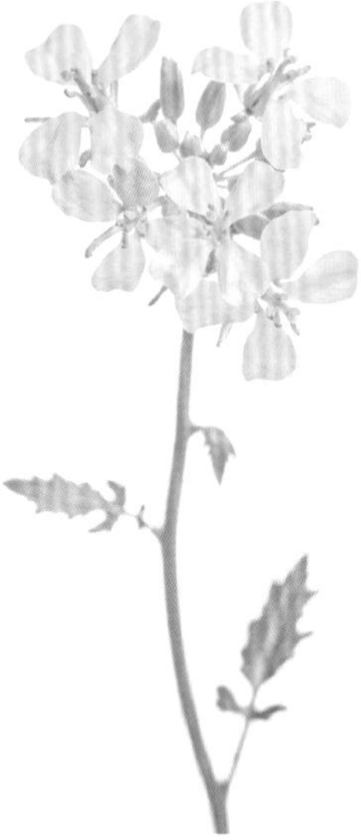

三葉豆苷

英文名稱 trifolin

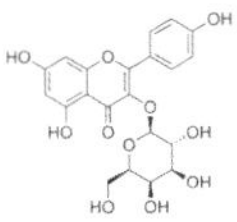

為喜樹（*Camptotheca acuminata*）或吉豆（*Vigna mungo*）豆芽裡的山奈酚之配糖體，具有抗菌活性。

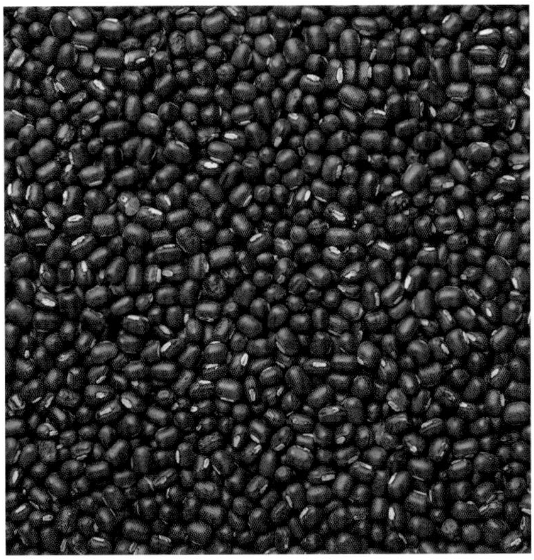

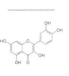

楊梅黃酮

英文名稱 myricetin

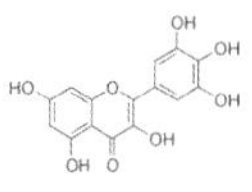

許多葡萄、莓果、蔬菜、本草或其他植物都含此成分，尤其核桃中的含量豐富。楊梅黃酮具有優異的抗氧化活性，根據八年的世代研究（疫學調查）結果可知，可降低二三％的胰臟癌風險。

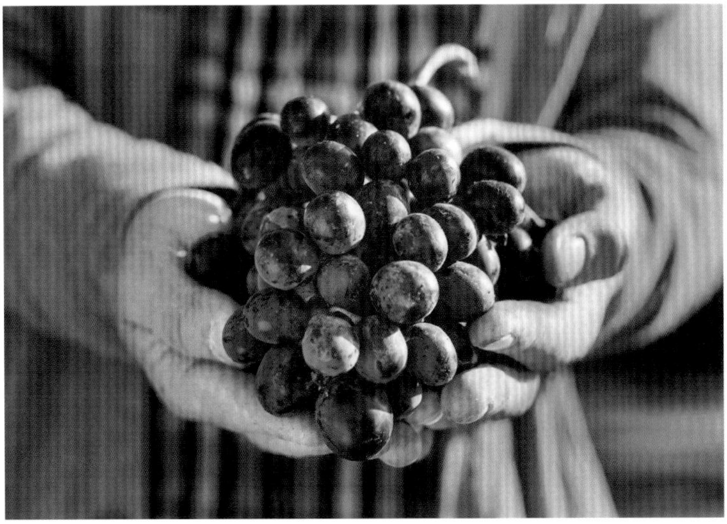

桑色素

英文名稱 morin

從桑橙（*Maclura pomifera*）或番石榴（*Psidium guajava*）葉單獨抽離的黃酮醇。為黃色物質，可阻礙脂肪酸合成。此外，還能抑制類澱粉蛋白多肽（香樹精），阻礙類澱粉蛋白纖維聚集，防止類澱粉蛋白質沉積；也有機會成為阿茲海默型認知症的用藥。

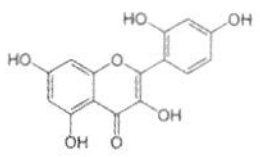

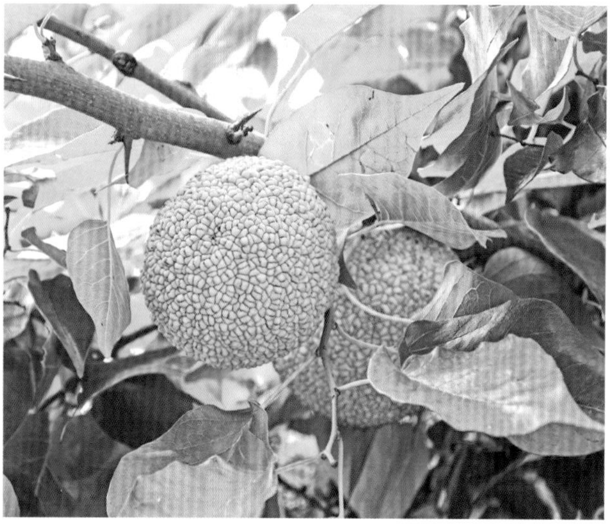

鼠李素

英文名稱 rhamnetin

從丁香單獨抽離的一種黃酮醇，比起槲皮素，具有更優異的乳癌癌細胞之細胞凋亡誘導能力（可預防乳癌）。

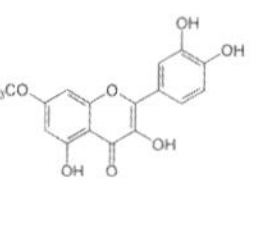

芸香素

英文名稱 rutin

蓼科的韃靼蕎麥或蕎麥果實裡的成分，比起一般蕎麥，韃靼蕎麥的芸香素成分多達一百倍。為從芸香科的芸香中發現的黃酮醇配糖體，具有兒茶酚（參考第一七三頁）結構的化合物。本身具有優異的抗氧化力，在很多國家都作為保護血管的藥劑，也可當作綜合維生素製劑或植物性藥材。

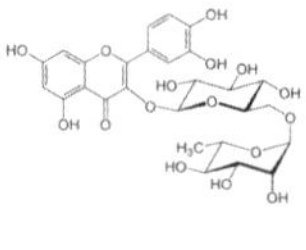

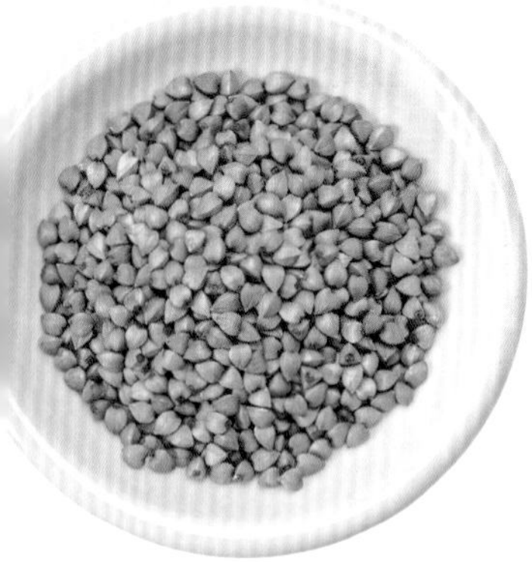

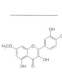

刺槐素

英文名稱 robinin

因從刺槐單獨抽離，故學名為robinin；紅豆也含此成分，為黃酮醇的配糖體之一。

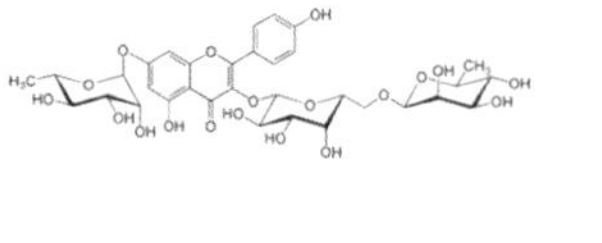

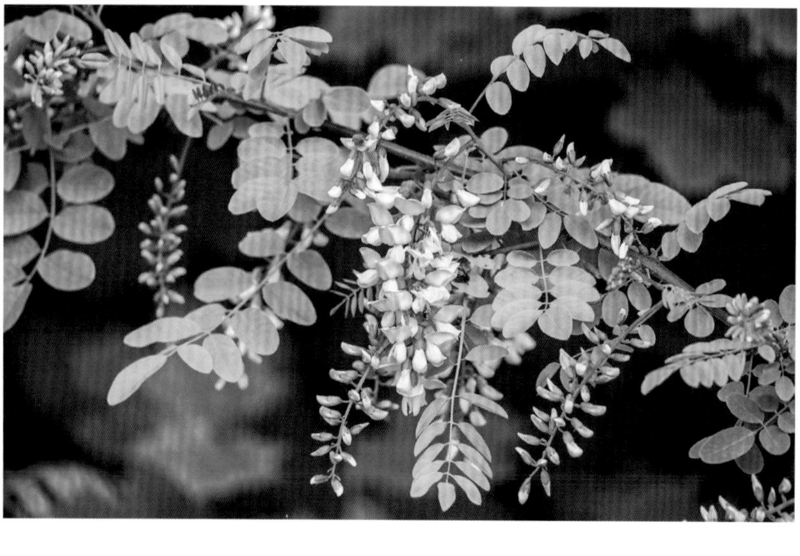

黃酮

類黃酮之一種，黃烷誘導體的環狀酮。白楊素或木樨草素均屬黃酮，大多為無色~黃色色素，存在於莖葉表面，可預防紫外線照射植物。而豆科植物根部裡的黃酮，可作為根瘤形成的訊號物質。黃酮於自然界可跟糖結合成為配糖體，或成為羥化的羥基體，目前已知超過一千三百種。蔬菜或本草也富含黃酮，因抗氧化力強，可作為機能性成分。

白楊素

英文名稱 chrysin

藍花西番蓮、野生西番蓮、木蝴蝶、秀珍菇或蜂巢裡都含此成分。據說白楊素可增加雄激素（男性荷爾蒙）濃度，刺激雄激素分泌，用於營養補給品，但目前的研究數據似乎還不夠充分。

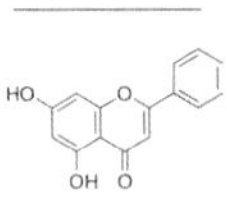

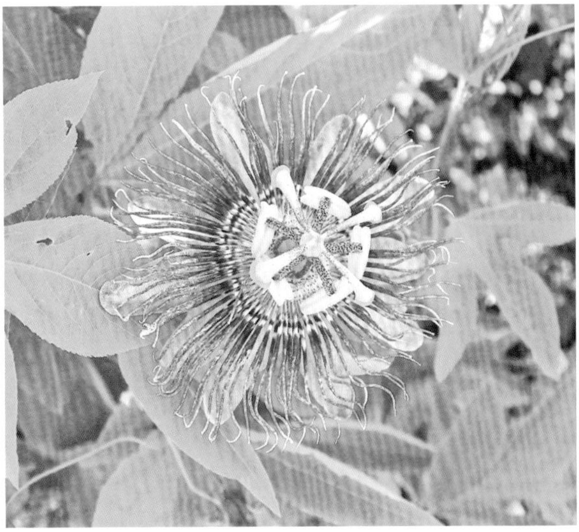

木樨草素

英文名稱 luteolin

為存在於使君子科訶子的葉子、外皮或樹皮、三葉草屬的花、豚草屬的花粉裡的一種黃酮，也是兒茶酚（參考第一七三頁）化合物。其他像芹菜、青花椰菜、青椒、巴西里、蒔蘿、紫蘇、洋甘菊、胡蘿蔔、薄荷、迷迭香或牛至等植物也有。有抗氧化、促進碳氫化合物代謝、調整免疫系統、治療第二型糖尿病等作用。為黃色結晶體。

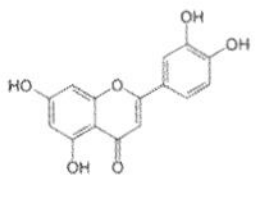

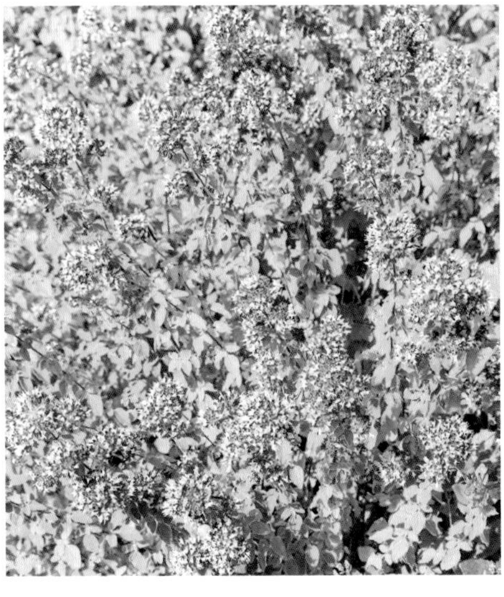

黃烷酮與其配糖體

黃烷酮為類黃酮的一種，查耳酮（參考第一七八頁）的異構體。因碳環的二、三位沒有雙鏈連接，通常無色。有丁炔、聖草酚、橙皮素、高聖草酚、異櫻花素、柚皮素、松果黴素、櫻花素、糞膽色素等。而跟糖結合的黃烷酮配糖體則有柚皮苷、橙皮苷、櫻花苷等。

櫻花素

英文名稱 sakuranetin

菊科的小蘭（*Smallanthus fruticosus*）或稻禾裡的一種黃烷酮。可作為植物抗毒素［＊1］，阻凝稻熱病的孢子發芽。能促進脂肪細胞分化，有效預防與改善代謝症候群。

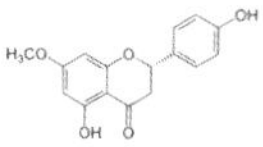

柚皮苷

英文名稱 naringin

葡萄柚或八朔橘等的果皮裡富含的成分，為柑橘類苦味或刺激性的原始成分。報告指出，具有強化微血管、改善血液循環、抗過敏、抑制食慾或抗氧化等效果。為柚皮素的配糖體，可阻凝肝臟藥物代謝酵素細胞色素P450的活性，因此部分藥物不能跟葡萄柚汁同時服用，但現在認為佛手柑素（參考第二二二頁）等呋喃香豆素類才是原因。

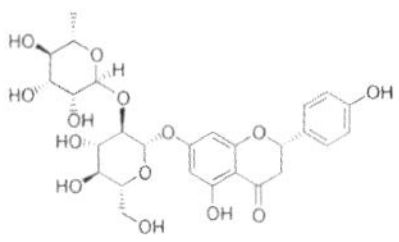

柚皮素

英文名稱 naringenin

葡萄柚、柑橘、番茄等食材裡的成分，黃烷酮的一種，為柚皮素、芸香柚皮苷、普魯寧（prunin）的糖苷配基（參考第九〇頁）。經動物實驗報告，可預防高脂質飲食造成的肥胖，降低血液與肝臟的膽固醇濃度，因此也能預防人類的肥胖問題。

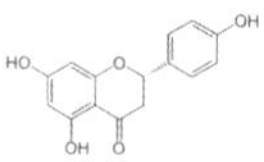

律草酮

英文名稱 humulone

啤酒添加之啤酒花的苦味成分；熟成啤酒花之毬花部分的黃色粉末，富含此成分。為異戊二烯化間苯三酚的誘導體，具有抗氧化性、抗菌性、抗病毒活性，正因為可以抗菌、抗氧化，才加入啤酒中。最近有報告指出，它具有環氧合酶－2阻凝作用［＊2］等生理作用，期待未來可成為藥品。

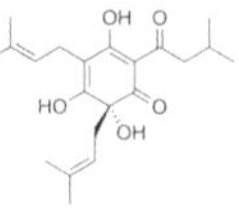

橙皮素

英文名稱 hesperidin

溫州蜜柑、八朔橘、酸橙等的果皮與薄皮富含的橙皮苷之配糖體，被稱為維生素P的類維生素物質。可強化微血管，抑制血管通透性變大，降低膽固醇或血壓值，還能抗發炎或消弭不安感。

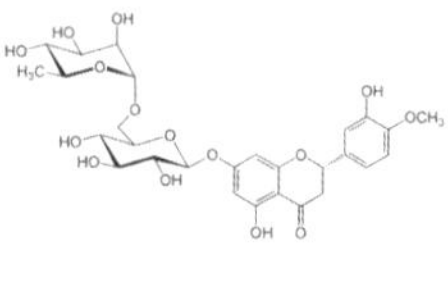

橙皮苷

英文名稱 hesperetin

黃烷酮的一種，為橙皮素的糖苷配基；因不易溶於水，藥理作用優於橙皮素。

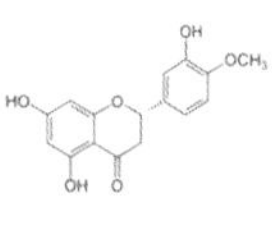

＊1 植物抗毒素：感染病原菌的植物於體內生合成的防禦物質。 ＊2 環氧合酶-2阻凝作用：環氧合酶-2（COX-2）是花生四烯酸合成前列腺素（引發發燒、痛感、血壓下降、肌肉收縮等各種生理作用的生理活性物質）時發揮作用的酵素。此酵素一旦受阻，痛感等發炎症狀也得以舒緩。

大豆異黃酮

大豆異黃酮是一種類黃酮，常見於大豆或葛根等豆科植物，有香豆醇、金雀異黃酮、木質異黃酮、刺芒柄花素、鷹嘴豆素A等。功用類似女性荷爾蒙，可改善更年期障礙或骨質疏鬆。大豆根部有可固定空氣中游離氮氣（固氮作用）的根瘤菌［*］，因此大豆異黃酮類可刺激土壤細菌，形成根瘤。

香豆醇

英文名稱 coumestrol

苜蓿芽、大豆、球芽甘藍、菠菜等內含之香豆素（參考第二二〇頁）誘導體的一種。大豆或苜蓿也富含此成分，具有類雌激素（女性荷爾蒙）的生理活性。

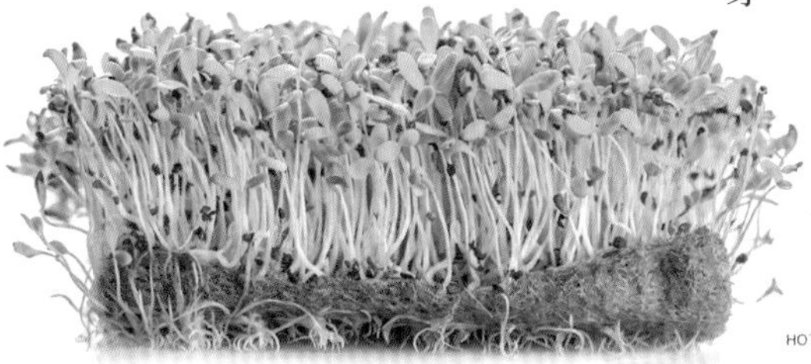

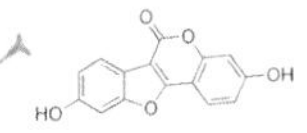

金雀異黃酮

英文名稱 genistein

羽扇豆屬植物、蠶豆、葛根或咖啡裡的大豆異黃酮。具有類雌激素（女性荷爾蒙）的生理活性，可作為抗氧化物質。其他還有抗血管新生作用，抑制癌細胞增生。根據研究報告，可預防攝護腺癌、子宮頸癌、腦瘤、乳癌以及大腸癌的效果。

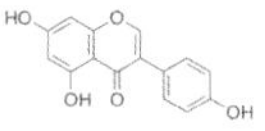

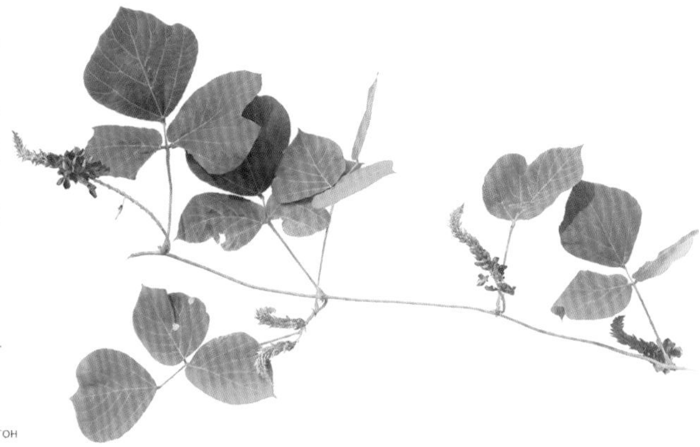

木質異黃酮

英文名稱 daidzein

大豆或豆腐等大豆製品、葛根裡的成分，可以抗氧化，針對人類雌激素受體發揮作用。因木質異黃酮略具這種女性荷爾蒙的作用，所以也被稱為植物雌激素（phytoestrogen）。

比起歐美國家，亞洲國家的人較不容易罹患攝護腺癌，或許這跟亞洲國家攝取較多大豆製品有關，亦即植物雌激素攝取量較多的緣故。經實驗證實，越常吃味噌湯或豆腐等大豆製品者，體內這類植物雌激素的濃度越高。

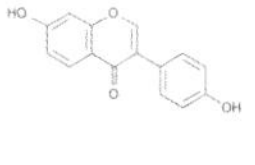

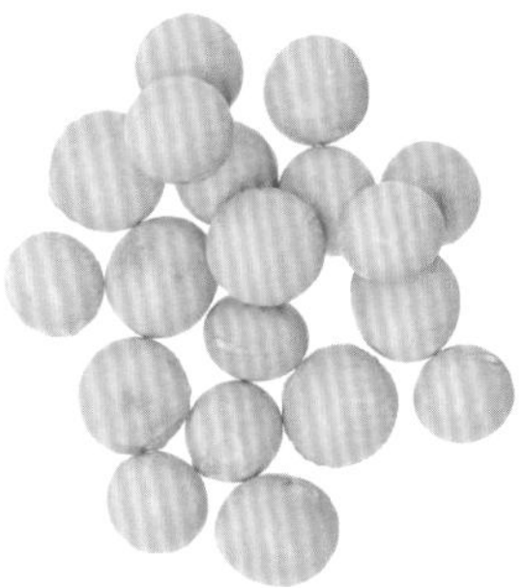

* 根瘤菌：共生於豆科植物根部的細菌，於根部製造根瘤定居於此，將從植物獲取的水分或養分換成空氣裡的氮，以供給植物。

鷹嘴豆素A

英文名稱 biochaninA

苜蓿芽、花生、鷹嘴豆等豆類富含的大豆異黃酮。可阻斷鈣離子通道[＊]，抑制血管收縮，改善心臟疾病。此外，也具有類雌激素的活性。

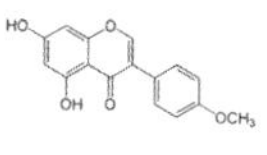

刺芒柄花素

英文名稱 formononetin

紅苜蓿、朝鮮槐、中藥材黃耆等內含的大豆異黃酮，具有類雌激素的活性，可促進血管新生。

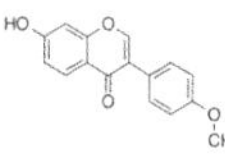

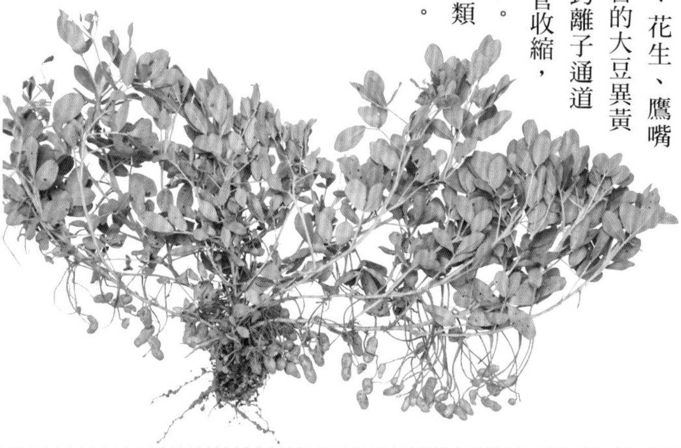

黑豆的健康效果

黑豆為大豆的一種，是表皮呈黑色的豆類，正式名稱為「黑大豆」。在日本被視為吉祥物，用於節日料理。以花色素苷為首，主要含有植物優質蛋白或皂素、大豆異黃酮、胜肽、膳食纖維等養分。

黑豆的顏色就是表皮所含的花色素苷之色素。可抗氧化，預防高血壓、高血糖、高血脂等生活習慣病。

黑豆裡的蛋白質含有均衡的必需胺基酸，可維持身體機能的健康。而黑豆皂素可溶於水或油，防止動脈硬化或脂質氧化。

黑豆的大豆異黃酮包含金雀異黃酮或木質異黃酮等，功能類似女性荷爾蒙雌激素，據說能改善更年期障礙。

至於黑豆裡的胜肽，有消除疲勞或加強專注力等效果。

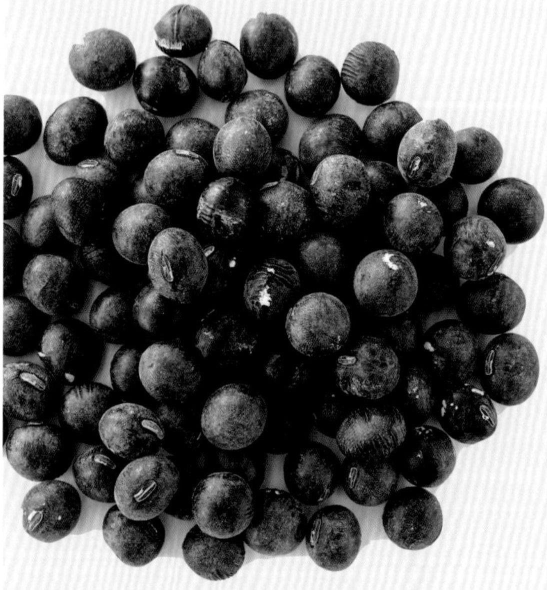

＊ 鈣離子通道：讓細胞膜裡的鈣離子（Ca^{2+}）選擇性通過的通道。與神經傳導、肌肉或血管的收縮等有關。

生物鹼

生物鹼是一種包含氮原子、主要存在於植物裡的有機化合物，通常以鹼性呈現。為植物的次級代謝產物（參考第一五四頁），原本是用來保護植物，免於其他生物的攻擊，利用其生理活性可入藥或作為讓人沉迷其中的物品。據說自然界裡的生物鹼多達數千種。

異喹啉類

異喹啉類是具有異喹啉基團的生物鹼，包含小檗鹼、罌粟鹼、嗎啡、可待因鹼等，都會影響人體的神經系統，由酪胺酸於體內合成。

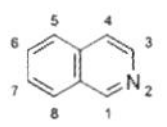

吲哚類

吲哚類是以吲哚為基本骨架的生物鹼，也是族群數最多的生物鹼，截至目前為止，已知的吲哚類生物鹼超過四千一百種。

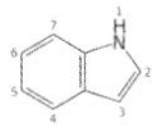

喹類

喹類是具有喹類骨架的生物鹼，包含金雀花鹼、苦參鹼、羽扇豆鹼等。

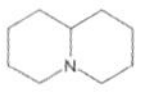

喹啉類

喹啉類是具有喹啉骨架的生物鹼，包含奎寧、康奎寧等。

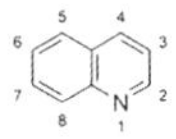

莨菪烷類

莨菪烷類是具有莨菪烷骨架的生物鹼，包含阿托品、莨菪胺、古柯鹼等會影響神經的物質。

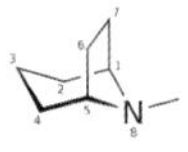

哌啶類

哌啶類是具有哌啶環的生物鹼，包含毒芹鹼、偽石榴鹼等，由胺基酸生合成。

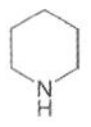

吡啶類

吡啶類是以吡啶核為基本骨架的生物鹼，包含葫蘆巴鹼、菸鹼（尼古丁）、檳榔鹼、獼猴桃鹼、龍膽鹼、山梗菜鹼等，會影響精神、富含生理活性的物質。維生素吡哆醇（維生素B_6）和菸鹼醯胺，也都屬於吡啶類。

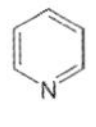

嘧啶類

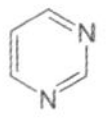

嘧啶類是以嘧啶核為基本骨架的生物鹼，包含構成DNA或RNA的嘧啶衍生物——胸腺嘧啶、胞密啶、尿嘧啶。而除了構成這些核酸的嘧啶類以外的天然嘧啶生物鹼幾乎都有劇毒。

吡咯利啶類

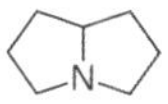

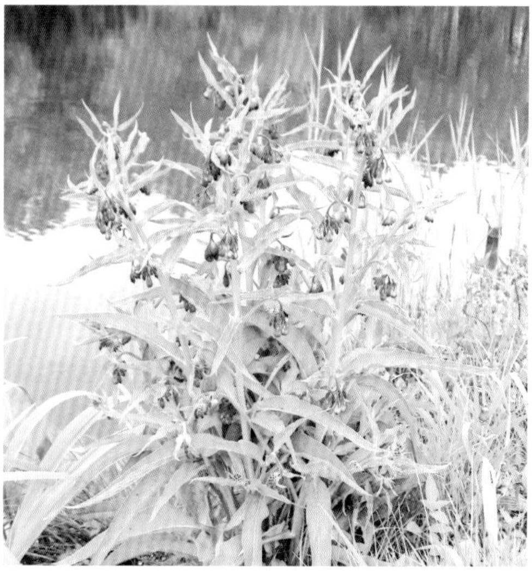

吡咯利啶類為具有吡咯利啶骨架的生物鹼，已知超過三百種天然物種，常見於紫草科、菊科、蘭科、豆科等植物。本身具有肝毒性，會引發肝門靜脈血栓症或肝癌。含此成分的藥草（聚合草或蕗蒲公英）或藍薊屬植物（藍薊或車前葉藍薊）的花粉（蜂蜜），有危害肝功能的風險。再者，食用菊科的蕗（款冬）或石蕗時，必須充分除澀。

嘌呤類

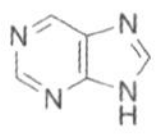

嘌呤類是以嘌呤鹼為基本骨架的生物鹼，包含咖啡因、可可鹼、茶鹼、香菇嘌呤、次黃嘌呤核苷酸、鳥苷酸、黃苷酸等，會影響神經作用，也可用來增添甜味。

聚胺類

聚胺類是以聚胺結構為基本骨架的生物鹼，包含腐胺、亞精胺、精胺等。聚胺為細胞分裂時的必要增殖因子。

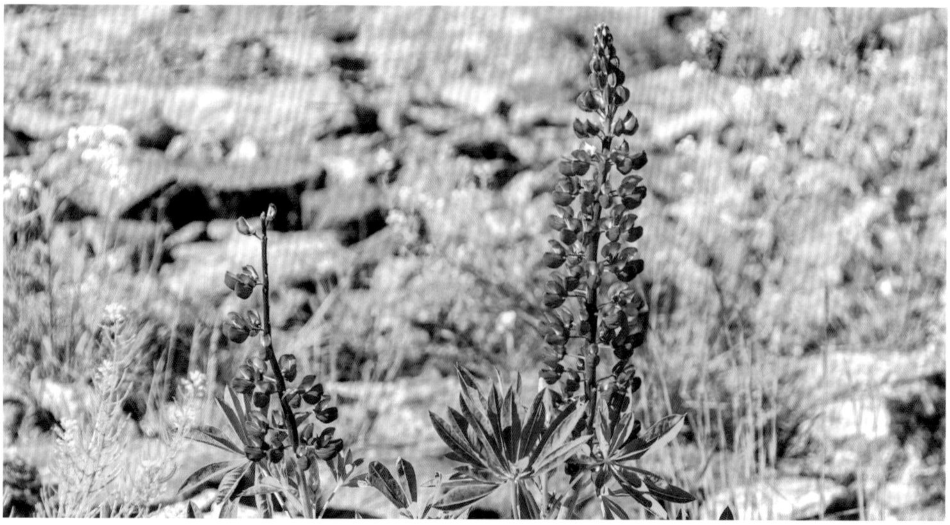

真的是這樣嗎？植物也有毒性

自然界有很多有毒的植物，其毒性成分據說是為了保護自己，但其作用或強度差異極大。毒性輕者讓人微感噁心或出現幻覺，毒性強者只要少量即有致死之虞。我們在生活的周遭很可能會接觸有毒植物，要小心避免誤食。

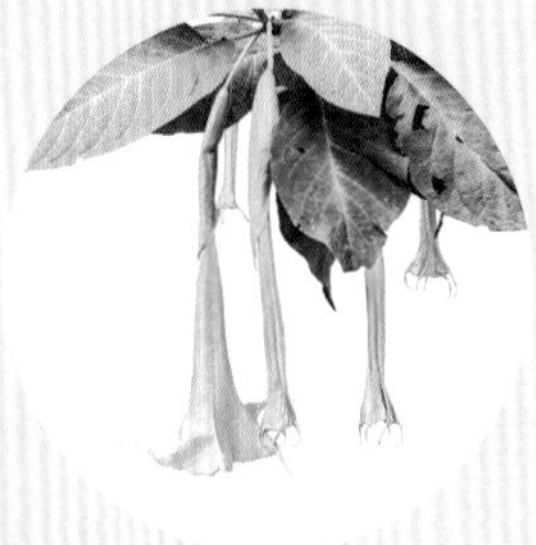

朝鮮朝顏根部

屬於茄科的朝鮮朝顏，含有阿托品或莨菪胺等生物鹼，粗粗的根部跟牛蒡很像，容易誤食引起中毒。

水仙葉

水仙含有石蒜鹼這種生物鹼，食用後 30 分鐘，會引起嘔吐、下痢、發汗、昏睡等症狀。水仙葉非常類似韭菜，也曾發生誤食的案例。

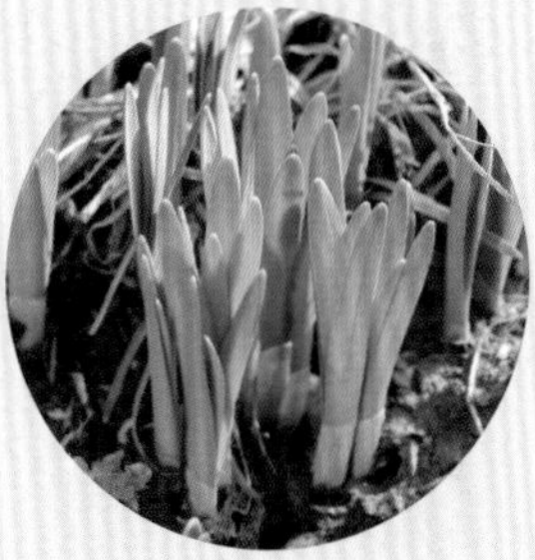

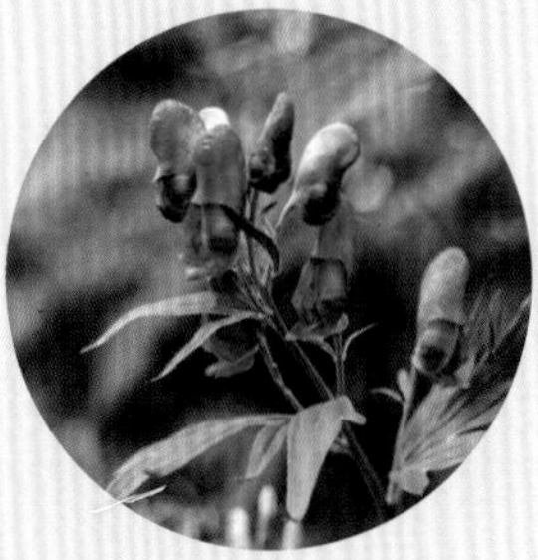

烏頭嫩芽

烏頭含有數種生物鹼，一旦食用 10 ～ 20 分鐘內會引起嘴巴或四肢麻痺、嘔吐、下痢、低血壓等症狀，嚴重時還會致死。初春到初夏採收野菜時，容易誤食。

馬鈴薯芽

馬鈴薯芽或綠化外皮富含茄鹼或卡茄鹼等生物鹼，一旦食用會引起嘔吐或腹痛、下痢、頭痛、暈眩等症狀。即便加熱，毒性仍在，調理馬鈴薯時務必要將芽除掉，不可食用。

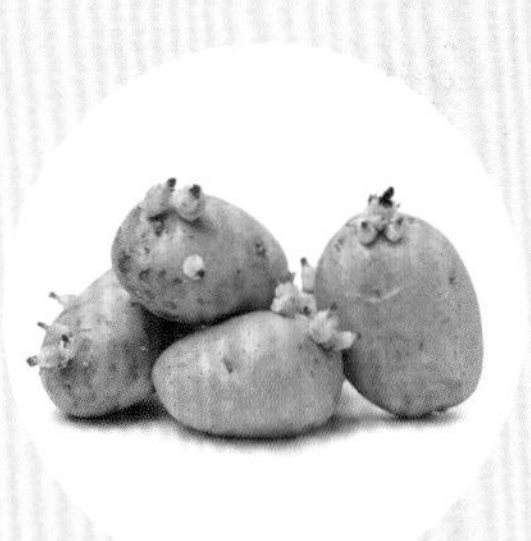

獼猴桃鹼

英文名稱 actinidine

木天蓼內含的吡啶類生物鹼，具有麻痺貓咪大腦等的活性，宛如貓咪的費洛蒙。跟木天蓼同為獼猴桃科的奇異果或纈草也含此成分。

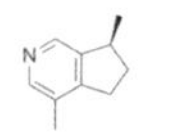

烏頭鹼

英文名稱 aconitine

烏頭內含的有毒成分「烏頭生物鹼」，會引起嘔吐、痙攣、呼吸困難、心臟病發作。從前是蝦夷族狩獵時用來塗抹毒箭的毒物，適量使用可作為中藥，有強心的效果。

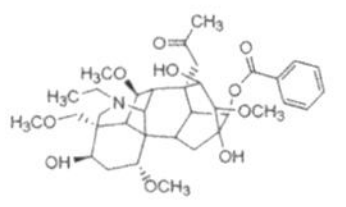

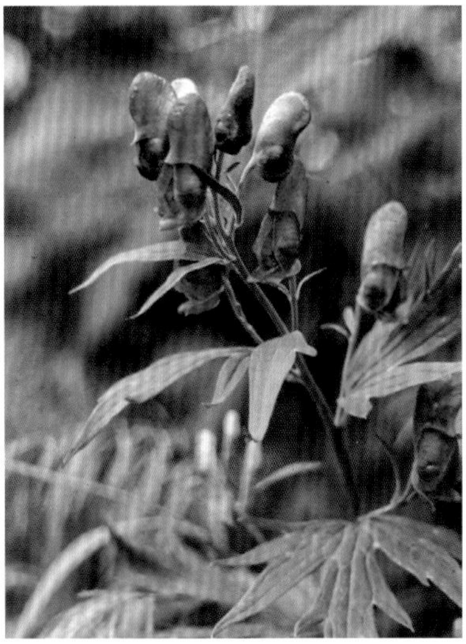

腺嘌呤

英文名稱 adenine

構成核酸的五種主要鹼之一，為具有嘌呤架構的嘌呤類生物鹼，廣泛分布於生物體內。以前也被稱為維生素B_4，但必要性或機能明確後，現在已不再被視為維生素。不過，可跟維生素B群的菸鹼素或核黃素結合形成NAD［＊1］或FAD［＊2］，作為重要的營養素。

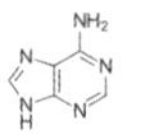

腺苷三磷酸（ATP）

英文名稱 adenosine triphosphate

普遍存在於地球生物體內的嘌呤類生物鹼。為腺苷帶有三個磷酸，二個高熱能磷酸結合而成的核苷酸［＊3］，糖解作用也能產生此物質。ATP就是利用高熱能磷酸結合而成的熱量，運用於各種物質的生合成、運輸、運動等反應。因為如此重要，被稱為「生物體的熱量貨幣」。

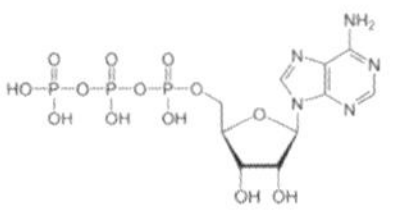

毒藜鹼

英文名稱 anabasine

莧科假木賊屬植物（*Anabasis aphylla*）、原產於南美的樹菸草（*Nicotiana glauca*）內含的吡啶類生物鹼。也稱為類尼古丁，為尼古丁的類緣化合物菸鹼類之一種；是光學活性物質，天然存在的(S)-(-)對映體。屬於乙醯膽鹼酯酶阻斷劑，因此可作為殺蟲劑。再者，毒藜鹼也能當作檢視人類菸草暴露量的指標。大量毒藜鹼會引起尼古丁乙醯膽鹼受體的脫分極性節阻斷反應，造成尼古丁中毒，甚至死亡。

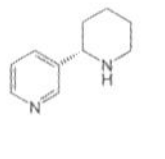

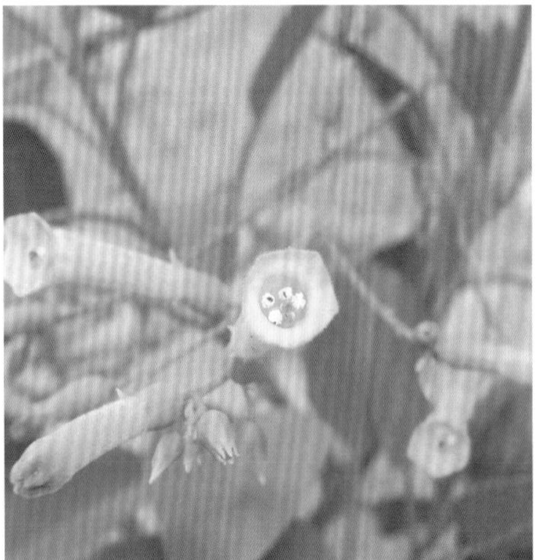

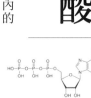

＊1 NAD（菸鹼醯胺腺嘌呤二核苷酸）：與生物呼吸製造熱量的反應（氧化磷酸化）有關的物質。透過糖解作用與檸檬酸循環，從糖或脂肪酸，以菸鹼醯胺單核苷酸和腺嘌呤為原料的合成作用。

阿托品

英文名稱 atropine

茄科植物（日本莨菪、顛茄、朝鮮朝顏）等內含的莨菪烷類生物鹼。透過乙醯膽鹼受體競爭式阻斷，可抑制副交感神經，或抑制胃腸的運動、增加心跳數。雖然具有毒性，但可用來治療沙林神經毒氣或有機磷中毒。

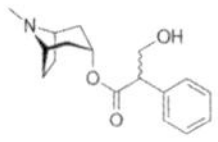

尿囊素

英文名稱 allantoin

小麥胚芽、紫草、大豆根瘤等內含的嘌呤類生物鹼，可促進傷口復原，常添加於保養品等產品中。而乙醛酸的雙醯脲為極易溶於水的物質。鳥類之後進化的生物，於尿液排泄氮代謝物時，可將尿酸氧化為尿囊素。

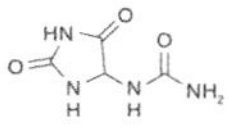

檳榔鹼

英文名稱 arecoline

檳榔樹果實內含的吡啶類生物鹼，可針對中樞神經發揮活性，結構類似尼古丁。以台灣為首的亞洲地區，看中檳榔的提神效果，將檳榔當作「咀嚼的菸草」。

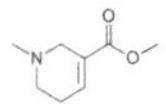

四氧嘧啶

英文名稱 alloxane

楤木芽內含的嘧啶類生物鹼，結構類似葡萄糖，具有毒性。為嘧啶氧化生成的誘導體，在水溶液中以水合物的形式存在。囓齒動物或其他動物一旦食用，會選擇性破壞胰臟的胰島素合成細胞（β細胞）。這種症狀類似人類的第一型糖尿病，這些動物會出現胰島素依賴型糖尿病（所謂的四氧嘧啶糖尿病）。利用這種作用，目前正以動物實驗開發糖尿病治療用藥。

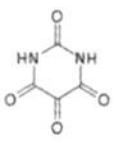

靛藍

英文名稱 isatidine

菊科黃苑屬植物內含的吡咯利啶類生物鹼，具有延緩雛雞成長或降低母雞產卵率的活性。靛藍經過分解形成的草酸，可跟血液裡的鈣結合形成結石，根據日本的「毒物及有害物質取締法」，被指定為有害物質。

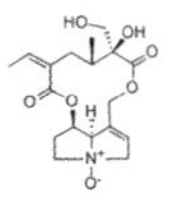

次黃嘌呤核苷酸

英文名稱 inosinic acid

主要存在肉類或柴魚片的天然化合物，是柴魚片甘味成分的來源。屬於嘌呤類生物鹼，具有核苷酸結構。為急性毒性較低、安全性較高的物質。

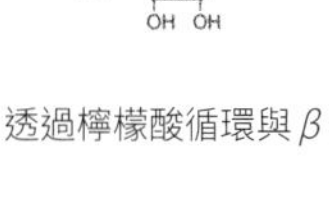

乙嘧啶

英文名稱 echimidine

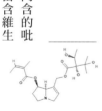

乙嘧啶是紫草科紫草內含的吡咯利啶類生物鹼。紫草因富含維生素，可滋養強身或美肌，在一九七〇年代出現以它為健康食品的風潮。但這種吡咯利啶類具有肝毒性，會增加肝癌風險，美國或日本已禁止食用，被棄置的紫草在日本已經雜草化。

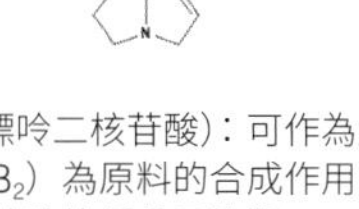

＊2 FAD（黃素腺嘌呤二核苷酸）：可作為生物體內重要氧化反應之輔因子的相關物質。透過檸檬酸循環與β氧化反應，以核黃素（維生素B_2）為原料的合成作用。

＊3 核苷酸：構成核酸的低分子物質。

麻黃鹼

英文名稱 ephedrine

裸子植物麻黃內含的單胺生物鹼，可作為支氣管擴張劑，或局部麻醉處理低血壓的交感神經興奮劑。而含有麻黃鹼或麻黃的藥草輔助食品，也會被運動選手當作興奮劑。這樣的濫用亂象可能讓選手成癮，甚至死亡，或是造成舉重選手大動脈瘤破裂死亡，成為一大問題。

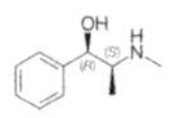

香菇嘌呤

英文名稱 eritadenine

從香菇中發現的嘌呤類生物鹼，也稱為香菇多醣，可降低血膽固醇。香菇裡的香菇嘌呤分布於菇傘和菇柄，期待未來能作為防蟲藥或抗病毒藥物。

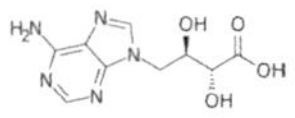

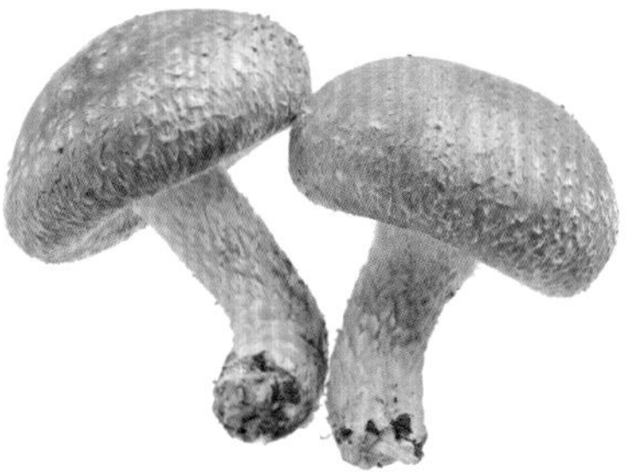

麥角胺

英文名稱 ergotamine

由麥角菌（*Claviceps purpurea*）與其近親細菌產生的麥角靈生物鹼。麥角胺為ＬＳＤ（麥角酸二乙醯胺，一種迷幻藥）的前驅物質，在日本，根據「麻醉品和精神藥物管制法」，被指定為製作麻醉品和精神藥物的原料。此菌會汙染麥類，要特別注意。

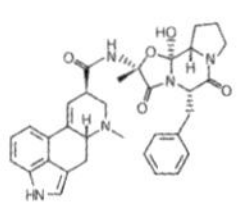

乳清酸

英文名稱 orotic acid

從乳清中發現的嘧啶類生物鹼，以前被稱為維生素B_{13}，但因人體可以合成乳清酸，所以被排除在維生素類之外。乳汁中的乳清酸可促進哺乳類嬰兒成長，具有滋養強身、抗發炎或促進肝功能的效果，可作為保健食品。

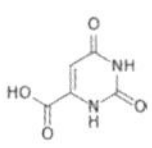

栗精胺

英文名稱 castanospermine

從澳洲蠶豆種子中發現的吲哚里西啶生物鹼，其種子為葡萄糖酵苷酶的強力阻斷劑，也具有抗病毒活性。

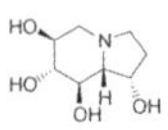

咖啡因

英文名稱 caffeine

咖啡、茶飲、可可、巴西咖啡、巴拉圭茶等內含的嘌呤類生物鹼，堪稱世界最廣為使用的合法精神興奮藥劑。咖啡因就是透過腦部的腺苷受體拮抗作用，發揮甦醒、解熱鎮痛、強心、利尿等效果。無論是咖啡、綠茶、烏龍茶、紅茶、可可、可樂或營養飲品，巧克力等均含此成分。如果不至於像迷幻藥一樣成癮，咖啡因的安全性還算高。本身的急性毒性較低，美國食品藥物管理局認為，健康成人一天只要不超過四〇〇毫克（約四～五杯咖啡），就不會因咖啡因而影響健康。但是孕婦或哺乳婦女容易受咖啡因影響，最好先諮詢熟識的醫生。而美國兒科學會（ＡＡＰ）則主張，孩童應該減少攝取含有咖啡因的刺激物。因曾出現大量攝取富含咖啡因的能量飲料致死的案例，要特別注意。

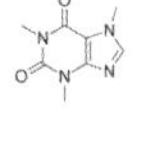

雪花蓮胺

英文名稱 galanthamine

從彼岸花或水仙等石蒜科球根或花朵取得的彼岸花生物鹼。為乙醯膽鹼酯酶阻斷劑［＊］，用來治療輕度或中度的阿茲海默型認知症或記憶障礙。

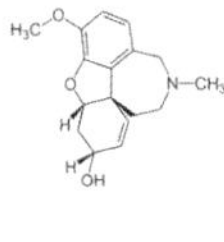

黃原酸

英文名稱 xanthylic acid

也稱為黃苷一磷酸的酵母分解物所含的嘌呤類生物鹼。根據磷酸酯的位置，分為2'－體、3'－體和5'－體，但只有5'－體帶有甘甜味。

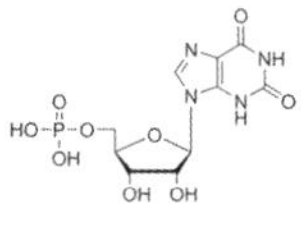

奎寧

英文名稱 quinine

金雞納樹（*Cinchona*）樹皮內含的喹啉類生物鹼，可針對瘧疾原蟲顯示特異毒性的瘧疾特效藥。可從奎寧開發綠喹或美爾奎寧等治療瘧疾藥物。素以劇烈苦味為人熟知，可作為香料（苦味劑）用於飲料中，但若大量攝取會危及健康。也有報告指出，孕婦如果每天喝加了奎寧的奎寧水一公升以上，會危害新生兒的健康，所以懷孕婦女要特別注意。

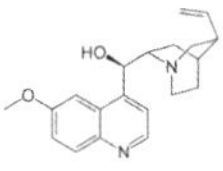

康奎寧

英文名稱 quinidine

奎寧屬樹皮內含的喹啉類生物鹼，為奎寧的異構體，可作為抗心律不整的藥物。

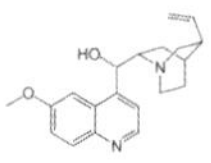

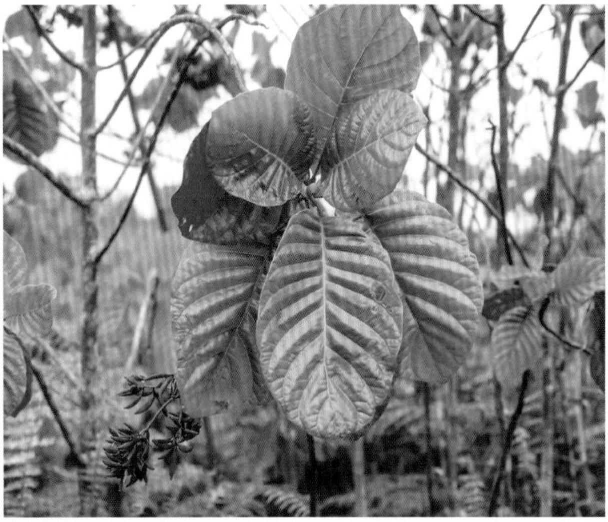

鳥苷酸

英文名稱 guanylic acid

為香菇或金針菇等蕈菇類的鮮味成分。屬於嘌呤類生物鹼，為核苷酸結構，也被稱為鳥苷一磷酸。新鮮蕈菇裡沒有，但曬乾後含量激增。

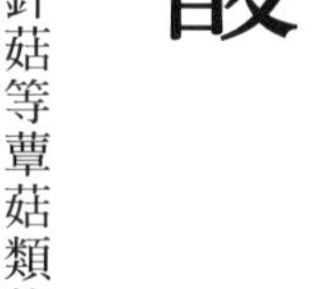

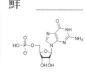

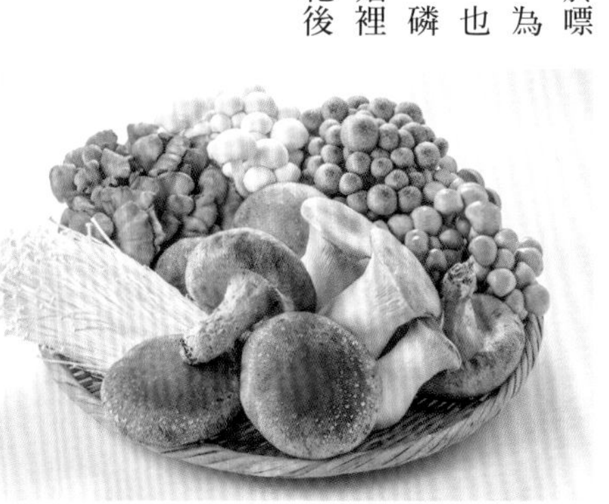

鳥嘌呤

英文名稱 guanine

鳥嘌呤為構成核酸的五種主要鹼之一，為具嘌呤骨架的嘌呤類生物鹼。鳥嘌呤與核糖結合後變成鳥苷，也是構成鮭魚科的魚類或刀魚、秋刀魚等銀白色部位的主要成分。因是從海鳥的鳥糞發現此物質，故有此名。

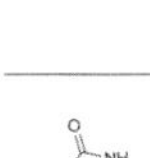

＊ 乙醯膽鹼酯酶阻斷劑：透過阻斷可分解神經傳導物質乙醯膽鹼的酵素發揮作用，活絡副交感神經的藥劑。腦內的乙醯膽鹼增加，膽鹼作動神經系統活絡，就能抑制認知功能繼續下降。

鳥苷三磷酸（GTP）

英文名稱 guanosine triphosphate

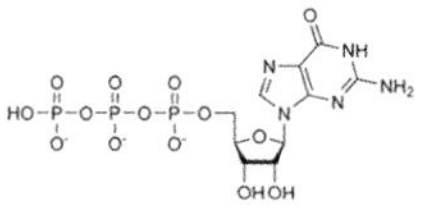

鳥苷三磷酸（GTP）為存在於生物體內的嘌呤類生物鹼。從鳥苷二磷酸（GDP）接收ATP的磷酸生合成。相較於類似結構的ATP（參考第一九四頁）可利用熱量，進行各種生合成或運輸、運動等反應，GTP主要作為細胞內訊息傳遞，或調整蛋白質的機能。

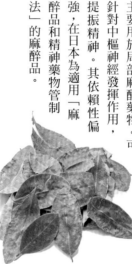

龍膽鹼

英文名稱 gentianine

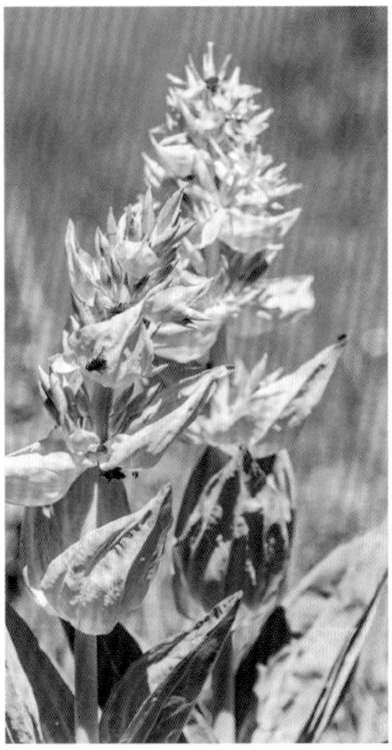

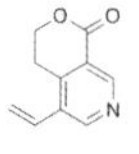

龍膽科的龍膽或忍冬科的起絨草根部內含的吡啶類生物鹼，自古即為民間用藥。具有劇烈苦味，但可促進胃液分泌，作為健胃良藥；此外，還可抗發炎、鬆弛肌肉或降血壓。

古柯鹼

英文名稱 cocaine

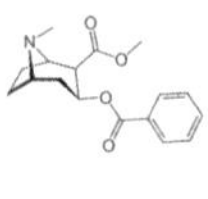

古柯樹葉內含的莨菪烷類生物鹼，主要用於局部麻醉藥物。可針對中樞神經發揮作用，提振精神。其依賴性偏強，在日本為適用「麻醉品和精神藥物管制法」的麻醉品。

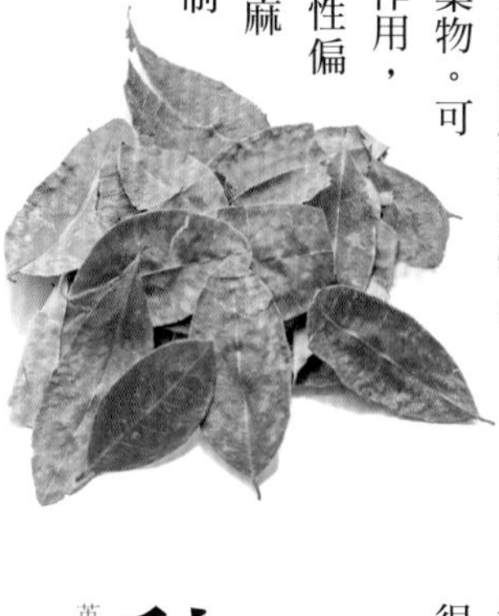

可待因

英文名稱 codeine

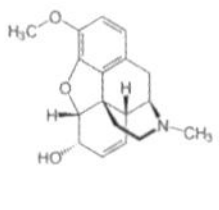

從鴉片單獨抽離的異喹啉類生物鹼，針對各種呼吸疾病，有止咳與鎮定效果；也可以舒緩疼痛，或改善嚴重下痢。將可待因還原的二氫可待因，可當成止咳藥，治療感冒。用來止咳的可待因，並不屬於禁藥這類禁用物質。

毒芹鹼

英文名稱 coniine

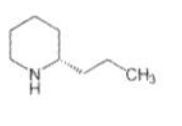

毒蔘內含的哌啶類生物鹼，屬於神經毒。因從消化道吸收快速，一旦中毒，三十分鐘～一小時就會死亡。從四肢的運動神經末梢開始麻痺，呼吸肌也會麻痺，導致呼吸困難甚至死亡，但直到最後一刻，意識都很正常。據說蘇格拉底服用的毒藥就是這種毒蔘，死前意識都很清楚。

秋水仙素

英文名稱 colchicine

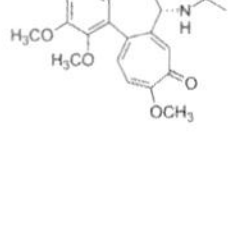

秋水仙種子或球根內含的環庚三烯酚酮生物鹼，毒性強，會引起下痢或嘔吐等副作用，但可用來治療風濕或痛風。植物的話，可用於無子西瓜等品種改良。

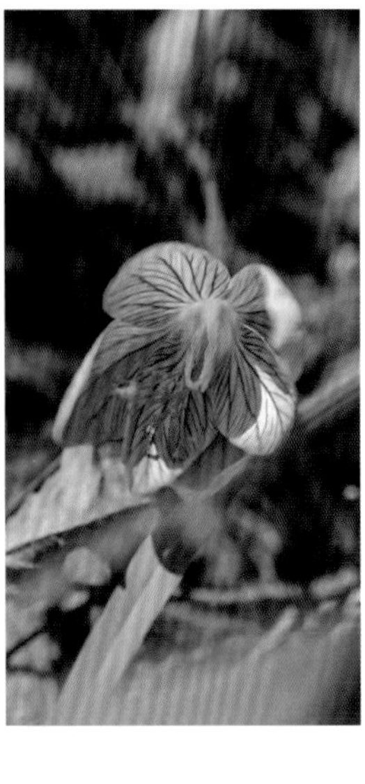

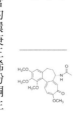

蠶豆嘧啶

英文名稱 divicine

蠶豆內含的配糖生物鹼，具有毒性，會引起食物中毒。以與糖結合的配糖體蠶豆嘧啶葡糖苷之形式存在。（參考第二〇二頁的蠶豆嘧啶葡糖苷、伴蠶豆嘧啶核苷）

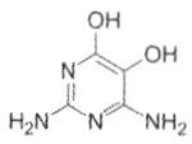

二甲基色胺

英文名稱 dimethyltryptamine

某種菇類、某種蟾蜍、哺乳類、人類的腦細胞、血球或尿液等內含的吲哚類生物鹼，屬於天然的幻覺劑。在日本，根據「麻醉品和精神藥物管制法」，視為麻醉品。當人體處於低氧壓力狀態下，肺部會大量生合成以保護腦部，與瀕死經驗有關。南美洲視為幻覺劑（死藤水），用於傳統儀式。

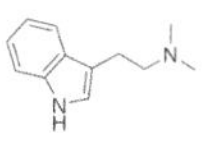

裸蓋菇素

英文名稱 psilocin

蕈菇等部分菇類內含的吲哚類生物鹼，具有幻覺作用。別名4-羥基二甲基色胺，一旦攝取，會出現頻脈、瞳孔放大、情緒不穩或覺醒狀態、幸福感、睜眼與閉眼幻視感、共感（聽顏色、觀聲音等）、體溫上升、頭痛、發汗、畏寒、噁心感等症狀。

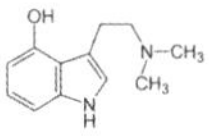

莨菪胺

英文名稱 scopolamine

朝鮮朝顏等植物內含的莨菪烷類生物鹼。為一種蠅蕈鹼受體拮抗劑，也稱為丁基東莨菪鹼（hyoscine）。具有抗膽鹼作用，可阻斷與乙醯膽鹼之蠅蕈鹼受體的結合。而利用莨菪胺製作的藥劑「丁基莨菪胺溴化物」，因可抑制消化道運動，常用於消化道X光及內視鏡檢查時的前置作業，或消化道疼痛時的鎮痙攣。此外，因尿路結石引發痛感時，也可用來擴張尿道。

以人體為實驗對象的報告指出，服用莨菪胺會造成情節記憶或語意記憶等的記憶障礙，或專注力檢查的行為低下等的認知障礙。利用此特性作為強姦藥物，是一大問題。

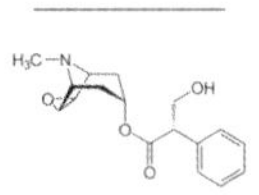

番木鱉鹼（馬錢子鹼）

英文名稱 strychnine

馬錢子科馬錢子（*Strychnos nux-vomica*）種子內含的吲哚類生物鹼，毒性非常強，在日本，根據「毒物及有害物質取締法」，被指定為毒物。雖然日文名稱和奎寧很類似，但跟瘧疾藥物奎寧（參考第一九七頁）是完全不同的物質。昔日曾被當作興奮劑用於禁藥，雖然後來證實番木鱉鹼並沒有增強運動表現的效果，但二〇二二年後，世界反禁藥組織仍指定它為禁用物質。

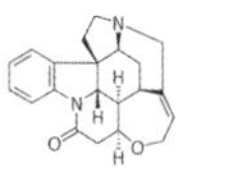

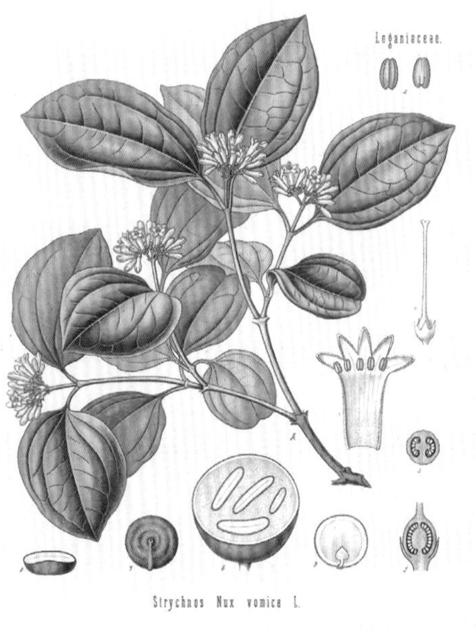

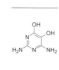

金雀花鹼

英文名稱 sparteine

金雀花與白羽扁豆類內含的喹類生物鹼。因具有容易吸收二價鈣與鎂的活性，可抗心律不整，但具有強烈子宮收縮作用，孕婦不可食用，須特別留意。

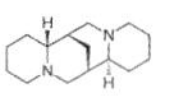

亞精胺

英文名稱 spermidine

納豆、優格、味噌等各種發酵食品富含的聚胺類生物鹼。可強化細胞或血管，抗老化，預防認知症。

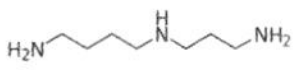

精胺

英文名稱 spermine

從精液裡發現的聚胺類生物鹼，母乳裡也有；此外，大豆、某種起司、魚膘（白子）、柑橘等食材也含有此成分，可能有不錯的抗老化效果。

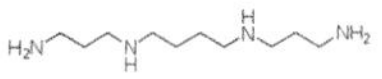

千里光寧鹼

英文名稱 senecionine

鳴門澤菊等千里光屬植物，以及檻褸菊等近親種內含的吡咯利啶類生物鹼，有毒，會引起下痢、嘔吐、肝功能障礙。

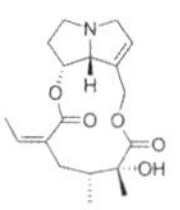

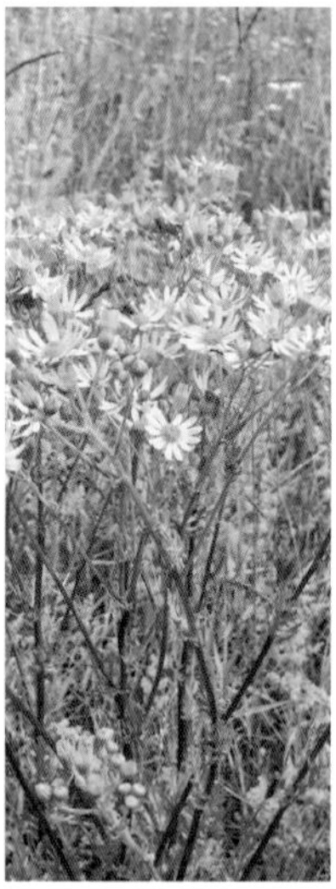

血清素

英文名稱 serotonin

香蕉或堅果類內含的吲哚類生物鹼，別名為5-羥基色胺，由體內的色胺酸所合成。所以，多攝取富含色胺酸的鰹魚、鮪魚、牛奶或起司等乳製品、納豆或豆腐等大豆製品，可以增加血清素。

血清素為腦內的神經傳導物質之一，可穩定情緒和心情；也跟生理節奏、睡眠、體溫調節等生理機能，或情緒障礙、思覺失調症、藥物上癮等病態有關。

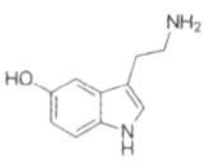

茄啶

英文名稱 solanidine

馬鈴薯的表皮或芽眼、酸漿果等內含的類固醇生物鹼。茄啶的配糖體為茄鹼。

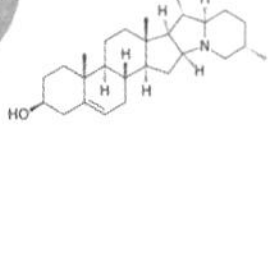

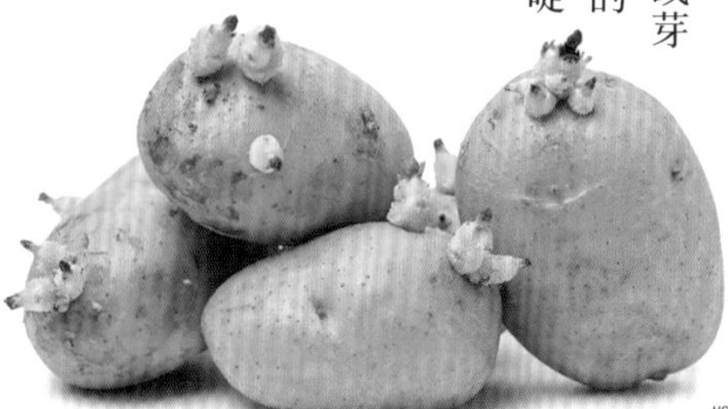

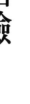

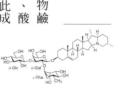

茄鹼

英文名稱 solanine

茄科植物含糖之類固醇生物鹼的配糖體，馬鈴薯的芽眼或表皮、酸漿果、龍葵（烏甜仔菜）等均含此成分。具有可作用於神經的毒性，一旦中毒會有溶血反應，引起頻脈、頭痛、嘔吐、胃炎、下痢、食慾減退等症狀。成人的中毒量約二〇〇～四〇〇毫克，過量會致死。幼兒容易誤食中毒，要特別注意。

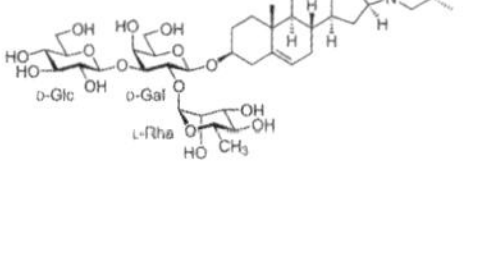

酪胺

英文名稱 tyramine

食物裡的蛋白質經微生物分解生成的單胺生物鹼，常見於紅葡萄酒、熟成起司、巧克力或可可製品、醃漬類、發酵食品或煙燻魚類等食材中。可收縮血管，降低血壓，為誘發偏頭痛的因素。吃到腐壞蛋白質會感到不適，就是這種酪胺作祟的緣故。

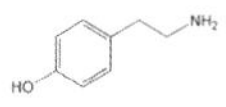

可可鹼

英文名稱 theobromine

可可、茶樹、可樂等內含的嘌呤類生物鹼，類似咖啡因的物質。一天若攝取〇・八～一・五克可可鹼（約五〇～一〇〇克可可飲料），會導致發汗、顫抖或劇烈頭痛。

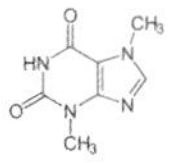

茶鹼

英文名稱 theophylline

類似咖啡因的物質，茶葉內含的嘌呤類生物鹼。具有良好的支氣管擴張效果，可作為藥物，治療支氣管氣喘、慢性支氣管炎、慢性阻塞性肺病等呼吸器官疾病。

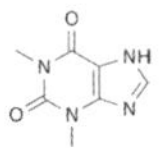

多巴胺

英文名稱 dopamine

人體中樞神經裡的單胺生物鹼，為神經傳導物質，腎上腺素、正腎上腺素的前驅物質。而多巴胺的前驅物質為L-多巴（參考第三八頁），若腦部無法製造這種胺基酸，就會出現帕金森氏症。所以，L-多巴成為帕金森氏症的特效藥。

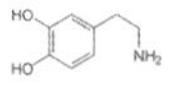

番茄鹼

英文名稱 tomatine

番茄的莖或葉等部位，含有具有毒性糖之類固醇生物鹼的配糖體，類似茄鹼的物質。具有殺菌性與昆蟲忌避作用，未成熟番茄中的含量豐富。正常攝取量均屬安全值，但孩童的反應較大，要特別注意。根據藥效報告，可抗腫瘤、減少壞膽固醇。

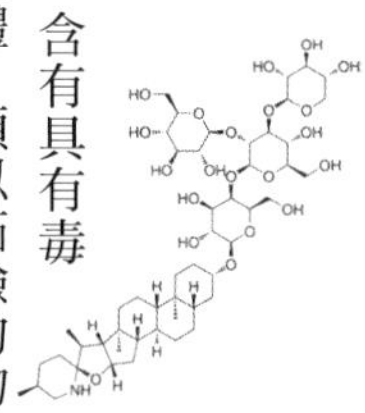

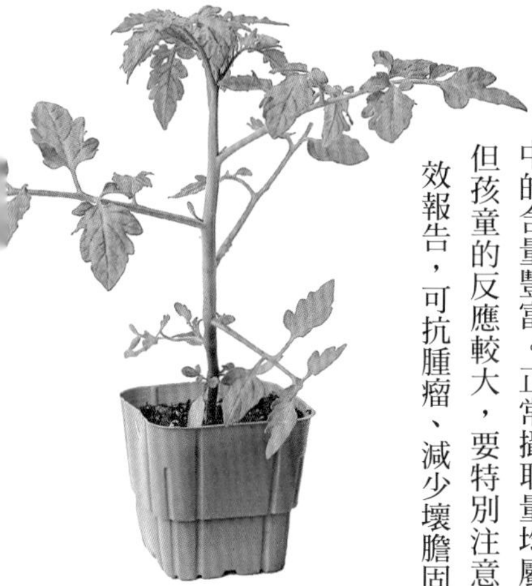

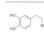

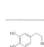

木黴

英文名稱 trichodesmine

豆科貓尾豆屬植物內含的吡咯利啶類生物鹼，屬於神經毒。

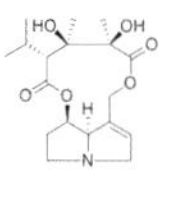

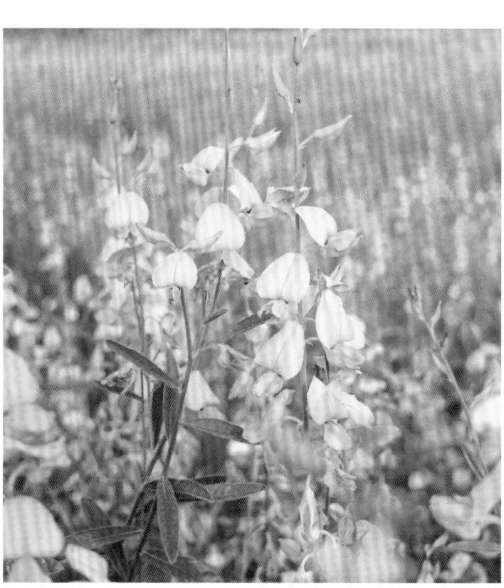

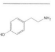

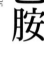

葫蘆巴鹼

英文名稱 trigonelline

生咖啡豆或紫茉莉種子或根部富含的吡啶類生物鹼，據說能預防腦部退化或阿茲海默型認知症。透過加熱分解，會變成水溶性維生素「菸鹼素」，所以重烘焙咖啡豆裡幾乎無此成分。

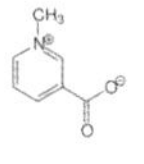

菸鹼

英文名稱 nicotine

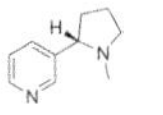

為了讓菸草發揮昆蟲忌避作用而產生的吡啶類生物鹼。可作為腦部與骨骼肌內之乙醯膽鹼受體的刺激劑，促進神經傳導物質（多巴胺、腎上腺素、β-腦內啡）釋出，引起血壓、血糖值上升、發汗等現象。目前證實它對於注意力不足及過動症（ADHD）、強迫性障礙、思覺失調症、憂鬱症、阿茲海默型認知症等，認知或行動控制力出現問題的疾病均有療效，但容易上癮，要小心。

尿酸

英文名稱 uric acid

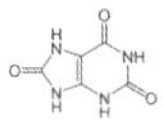

人類體內嘌呤體代謝後的最終產物，為嘌呤類生物鹼。短暫停留於體內後，成為尿液或糞便排出體外。身體若缺少尿酸氧化酶［＊1］，無法將難溶的尿酸分解為更無害的尿囊素，導致體內尿酸過度沉積結晶，會阻塞於關節，引發痛風。

罌粟鹼

英文名稱 papaverine

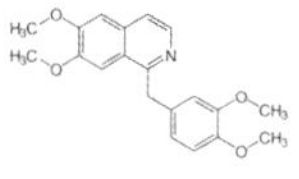

罌粟屬植物內含的異喹啉類生物鹼，可直接作用於平滑肌，抑制平滑肌的異常緊繃或痙攣現象。也可作為血管擴張或鎮痙攣劑，但並沒有鴉片作用［＊2］（麻醉效果）。

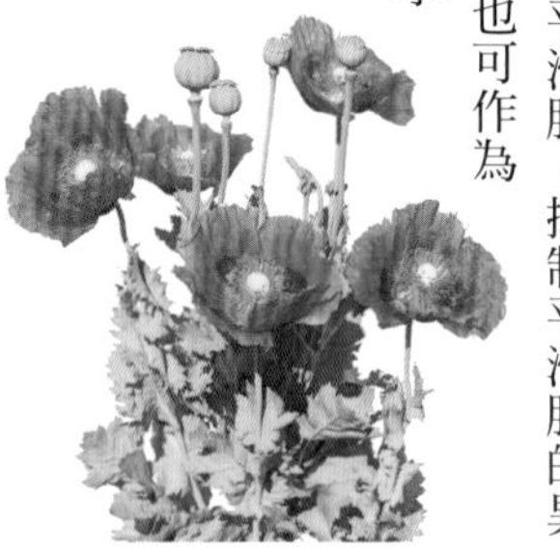

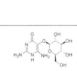

駱駝蓬鹼

英文名稱 harmaline

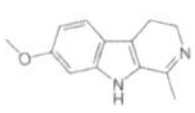

跟哈爾鹼一樣，都是駱駝蓬（*Peganum harmala*）或南美卡皮木（*Banisteriopsis caapi*）等植物內含的吲哚類生物鹼。可作為人體也有之單胺氧化酶阻斷劑［＊3］。哈爾鹼因具有這種幻覺效果，也被稱為心靈感應素。

哈爾鹼

英文名稱 harmine

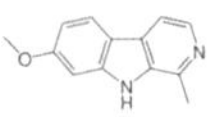

具有吲哚結構與吡啶環的生物鹼，存在於中東等地的駱駝蓬（*Peganum harmala*），或南美金虎尾科藤蔓植物卡皮木（*Banisteriopsis caapi*）。具有抗真菌、抗腫瘤、鬆弛血管、增加胰島素感受性、幻覺作用。卡皮木和含有二甲基色胺（參考第一九九頁）之植物構成的死藤水，為亞馬遜西北部傳統儀式使用的幻覺劑，是祕魯的國家文化遺產。

蠶豆嘧啶葡糖苷、伴蠶豆嘧啶核苷

英文名稱 vicine,convicine

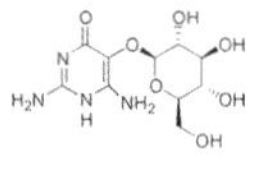

蠶豆中毒，即蠶豆內含之毒性物質嘧啶類生物鹼——蠶豆嘧啶葡糖苷與伴蠶豆嘧啶核苷，所引起的急性溶血性貧血。蠶豆種子裡有蠶豆嘧啶葡糖苷與伴蠶豆嘧啶核苷的配糖體，經過腸道菌β-葡萄糖苷酶的作用，加水分解生成的蠶豆嘧啶，為引發中毒的物質。此中毒症取自蠶豆的學名「*Vicia faba*」，稱為蠶豆症（Favism）。應該是體內缺少葡萄糖-6-磷酸脫氫酶者吃下蠶豆，血中麩胱甘肽濃度降低，紅血球出現溶血反應所導致。蠶豆症為基因異常引起的先天代謝疾病，每一百個新生兒約有三個，男性發生率高於女性。傳說「畢達哥拉斯死於蠶豆田」，亦即古希臘哲學家畢達哥拉斯主

＊1 尿酸氧化酶：可將尿酸氧化，生成尿囊素、過氧化氫或二氧化碳的酵素。

＊2 鴉片作用：鴉片為麻醉性鎮痛劑，或與其有相同作用的合成鎮痛劑之總稱。可作用於中樞神經或末梢神經的鴉片受體。

張禁食蠶豆，當時被政敵追入蠶豆田後被殺，一說是蠶豆中毒所造成。

長春新鹼

英文名稱 vincristine

從夾竹桃或日日春等植物中發現的吲哚類生物鹼。對於白血病、惡性腫瘤、幼兒腫瘤、多發性骨髓瘤等疾病均具有藥效。可阻斷微血管的聚合反應，抑制細胞的有絲分裂。因可作用於所有可促進細胞分裂的細胞，所以不單是腫瘤細胞，也會出現阻斷消化道上皮細胞或骨髓細胞的副作用。

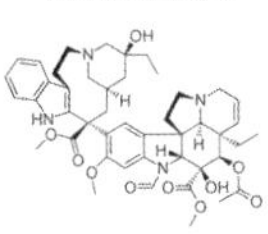

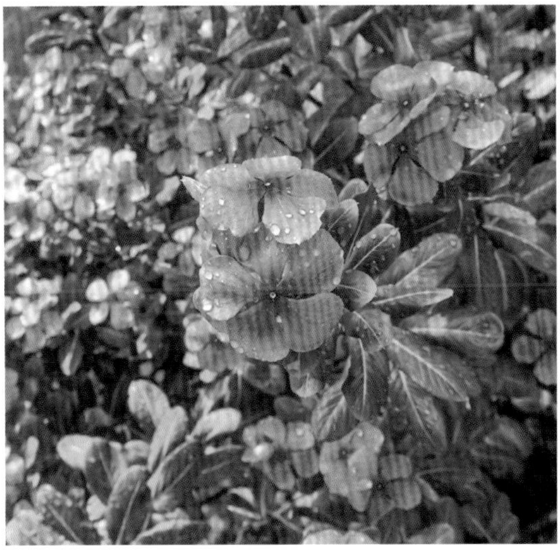

毒扁豆鹼

英文名稱 physostigmine

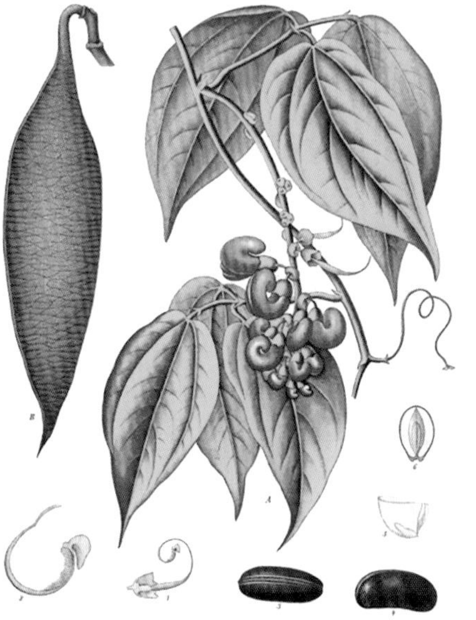

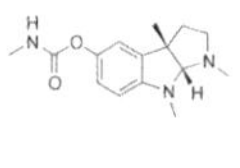

從奈及利亞卡拉巴爾的毒扁豆中發現的吲哚類生物鹼（參考第一九一頁），當地稱之為依色林（eserine）。為乙醯膽鹼酯酶阻斷劑，可作用於副交感神經。毒扁豆自古被喻為「裁決之豆」，用來裁決有罪或無罪，據說有罪者吃了會死，冤枉者吃了不會死。這是因為冤枉者無所畏懼，一口氣吞下去，會刺激胃部，把豆子吐出來；而有罪者心裡有鬼，只敢慢慢吞，反而慢慢吸收毒性而致死。

腐胺

英文名稱 putrescine

腐肉的臭味成分，為聚胺類生物鹼；可透過分解生物裡的胺基酸加以生成。

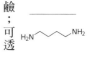

原阿片鹼

英文名稱 protopine

罌粟、延胡索、駒草、博落回等罌粟科植物內含的異喹啉類生物鹼。因可阻斷組織胺H1受體與血小板凝結，可作為鎮痛劑。

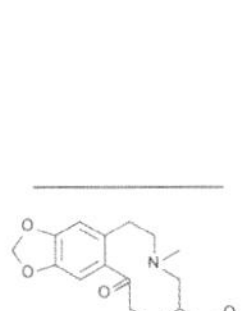

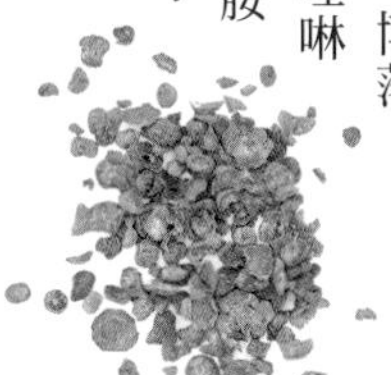

β-苯乙胺衍生物

英文名稱 β-phenethylamine derivatines

巧克力或起司內含的單胺生物鹼。隸屬於這類的生物鹼大多會影響精神，除了可作為神經傳導物質，還可當作荷爾蒙劑、興奮劑、幻覺劑、降低食慾劑、支氣管擴張劑或抗憂鬱劑等。

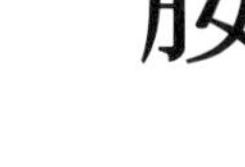

＊3 單胺氧化酶阻斷劑：所謂的單胺，即腎上腺素或血清素等神經傳導物質的總稱。一經氧化就無法活性化，與神經或精神疾病有關。可抑制以上這些作用的阻斷劑。

蜂斗菜烯鹼

英文名稱 petasitenine

蜂斗菜（款冬）內含的成分。蜂斗菜含有蜂斗菜烯鹼等三種吡咯利啶類生物鹼，蜂斗菜的根莖濃度更高。這種生物鹼溶於水，透過除澀程序，濃度會大大降低。目前未有蜂斗菜會危害健康的相關報告。

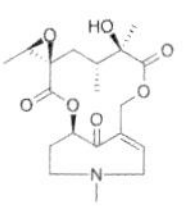

天芥菜鹼

英文名稱 heriotrine

天芥菜（*Heliotropium europaeum*）或某種蜂蜜內含的吡咯利啶類生物鹼。會危及果蠅的染色體，尤其損害性染色體，讓雌雄性別比例出現變化。

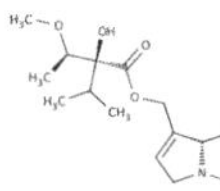

小檗鹼

英文名稱 berberine

黃檗、黃連、黃柏等植物內含的異喹啉類生物鹼。藥理作用很強，如促進胃腸機能、針對病原菌抗菌、針對霍亂或細菌型腸炎的止瀉作用、降血壓、抑制中樞神經、抑制乙醯膽鹼、抗發炎、抗腫瘤等，也用於「陀羅尼助丸」等傳統中藥。

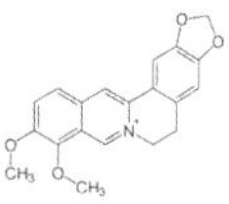

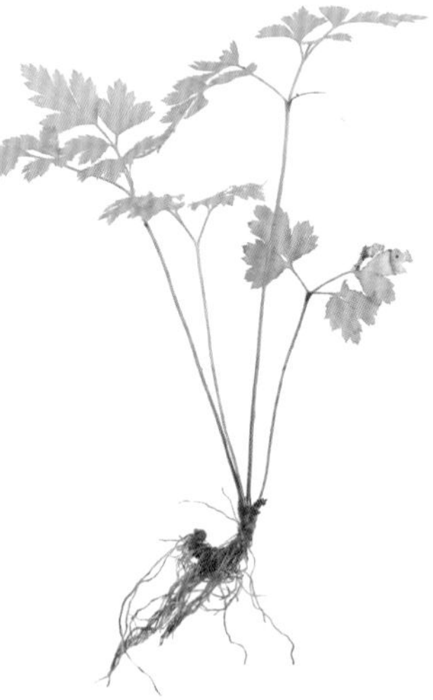

苦参鹼

英文名稱 matrine

豆科苦參內含的異喹啉類生物鹼，苦味厚重。具有抗癌或活化鴉片[＊]受體等藥理作用。因可阻礙細胞增殖，誘導細胞凋亡（參考第一七九頁），才能發揮抗癌作用。

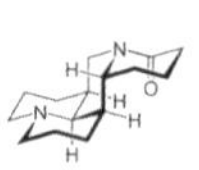

蠅蕈鹼

英文名稱 muscarine

汗茸類以及或茅茸類特定蕈菇裡的生物鹼，起初從毒蠅蕈單獨抽離出毒素。可針對副交感神經發揮巨大的刺激效果，引起中毒。一旦攝取含有蠅蕈鹼的蕈菇類，過了十五～三十分鐘，就會掉眼淚、唾液增加或發汗，接下來持續出現腹痛、噁心感、下痢、瞳孔縮小、呼吸困難等症狀。

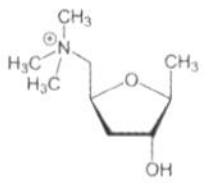

仙人球毒鹼

英文名稱 mescaline

烏羽玉（迷幻仙人掌）等仙人掌內含的單胺生物鹼。為苯乙胺類的幻覺劑，可抑制腦內的血清素。日本在法律上指定為麻醉品。

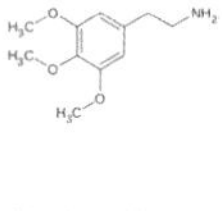

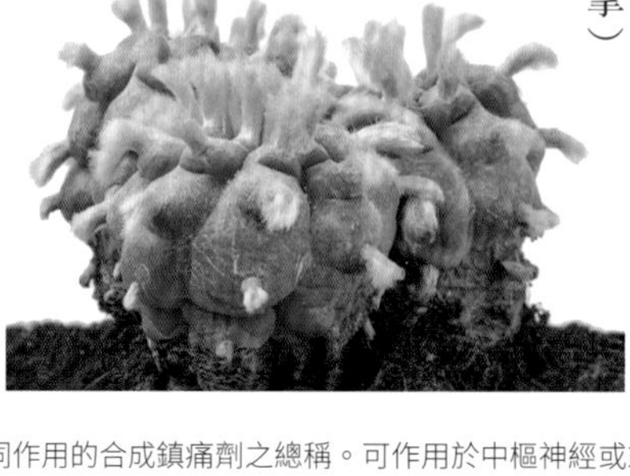

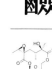

褪黑激素

英文名稱 melatonin

高麗菜、大白菜或羽衣甘藍等蔬菜內的褪黑激素，屬於吲哚類生物鹼，也稱為N－乙醯基－5－甲氧基色胺。動物體內從色胺酸（參考第二五頁）經血清素生成。血液裡的褪黑激素濃度，以一天為週期產生變化，和身體的生理

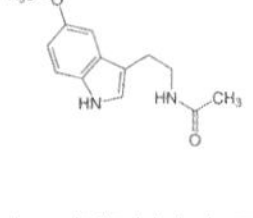

＊ 鴉片：為麻醉性鎮痛劑，或與其有相同作用的合成鎮痛劑之總稱。可作用於中樞神經或末梢神經的鴉片受體。

節奏（circadian rhythm）有關，可促進睡眠。美國曾針對志願者注射褪黑激素，進行研究，發現幾乎每個人開始入睡後，褪黑激素就跟睡眠有關，讓人感到放鬆。但根據美國食品藥物管理局所公布的數據分析，和安慰劑相比，憂鬱症風險增加兩倍，要特別注意。此外，褪黑激素也有良好的抗氧化力，可以保護細胞核DNA或粒線體DNA。

百合鹼

英文名稱 monocrotaline

豆科狸豆屬植物內含的吡咯利啶類生物鹼。為會危害心肺功能的毒性物質，會導致肺高血壓症、右心室肥大或肺動脈中膜增厚。

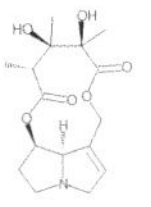

嗎啡

英文名稱 morphine

罌粟屬植物內含的異喹啉類生物鹼。為從酪胺酸（參考第三二頁）生合成的鴉片[＊]作用

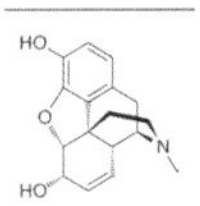

性化合物。屬於處方箋用藥，為受管制的毒品或麻醉品，但對癌症患者來說，是最能減輕疼痛感的止痛劑。

育亨賓鹼

英文名稱 yohimbine

從中美洲的茜草科植物育亨賓樹（*Corynanthe johimbe*）發現的吲哚類生物鹼，具催情效果，據說可治療勃起不全，但目前數據還不夠充分，只能定義為「可阻斷會讓興奮度降低的因子」的作用。

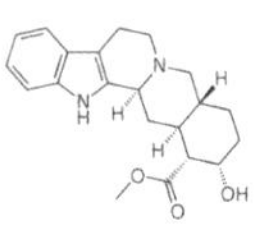

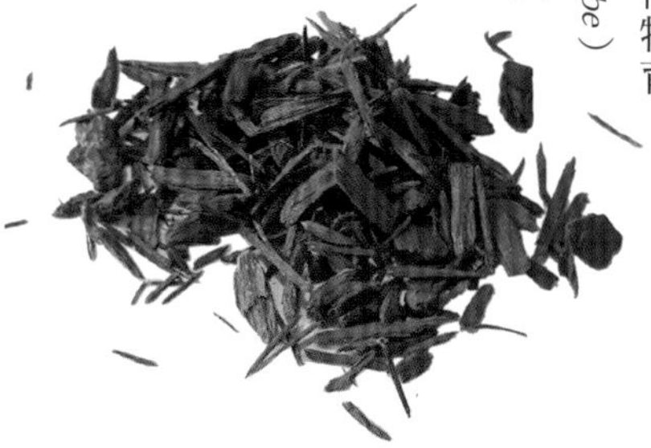

石蒜鹼

英文名稱 lycorine

彼岸花（石蒜）、水仙等植物內含的異喹啉類生物鹼。有催吐作用，過量攝取會導致死亡。因可溶於溫水，所以昔日饑荒時，將彼岸花的鱗莖徹底洗淨去除石蒜鹼，即可食用鱗莖裡的澱粉，當作救荒食材。

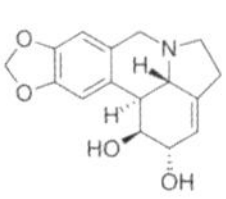

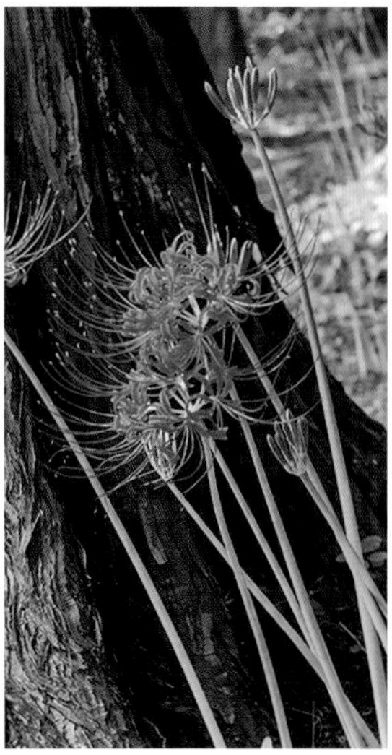

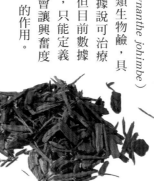

蓖麻鹼

英文名稱 ricinine

蓖麻（*Ricinus communis*）內含的吡啶酮類生物鹼，有劇毒，可作為殺蟲劑。蓖麻毒雖以凝集素的蓖麻毒蛋白（參考第四五頁）最有名，但也包含生物鹼毒的蓖麻鹼。

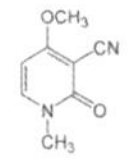

山梗菜鹼

英文名稱 lobeline

山梗菜屬的山梗菜、惡魔山梗菜、菸草、半邊蓮、星薊等內含的吡啶類生物鹼。結構類似尼古丁，可作為呼吸興奮劑。因功效類似尼古丁且毒性較少，是以「印地安菸草」之名販售的保健食品。

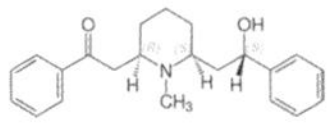

氰化物

氰化物特指帶有氰離子的化合物。取自植物的有扁桃苷、桃仁苷、β-氰基-L-丙胺酸等，一般都是有毒物質。

扁桃苷

英文名稱 amygdalin

梅、杏、桃、枇杷等薔薇科植物種子或未熟果、葉等內含的含氰配糖體。本身無毒，但加水分解會產生氫氰酸（氰化氫）這種有毒物質。

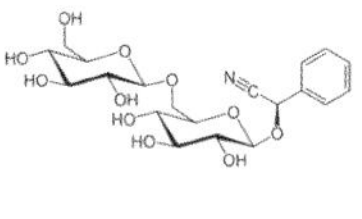

昔日被當作維生素B_{17}，但後來發現身體並不缺乏，且非人體活動必要的營養素而被除名。具有抗菌活性、抗癌、止咳等效果，可作為健康食品，但其有效性尚未獲得科學認證，就連作為類維生素也受到質疑。

氰化氫（氫氰酸）

英文名稱 hydrogen cyanide

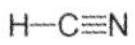

氰化物中毒性最強的物質，也稱為氫氰酸；存在於各種植物的種子或根部，可針對草食性動物作為防禦物質。熱帶國家所食用的番薯樹根含有這種含氰配糖體，最近也培育出含量較少的品種。氰化氫的致死量約六〇毫克，因此一般食品所含的少量氰化氫，身體就能排除，沒有致死疑慮。

氰胺

英文名稱 cyanamide

非氰化物，而是氰素的胺基。日本農業環境技術研究所研究員加茂綱嗣等人，於二〇〇〇年最早發現這是植物內含的天然物質。為乙醛脫氫酶的阻斷劑，也可作為解酒藥。

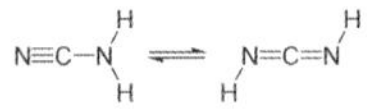

桃仁苷

英文名稱 prunasin

郁李或黑櫻桃等李屬，或苦味強的杏仁等內含的成分，是類似扁桃苷的含氰配糖體。

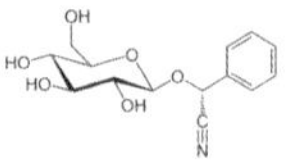

β-氰基-L-丙胺酸

英文名稱 β-cyanoalanine

為含氰配糖體，一種胺基酸，琉璃豆或甜豌豆種子裡的神經毒。常吃琉璃豆會導致下半身麻痺，腰腿無法站立的神經鬆弛症（琉璃豆中毒）。因印度曾出現類似問題，現已培育出不含β-氰基-L-丙胺酸的琉璃豆。

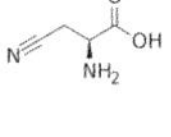

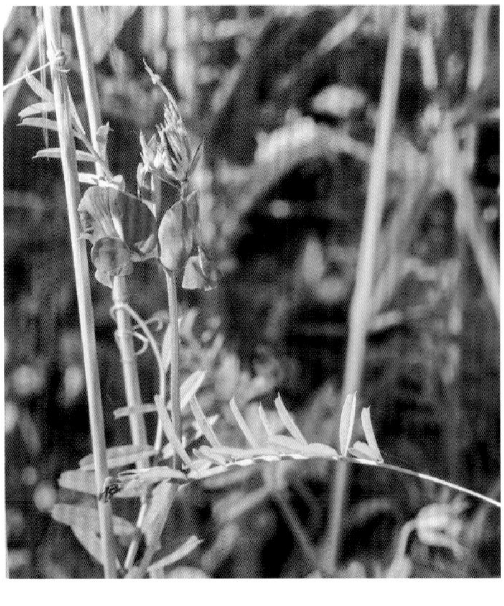

重氮化合物

重氮化合物是與重氮基（＝Ｎ２）結合之含碳原子的化合物總稱，如蘇鐵素或重氮甲烷等。

蘇鐵素

英文名稱 cycasin

蘇鐵的種子、葉、莖等全株均含蘇鐵素。從蘇鐵採集俗稱西米的食用澱粉，在日本江戶時代作為饑荒時的緊急食物。為了從蘇鐵採集製作可食用的澱粉，必須先去除有毒成分蘇鐵素。國際癌症研究機構將蘇鐵素歸類為２Ｂ類（對人類有致癌疑慮）。但其實對人類具有毒性的不是配糖體蘇鐵素，而是透過腸道菌分解配糖體的最終產物——重氮甲烷。

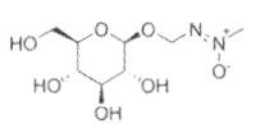

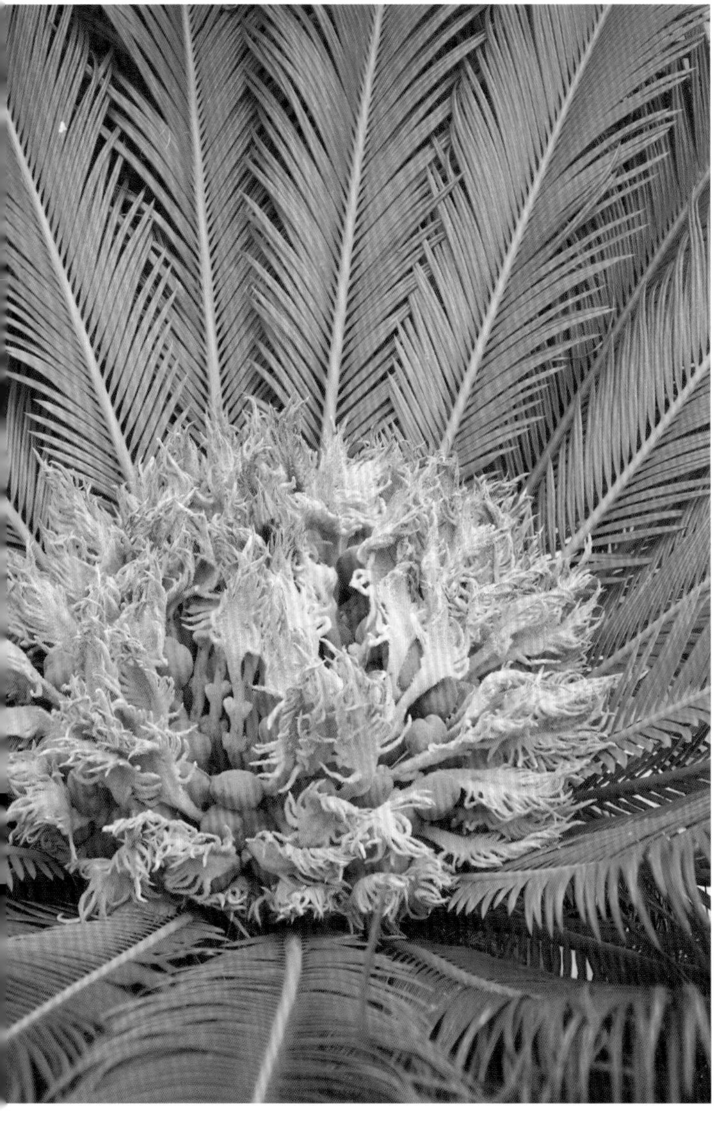

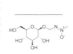

重氮甲烷

英文名稱 diazomethane

結構最簡單的重氮化合物，為具有爆炸性的黃色劇毒氣體。重氮甲烷為揮發性強的甲基化試劑，若接觸皮膚或吸入肺部，會引起胸口不適或類氣喘，有時也可能因為肺水腫等嚴重呼吸障礙而致死。

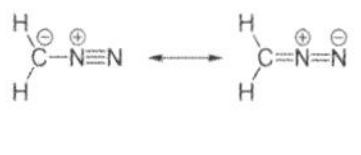

萜烯類化合物

為碳數五（C5）的異戊二烯單位呈規則複數結合生成的天然化合物。萜烯類依結構可分為單萜烯（二個異戊二烯單位，碳數十）、倍半萜烯（三個異戊二烯單位，碳數十五）、雙萜烯（四個異戊二烯單位，碳數二十）等化合物。

三萜烯

三萜烯類大多是帶有四或五個環，碳數三十的化合物，可由複數氧原子加以修飾。

三萜烯皂素

三萜烯皂素乃被歸類為皂素化合物的三萜烯類。為三萜烯結合複數糖的配糖體，分子內部兼具疏水部分與親水部分，大多具有界面活性作用。

植物固醇

植物固醇也稱為植物甾醇，乃被歸類為固醇的化合物，有些具備藥理機能。

松香酸

英文名稱 abietic acid

松脂裡的主要刺激成分。為構成松香［＊］的代表性有機酸（樹脂酸）。松香酸本身除了松脂，也可在萃取松香的過程，由海藻酸（pimaric acid）等變化生成。由四個異戊二烯單位構成的類異戊二烯，屬於雙萜烯，別名松脂酸（sylvic acid）。

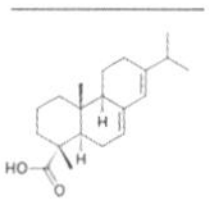

異丁醇

英文名稱 isoabienol

歐洲赤松（*Pinus sylvestris*）葉子所含的雙萜烯醇類。可用於豆科的化學分類，但不適用香料或保養品。

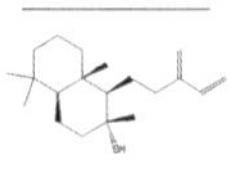

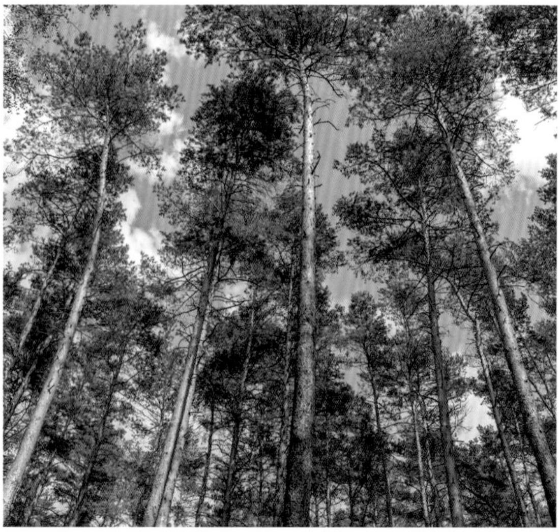

1,8-桉樹腦

英文名稱 1,8-cineol, eucalyptol

別名桉葉油醇，尤加利、月桂、艾蒿、羅勒、苦艾蒿、迷迭香、鼠尾草等葉子內含的單萜烯類。具有令人愉悅的芳香氣息，可用於食品添加物、香料或保養品。也有報告指出，可舒緩發炎或痛感，消滅白血病細胞。

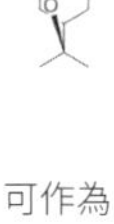

＊ 松香：取自松脂的天然樹脂，可作為口香糖原料或棒球松香包、體操競技或芭蕾舞鞋的止滑劑。

關於精油

芳香療法常用的精油究竟是什麼？

從植物萃取的機能性成分中，具有揮發性成分的就是精油，特性是有香氣，可以揮發擴散於空氣。精油比水輕，容易跟油脂類相容，但不是油脂。從化學結構來看，精油就是碳氫化合物帶有羥基、醛基、羰基、酚基、酯基等官能基的有機化合物。利用加了精油的油按摩肌膚，或蒸氣吸入，能讓分子量極小的精油分子通過並滲透皮膚或黏膜，加速血液或淋巴液的吸收。

精油雖可取自植物的花葉、果皮、果實、心材、種子、根部、樹皮、樹脂等部位，但大量的植物也只能採集到非常少的精油。精油因具有藥理效用，使用時要小心。請記住兩大原則——「不能飲用」、「不能直接在皮膚塗抹原液」，有正確的知識才能安全使用。

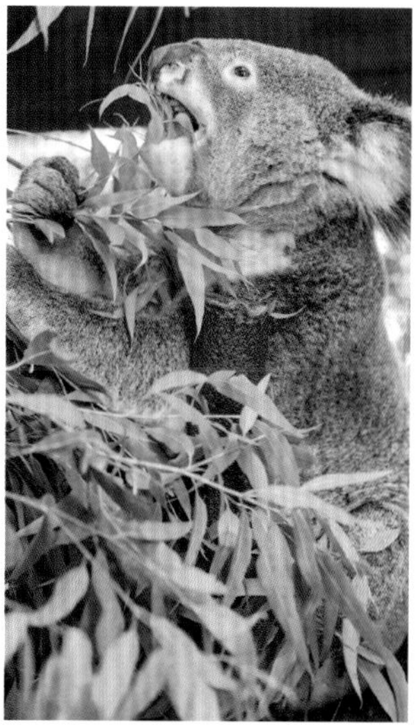

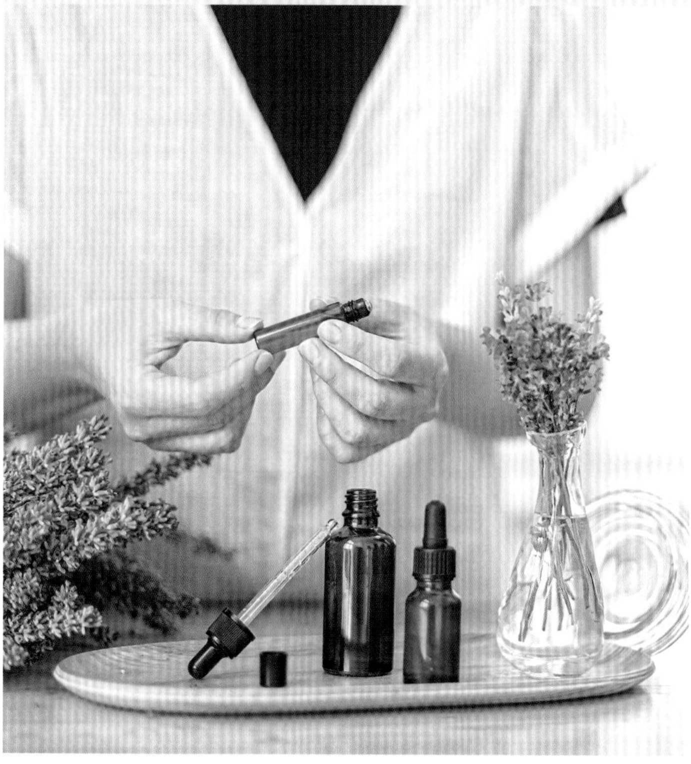

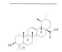

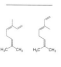

熊果酸

英文名稱 ursolic acid

蘋果外皮果蠟富含的三萜烯酸，可用於保養品，或阻礙各種癌細胞的增殖。長時間日曬皮膚的膠原蛋白纖維束會遭到破壞，長皺紋，但熊果酸苄酯可以改善被紫外線破壞的膠原蛋白纖維束，預防皺紋形成。

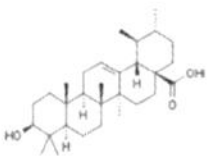

羅勒烯

英文名稱 ocimene

薰衣草精油等各種植物或水果內含的單萜烯類，可用於製作香水。

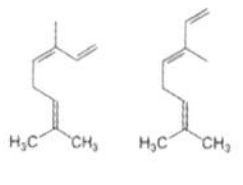

齊墩果烷

英文名稱 oleanane

天然存在的三萜烯類物質。可構成種子植物內含之許多化合物的骨架，總稱為齊墩果烷型三萜烯。數個齊墩果烷型三萜烯可作為化感物質，抑制病蟲害。齊墩果烷被當作被子植物與其他植物區分的指標，常用於進化研究。

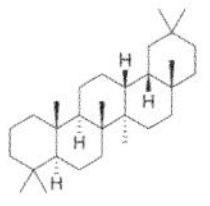

齊墩果酸

英文名稱 oleanolic acid

葡萄果實表面常見的白色粉末（果粉）主成分，橄欖或紫蘇等植物也有。與熊果酸、白樺脂酸共稱為「三大機能性三萜烯」，具有抗癌、抗發炎、抗氧化、抗高脂血症等生理活性，藥理作用也受到矚目。

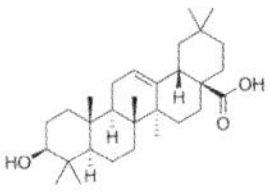

倍半萜烯

英文名稱 cacalol

菊科紅葉傘內含的一種萜烯類化合物。紅葉傘的嫩芽為可食用的野菜，抗氧化力良好，對乳癌具有療效。

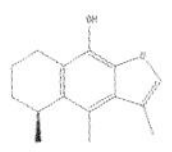

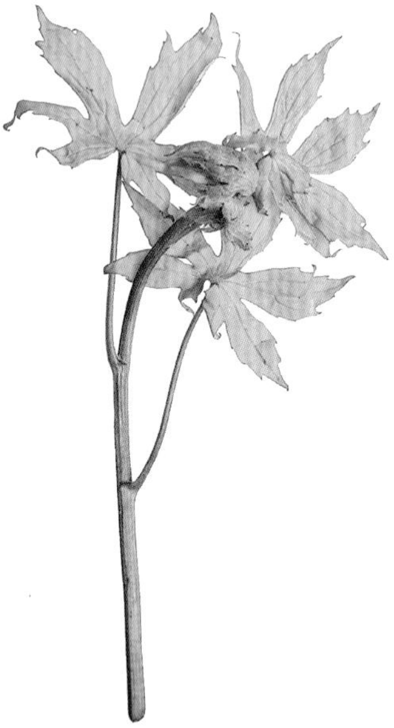

香芹酚

英文名稱 carvacrol

牛至或百里香等本草內含的單萜烯。為麝香草酚（參考第二一二頁）的結構異構體，跟麝香草酚具有同等級的抗菌或抗氧化效果。

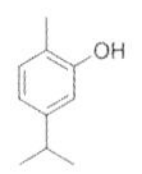

黃質醛

英文名稱 xanthoxin

繖形科的大豬草或大阿米芹（白蕾絲花）、山椒內含成分，會讓舌頭感到麻痺。也可能引起乾癬、濕疹、尋常性白斑，別名甲氧沙林。為植物荷爾蒙脫落酸的生合成中間產物。

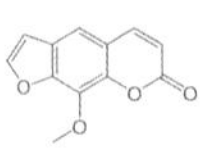

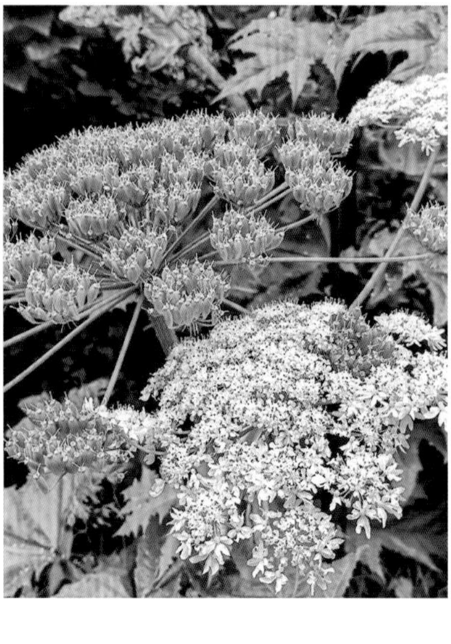

甘草甜素

英文名稱 glycyrrhizin

甘草根部所含成分，甜度為蔗糖（砂糖主成分）一五〇～三〇〇倍的天然三萜烯配糖體。根據報告，有許多藥理作用，如抗發炎、刺激副腎皮質、降低膽固醇、保護胃黏膜、抗過敏、止咳去痰等，可作為改善肝病的藥物、保養品或天然甘味劑的原料。

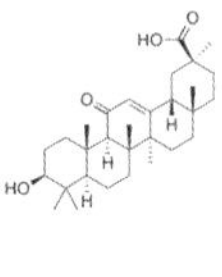

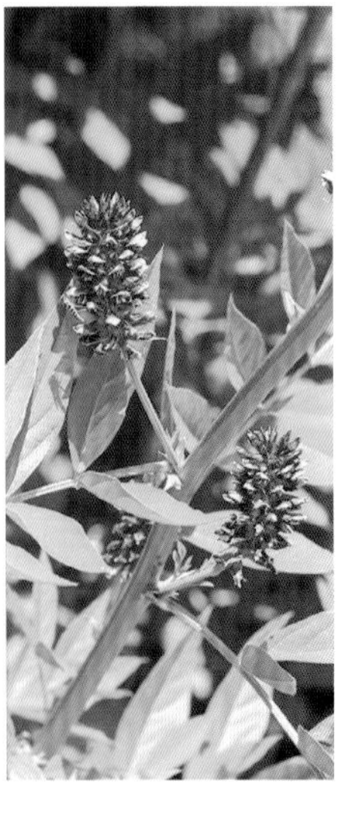

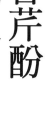

甘草酸

英文名稱 glycyrrhetinic acid

從甘草中取得的甘草甜素加水分解而成的三萜烯誘導體，可治療胃潰瘍，或作為去痰劑。因能促進胃酸、黏液分泌或讓細胞增殖，所以有治療消化性潰瘍的可能性。不過，它會刺激子宮，可能導致流產，孕婦不可攝取。

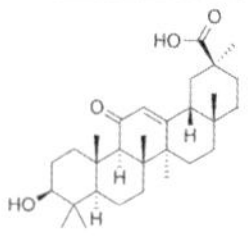

倍半萜烯內酯

英文名稱 grosheimin

朝鮮薊葉子內含的一種萜烯類化合物，帶苦味，可抑制食慾。

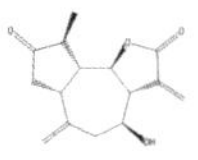

香葉醛

英文名稱 geranial

檸檬或檸檬草內含的單萜烯，為楊梅素的反式異構體，帶有濃郁的檸檬氣味。

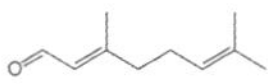

香葉醇

英文名稱 geraniol

來自天竺葵，玫瑰油、玫瑰草油、香茅油內含的直鏈單萜烯，具有防蚊效果。

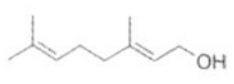

木香烯內酯

英文名稱 costunolide

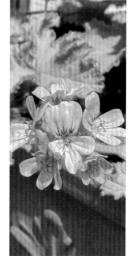

木香（*Saussurea lappa*）、月桂樹、萵苣內含的倍半萜烯內酯，可透過甲羥戊酸途徑（mevalonate pathway）合成。可抗氧化、抗發炎、抗癌、抗過敏、解熱或促進毛髮生長等作用。

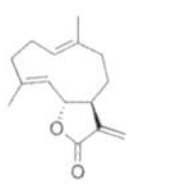

楊梅素

英文名稱 coriamyrtin

具有倍半萜烯骨架的內酯化合物，馬桑科毒空木（*Coriaria japonica*）的果實（馬桑果），特別是種子富含此成分。帶有速效性劇毒，毒性可作為GABA拮抗劑，抑制 γ- 胺基丁酸（GABA）受體的機能，阻斷因GABA導致的突觸抑制，具有針對中樞神經的興奮作用。服用後，會引發痙攣，導致死亡。

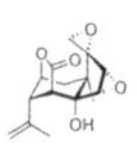

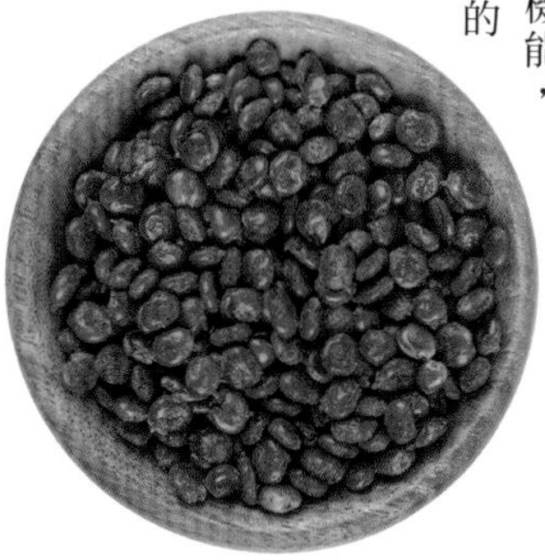

檸檬醛

英文名稱 citral

馬鞭草、檸檬、檸檬草、柑橘等內含的單萜烯。為順式-反式異構體的橙花醛與香葉醇合為一體的名稱。

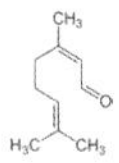

橙花醛

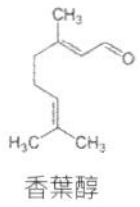

香葉醇

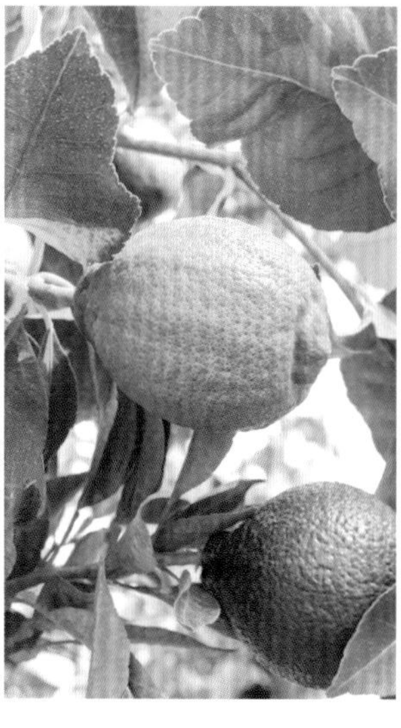

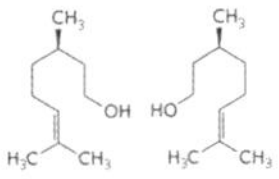

香茅醇

英文名稱 citronellol

檸檬草或香茅內含的環狀單萜烯，是玫瑰或天竺葵屬植物的精油成分。

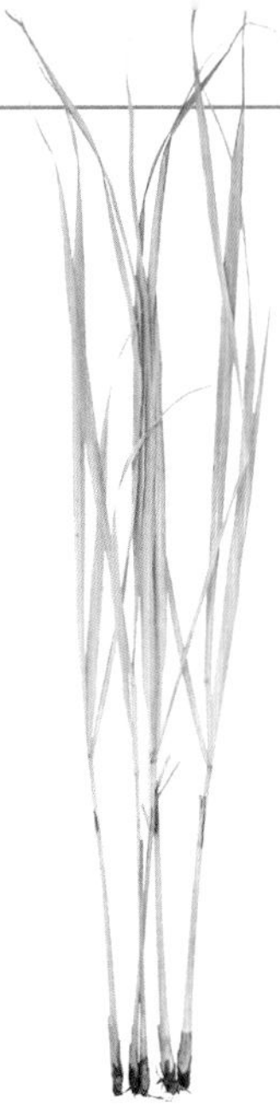

次槐苦苷

英文名稱 cynaropicrin

朝鮮薊葉子約含〇・七%的半萜烯內酯，帶有苦味，可針對動物細胞抗發炎。

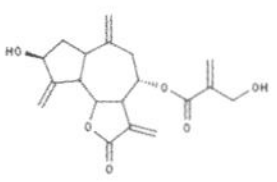

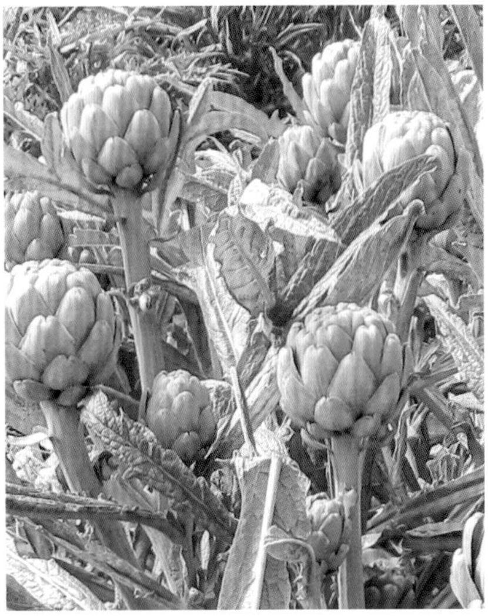

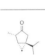

南美叉柱花

英文名稱 strogin

三萜烯配糖體，喀拉哈里沙漠夾竹桃科的蝴蝶亞仙人掌內含的味覺修飾物質。非洲原住民薩恩人利用其活性用來降低食慾，當作傳統的減肥藥。

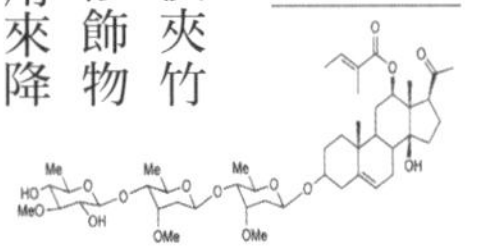

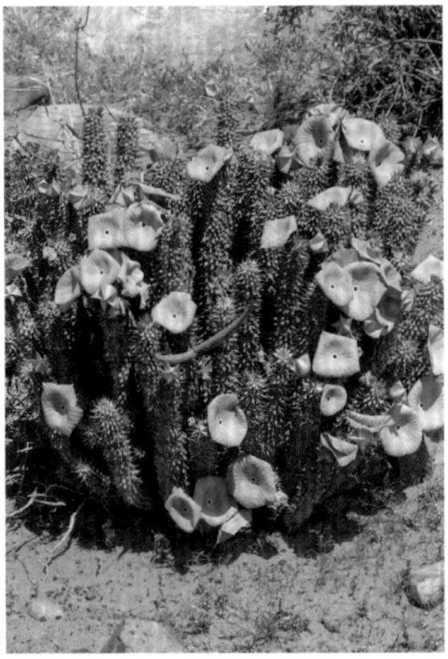

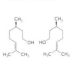

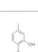

球薑酮

英文名稱 zerumbone

紅球薑內含的倍半萜烯，可抑制與癌症有關的ＥＢ病毒、抗發炎、誘導生物體防禦及解毒酵素等作用。乾燥的紅球薑根莖部重量約三～四%含有此成分。

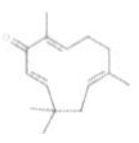

薑黃酮

英文名稱 turmerone

鬱金（薑黃）精油主要成分裡的倍半萜烯。可促進腫瘤壞死因子的增生，調節發炎反應或修復傷口，舒緩關節疼痛，可作為保健食品販售。

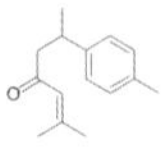

麝香草酚

英文名稱 thymol

麝香草或牛至等唇形科植物內含的單萜烯，有抗菌、化痰、舒緩支氣管痙攣等作用。常作為食品添加物，也用於藥品（抗氧化劑或保存劑）。

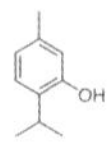

側柏酮

英文名稱 thujone

苦艾、艾蒿或鼠尾草等精油成分裡的單萜烯。以利口酒中的苦艾酒（台灣稱為艾碧斯，俗稱大麻酒）成分最為人所知。如攝取過量，會出現痙攣或麻醉作用，故有一說其分子結構類似具有幻覺作用的四氫大麻酚（ＴＨＣ）（參考第五九頁）。不過，最近的說法是，有ＧＡＢＡ的受體或血清素受體阻斷等作用。

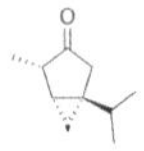

甘遂甾醇

英文名稱 tirucallol

大戟科植物或摩洛哥堅果油內含的三萜烯，可抗發炎。

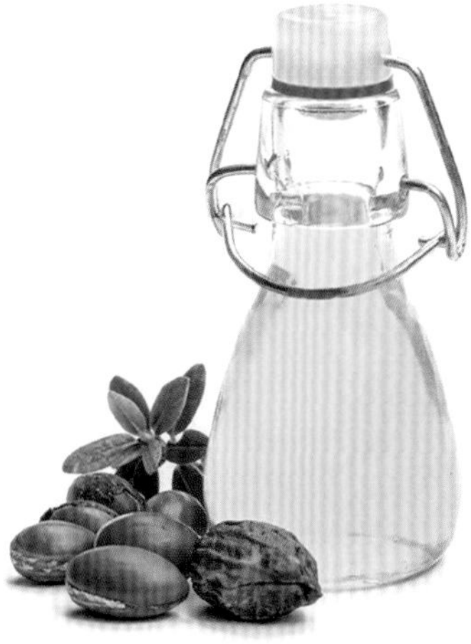

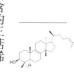

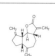

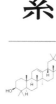

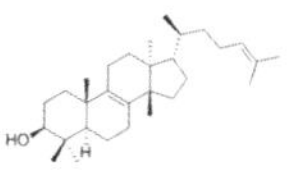

脫氫木香烯內酯

英文名稱 dehydrocostus lactone

木香根部內含的倍半萜烯內酯。可阻斷與腫瘤相關的基因或轉錄因子，或抑制環氧合酶結合DNA等作用。

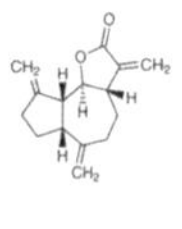

橙花醛

英文名稱 neral

檸檬草或檸檬香蜂草內含的單萜烯，為檸檬醛的順式異構體，帶有微微的檸檬香氣和甜味。

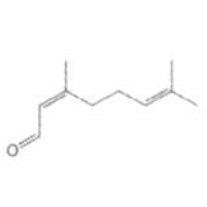

β-香樹素

英文名稱 β-amyrine

番茄表面的果蠟成分三萜烯。有報告指出，經小鼠試驗，有改善海馬迴，引發阿茲海默型認知症之類的異常突觸之可塑性。

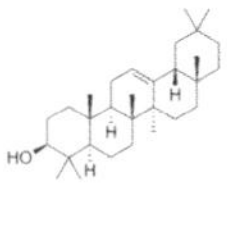

β-谷甾醇

英文名稱 β-sitosterol

一種植物固醇，化學結構類似膽固醇，常見於酪梨、南瓜、種子、腰果、大豆、米糠、小麥胚芽、玉米油、枸杞、核桃仁、沙棘等食材。可以抑制腸道吸收膽固醇，進而降低血膽固醇，被當作特定的保健食品。

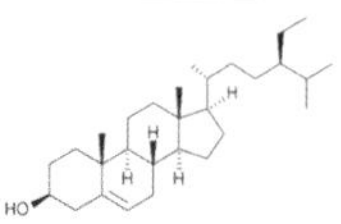

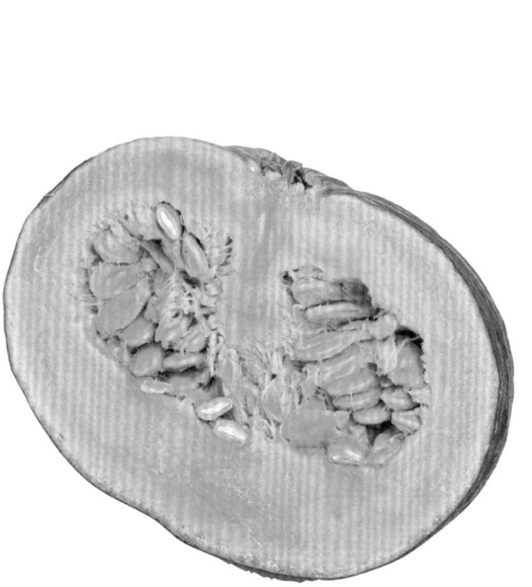

β-水芹烯

英文名稱 *β-phellandrene*

葛縷子、茴香、尤加利等植物內含的單萜烯，很多植物的葉子都含此成分，可作為香料。

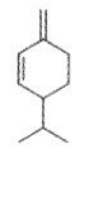

β-香葉烯

英文名稱 *β-myrcene*

單萜烯物質，常見於月桂葉、馬鞭草、葛縷子、茴香、龍艾、蒔蘿、艾蒿、西洋當歸等多種植物。β-香葉烯也是木蠹的費洛蒙，可引誘害蟲或讓害蟲遠離植株。對人體則有抗發炎和鎮痛作用。

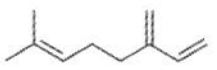

白樺脂醇

英文名稱 betulin

天然且大量存在的三萜烯，可從樺木屬（*Betula*）的樹皮單獨萃取。乾燥的白樺（*Betula platyphylla*）樹皮重量約三〇%也含有此成分，可讓樹皮呈現白色，避免冬季陽光過度曝曬，所以在落葉木裡，樺木分布於最北邊的區域。白樺脂醇的醇基如果被換成羧基，會形成白樺脂醇酸，生理活性比白樺脂醇本身還要高。白樺脂醇可讓特定的腫瘤細胞凋亡（參考第一七九頁），或讓多種腫瘤細胞延緩生長。白樺脂醇可改善食物導致的肥胖問題，減少血清或組織裡的脂質含量，提升胰島素的感受性。

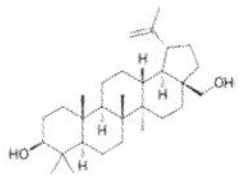

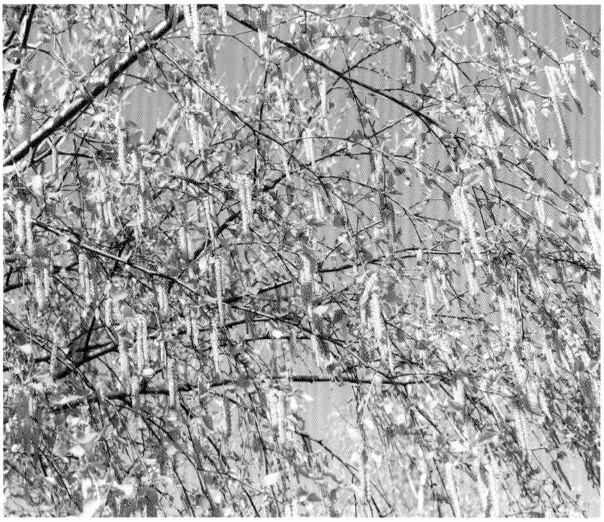

原蕨苷

英文名稱 ptaquiloside

蕨菜裡的致癌物質，為倍半萜烯的配糖體。家畜如大量食用蕨菜，恐會導致中毒死亡，人類食用前必須確實除澀。根據瞭解，原蕨苷的致癌機制是：原蕨苷經加水分解，形成真正的致癌物質二烯酮，環丙烷環裂開生成陽離子，結合為核酸鹼基切斷ＤＮＡ鏈所致。

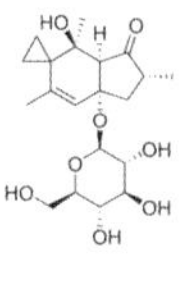

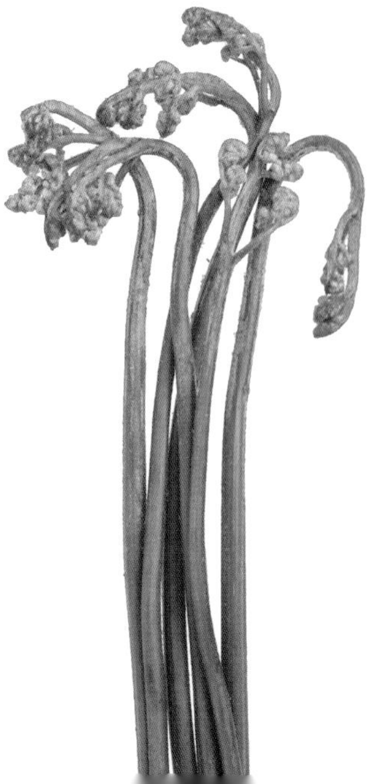

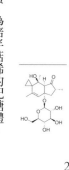

乳油木果醇

英文名稱 butyrospermol

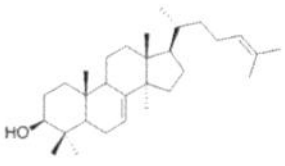

非洲樹木乳油木內含的三萜烯醇，可抗發炎、抗癌。從種子取出的乳油木果油這種植物性油脂，也富含油酸，除了食用，自古即被非洲人用於護膚，最近還用乳油木果油製作保養品。

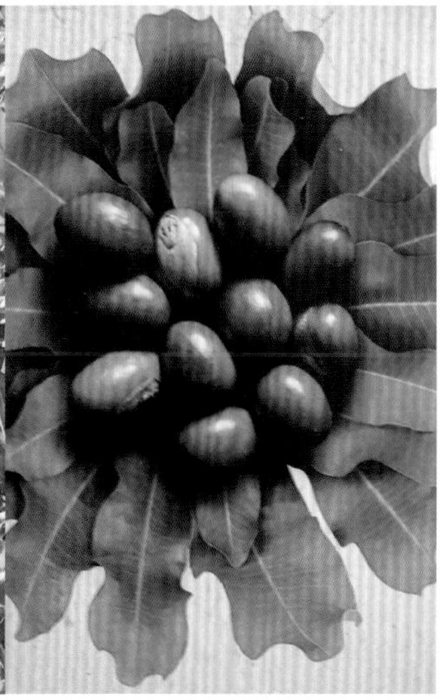

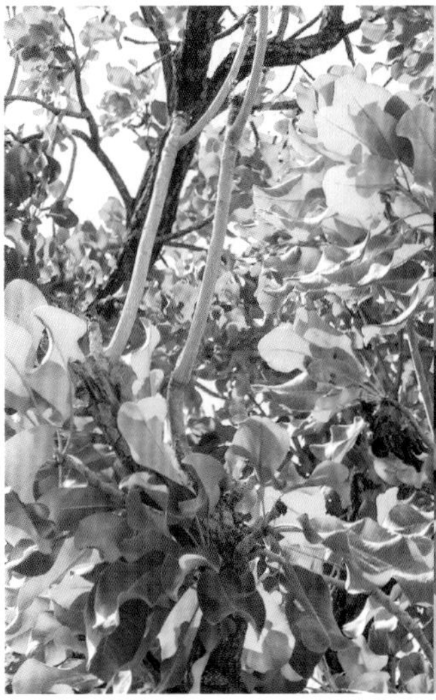

山楂酸

英文名稱 maslinic acid

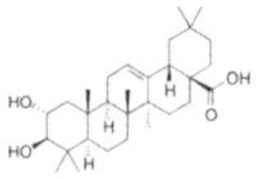

橄欖果實表面的果蠟內含的三萜烯。為製作橄欖油時的副產物，可預防關節炎、抗發炎、抗氧化、阻斷ＨＩＶ增殖必要的絲胺酸蛋白酶、抑制大腸癌的活性。

薄荷腦

英文名稱 l-menthol

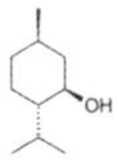

薄荷油的主要成分環類單萜烯，也稱為薄荷醇。為帶有薄荷氣味，具揮發性的無色結晶。擁有多個異構體，可加入潔牙粉、口香糖或口齒芳香劑裡。而其局部血管擴張或刺激皮膚等作用也很有名，所以也能作為藥品。

芳樟醇

英文名稱 linalool

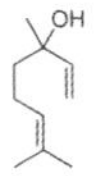

玫瑰、薰衣草、花梨木等內含的單萜烯醇，可作為類似鈴蘭、薰衣草、香檸檬的香料。

檸檬油

英文名稱 limonene

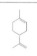

柑橘類內含之代表性的單環類單萜烯，因取自檸檬，故名為檸檬油，但其實柑橘或柚子中含量更多。對植物來說，可抑制白粉病菌這種重要的病原菌，促進病蟲害的防禦性。而對人類來說，可刺激交感神經，活絡新陳代謝，驅散睡意，讓腦袋變清醒。

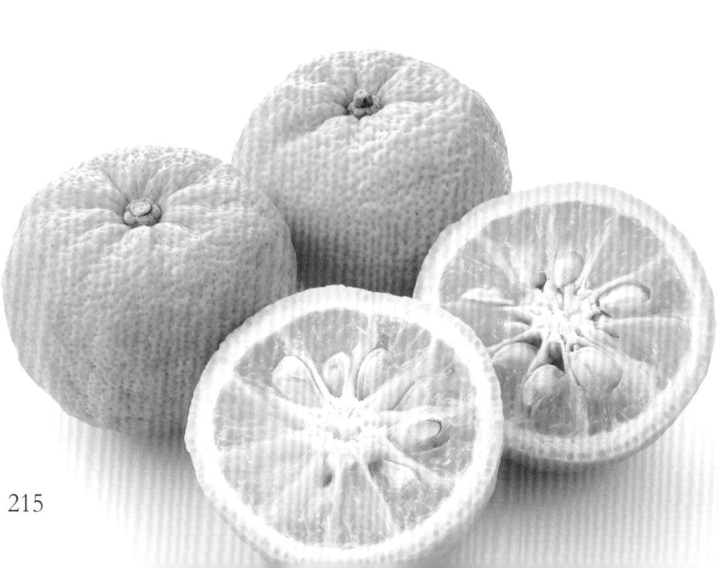

皂素

為天然的界面活性劑，加水混合搖晃會一直產生泡沫。皂草或薔薇科的皂樹等，自古就以其取代肥皂，用於洗滌。具有可破壞紅血球的溶血作用、殺死魚的毒性、或殺蟲、蟻等活性作用。對人體則有鎮咳去痰的作用。

人蔘皂苷類

英文名稱 ginsenosides

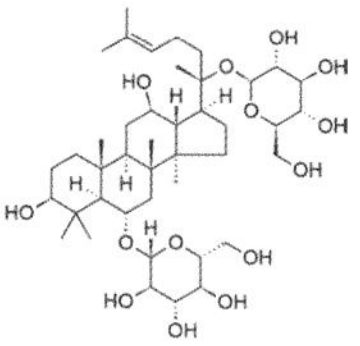

人蔘（朝鮮蔘、高麗蔘、亞洲蔘）內含的有效成分「甾體皂素」。人蔘是傳統常用的藥草，對於腫瘤細胞株或腫瘤增殖，都具有抗癌活性。

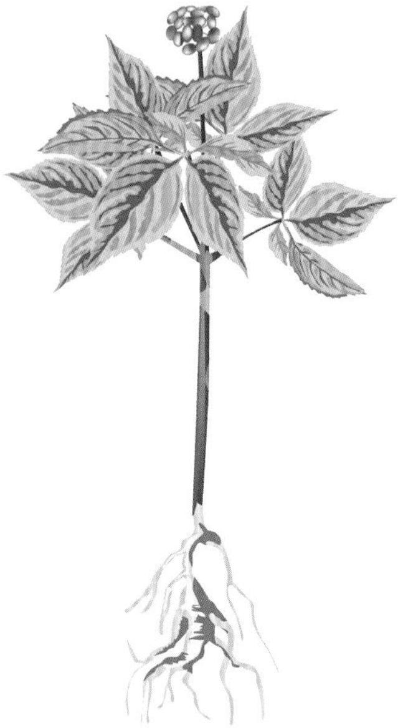

人蔘的功效與歷史

人蔘為五加科多年生草本植物，平常吃的胡蘿蔔為繖科，雖然人蔘和胡蘿蔔的日文很像，卻是完全不同的植物。人蔘素以中藥材聞名，營養價值高，內含的皂素據說多達 40 種。其他的鎂、鐵等礦物質和維生素含量也很豐富，可滋養強身、消除疲勞、改善畏寒或虛弱體質，並加強預後的體力復原。據說人蔘從栽種到採收，需花上足足 5 年的時間。人蔘歷史悠久，早在 2000 年前的中國文獻就曾介紹人蔘，秦始皇或楊貴妃都是愛用者。日本則於室町時代，來自朝鮮的使節團以高麗蔘為「邦交國禮物」引進日本。據說連江戶時代的德川家康或德川吉宗也都是人蔘愛好者。

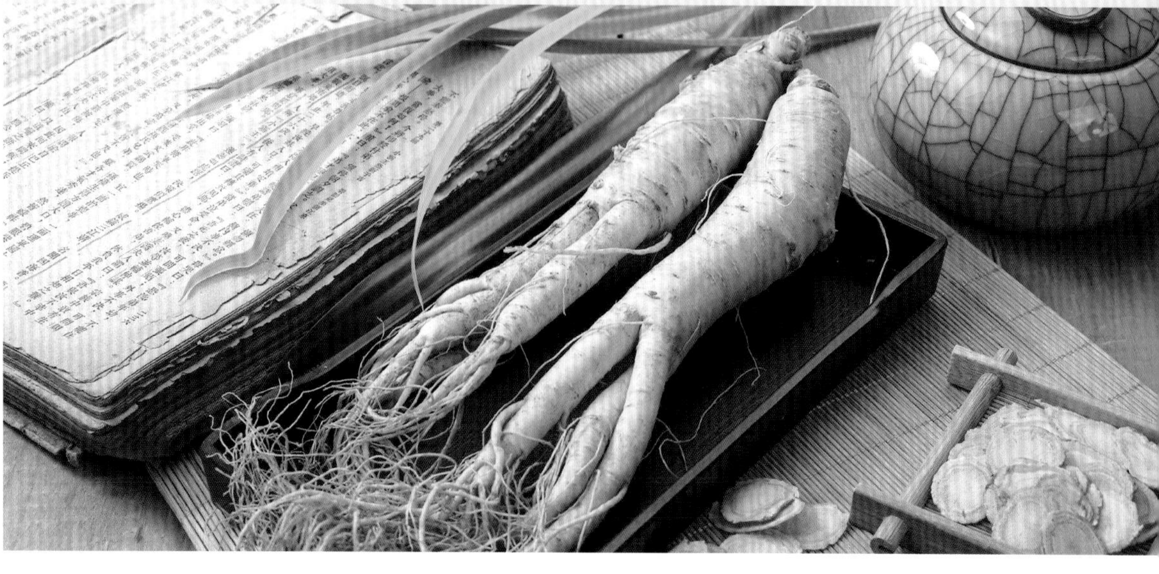

大豆甾醇類

英文名稱 soyasapogenols

大豆甾醇類是大豆內含的三萜烯皂素，為大豆甾醇A與B兩種糖苷配基，加上糖的配糖體之總稱。其中將大豆甾醇A糖苷配基化的皂素A組，會讓人感到不舒服。相較之下，將大豆甾醇B糖苷配基化的DDMP皂素與其分解物，可以抗高脂血症，抑制人類大腸癌細胞增殖，或是作為食品添加物，做成健康食品。

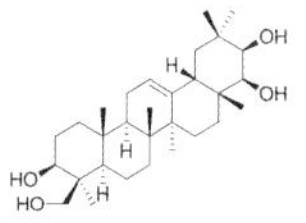

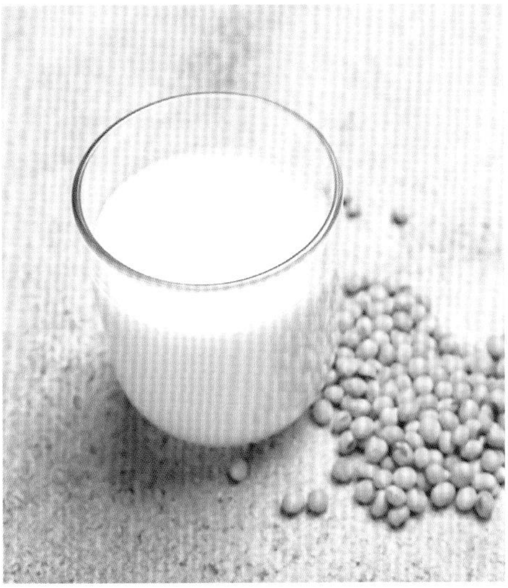

海參類

英文名稱 holothurins

從海參單獨萃取的三萜烯皂素。本身毒性強，略帶有精神藥物的活性，但不清楚其幻覺作用。在利用小鼠的研究中，證實有阻礙各種癌細胞生長的作用。可以抑制有絲分裂，並阻斷DNA複製或RNA合成。而在小鼠試驗中，也有報告指出可以抑制食物裡的脂肪囤積，改善肥胖問題。

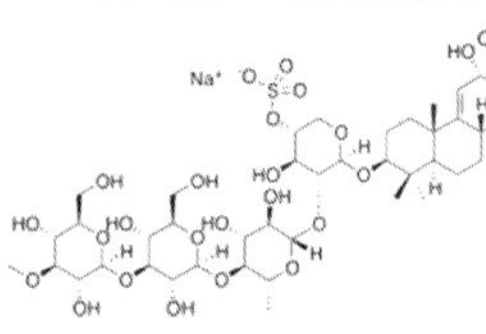

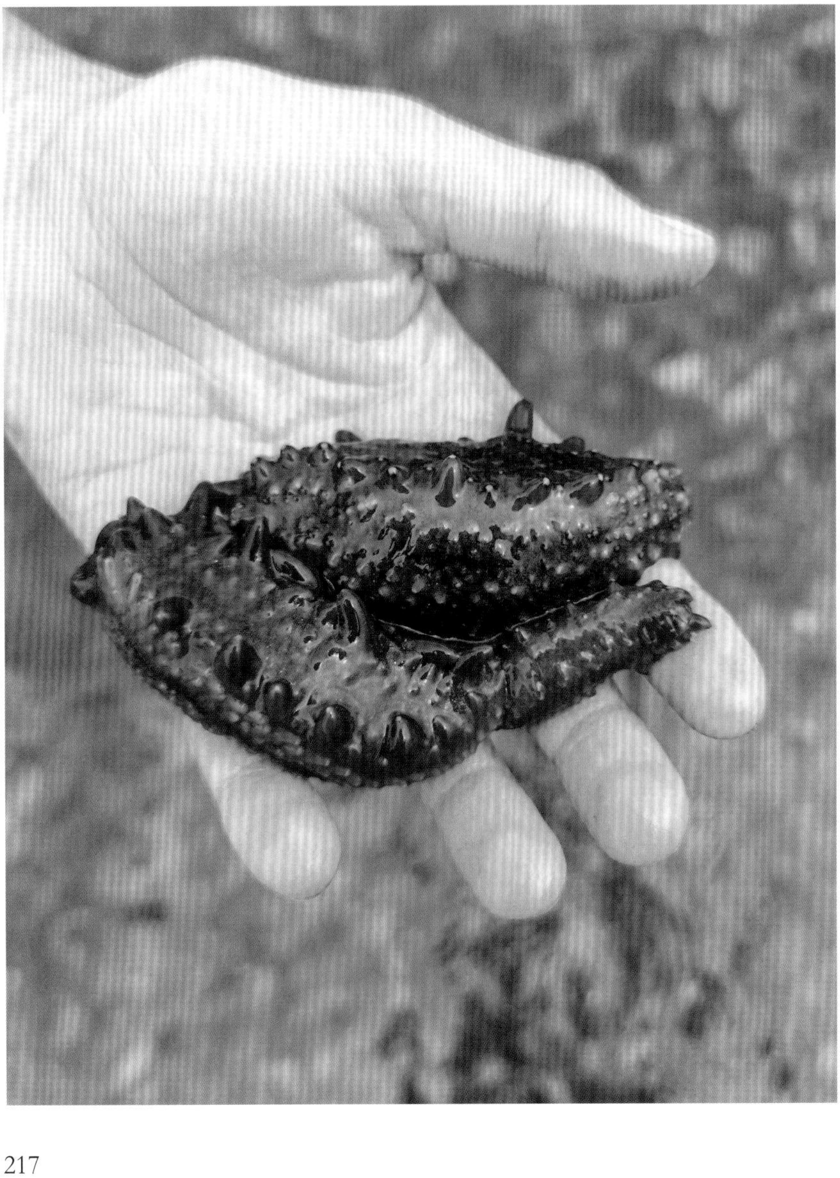

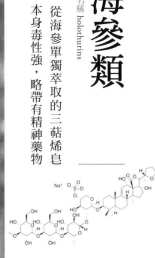

內酯

所謂的內酯，即二個以上的碳原子和一個氧原子構成的環狀酯。碳數的多寡決定環狀的大小或穩定性，超過十二員環的大環內酯，總稱為巨環內酯（macrolides）。內酯類大多具有抗菌性或抗腫瘤等優異的生理活性，也可作為抗生素、抗真菌劑或免疫抑制劑等藥品。再者，其大多帶有香氣，茉莉花或麝香等也含此成分。

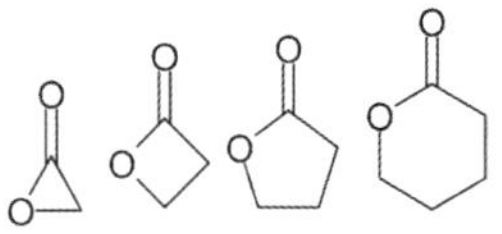

α,β-不飽和內酯

α,β-不飽和內酯為雙鍵化合物，極富反應性。取自自然界的α,β-不飽和內酯，大多具有優異的生理活性。

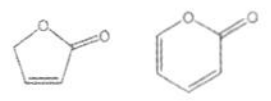

銀杏內酯類

英文名稱 ginkgolides

銀杏葉具有α,β-不飽和內酯構造的萜烯類化合物。可抗氧化、抑制血小板活性因子、預防血栓，還能改善過敏或氣喘、增強記憶力、促進大腦血流或改善認知症。依其健康功效，可萃取「銀杏葉精華」，添加於保健食品裡。

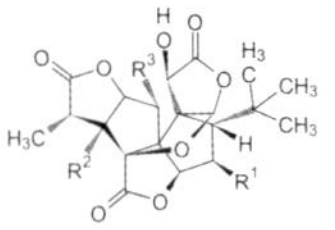

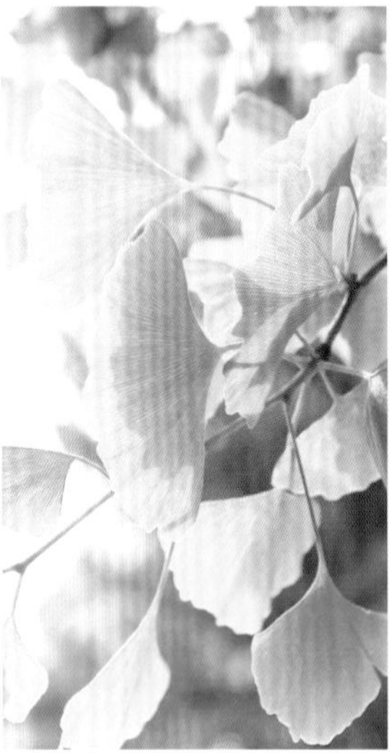

山道年

英文名稱 santonin

壬生艾內含的抗菌成分。為具有α,β-不飽和內酯構造的倍半萜烯類化合物，可消滅蛔蟲的運動能力，當作驅蟲藥。帶苦味，但對人類比較無害。

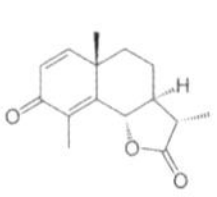

竹柏內酯類

英文名稱 nagilactones

竹柏內酯B為羅漢松科竹柏內含的成分，是具有α,β-不飽和內酯構造的萜烯類化合物。竹柏內酯B被視為阻礙鹿類攝食的物質，但對人類來說，可能是促進動脈硬化的物質。

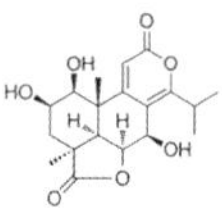

棒麴毒素

英文名稱 patulin

小麥等感染青黴屬的黴菌時產生的黴菌毒素（黴毒）。為具有α,β-不飽和內酯構造的聚酮，可以抗菌，對熱很穩定。感染黴菌腐壞的蘋果、葡萄、桃子等均可驗出這種真菌。

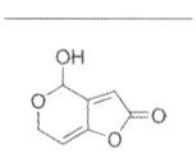

羥基檸檬酸內酯

英文名稱 hydroxycitric acid lactone

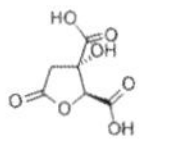

從羅望子科藤黃果（*Garcinia gummi-gutta*）乾燥果皮中取得，具有α,β-不飽和內酯構造的有機酸。藤黃果的乾燥果皮證實了，羥基檸檬酸同時擁有游離酸與內酯體。有研究報告指出，體重過重的女性，攝取六十天的藤黃果萃取物或是安慰劑，結果攝取藤黃果的女性，中性脂肪約可降低三分之一。

但是也有其他研究顯示，體重過重者攝取藤黃果萃取物、大豆葉萃取物或者是安慰劑，過了十週後並未有人出現體重減輕、總膽固醇降低的效果。目前證據不夠充分，無法獲得確切的結果。

原海葵素

英文名稱 protoanemonin

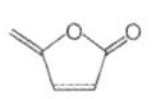

毛茛科的毛茛、白頭翁、葡萄葉鐵線蓮等植物內含的α,β-不飽和內酯。可抗菌，對人類來說，是引發皮膚斑疹的毒物。加熱乾燥後變成雙分子連接的海葵素（參考第二二〇頁），這時揮發性或刺激性會全部消失，所以，乾燥的毛茛科植物並不會引起皮膚炎。

木天蓼內酯類

英文名稱 matatabilactones

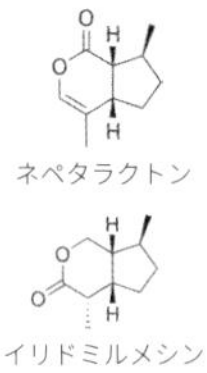

木天蓼或奇異果內含的α,β-不飽和內酯，貓咪的費洛蒙。非單一化合物，而是荊芥內酯、虹黴素、奇異果蛋白酶等的混合物，會讓貓科動物產生興奮感，對人類則有強身效果。

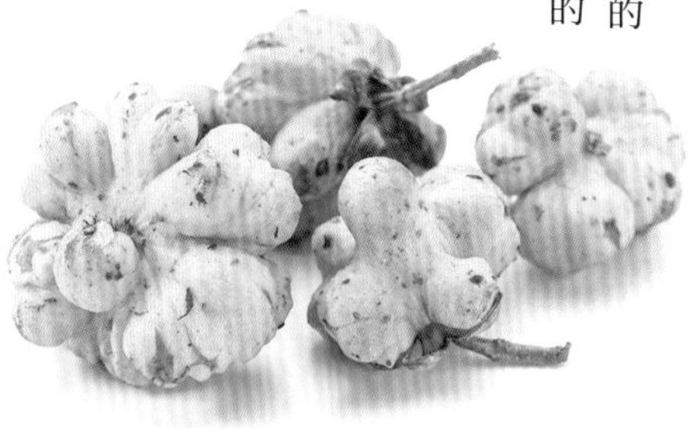

毛茛素

英文名稱 ranunculin

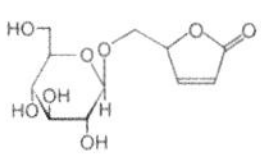

毛茛科植物內含的α,β-不飽和內酯，雖然無毒，但組織若遭到破壞，會因酵素反應而產生原海葵素，可抗菌或對人類發揮毒性。

何謂木天蓼、蟲癭果？對人類有何功效？

木天蓼為獼猴桃科獼猴桃屬的落葉藤蔓植物，6～7月會開像梅子的花。當木天蓼正開花結果時，會吸引「木天蓼小蜂」潛入花苞子房產卵，產生蟲癭現象，使果實發育不全、外表凹凸不平，被稱為「蟲癭果」。自古即被視為中藥材，據說有消除疲勞、滋養強身、鎮靜等效果。而經過熱處理，乾燥的蟲癭果，可連莖葉和艾蒿一起煎煮，做成沐浴劑，據說能緩和肩頸痠痛或神經痛。而木天蓼對於貓咪的紓壓效果更為人熟知，應該是對「木天蓼內酯」、「獼猴桃鹼」、「β-苯基乙醇」這3種成分有反應的緣故。而每隻貓的反應不一，有的會發出咕嚕咕嚕聲，有的則會對人磨蹭或在地上打滾。

香豆素類

為一種多酚化合物，植物的芳香成分，目前已發現的香豆素超過五〇〇種。經紫外線照射會發出螢光，即可分辨。香豆素類包含了會引起皮膚光過敏反應的呋喃香豆素類（呋喃並香豆素類），可抗凝血、預防血液於血管凝固形成血栓的雙香豆素和致癌物黃麴毒素等。

海葵素

英文名稱 anemonin

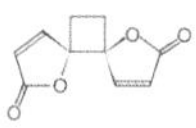

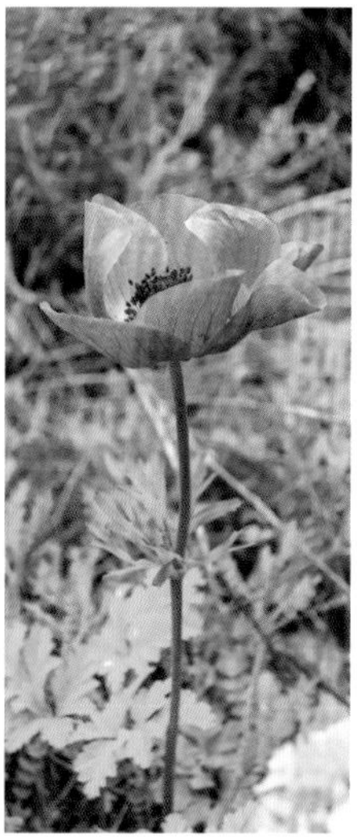

毛茛科植物內含的香豆素類。有毒物質「原海葵素」（參考第二一九頁）為不安定化合物，經加熱後變成雙分子連接的海葵素，揮發性或刺激性全部消失。所以，乾燥的毛茛科植物並不會引起皮膚炎。

黃麴毒素

英文名稱 aflatoxin

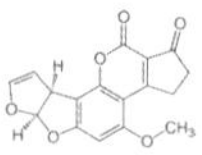

生長於熱帶到亞熱帶地區之黃麴黴菌（*Aspergillus flavus*）等黴菌所生成的香豆素類，為一種黴菌毒素。其主要致癌機制為：這種物質會透過肝臟的藥物代謝酵素細胞色素P450活性化，與DNA結合，形成附加體；而這個附加體會導致DNA變異或妨礙DNA複製，成為癌化的引發劑（initiator）[＊]。

白芷素

英文名稱 angelicin

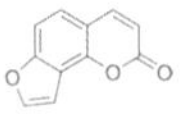

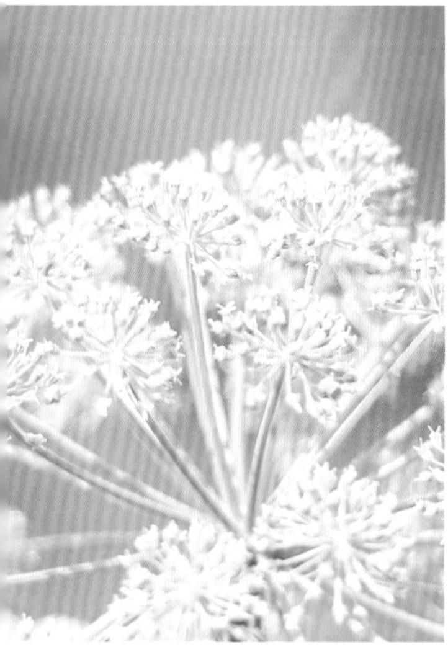

花土當歸或西洋當歸（當歸屬）根部內含的香豆素類，隸屬呋喃香豆素類。具有光毒性，如碰到皮膚加上陽光（紫外線）照射，會有致癌疑慮。

犬內酯A

英文名稱 inumakilactone

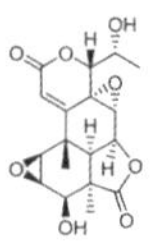

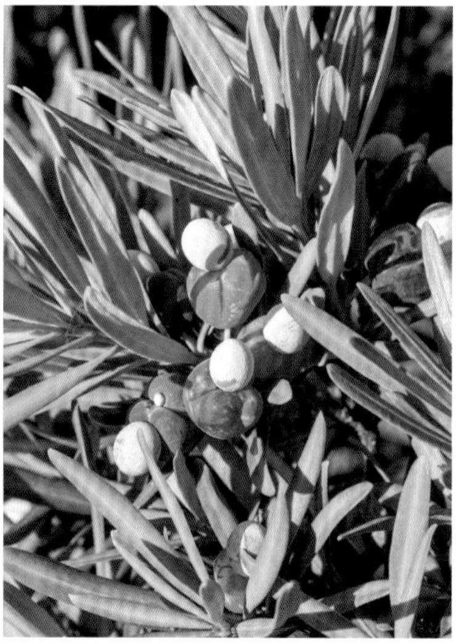

羅漢松等植物內含具有α, β-不飽和內酯構造的萜烯類化合物，也具有香豆素結構。為阻礙鹿類攝食的物質，功能類似化感物質（allelochemical）。

＊引發劑：針對DNA引起損傷作用的初始原因物質，在致癌過程扮演決定性角色。而把引發之癌症更往前推者為促進劑（promoter）。

歐前胡素

英文名稱 imperatorin

從防風、珊瑚菜、西洋當歸、鎧草等植物中單獨抽離，由傘形花內酯生合成的呋喃香豆素類。歐前胡素可抑制會引起發炎的細胞激素[＊]，改善乾癬或關節炎等症狀。

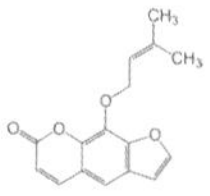

傘形花內酯

英文名稱 umbelliferone

自然界常見的香豆素類，存在於西洋當歸等繖科植物、椰子、香菜、瑞香屬等植物裡。可消炎鎮痛。

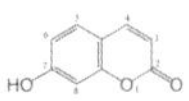

七葉苷

英文名稱 aesculin

歐洲七葉樹、蒲公英咖啡等內含之七葉素的葡萄糖苷。七葉苷照射到長波長的紫外線（三六〇nm）會發出螢光。針對氧化壓力下的DNA氧化傷害，可發揮防禦效果。

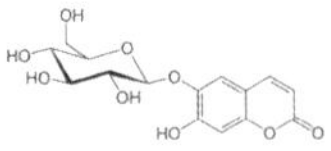

七葉素

英文名稱 aesculetin

香豆素的誘導體，禾本科牧草貓尾草等植物內含的青色螢光化合物。屬於天然的內酯，透過肉桂酸誘導體分子間的環化反應而生成。以配糖體或咖啡酸複合體的型態，存在於許多植物或藥草中。因七葉素可抗凝血，與華法林等抗凝血藥並用，會引發相互作用。

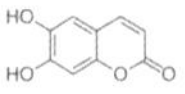

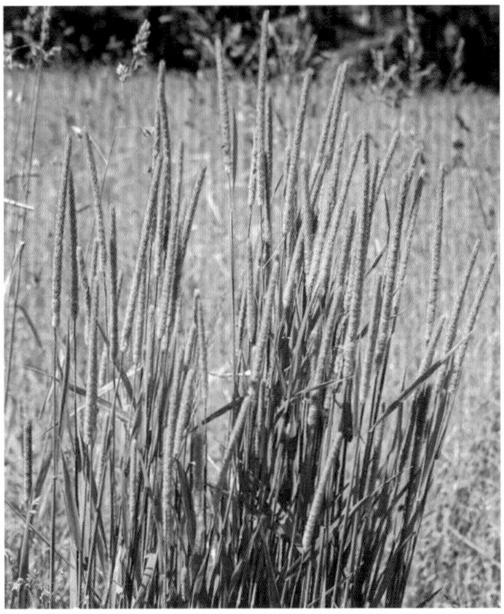

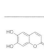

香豆素

英文名稱 coumarin

香豆素為櫻花葉、肉桂、零陵香豆等植物內含的香氣成分，櫻餅的香味就來自香豆素。波蘭的蒸餾酒「野牛草伏特加」，每瓶都加了野牛草葉片，充滿香豆素的香氣。可抗氧化、抗菌、抗凝血，但過量攝取會導致肝毒性或腎毒性。

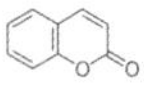

東莨菪鹼

英文名稱 scoparone

茵蔯蒿或濱蒿內含的香豆素類，具有抑制免疫或血管擴張等藥理作用。

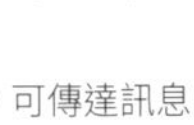

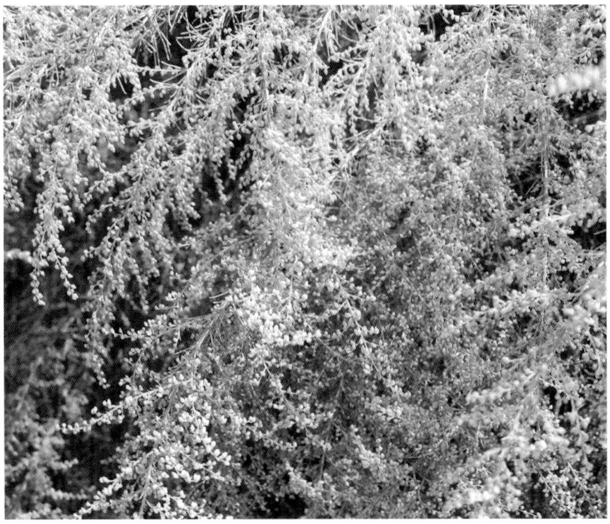

＊ 細胞激素：與細胞內部相互作用有關的生理活性物質。大多跟免疫或發炎有關，可傳達訊息引發回應。

莨菪素

英文名稱 scopoletin

菊苣、燕麥、諾麗果、威士忌、蒲公英咖啡等內含的香豆素類。可抗菌、降血壓、鎮痛消炎。

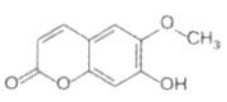

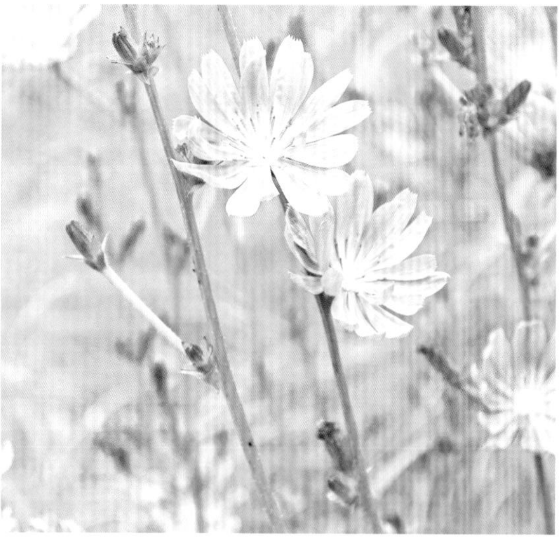

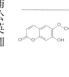

補骨脂素

英文名稱 psoralen

除了補骨脂（*Psoralea corylifolia*）種子，也存在於無花果葉、西芹、巴西里、山椒等許多柑橘類裡的香豆素類。香豆素結合呋喃環的呋喃香豆素，也是傘形花內酯（參考第二二一頁）的誘導體。而無花果裡的補骨脂素，也可作為化感物質。呋喃香豆素對魚類來說是劇毒，印尼人將它投入河中捕魚。雖有致癌性，但在一九九六年以前，還被當成日曬促進劑。

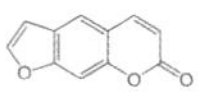

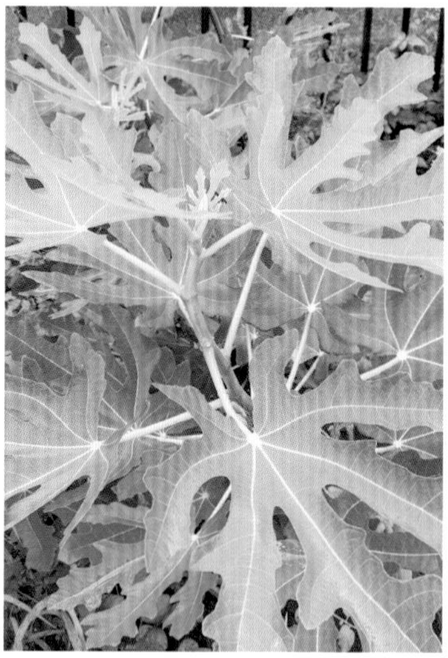

紫花前胡苷

英文名稱 nodakenin

前胡（*Peucedanum decursivum*）或朝鮮當歸（*Angelica gigas*）內含的香豆素類。有論文提及，它可解救因服用莨菪胺（參考第一九九頁）失去的記憶，增加學習的功效，也具有阻斷乙醯膽鹼酯酶（參考第一九七頁）的活性。

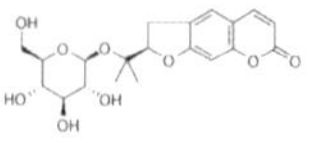

香柑內酯

英文名稱 bergapten

花土當歸等繖科植物內含的成分，從西洋柑橘香檸檬中單獨抽離的香豆素類。格雷伯爵紅茶含有少量的香柑內酯，帶有獨特香氣。

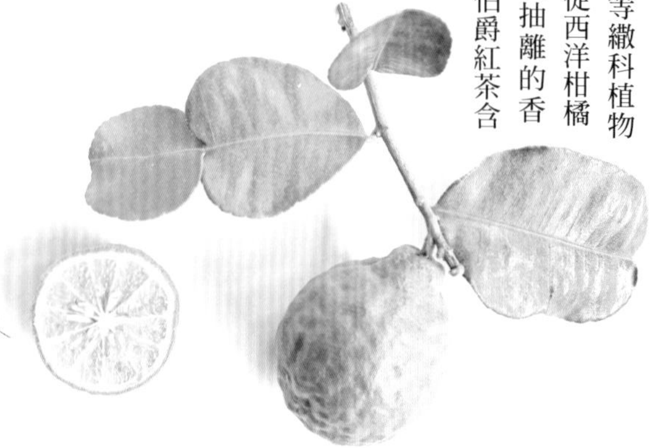

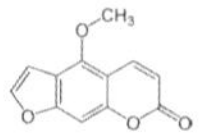

佛手柑素

英文名稱 bergamotin

葡萄柚內含的呋喃香豆素類。因可阻礙體內藥物或解毒酵素（細胞色素P450）的活性，服用特定藥物時同時飲用葡萄柚汁，會有強化功效的風險，要特別注意。

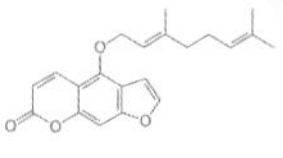

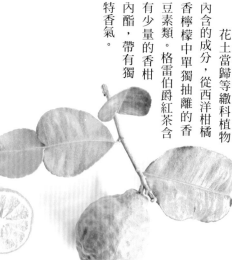

羧酸

羧酸為帶有羧基（-COOH）的有機化合物之總稱，如醋酸、蟻酸、檸檬酸、琥珀酸、草酸等許多為人熟知的羧酸。結合羥基（-OH）的羥基羧酸，有乳酸、蘋果酸、檸檬酸等。帶有二個羧基的二羧酸，有草酸、縮蘋果酸、琥珀酸、延胡索酸、馬來酸等。除此之外，還有氧代羧酸（丙酮酸、草醋酸）、芳香族羧酸（安息香酸或水楊酸、肉桂酸等）。帶有苯環的芳香族羧酸，已於酚類化合物（參考第一五六頁）介紹過。

肥酸

英文名稱 adipic acid

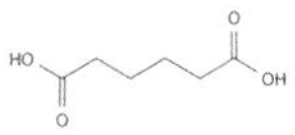

具有穩定清新的酸味，可作為食品添加物。為一種二羧酸，天然存在的脂肪加水分解而生成。尼龍就是以肥酸和己二胺為原料，所製作之世界最早的合成纖維。

乙醯肉鹼

英文名稱 acetylcarnitine

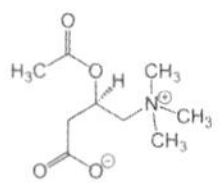

蛤蜊等貝類、羊肉或牛肉富含的羧酸，為肉鹼乙醯化的物質。經口攝取由腸道吸收全身，通過血腦屏障進入腦部。有增加神經傳導物質、促進細胞膜機能、代謝脂肪酸製造能量等作用。此外，還能促進脂肪燃燒，達到瘦身效果。也有報告指出，可改善憂鬱症、認知症或阿茲海默型認知症，或緩和糖尿病性的神經痛，但目前功效還不是很確定。

α-酮戊二酸

英文名稱 α-ketoglutaric acid

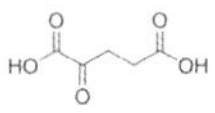

為生物體內的檸檬酸循環（參考第七六頁）之構成要素之一，屬於二羧酸，同時也是酮類（參考第二三五頁）。據說能延長線蟲五〇%的壽命，或許可作為人類延長壽命的保健食品。

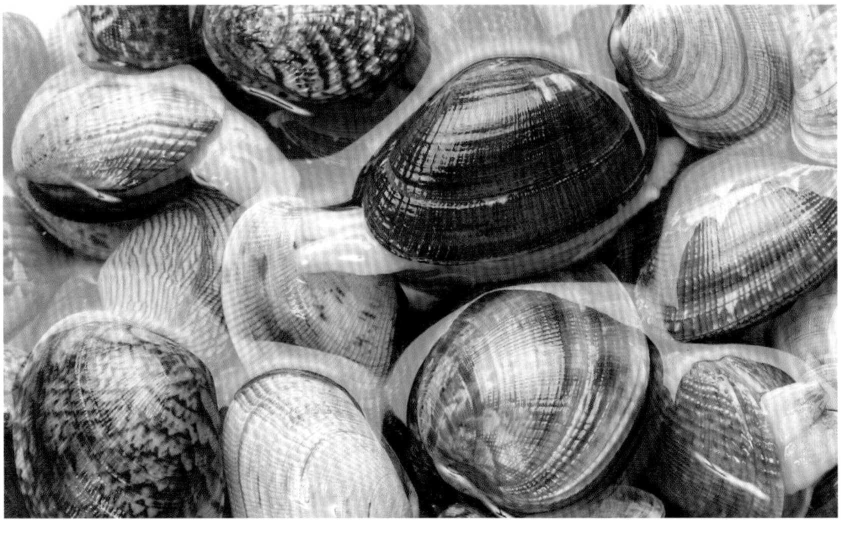

安息香酸

英文名稱 benzoic acid

又稱為苯甲酸，是具有抗菌與鎮菌效果的芳香族羧酸。水溶性的安息香酸鈉鹽可作為保存劑，添加於食品中，但只能用在魚子醬、乳瑪琳、冷飲、糖漿以及醬油等食材。而天然的朝鮮蔘、起司或梅子等也含有微量的安息香酸。

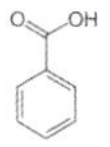

草醋酸

英文名稱 oxaloacetic acid

為羧酸，也稱為2-氧代丁二酸、草醯乙酸，被視為活性化的丙酮酸（參考第二二七頁）。而丙酮酸就是透過丙酮酸羧化酶這種酵素經羧化作用而生成的。

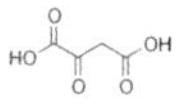

肉鹼

英文名稱 carnitine

牛肉、羊肉、鰹魚、蛤蜊、牡蠣等富含的羧酸。結構類似胺基酸，可作為胺基酸誘導體，但因不帶有胺基，嚴格來說不屬於胺基酸。肉鹼的語源來自拉丁語「carnus」，意思是肉，尤其瘦肉中的含量特別多。當身體燃燒脂肪製造熱量時，可將脂肪酸搬到粒線體，為代謝脂質不可或缺的物質，被歸類為維生素B_1。但因它可由必需胺基酸離胺酸和甲硫胺酸於體內合成，身體不致匱乏，所以被排除為維生素，現在稱為類維生素物質。肉鹼雖能於體內合成，但幼童或高齡者的合成能力較差，應積極攝取。

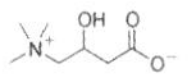

甲酸（蟻酸）

英文名稱 formic acid

最小的羧酸，因螞蟻含此成分，故名蟻酸。咬人貓這種植物的刺毛含此成分，被刺到時會感到痛癢，正是因為蟻酸、組織胺和乙醯膽鹼相互作用的緣故。

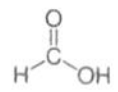

檸檬酸

英文名稱 citric acid

以檸檬為首的柑橘類富含此成分，酸味來自檸檬酸；梅干、番茄醬或葡萄柚汁等也含檸檬酸。於生物體內為檸檬酸循環的構成成分，可製造熱量；但能否作為保健食品直接吸收，消除疲勞，目前證據不夠充分，尚需進一步的研究。

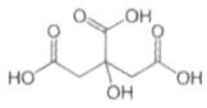

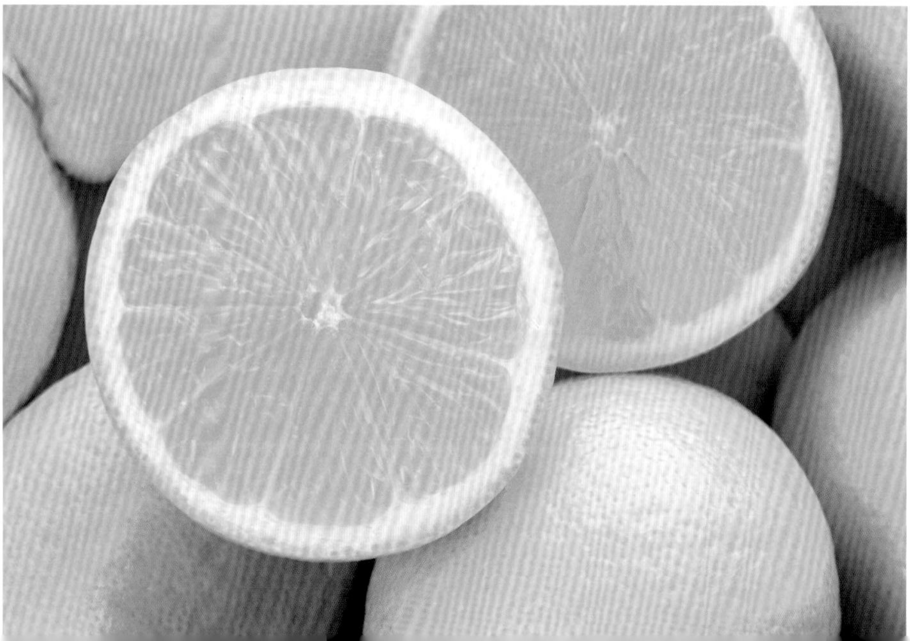

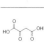

乙醛酸
英文名稱 glyoxylic acid

未熟的醋栗果實富含此成分，若於體內氧化變成草酸會危害腎臟。為毛髮自然捲矯正（離子燙或無重力燙）常用之「酸熱處理」的主要成分，可改善頭髮崩塌或毛躁等問題。

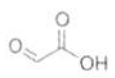

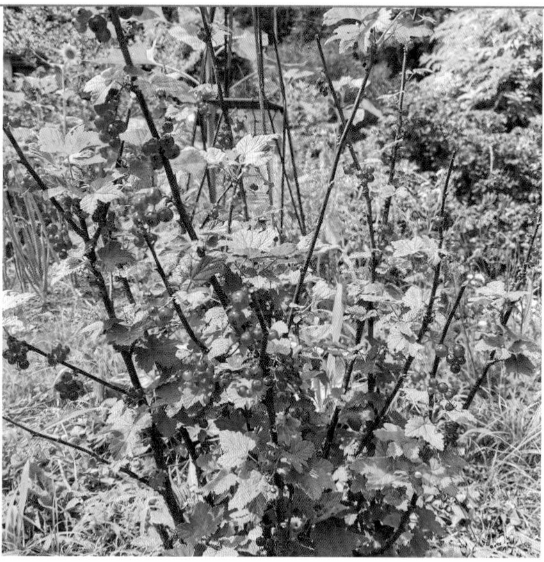

戊二酸
英文名稱 glutaric acid

為跟色胺酸（參考第二五頁）的代謝路徑「戊二酸途徑」有關的二羧酸。雖然罕見，但若基因突變導致路徑出現障礙，會引起「戊二酸血症」。

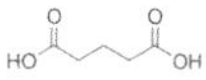

琥珀酸
英文名稱 succinic acid

從琥珀的乾餾［*］過程中發現的二羧酸。帶有甘味，可作為酸味調味劑。芋頭或貝類也富含此成分；當外用藥可治風濕，當內服藥可治淋病。為檸檬酸循環的構成成分，琥珀酸脫氫酶這種酵素經過氧化，可形成延胡索酸（參考第二二七頁）。

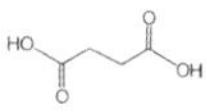

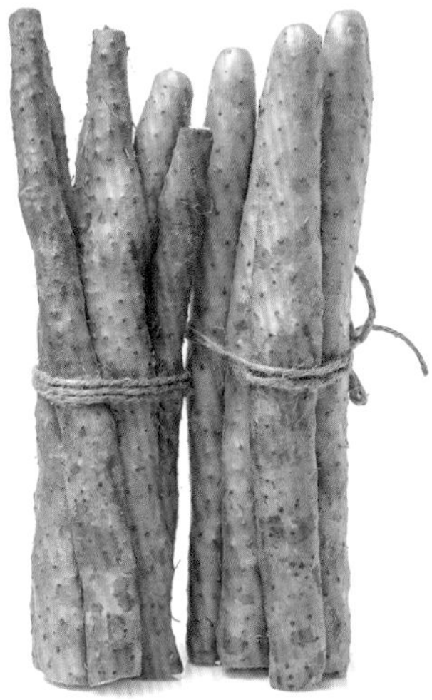

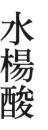

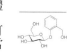

醋酸
英文名稱 acetic acid

釀造醋內含的羧酸，具有濃酸味與刺激味。醋的醋酸濃度一般約三～五％，但有些高達一五％。而純度超過九九％的純醋酸，若低於攝氏十六℃，會凍得像冰，俗稱「冰醋酸」。醋酸可抑制血糖與血壓上升，促進脂肪燃燒、預防肥胖。

水楊苷
英文名稱 salicin

以柳樹皮製造的芳香族羧酸誘導體。可當作鎮痛劑，代表性的鎮痛劑阿斯匹靈，即以此物為基質加以開發。服用後於體內分解為水楊酸，不過，服用時有類似奎寧的苦味。

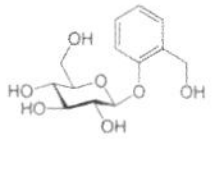

水楊酸
英文名稱 salicylic acid

天然廣泛存在的芳香族羧酸。草莓、番茄、柑橘、鳳梨或葡萄等水果都含此成分，可作為植物荷爾蒙，誘發針對病毒或細菌等各種病原菌的抵抗性（全身性抵抗性）。另外，也可解熱鎮痛，自古就作為藥物使用，但因有傷胃的副作用，現已開發乙醯水楊酸（阿斯匹靈）取代。

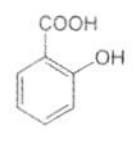

＊ 乾餾：阻絕空氣以高溫加熱分解固態有機物，分成可揮發與不可揮發的成分。

草酸

英文名稱 oxalic acid

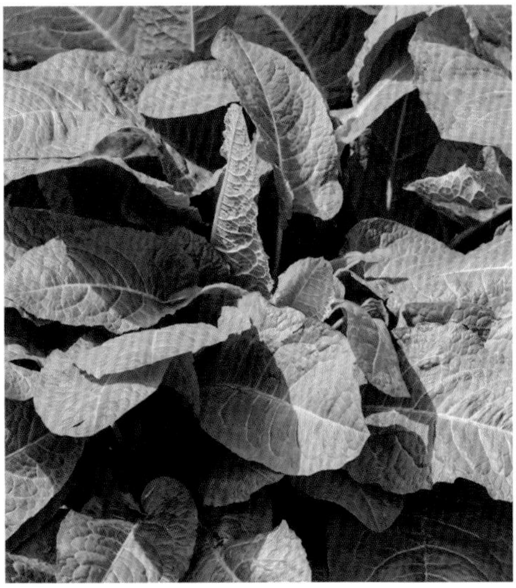

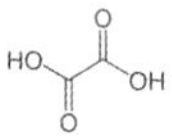

最簡單的羧酸，很多植物都有。像是蓼科的酸模、羊蹄、虎杖；莧科的藜、菠菜；酢漿草科植物等都含有水溶性草酸鹽（草酸氫納等）。而天南星科的芋頭、臭菘、天南星等則含有非水溶性草酸鹽（草酸鈣等）。草酸可與鈣離子強力結合，因此進入體內與血液中的鈣結合，會形成結石。所以，在日本，根據「毒物及有害物質取締法」，草酸被指定為有害物質（非毒物）。

酒石酸

英文名稱 tartaric acid

帶酸味的果實，尤其是葡萄富含的羧酸。帶有羥基（-ＯＨ），酸性稍強，也是附著於葡萄酒釀造桶的結晶化成分。因具有輕微澀味與清爽酸味，可作為食品添加物。

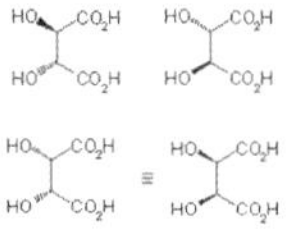

反式-烏頭酸

英文名稱 trans-aconitic acid

反式-烏頭酸為烏頭屬、木賊、甘蔗、甜菜等內含的順式烏頭酸之異構體。雖未如烏頭鹼（參考第一九四頁）那般劇毒，但為了避免動物或昆蟲攝食，都儲存於葉子裡。

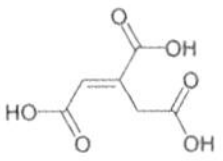

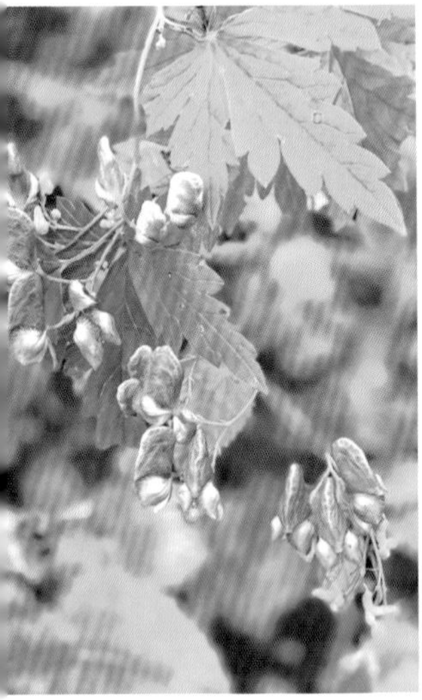

乳酸

英文名稱 lactic acid

很多食品都有乳酸，尤其乳製品或醃漬物等發酵食品中含量豐富。乳酸含有不澀、穩定的酸味，可作為食品添加物。再者，因酸味較低，可大幅用來調整 pH 值或酸度。此外，可軟化蛋白質，增加抗菌性，因此能延長保質期（有效日期）。以前大家都認為乳酸是造成肌肉疲勞的元凶，但現在已證實，鉀離子才是導致肌肉疲勞的關鍵物質，乳酸反倒被認為可以消除疲勞。

羥基檸檬酸

英文名稱 hydroxycitric acid

洛神花（又名玫瑰茄，朱槿的花萼）以及藤黃果內含的有機酸。能抑制從糖變成脂肪酸的脂肪合成，可促進脂肪

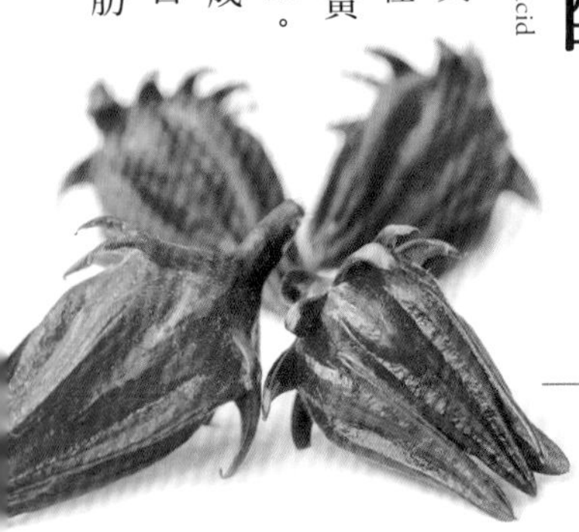

酸燃燒，避免體脂肪囤積。有報告指出，攝取過量的碳水化合物時，羥基檸檬酸能抑制多餘糖分合成脂肪酸，避免脂肪囤積，因此有可能成為瘦身藥物。

丙酮酸

英文名稱 pyruvic acid

素以糖解作用聞名之葡萄糖厭氧代謝的產物，存在於動植物體內。一分子葡萄糖分解為二分子丙酮酸，丙酮酸再度用來獲得熱量。丙酮酸可以轉換為檸檬酸循環（參考第七六頁）的主要材料「乙醯輔酶 A」（acetyl-CoA）；再透過補充反應，轉換為草醋酸（參考第二二四頁）。而草醋酸可補充檸檬酸循環的中間產物，也用於糖質新生作用。

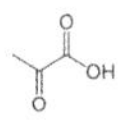

延胡索酸

英文名稱 fumaric acid

球果紫堇等紫堇科植物、牛肝菌科蕈菇類或地衣類也含有的不飽和二羧酸。人體曬太陽後可自然生成延胡索酸，保護肌膚；治療乾癬，則利用延胡索酸的酯類。因其酸味濃郁，也可用於食品添加物，為檸檬酸循環的構成分子。

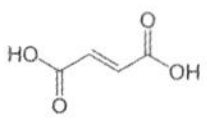

馬來酸和馬來酸酐

英文名稱 maleic acid, maleic anhydride

可作為合成樹脂原料的重要物質，但對人類卻是危害腎臟的毒物。由於加入澱粉裡會改善口感，二〇一三年，台灣曾發生違法添加的毒澱粉事件。為延胡索酸的立體異構體，帶有雙鍵連接的二羧酸。

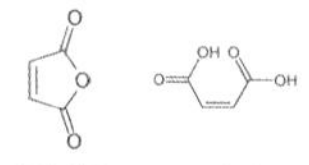

馬來酸酐　馬來酸

縮蘋果酸

英文名稱 malonic acid

可作為天然的鈣鹽，甜菜內含的二羧酸。Malonic 的名稱來自希臘語，意思是蘋果。結構類似琥珀酸（參考第二二五頁），可針對生物體內的檸檬酸循環，阻礙琥珀酸脫氫酶的活性，妨礙細胞呼吸。此外，也可作為抗流感病毒藥劑法匹拉韋的製作原料。

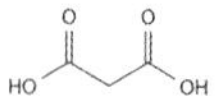

蘋果酸

英文名稱 malic acid

從蘋果中發現，故有此名。很多食品都含有的羧酸，帶有稍刺激感的酸味，可作為食品添加物。此外，因有去角質（peeling）的效果，可加於保養品中。就保養品來說，這是相對安全的物質，數據顯示二％以下的濃度且 pH 值二以上，幾乎不會刺激皮膚或造成皮膚過敏。

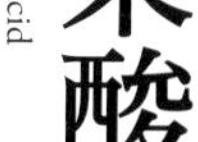

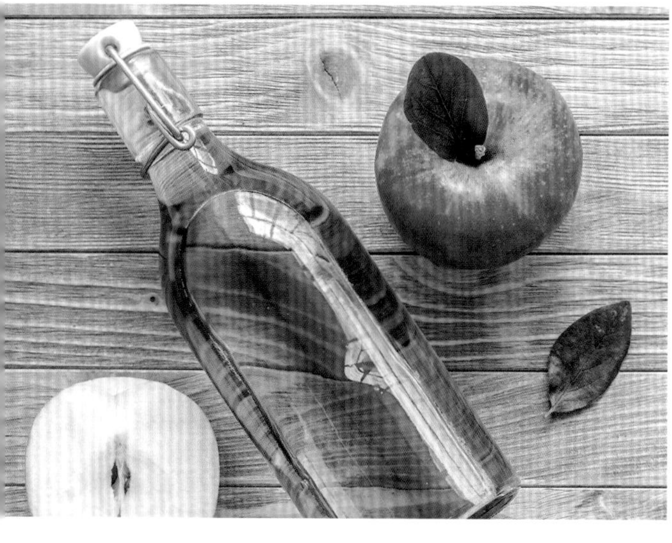

醇類

以羥基（-OH）取代碳氫化合物氫原子的有機化合物之總稱。帶有羥基的醇類易溶於水，但碳數越多越不易溶於水。一般稱為酒精的是乙醇（ethyl alcohol = ethanol）。甲醇、乙醇、異丙醇等低分子醇類，有些是易溶於水的親水性物質，有些則是不易溶於水、但溶於油脂的脂溶性物質，可從植物富含的物質裡萃取利用。

葉醇

英文名稱 leaf alcohol

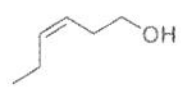

幾乎所有綠色植物的嫩葉都含葉醇，搓揉葉子可以聞到的香氣成分之一，也是蔬菜等植物的青草味主要成分，被認為跟抗壓植物的防禦機制有有關。可作為香水原料，用於工業生產。

異丙醇（2-丙醇）

英文名稱 isopropyl alcohol

果實、蔬菜、乳製品、酒類等食品含有的天然成分。帶有特殊香氣，可作為溶劑或殺菌劑。為正丙醇（參考第二二九頁）的異構體。

乙醇

英文名稱 ethanol

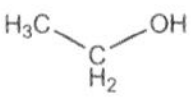

僅次於酒類主要成分甲醇，碳數二的簡單醇類，喝多了會醉。有關酒醉的機制，有人認為是乙醇麻痺大腦神經中樞所導致，但實際原因尚未明朗。喝酒後，體內乙醇分解產生乙醛導致的酒醉，稱為宿醉。

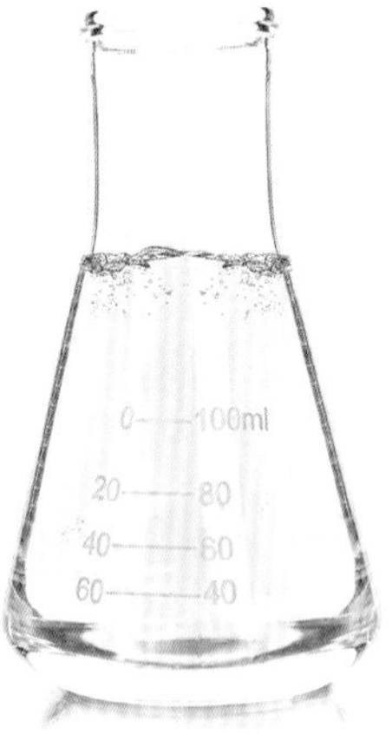

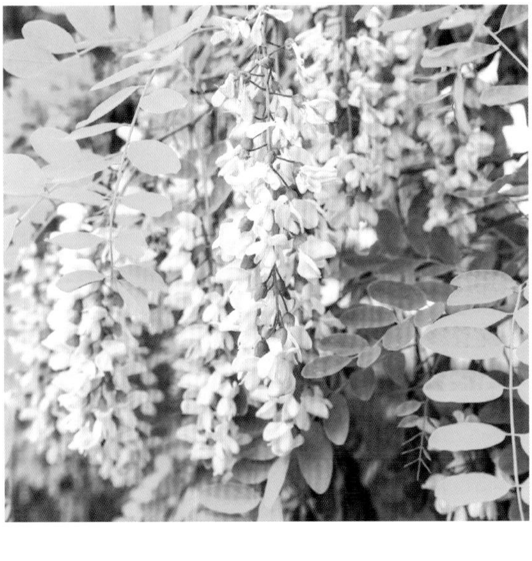

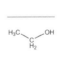

1-二十八烷醇

英文名稱 1-octacosanol

辛合歡屬、豌豆屬、小麥胚芽、蘋果皮果蠟等內含的碳數二十八的高級醇類（高級是指碳數較多，而不是等級比較高）。可預防帕金森氏症、抑制膽固醇囤積、改善壓力導致的睡眠障礙。被認定是候鳥熱量的來源。

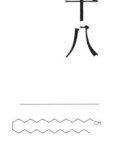

正辛醇

英文名稱 1-octanol

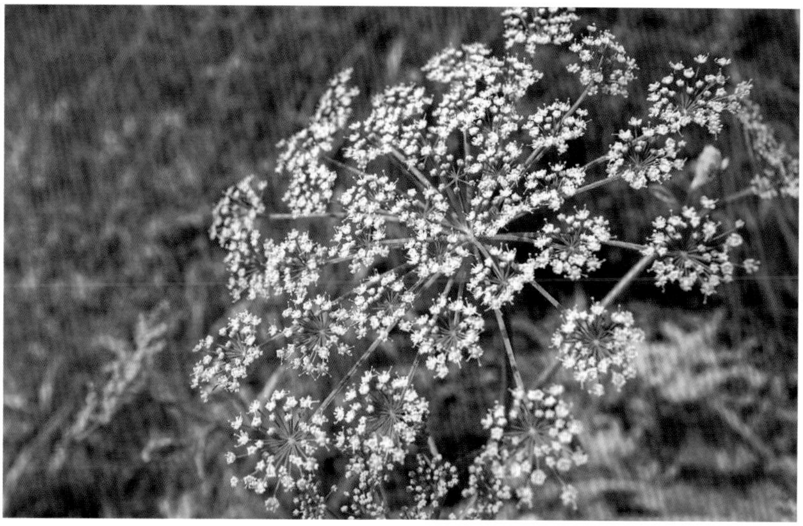

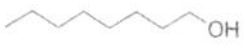

繖科花土當歸屬植物內含碳數八的直鏈醇類。為大花土當歸的香氣成分，具有抗菌活性，也能作為化感物質。

苯乙醇

英文名稱 phenethyl alcohol

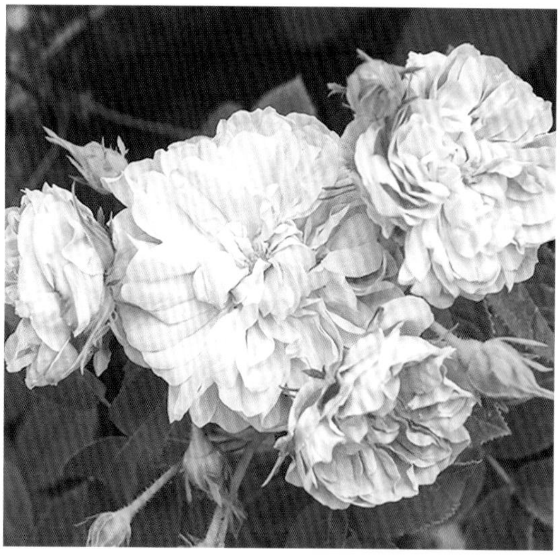

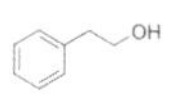

玫瑰、康乃馨、風信子、鈴蘭、天竺葵、苦橙等各種植物精油內含之帶有苯環的芳香族醇類。其他像日本酒、啤酒或葡萄酒等酒類也含有此成分，為酒類香氣成分的重要來源。屬於芳香族醇類，除了作為香料或保存劑，也可針對大胡蜂發揮忌避效果。

丁醇

英文名稱 butanol

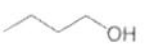

果實等內含碳數四的醇類，帶有類水果香氣。除了可作為香料加入食品，因厭氧菌梭狀芽孢桿菌屬菌可於丙酮-丁醇的發酵途徑大量產生，所以也可當成生物燃料。

正丙醇

英文名稱 propyl alcohol

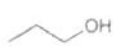

果實等食品內含碳數三的醇類，帶有類水果香氣。因為對人體的毒性低，日本或歐美等國常作為食品添加物或香料。

正戊醇

英文名稱 pentanol

碳數五的直鏈醇類，無色油狀，氣味難聞。正戊醇有八個同分異構體，每個都帶有臭味。

正己醇

英文名稱 1-hexanol

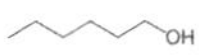

碳數六的直鏈醇類，無色液體。剛割完的草皮散發的氣味就是正己醇，可作為工業用香料。略溶於水，但可充分溶解於二乙基乙醚或乙醇等有機溶劑裡。就羥基位置不同的位置異構體來看，有2－己醇或3－己醇。

蘑菇醇

英文名稱 mushroom alcohol

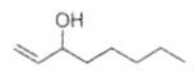

蘑菇醇的正式名稱為1－辛烯－3－醇，是香菇特有的香氣成分，有人覺得味道很舒服，但也有人覺得像襪子或汗水的臭味。

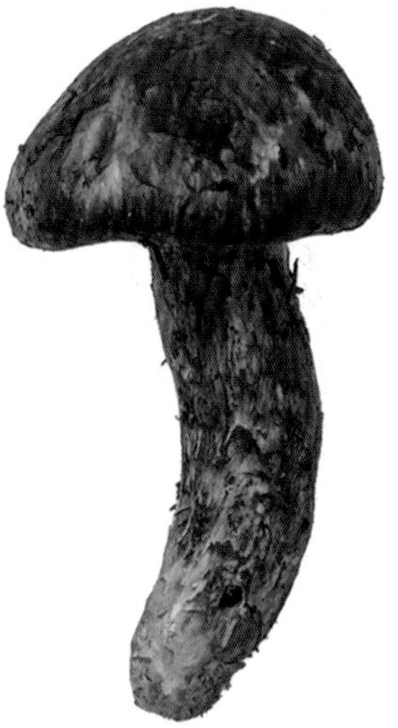

甲醇

英文名稱 methanol

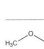

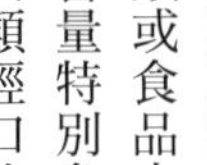

碳數一，最簡單的醇類，水果（蘋果、洋梨等）的果膠部分含量最多。以水果為原料釀造時，會產生乙醇，同時也會產生微量甲醇。

因甲醇會與乙醇共沸，很難靠蒸餾去除，會出現在酒類或食品中，所以用果實為原料製造的白蘭地含量特別多。甲醇的致死量，個人差異極大，人類經口的最小致死量，體重一公斤約〇・三～一・〇克，大概是乙醇的十分之一。

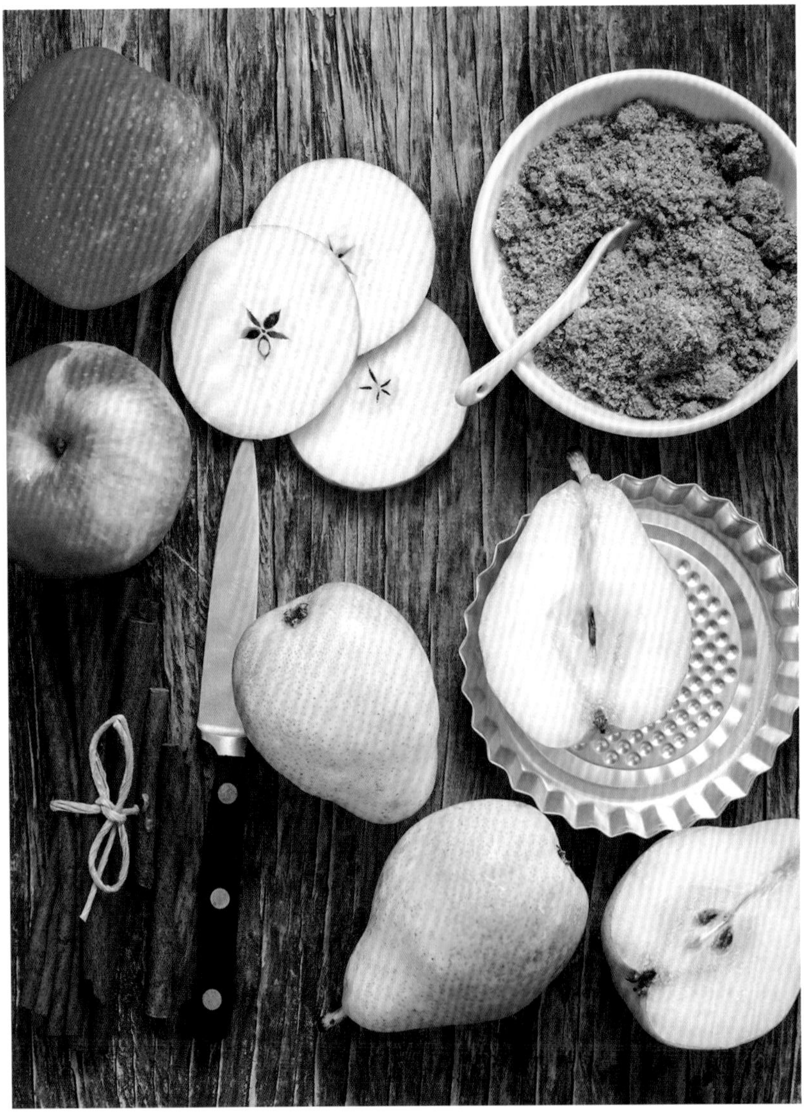

醛類

分子內帶有羰基結合一個氫原子之醛基（或甲醯基）（－CHO）的有機化合物總稱，稱為醛類。反應性高，帶有特殊臭味，易溶於水或有機溶劑，大多為有毒物質。

青葉醛

英文名稱 leaf aldehyde/trans-2-hexenal

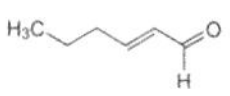

草或葉子氣味的主要成分，正式名稱為反式－2－己烯醛，碳數六的醛類。小黃瓜、番茄、高麗菜等蔬菜類，蘋果、香蕉、草莓等水果，或茶葉等均含此成分。也是椿象臭液的主要成分。

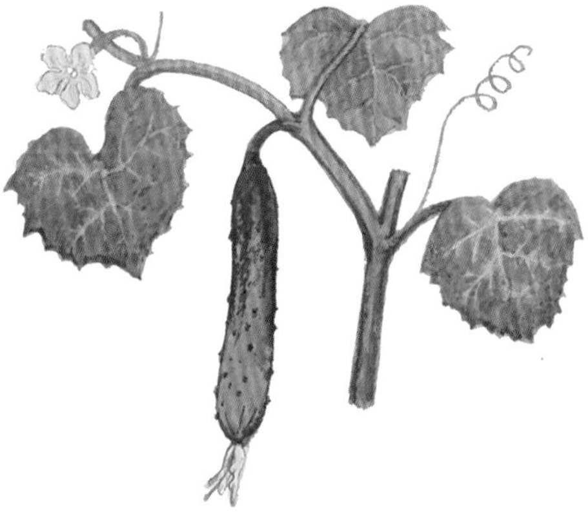

乙醛

英文名稱 acetaldehyde

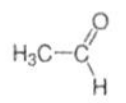

許多果實內含成分、碳數二的醛類。體內代謝乙醇會產生乙醛，被認為是宿醉的原因。喝酒後產生的乙醛會結合DNA或蛋白質，引發各種疾病。而香菸裡也含乙醛，在與尼古丁的相乘作用下，據說會成為增加菸癮的物質。

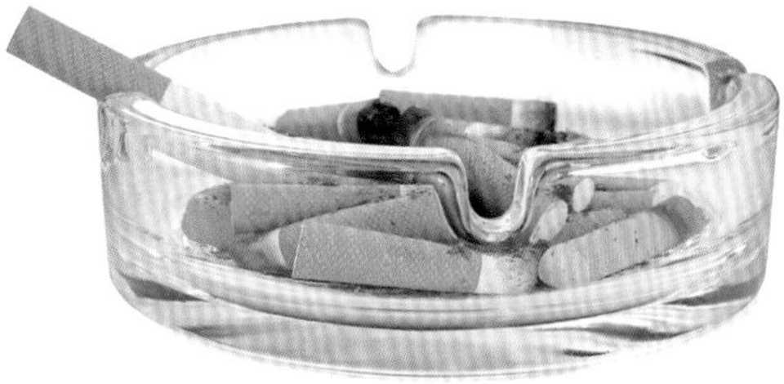

辛醛

英文名稱 octanal

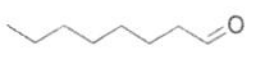

大花土當歸的葉或果實內含成分、碳數八的直鏈醛類，帶有果香，為無色或淡黃色的可燃性液體。

藏紅花醛

英文名稱 safranal

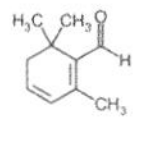

藏紅花氣味的主要成分，大量存在於藏紅花的雌蕊。可作為鎮痙攣劑，具有優異的抗氧化活性，也有自由基去除活性［*］。此外，也能做成抗憂鬱藥，甚至抗癌。

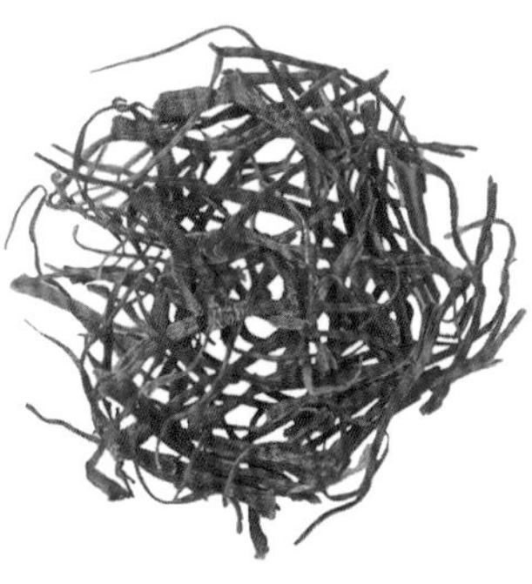

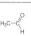

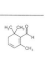

＊ 自由基去除活性：可清除活性氧，或抑制活性氧的發生。

2－壬烯醛

英文名稱 2-nonenal

陳年啤酒和蕎麥含此成分，也可從品質劣化的啤酒或長時間加熱的食用油裡驗出來。人體的體臭也含此成分，為老人味之一種。為碳數九、帶有雙鍵連接的不飽和醛類，具有油耗味和青草味。

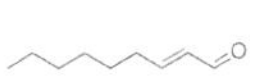

正壬醛

英文名稱 nonanal

花朵或果實的香氣成分，可作為香料原料，碳數九的直鏈醛類。最近研究顯示，可藉由與二氧化碳的相乘作用吸引蚊蟲。

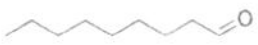

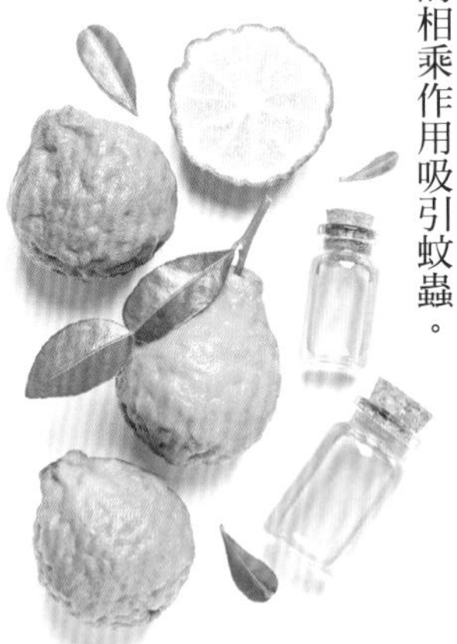

甲醛

英文名稱 formaldehyde

結構最簡單的醛類，也稱為福馬林（formalin）。會刺激人體黏膜導致急性中毒，造成呼吸系統或眼睛、喉嚨等部位發炎。連日本的「食品衛生法」都規定其為致癌性物質，但乾香菇富含甲醛，鱈魚或明太魚也都含有不至於影響健康的量；且這類食品充分加熱後，內含的甲醛均可去除。

誘發老人味的物質

老人味是皮脂成分氧化，常見於中老年男女的體臭；但即便年輕，若身體不斷氧化，也可能出現老人味，常出現在腋下、耳朵或脖子後面等自己很難察覺的部位。

老人味最常見的因素為皮脂腺裡的「2－壬烯醛」。隨著年齡增加的脂肪酸，結合了體內的活性氧，形成 2－壬烯醛；最好由體內和體外兩方面加以預防。

體內的話，不要攝取過量脂質，也不能過量飲酒。脂質攝取過量，皮脂分泌量會增加，容易形成 2－壬烯醛。而飲酒過量也會增加活性氧。體外的話，除了每天沐浴，最好用 40 ～ 42℃的熱水泡澡。透過泡澡流汗，清潔汗腺，再確實刷洗容易出味道的部位，就能解決老人味的困擾。

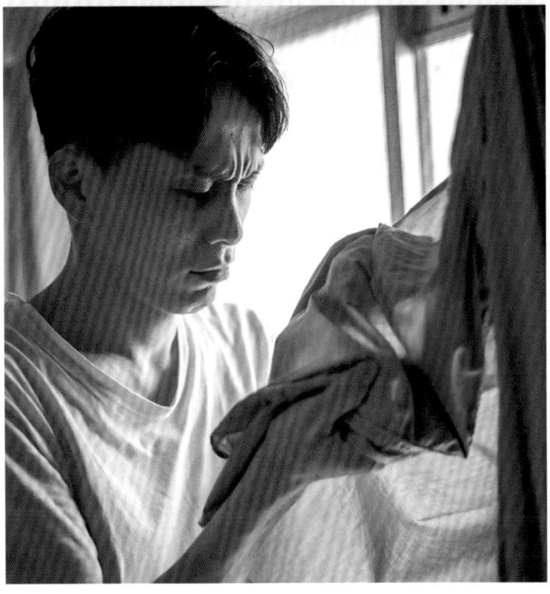

酯類

所謂的酯類，是指有機酸［＊1］或者是無機酸［＊2］的含氧酸［＊3］與醇類化合物等的化合物，結構都帶有酯基（－COO－）。低分子量的羧酸酯，特徵是會散發如水果的果香味。以下舉例說明化合物與類似氣味。

- 己酸乙酯……蘋果
- 甲酸乙酯……覆盆莓
- 醋酸戊酯……梨子
- 醋酸異丁酯……香蕉
- 醋酸乙酯……鳳梨
- 醋酸辛酯……柑橘
- 醋酸丁酯……香蕉
- 乙酸戊酯……梨子
- 水楊酸甲酯……冬青油
- 丙酸乙酯……鳳梨
- 丁酸乙酯……鳳梨
- 丁酸戊酯……洋梨或杏
- 丁酸甲酯……蘋果
- 戊酸戊酯……蘋果

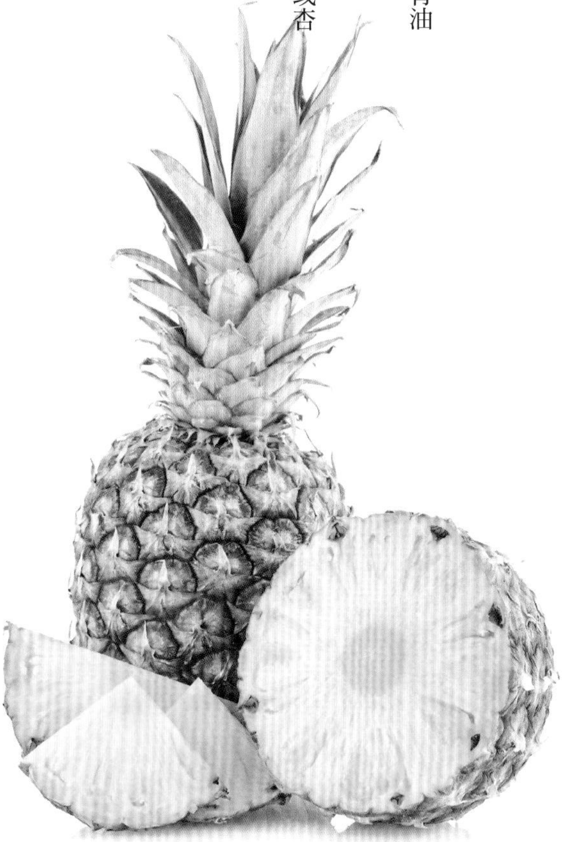

甲酸乙酯

英文名稱 ethyl formate

鳳梨、覆盆莓、高麗菜、醋、奶油、白蘭地等食材內含成分，散發甘甜果香味（覆盆莓味）。為甲酸和乙醇構成的酯類，可作為香料廣泛使用。對人體的眼睛或皮膚具有刺激性，也會影響中樞神經。

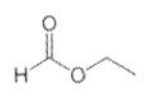

醋酸戊酯

英文名稱 amyl acetate

散發類似梨子的果香味，為醋酸和1－正戊醇構成的酯類。

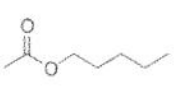

醋酸乙酯

英文名稱 ethyl acetate

鳳梨或香蕉等天然水果富含的香氣成分，為醋酸和乙醇構成的酯類。日本酒裡也有此成分，但聞起來像黏著劑不受歡迎，據說也是葡萄酒不再好喝的因素。除了作為食品添加物，因具有殺蟲（安樂死）、防止硬化或防腐效果，也可用於製作昆蟲標本。

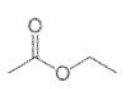

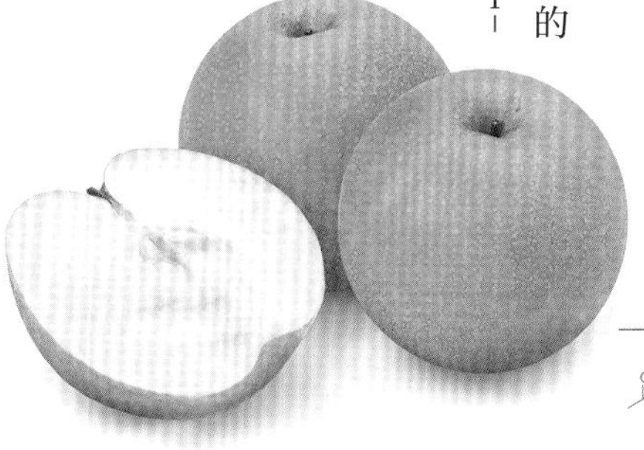

＊1 有機酸：呈現酸性之有機化合物（含碳化合物）的總稱，如羧酸或磺酸等。
＊2 無機酸：呈現酸性的無機化合物，如硫酸、硝酸、鹽酸等。
＊3 含氧酸：結合羥基（-OH）和氧代基（=O），可由羥基提供質子（H^+）的化合物。

醋酸丁酯

英文名稱 butyl acetate

散發類似香蕉甘甜香氣的無色液體，是很多水果微量的芳香成分，與其他物質結合可製造特殊氣味。例如蘋果，尤其是五爪蘋果（red delicious）的香氣，正是由此物質構成。為醋酸和丁醇構成的酯類，用於製造漆器等。

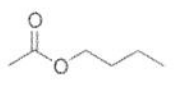

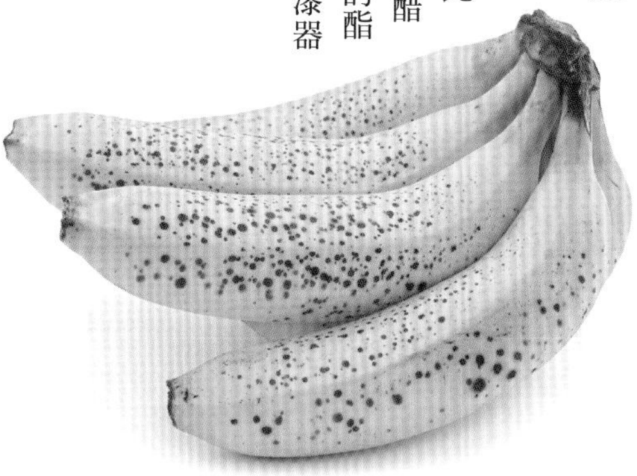

水楊酸甲酯

英文名稱 methyl salicylate

白樺科白樺屬的水芽（夜屎峰）、杜鵑花科的白玉樹、冬青、日本鹿蹄草等植物富含此成分，散發類似薄荷腦的清涼氣味。為水楊酸和甲醇構成的酯類，可於植物體內作為植物荷爾蒙水楊酸的前驅物質，或作為彼此傳導危害訊息的物質（化感物質）。

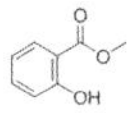

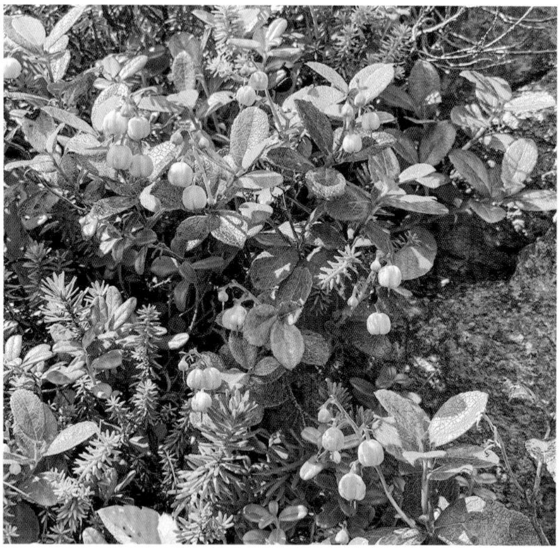

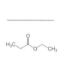

丙酸乙酯

英文名稱 ethyl propionate

葡萄、紅葡萄酒、奇異果、草莓等食材內含之類似香蕉或鳳梨的果香物質。為丙酸和乙醇構成的酯類，可作為食品級香料。

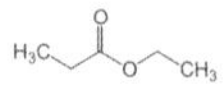

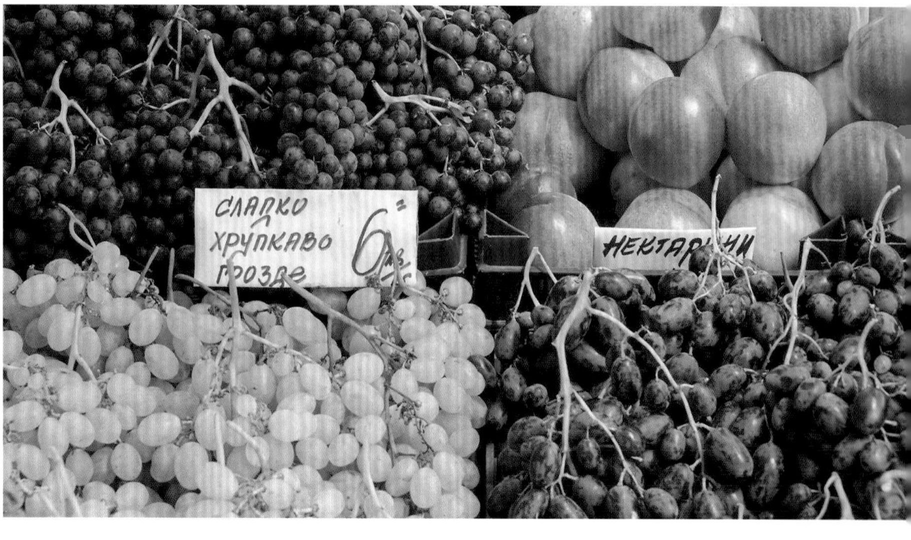

丁酸甲酯

英文名稱 methyl butanoate

散發蘋果般的香氣，很多果實類均含此成分，可作為食品級香料。為丁酸和甲醇構成的酯類。

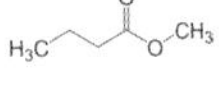

酮類

酮類是分子內具有碳氫基和羰基（>C=O）結合結構的有機化合物之總稱。平日常見的酮類有可作為美甲業去光水的丙酮。納豆特有的氣味就是雙乙醯這種酮類。

丙酮

英文名稱 acetone

是結構最簡單的酮類。洋蔥、葡萄、花椰菜、番茄、牛奶、起司、豆類、荷蘭豆、母奶等均含此成分。糖尿病患者若出現糖尿病酮酸中毒[*]會生成大量的丙酮，呼氣時會散發酮臭味。

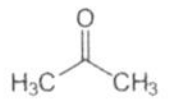

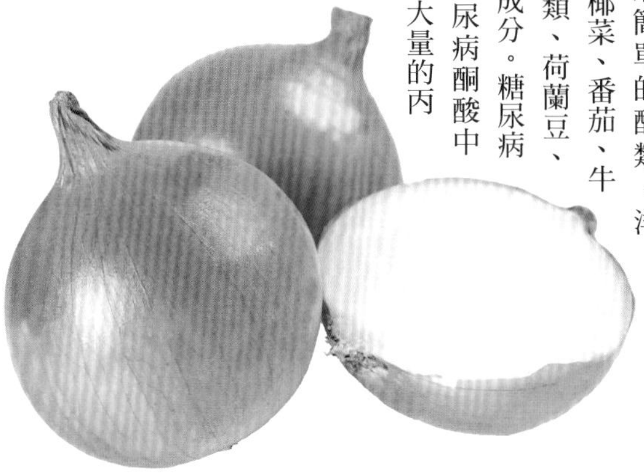

異佛爾酮

英文名稱 isophorone

由丙酮生成的異佛爾酮，為散發清爽香氣的酮化合物，符合第三石油類的危險物品第四類之一。主要當作溶劑使用，自然界的蔓越莓含有此成分。

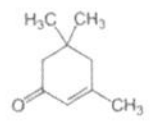

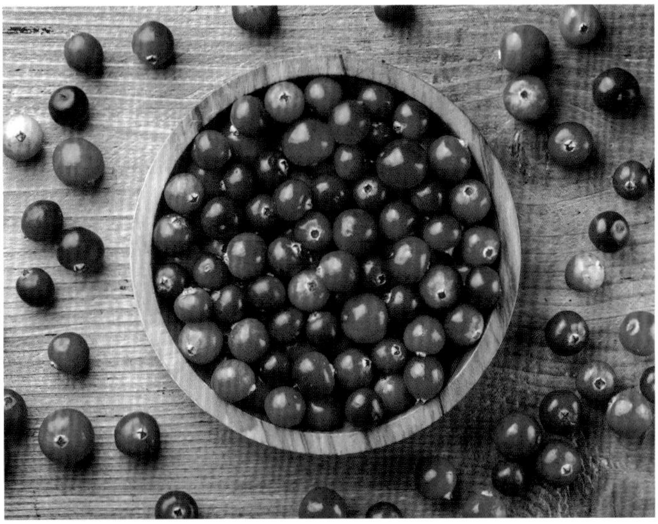

雙乙醯

英文名稱 diacetyl

可由乳酸菌等微生物生成的物質，陳年納豆或發酵奶油均含此成分。為奶油或起司等乳製品特有的香氣，但酒類等經酒精發酵製造的飲品，卻散發令人卻步的異味。以前稱為「孕吐味」，最近被認為是誘發「老人味」的物質。

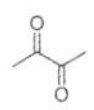

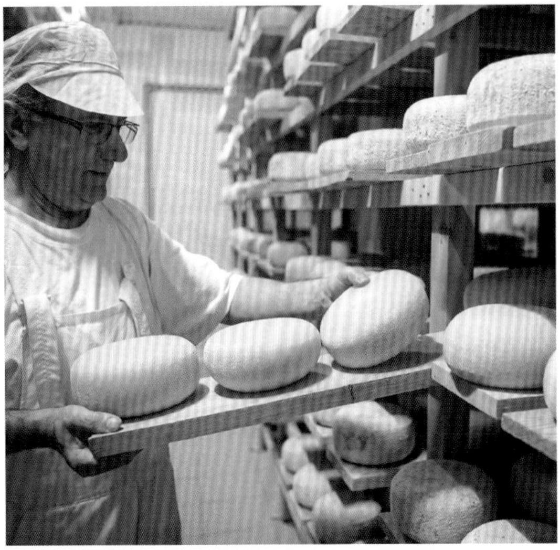

＊ 糖尿病酮酸中毒：糖尿病的急性併發症之一，因胰島素分泌不足導致體內酮體過度累積，血液呈現酸性的症狀。

硫醚

硫醚類為分子裡含硫之有機化合物的總稱，若有二個硫原子連接，稱為二硫化物，若有三個硫原子連接，稱為三硫化物。硫醚類會散發特有的臭味，蒜頭或洋蔥裡面也有。而蒜臭味內含的二烯丙基三硫化物，可治療癌症或阿茲海默型認知症，目前研究持續進行中。

天門冬酸

英文名稱 asparagusic acid

蘆筍裡含硫的碳酸，為蘆筍特有的臭味成分，可降血糖或抗氧化。有報告指出，它可作為阻礙萵苣等植物生長的化感物質，但具有促進蘆筍自身生長的活性。

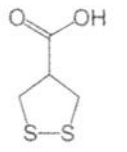

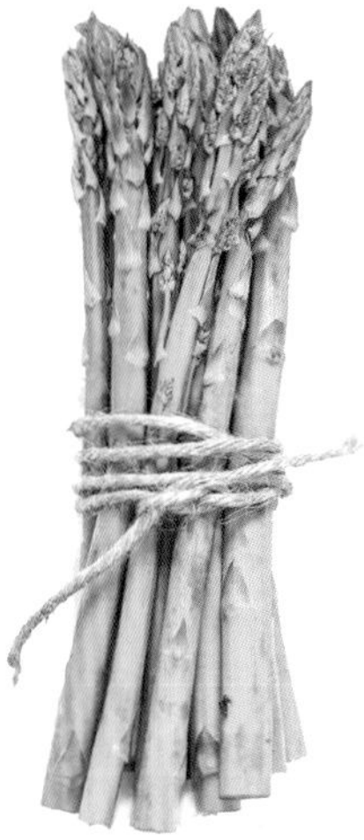

蒜胺酸

英文名稱 alliin

為半胱胺酸（參考第二九頁）這種胺基酸的誘導體，新鮮蒜頭內含的硫醚類；可透過蒜胺酸酶這種酵素轉換成蒜素。

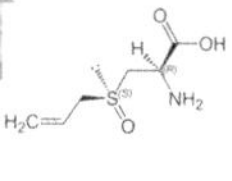

蒜素

英文名稱 allicin

為蒜頭特有氣味的原因物質，具有優異的抗菌、抗霉效果。將新鮮蒜頭剁碎、破壞組織後，透過蒜胺酸酶的作用，從蒜胺酸轉換生成蒜素。蒜素能提高豬肉富含之維生素B_1的吸收，以消除疲勞或提升睡眠品質。

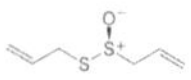

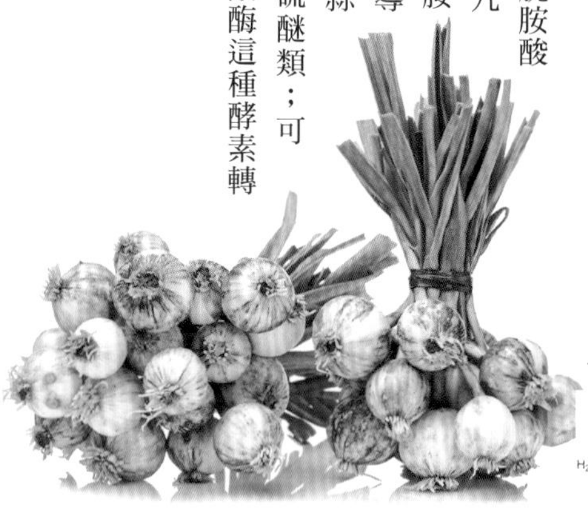

異硫氰酸烯丙酯（AITC）

英文名稱 allyl isothiocyanate

（參考第一六七頁）

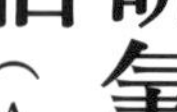

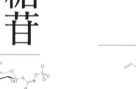

硫代葡萄糖苷

英文名稱 glucosinolates

為山葵、芥末、辣根等許多帶辣味之十字花目含硫的配糖體，也被稱為芥子油配糖體。這些蔬菜的辣味於損傷植物組織之際，可由芥子油配糖體產生異硫氰酸丙烯酯。

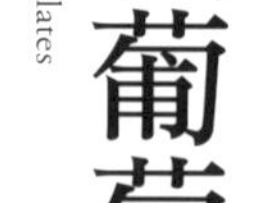

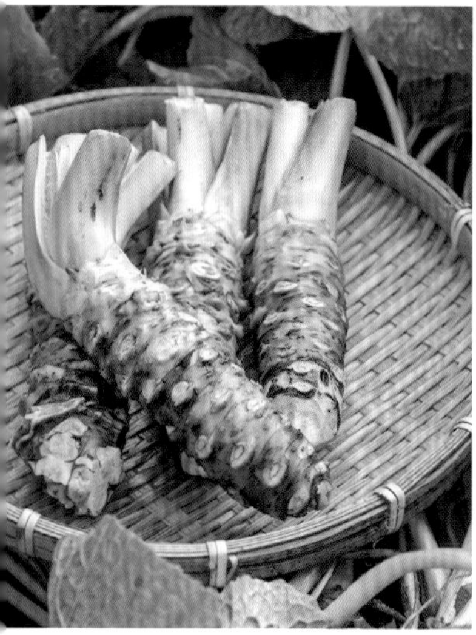

甲狀腺腫素

英文名稱 goitrin

為高麗菜、球芽甘藍、西洋油菜等十字花科蔬菜內含的環狀硫代胺基甲酸酯［*］，可抑制甲狀腺素等甲狀腺激素產生。不過，在正常飲食下攝取十字花科蔬菜，要吃到會影響甲狀腺機能，幾乎不可能。

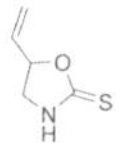

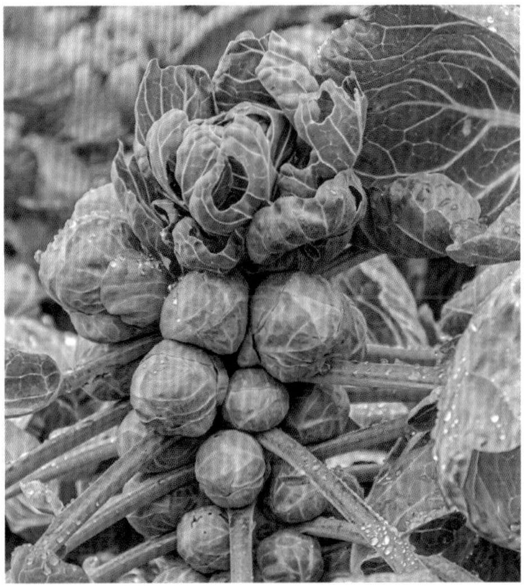

黑芥子苷

英文名稱 sinigrin

十字花科植物，尤其是山葵、黑芥子菜、辣根等內含的硫代葡萄糖苷（芥子油配糖體），透過黑芥子酶這種酵素的作用生成異硫氰酸烯丙酯，正是芥末或芥子菜辣味成分的本體。除了可促進消化或利尿，還有抗癌效果。

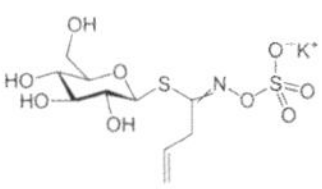

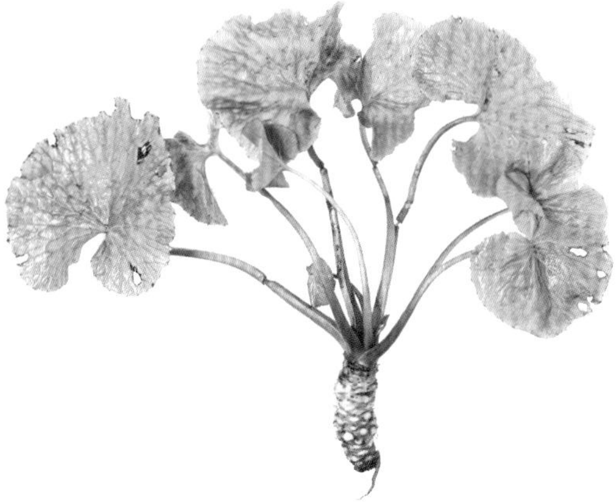

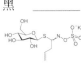

二甲基二硫

英文名稱 dimethyl disulfide

散發類似蒜頭的硫磺味，為特定的惡臭物質。牛尾魚等部分魚類、十字花科植物、蒜頭等內含成分，尤其在食材腐敗時會出現。不過，若濃度低時可提升青海苔、高麗菜或洋蔥等食材的特殊風味，因此常作為以洋蔥或高麗菜等食材為原料的食用級香料。

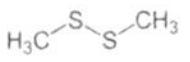

二甲基硫

英文名稱 dimethyl sulfide

泥炭蘚或浮游生物等製造的含硫化合物，散發如高麗菜腐敗的臭味。海藻的風味成分也含此物質，在海邊聞到的「海腥味」，就來自海洋浮游生物所製造的二甲基硫，也是造成人體口臭的物質。

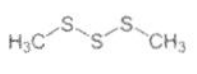

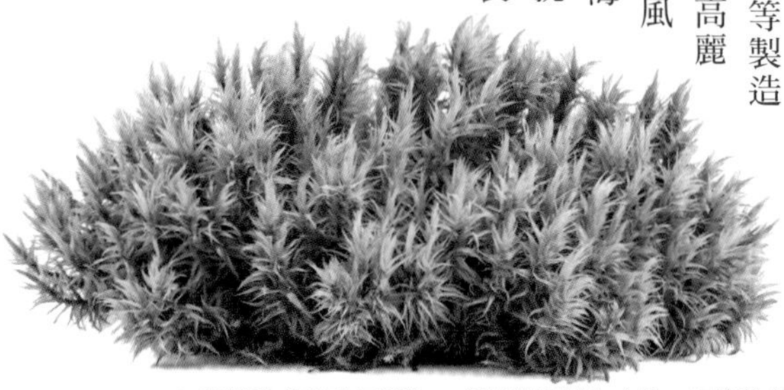

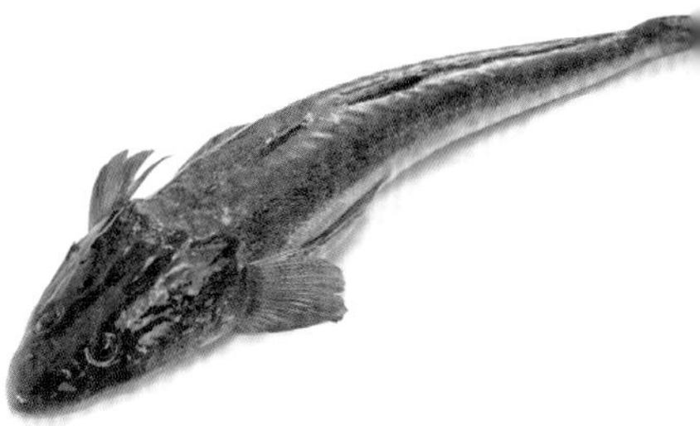

＊ 環狀硫代胺基甲酸酯：含硫的環狀化合物，反應性佳，可作為藥物原料。

二甲基三硫

英文名稱 dimethyl trisulfide

啤酒花、高麗菜、青花椰菜或白花椰菜等食材內含的成分，散發類似新鮮洋蔥的氣味。

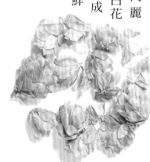

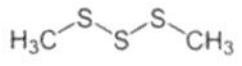

蘿蔔硫素

英文名稱 sulforaphane

青花椰菜與其芽菜內含之微量的異硫氰酸酯［＊］，可促進體內解毒酵素或抗氧化酵素的生成，增加身體的抗氧化力或解毒能力。也有報告顯示具有防癌效果。

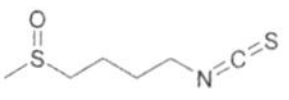

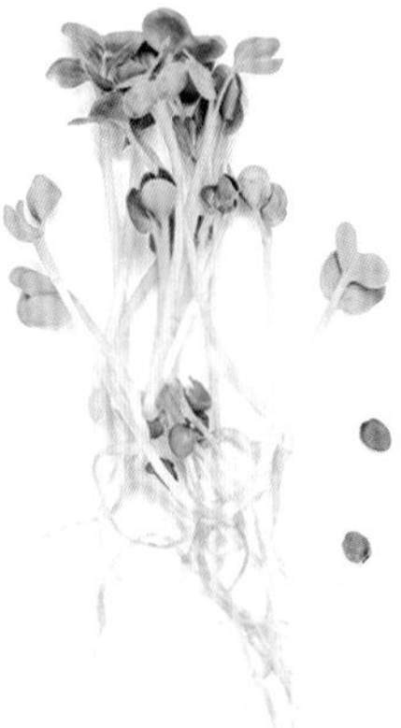

二烯丙基二硫化物

英文名稱 diallyl disulfide

蒜頭精油的主要成分，洋蔥、大蔥等石蒜科植物的細胞被破壞後，經蒜素（參考第二三六頁）分解所釋出的有機硫化合物。可阻礙黴菌或微生物生長，還能抑制引起胃潰瘍的幽門螺旋桿菌。

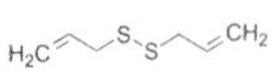

促黃體素

英文名稱 progoitrin

為高麗菜、球芽甘藍、西洋油菜等十字花科蔬菜內含的硫代葡萄糖苷（參考第二三六頁），於體內消化後轉換成甲狀腺腫素，抑制甲狀腺激素的產生。

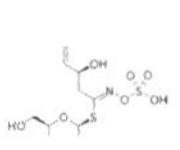

丙硫醛－S－氧化物

英文名稱 propanethial-s-oxide

根據研究，已知這是洋蔥切開後讓人催淚的成分（催淚性氣體）。要生成這種物質，需要二種酵素運作。洋蔥切開，細胞被破壞後，俗稱「蒜胺酸酶」的酵素，可生成俗稱次磺酸的有機硫化合物。接下來「催淚因子合成酶」這種酵素，針對次磺酸發揮作用，生成丙硫醛－S－氧化物，讓眼睛開始飆淚。這些都是植物保護自己免於動物傷害的化感物質。目前專家已開發出不帶蒜胺酸酶，不會讓人飆淚的洋蔥，也培育出可透過ＲＮＡ干涉技術，抑制催淚因子合成酶基因運作的洋蔥，但因涉及基因改造，目前還未上市。

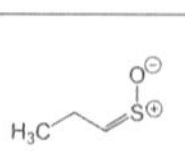

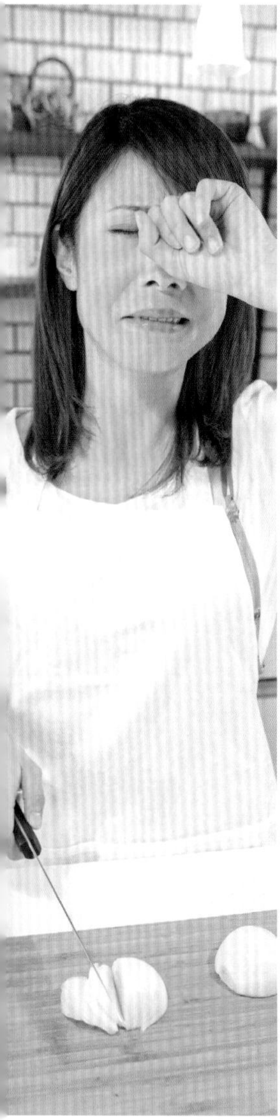

＊ 異硫氰酸酯：具有 -N=C=S 之化學結構物的總稱。來自植物的天然異硫氰酸酯，乃硫代葡萄糖苷（參考第 236 頁）透過黑芥子酶這種酵素加水分解所生成。十字花科或醉蝶花科植物都有的成分，為辣味來源。

異硫氰酸甲酯

英文名稱 methyl isothiocyanate

醉蝶花科的風鳥草（西洋風鳥草或醉蝶花）或刺山柑內含成分，透過葡糖肝素［＊］的酵素分解所生成，具有優異抗菌性的物質。有強烈催淚效果，也會影響人體的神經系統。其合成物如作為農藥使用，可當成土壤燻蒸劑，防治菌類或線蟲。

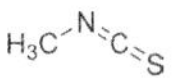

辣木苷

英文名稱 moringin

辣木科植物辣木內含的異硫氰酸酯，除了可抗菌、改善低血糖、抗癌，還有抑制疼痛的活性。

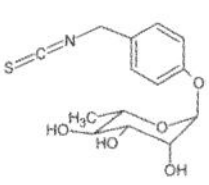

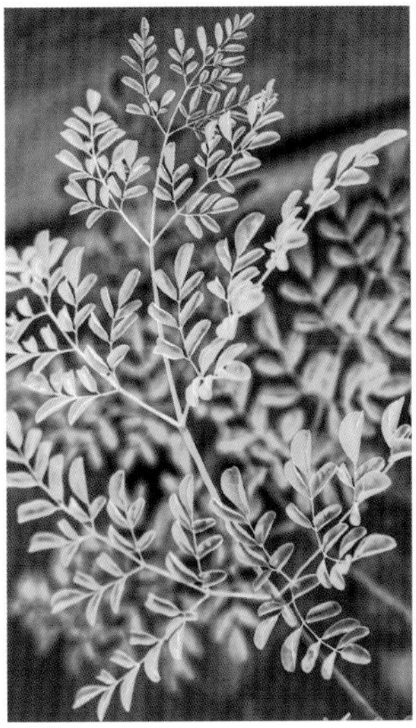

二烯丙基硫化物

英文名稱 diallyl sulfide

以洋蔥的催淚成分而聞名，青蔥、韭菜、山葵、薤等蔬菜也含此成分。對人來說，具有抑制血液凝固、抗菌、抗氧化、促進消化與吸收、降低血膽固醇、預防動脈硬化等效果。且最近的報告也指出，它在人體內可發揮幾乎如同抗發炎藥阿斯匹靈的效果，能鎮痛與解熱。二烯丙基硫化物可於體內分解為蒜素（參考第二三六頁）。

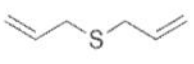

蘑菇香精

英文名稱 lenthionine

香菇香氣成分物中的有機硫化合物，可阻凝血小板凝結，用於治療血栓，跟蒜頭裡的有機硫化合物效果一樣。

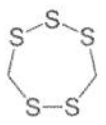

香菇酸

英文名稱 lentinic acid

香菇內含的胜肽成分，為香菇香氣成分「香菇香精」的前驅物質。可促進體內的酒精代謝，抑制血液裡的酒精濃度上升。

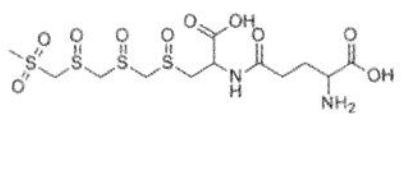

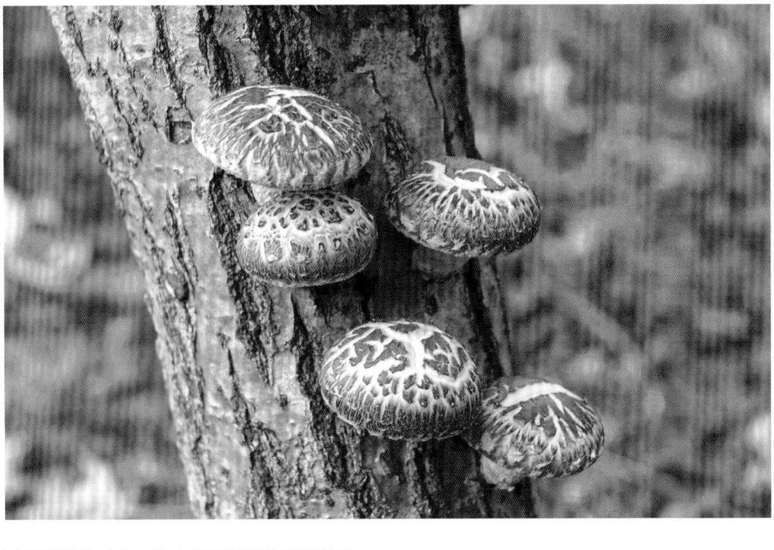

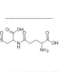

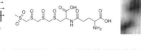

＊ 葡糖肝素：具有優異抗菌性的有機硫化合物，對人也有強烈的催淚效果。

蝦青素

英文名稱 astaxanthin

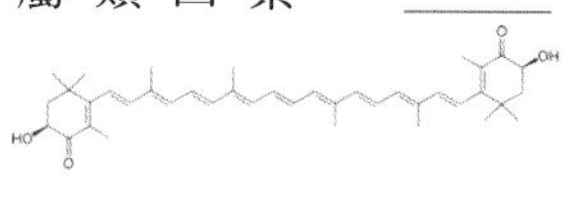

又名蝦紅素，色素成分類胡蘿蔔素之一，屬於葉黃素類（參考第一二四頁）。為蝦蟹、磷蝦、鯛魚、鮭魚、藻類等的天然紅色色素，名稱來自螯蝦的屬名北歐螯蝦（astacus）。

甲殼類的蝦青素存在於硬殼，而以此為食的魚類，則存在於表皮或肌肉等處。蝦青素未必是紅色，但因可跟蛋白質結合，經過加熱，蛋白質變性後呈現紅色，所以蝦蟹煮熟以後才會變成紅色。

蝦青素具有優異的抗氧化力，據說此能力為β-胡蘿蔔素的四〇倍、維生素E的五五〇倍、維生素C的六〇〇〇倍，因此可保護身體免於紫外線傷害，或避免脂質過氧化，也能用在保養品或保健食品。

1-癸炔

英文名稱 1-decyne

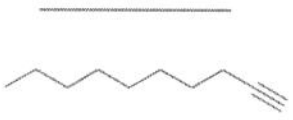

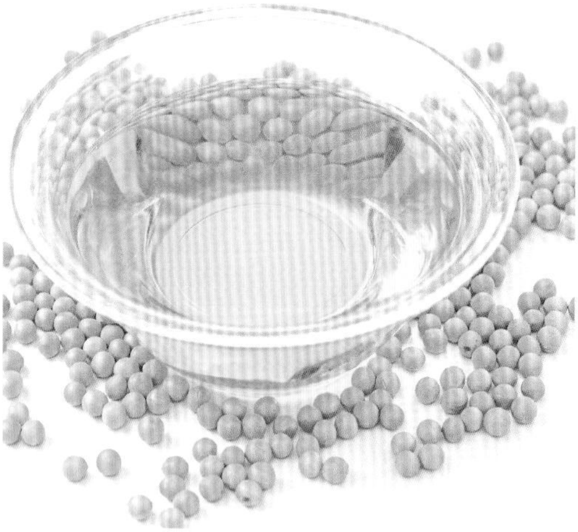

大豆油或猴麵包樹葉裡的成分。大豆油裡俗稱「油耗味」，散發青草味或豆腥味的獨特異味，一般都認為是油酸氧化所造成。非洲所食用的猴麵包樹葉富含此成分，是具有抗菌性的化感物質，也是有三鍵連接的一種炔烴［＊］。

甘薯酮

英文名稱 ipomeamarone

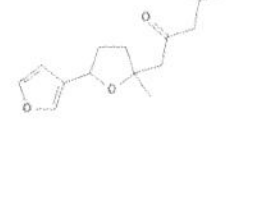

地瓜切開時所產生俗稱植物抗毒素的防禦性物質，屬於萜烯類（參考第二〇八頁）。具有肝毒性，對小鼠的急性經口毒性為二三〇毫克／公斤，會引起呼吸困難、呼吸急促或泡沫性流涎。

花椒毒素

英文名稱 oenanthotoxin

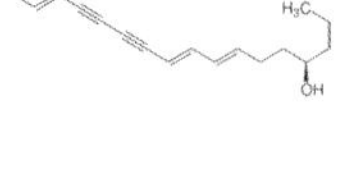

繖形科水芹菜屬的藏紅花或其他繖形科植物內含的毒素。古代義大利的薩丁尼亞地區，會利用在地芹菜內含的這種物質來進行安樂死。會影響中樞神經，與γ-胺基丁酸（GABA，參考第三六頁）相互拮抗，發揮毒性。

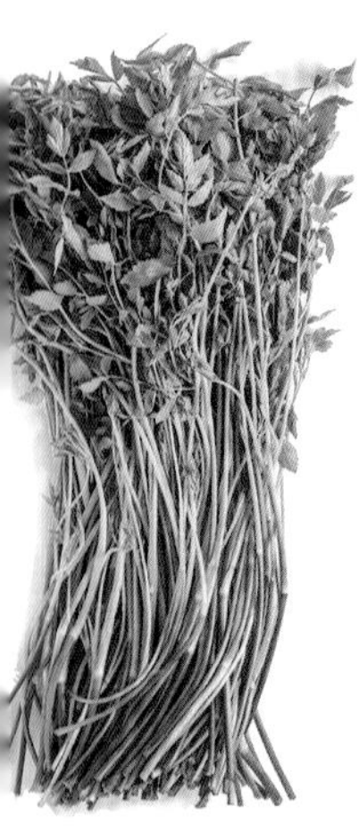

＊ 炔烴：分子內含有碳碳三鍵的直鏈不飽和碳氫化合物，分子通式為 C_nH_{2n-2}（n≧2）。

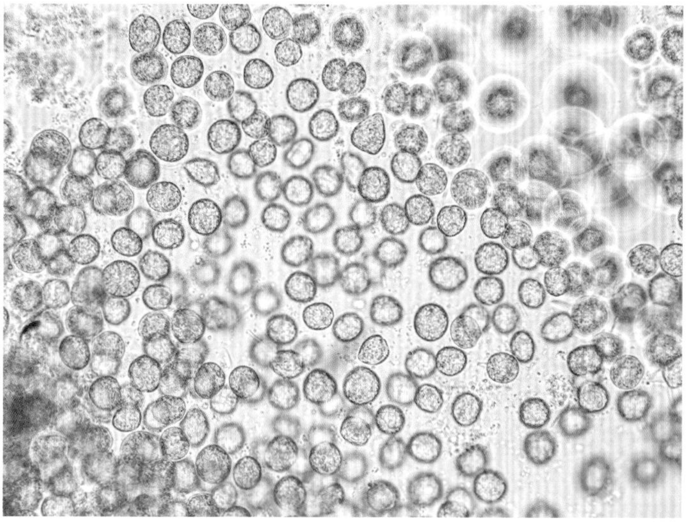

葉綠素

英文名稱 chlorophyll

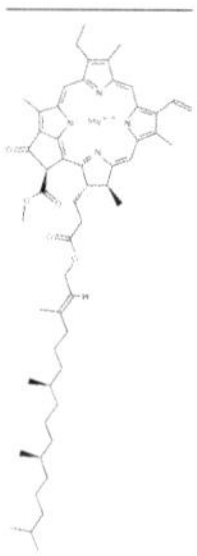

植物葉片之葉綠體裡面的綠色色素。顏色較綠的蔬菜，像是菠菜、巴西里、萵苣等含量較多。植物行光合作用時，葉綠素扮演著吸收光能轉換為能量的重要角色。可作為歐美各國認可的著色劑等食品添加物。

關於瑞典鹽醃鯡魚

號稱「世界第一臭」的瑞典鹽醃鯡魚，瑞典語的意思為「發酵的波羅的海鯡魚」，據說出現於 14 世紀。其濃烈的異味來自於俗稱「鹽厭氧菌屬」的厭氧菌。一般的罐頭都會滅菌處理，但瑞典鹽醃鯡魚的作法，是將以鹽水浸泡後的鯡魚，未經滅菌處理，直接裝罐，在罐頭裡持續發酵，產生濃烈的異味。這些散發異味的物質包含了丙酸、硫化氫、丁酸或乙酸等。而其甘味成分來自蛋白質分解後的胺基酸和肌苷酸等，方便消化吸收。

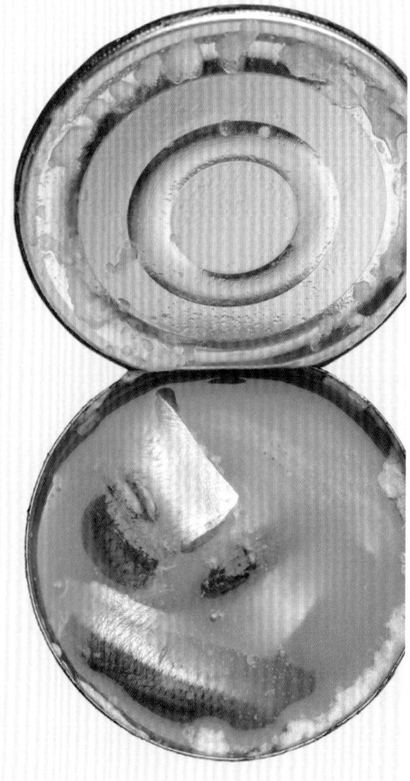

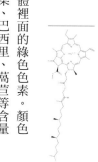

環孢毒素

英文名稱 cicutoxin

毒芹內含的劇毒成分。可刺激中樞神經的延髓和中腦，引起痙攣、頻脈、呼吸困難，嚴重時還會致死。人類的致死量一公斤約五十毫克。不僅是消化道，連皮膚都能吸收，因此有接觸毒芹汁而死亡的案例。採摘野菜時，容易與芹菜混淆，誤食中毒，要小心。為具有三鍵連接的醇類。

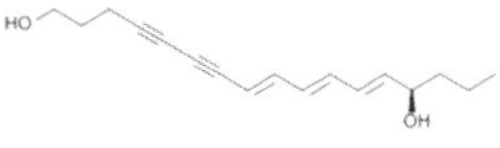

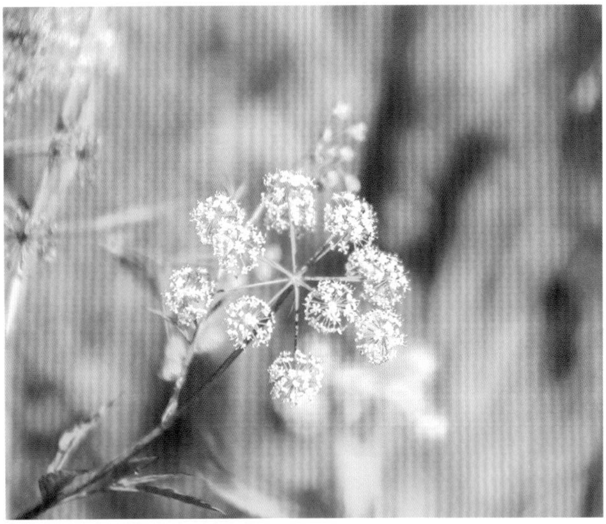

三甲胺

英文名稱 trimethylamine

魚貝類腐敗臭味的元凶成分。魚貝類開始腐敗時先分解出氧化三甲胺，再變成三甲胺發出臭味。

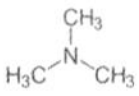

氧化三甲胺

英文名稱 trimethylamine N-oxide

魚貝類的鮮味成分之一，鱈魚特有的味道成分。有了這個成分，海水魚、鯊魚、魔鬼魚、軟體動物和甲殼類，即便面對極大水壓，體內的蛋白質也不會變質。而海產類會腐敗發臭，就是這種物質經過分解，產生三甲胺的緣故。

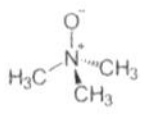

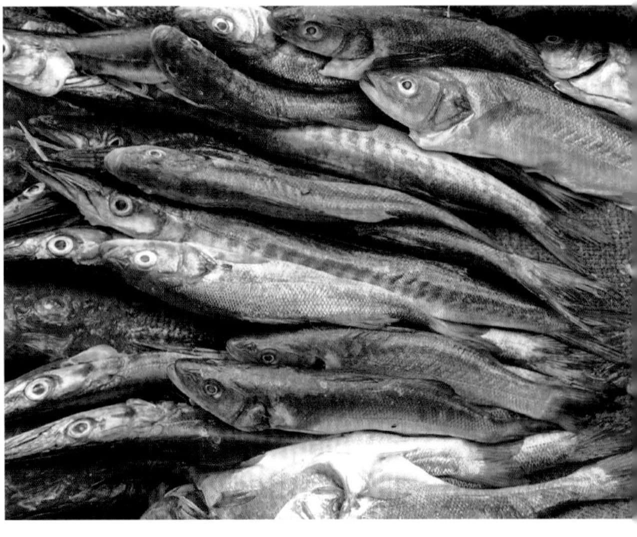

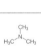

2,5-二氫-2,4,5-三甲基噻唑啉

英文名稱 2,5-dihydro-2,4,5-trimethylthiazoline

赤狐糞便的臭味成分，調理後的牛肉、高溫高壓下攪拌的麵粉也含有此成分，有報告指出，這是齧齒類讓人感到害怕的異味成分。不過，吃牛肉料理時，瘦肉裡的二十碳四烯酸，於腦內轉為極樂物質「花生四烯乙醇胺」（參考第五九頁），反倒可以給人幸福感。

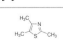

鐮葉芹醇（胡蘿蔔毒素）

英文名稱 falcarinol,carotatoxin

為具有三鍵連接的脂肪族醇類，別稱胡蘿蔔毒素。胡蘿蔔或朝鮮人蔘含此成分，可作為抗菌殺蟲物質，保護根部免於病蟲害。對人類來說，會對皮膚誘發過敏，造成接觸性皮膚炎，不過，攝取一般分量的胡蘿蔔並沒有毒性。但要小心嬰幼兒感受性較強，不宜攝取過量的胡蘿蔔。

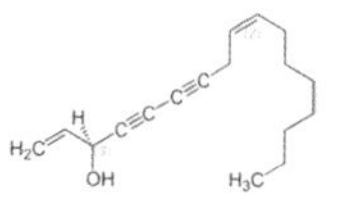

脫鎂葉綠酸

英文名稱 pheophorbide

為葉綠素（參考第二四一頁）的分解產物，如果曬到太陽，會合成過氧化脂質，造成顏面、手部、指頭泛紅，引發腫脹、疼痛感，形成類燙傷水泡，進而化膿。有報告指出，鮑魚內臟含有餌食海藻之葉綠素分解後的脫鎂葉綠酸，會引起食物中毒。其他像是漬菜（野澤菜漬、高菜漬）、綠藻或藍藻類等藻類也含有此成分。

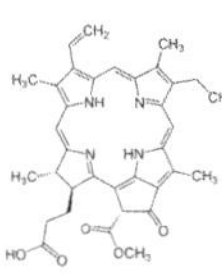

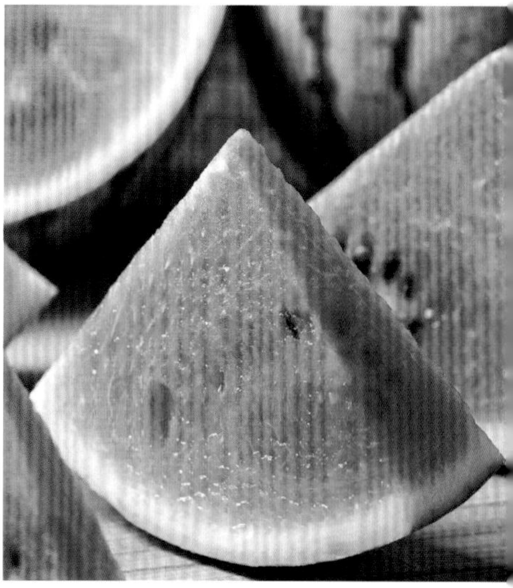

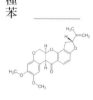

茄紅素（番茄紅素）

英文名稱 lycopene

為色素成分類胡蘿蔔素之一，顏色鮮豔的紅色化合物。番茄、西瓜、木瓜、粉紅葡萄柚等紅色蔬果富含此成分，但櫻桃或草莓卻無此成分。

其特徵是不具有原維生素A（維生素A先質）活性[*]，但抗氧化性優異。因可清除活性氧，除了有報告指出可預防動脈硬化或高血壓等生活習慣病，據說還有瘦身或護膚等功效，或可作為植物性的著色劑。

茄紅素的英文是 lycopene，德文則是 lycopin。

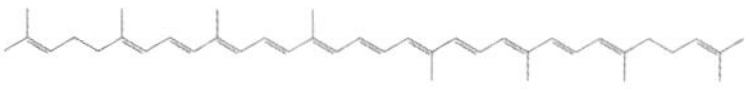

魚藤酮

英文名稱 rotenone

豆薯（豆科）內含的一種苯丙素（參考第一六二頁），傳統作為殺蟲劑或殺魚劑；根據日本的「毒物及有害物質取締法」，被指定為有害物質。

東南亞地區常將含此成分的植物廣布水中用以捕魚，因魚藤酮不會被消化器官吸收，這樣捕獲的魚類就能食用。雖然全株豆薯都含魚藤酮，但球根並沒有，所以可食用。

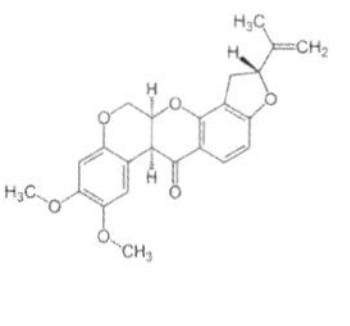

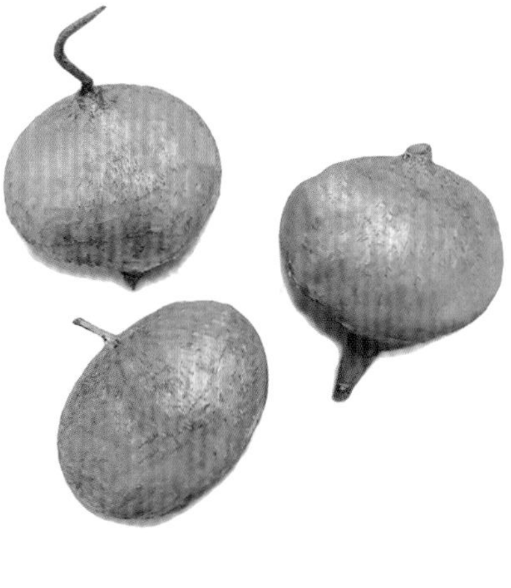

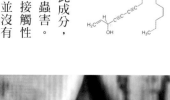

＊ 原維生素 A 活性：可於體內變成維生素 A，效力等同維生素 A 的物質，稱為原維生素 A。如類胡蘿蔔素的 α- 胡蘿蔔素、β- 胡蘿蔔素、β- 隱黃質等。

食品添加物的效果與風險

食品添加物＝危險化學物質，無添加＝安全，有這種觀念的人應該很多。

在日本，可作為食品添加物者，原則上只有厚生勞働省所指定，根據食品衛生法的定義，「於食品製造過程中，或以食品加工或保存為目的，於食品透過添加、混合、浸潤等方法所使用的物質」。再者，除了制定哪些食品可添加多少的「使用標準」外，還根據需求決定製造添加物時原料的「製造標準」，或者是為了保存效果的「保存標準」。

而食品添加物的效果主要有以下幾種：①抑制雜菌繁殖，預防食物中毒 ②增添口感、風味或色澤，讓飲食文化更多元 ③延長保存期限，降低食品耗損率 ④控制流通價格，讓售價維持穩定 ⑤為了那些不添加食品添加物，就無法製作的商品等。

從上述的效果可知，食品添加物絕不是壞東西，反倒能讓飲食更豐富。像是長照機構等醫療院所使用的增稠劑，也是日常生活不可欠缺的物質。

另一方面，食品添加物的風險有以下幾個：①鹽分、糖分或脂肪等添加過量 ②過量攝取可能危害健康 ③可能使用引發過敏的物質等。再者，也有人質疑食品添加物的致癌性，但目前被認可有致癌疑慮者已被禁止使用。

厚生勞働省不必認可、但能使用的食品添加物爲何？

在日本，食品添加物裡的「既存添加物」、「天然香料」、「一般飲食添加物」，不必被厚生勞働省認可，卻能使用。其中的既存添加物，就是以柑橘類的果實或果皮所含果膠等製作，長期用於各類食品的添加物，約有400個品項。而天然香料就是取自檸檬、柑橘、蟹類等動植物的食品氣味成分，約有600個品項。至於一般飲食添加物，指的是把平常作為食品食用的物質當成添加物，如將橙汁或草莓汁用於甜點等作法，約有100個品項。

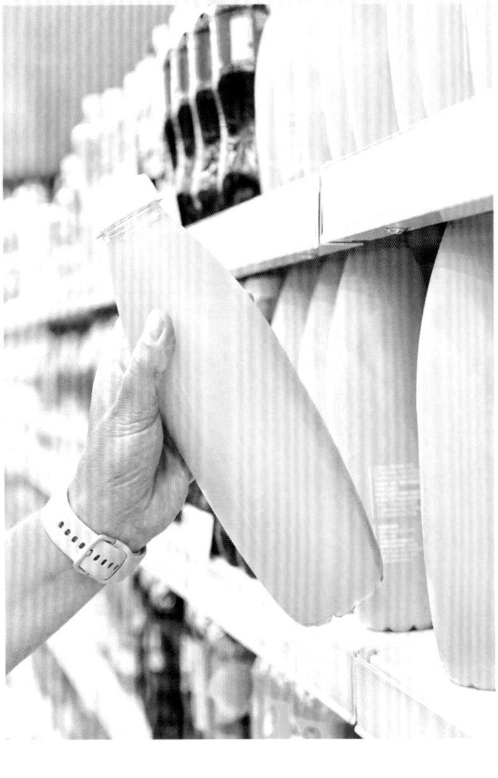

透過購物籃（market basket）分析方法調查食品添加物一天的攝取量

即便符合國家所制定安全標準，有些食品添加物若大量攝取，還是可能危害人體健康。為了避免出現這種現象，要決定使用標準。

日本厚生勞働省針對一天的攝取量，採用「購物籃分析」方法進行調查。

所謂的購物籃分析方法，就是分析檢測超市等處所販售之食品的食品添加物劑量，再除以平均一天的食品攝食量（食量），以找出攝取量。截至目前為止，依此方法所獲得的食品添加物之攝取量，確認沒有安全疑慮。萬一明顯有問題的話，要採取必要措施，修正食品添加物的攝取標準等。

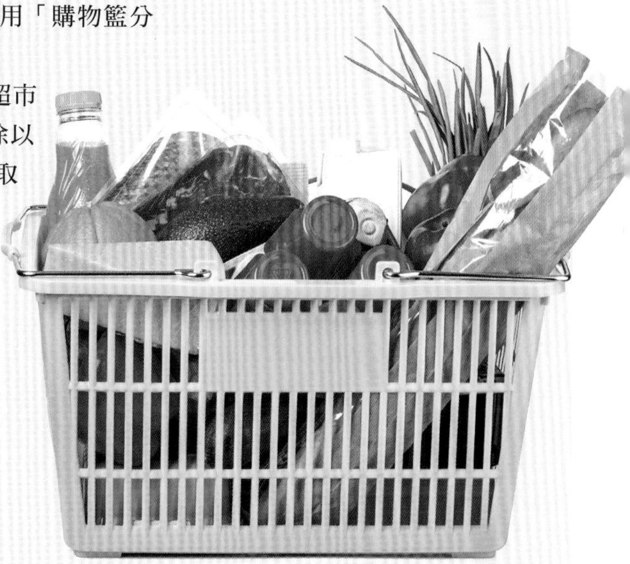

在國際間推動整合性的規制

日本會從世界各地輸入各種食品，國際社會認為食品添加物也是原物料的一部分。每個國家使用的食品添加物種類或用途不一，有些輸入產品可能使用被禁用的添加物，但也可能剛好相反。為了避免發生這種現象，有必要在國際間推動整合性的規則。在聯合國糧食及農業組織（FAO）和世界衛生組織（WHO）的合作下，設立世界衛生組織聯合食品添加物專家員會（JECFA）的國際食品法典委員會（CAC），針對各國提供安全的評價情報。

日本的食品添加物品質規格或用量標準，也盡量沿用國際的規格或標準制定。不過，跟各國相比，日本的飲食型態或制度均有差異，食品添加物的定義或是否可使用、用量等均有不同，無法單純拿來比較，也是不爭的事實。

本草植物的軟實力

生活周遭隨處可見本草（藥草），其用途廣泛，不僅可入菜、製作飲品，也能渲染布料，用來沐浴，或製作手工藝或捧花。

而所謂的本草，是指對日常生活有所作用的所有植物。廣義上，無論蔬菜、水果、茶葉都屬於本草類。這意味著植物具有特別的軟實力。

植物不同於動物，無法移動。無法自己移動尋覓食物（營養來源）的植物，為了存活，必須自己製造養分。再者，植物即便感染細菌、被昆蟲或草食動物吃掉、曝曬於強烈的陽光下，都無法像動物一樣脫逃。所以，對於這些外在威脅，植物必須擁有特別的機能性成分，以「抑制紫外線產生的氧化」、「保護自己免於細菌或昆蟲等外敵危害」，這就是化感物質（植物性化學物質）。研究顯示，這類成分對人體也有效果，因此目前將此成分納入的健康食品很多。

而人類利用本草調理身體的歷史悠久，不斷累積的經驗持續傳承中。以本草為根源的藥品應運而生，目前使用的藥品約有四分之三都來自於本草。

本草具有的機能性成分，特徵為一種本草中同時存在著許多成分。比起藥品，本草的作用力較差，但很多成分彼此可以製造相乘的效果，使得作用性更為複雜。再者，其作用力穩定，副作用比較少，即便持續使用，也不會對身體形成很大的負擔。

利用本草的植物療法，因可提升自然的治癒能力而受到很大的關注。在整合醫學開始普及的這個時代，本草的軟實力應該在其中扮演重要的角色。

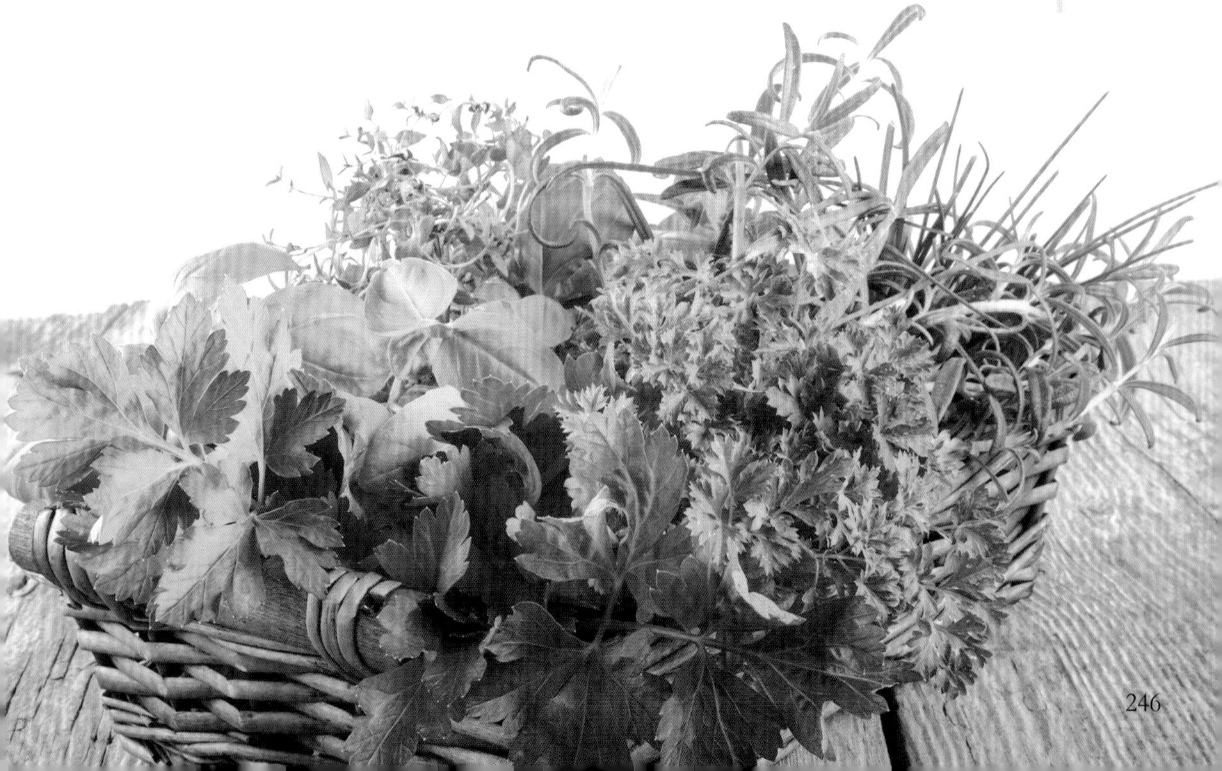

生活周遭常見的本草

德國洋甘菊

全世界最常飲用的本草茶，應該是德國洋甘菊茶！能改善胃炎、失眠或畏寒等症狀。德國洋甘菊富含芹菜素、木樨草素（參考第187頁）等類黃酮，可以抗氧化或消炎。很多人似乎習慣睡前喝，幫助入睡；其萃取精華也常用於保養品。

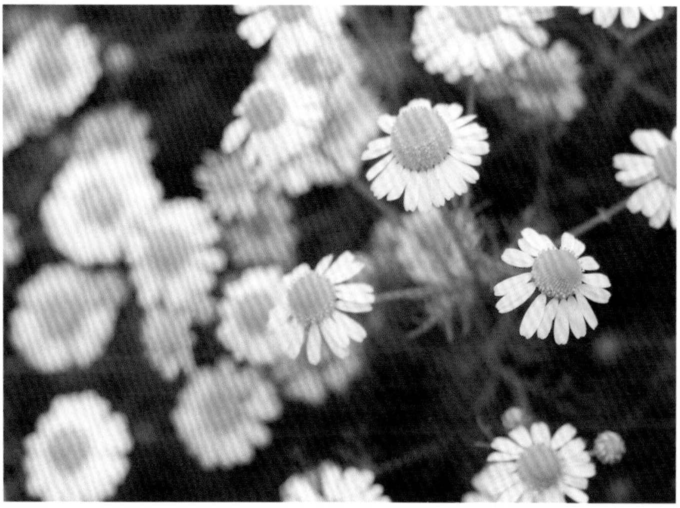

羅勒

義大利料理不可欠缺的本草植物，富含氣味類似丁香的丁子香酚（參考第157頁）、味道清新的1,8-桉樹腦（參考第208頁）、氣味甘甜的芳樟醇（參考第215頁）等揮發性成分。羅勒雖然不會被當成蔬菜大量攝取，但仍含有β-胡蘿蔔素、維生素E、鉀或鈣等營養素，可以抗氧化，促進消化或發揮鎮靜的效果。

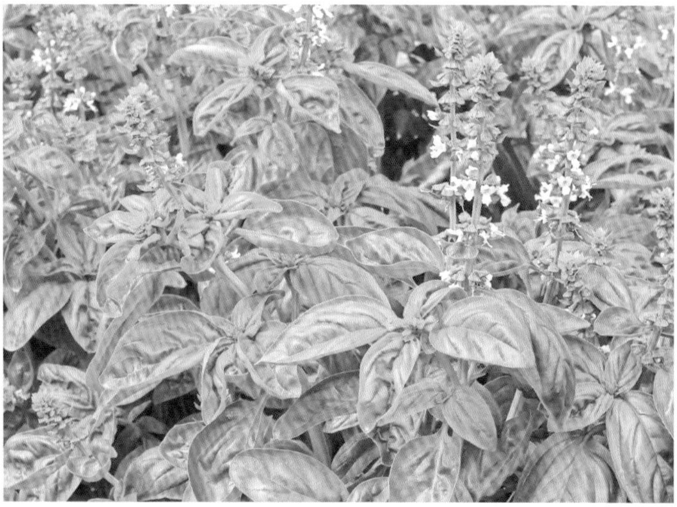

薰衣草

帶有甘甜清新氣息，被稱為「香氛女王」，擁有高人氣，很多日常用品都會採用其香氣。具揮發性的芳香精油不僅可以抗細菌或抗真菌，還能紓壓，緩解不安或緊繃感，或舒緩頭痛等痛感。渴望一夜好眠者，可將精油稀釋，噴灑在枕頭上。為芳樟醇（參考第 215 頁）或乙酸芳樟酯的香氣主成分。

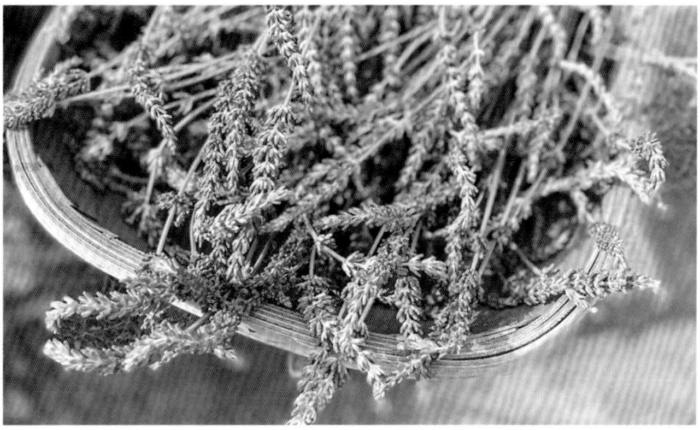

迷迭香

因富含優異的抗氧化成分，別名「返老還童香草」。其令人聯想到針葉樹的濃郁香氣主成分，來自 1,8- 桉樹腦（參考第 208 頁）或樟腦等。在中世紀，還會用浸泡 1 支迷迭香轉移香氣的白葡萄酒取代藥物來飲用。因可促進血液循環，所以能幫助消化、促進腦部機能，增強記憶力。不過，高血壓患者要小心使用。

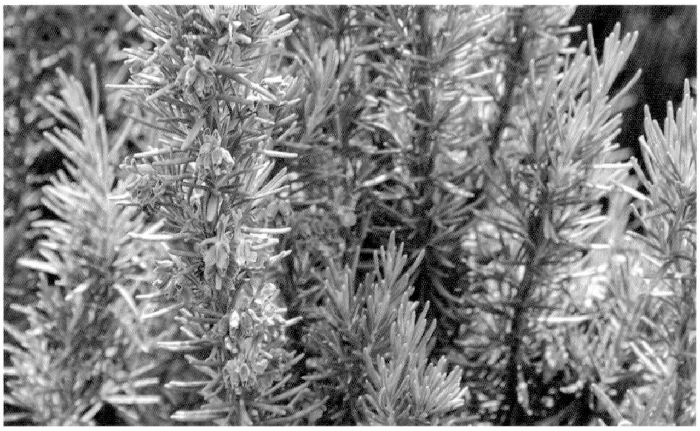

蒲公英

取蒲公英根部乾燥製作的蒲公英茶，微帶甘苦，以不傷腸胃的香草茶廣受喜愛。焙煎後苦味更濃，類似咖啡，是無法飲用咖啡者的替代品。除了苦味，也含菊糖（參考第 106 頁）、植物甾醇、咖啡酸（參考第 157 頁）等成分，可健胃、利膽、強肝。其嫩葉也富含礦物質。

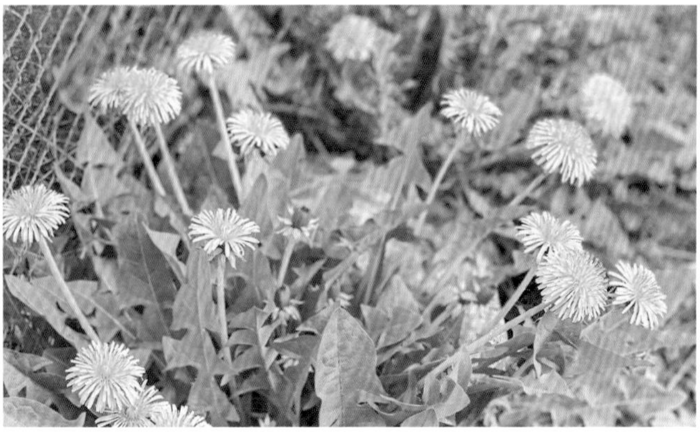

第三章 營養成分表

日本食品標準成分表２０２０年版（第八版）

果實類蔬菜

日本食品標準成分表2020年版（第八版）

維生素													礦物質													有機酸（g）	碳水化合物（g）	脂質		蛋白質（g）	水（g）	熱量（kcal）	
生物素（mg）	泛酸（mg）	葉酸（mg）	維生素B12（mg）	維生素B6（mg）	菸鹼素當量（mg）	維生素B2（mg）	維生素B1（mg）	維生素K（mg）	維生素E γ-生育醇（mg）	維生素E α-生育醇（mg）	維生素D（mg）	維生素A（mg）	鉬（mg）	鉻（mg）	硒（mg）	碘（mg）	錳（mg）	銅（mg）	鋅（mg）	鐵（mg）	磷（mg）	鎂（mg）	鈣（mg）	鉀（mg）	鈉（mg）			膽固醇（mg）	中性脂肪（g）				
2.3	0.17	22	0	0.08	0.8	0.02	0.05	4	0.2	0.9	(0)	45	2	Tr	1	Tr	0.08	0.04	0.1	0.2	26	9	7	210	3	0.4	4.7	0	0.1	0.7	94.0	20	番茄
2.3	0.33	32	(0)	0.05	0.7	0.05	0.05	10	0	0.3	(0)	8	10	0	0	0	0.16	0.06	0.2	0.3	30	17	18	220	Tr	0.4	5.1	1	0.1	1.1	93.2	18	茄子
1.7	0.62	42	(0)	0.22	1.9	0.09	0.07	25	1.3	4.9	(0)	330	5	0	1	Tr	0.13	0.07	0.3	0.5	43	25	15	450	1	0.4	20.6	0	0.3	1.9	76.2	78	南瓜
1.4	0.33	25	(0)	0.05	0.4	0.03	0.03	34	0	0.3	(0)	28	4	1	1	1	0.07	0.11	0.2	0.3	36	15	26	200	1	0.3	3.0	0	0.1	1.0	95.4	13	小黃瓜
2.7	0.22	36	(0)	0.09	(0.6)	0.05	0.05	35	0.4	0.4	(0)	27	6	1	Tr	Tr	0.15	0.07	0.4	0.5	37	25	24	320	1	-	2.8	(0)	0.1	1.3	94.9	16	櫛瓜
1.6	0.30	26	(0)	0.19	0.8	0.03	0.03	20	0	0.8	(0)	33	3	1	0	Tr	0.10	0.06	0.2	0.4	22	11	11	190	1	0.2	5.1	0	0.2	0.9	93.4	20	青椒
-	0.28	68	(0)	0.37	(1.4)	0.14	0.06	7	0.2	4.3	(0)	88	-	-	-	-	0.13	0.03	0.2	0.4	22	10	7	210	Tr	-	7.2	(0)	0.2	1.0	91.1	28	甜椒
-	0.41	87	(0)	0.25	(2.0)	0.28	0.08	230	0.1	7.7	(0)	430	-	-	-	-	0.43	0.12	0.4	2.2	65	79	490	650	3	-	7.2	(0)	0.1	3.4	86.7	32	辣椒
4.2	0.35	33	(0)	0.39	1.8	0.07	0.07	51	0	1.3	(0)	44	4	1	4	0	0.18	0.10	0.3	0.5	34	21	11	340	1	0.3	5.7	(0)	0.3	1.9	91.4	24	青龍椒
0.5	0.37	72	(0)	0.06	(0.5)	0.07	0.05	41	0.1	0.8	(0)	17	7	1	0	1	0.10	0.05	0.2	0.4	31	14	14	260	1	Tr	3.9	(0)	0.1	1.0	94.4	15	苦瓜
0.2	0.21	26	(0)	0.03	(0.5)	0.01	0.01	1	0	0.1	(0)	(0)	4	0	0	7	0.02	0.02	0.1	0.2	18	7	19	200	1	-	3.8	(0)	0.1	0.5	95.2	15	冬瓜
-	0.46	44	(0)	0.04	(0.4)	0.03	0.02	9	0	0.2	(0)	(0)	-	-	-	-	0.15	0.03	0.1	0.3	21	10	12	170	Tr	-	4.9	(0)	0.1	0.6	94.0	20	佛手瓜
1.3	0.30	39	(0)	0.04	(0.4)	0.03	0.03	29	0.1	0.2	(0)	6	2	0	0	5	0.05	0.03	0.2	0.2	20	12	35	220	1	-	3.3	(0)	0.1	0.9	95.3	15	越瓜
5.4	0.58	95	(0)	0.14	2.8	0.10	0.15	1	1.0	0.3	(0)	4	6	1	Tr	0	0.32	0.10	1.0	0.8	100	37	3	290	Tr	0.2	16.8	0	1.7	3.6	77.1	89	玉米
6.0	0.42	110	(0)	0.10	1.2	0.09	0.09	71	0.2	1.2	(0)	56	4	1	Tr	Tr	0.48	0.13	0.6	0.5	58	51	92	260	4	0.1	6.6	Tr	0.2	2.1	90.2	26	秋葵
-	0.48	100	(0)	0.16	1.3	0.17	0.11	120	1.1	4.6	(0)	67	-	-	-	-	0.78	0.25	1.4	2.8	170	74	15	190	5	-	12.9	(0)	3.5	6.1	76.7	89	地膚子（熟）
5.1	0.56	73	(0)	0.08	1.2	0.11	0.15	47	0.2	0.7	(0)	47	24	0	0	Tr	0.40	0.10	0.6	0.9	63	24	35	200	1	-	7.5	0	0.2	3.1	88.6	38	荷蘭豆
3.9	0.17	50	(0)	0.07	0.9	0.11	0.06	60	0.4	0.2	(0)	49	34	1	Tr	0	0.33	0.06	0.3	0.7	41	23	48	260	1	0.3	5.1	Tr	0.1	1.8	92.2	23	四季豆
11.0	0.53	320	(0)	0.15	4.2	0.15	0.31	30	6.5	0.8	(0)	22	240	1	1	0	0.71	0.41	1.4	2.7	170	62	58	590	1	-	8.8	(0)	6.2	11.7	71.7	125	毛豆
6.9	0.46	120	(0)	0.17	2.9	0.20	0.30	18	1.3	Tr	(0)	20	150	0	Tr	0	0.21	0.39	1.4	2.3	220	36	22	440	1	-	15.5	(0)	0.2	10.9	72.3	102	蠶豆
44.0	1.40	150	(0)	0.21	(12.0)	0.09	0.54	0	2.9	7.2	(0)	Tr	58	0	1	0	0.75	0.50	1.2	0.9	200	100	15	450	1	-	12.4	(0)	24.2	12.0	50.1	306	花生
-	0.35	120	(0)	0.08	1.3	0.10	0.08	29	0.8	0.1	(0)	20	-	-	-	-	0.33	0.07	0.4	0.8	63	33	43	300	Tr	-	7.4	(0)	0.1	2.5	89.2	32	菜豆
-	0.36	29	(0)	0.10	(1.8)	0.09	0.09	63	1.6	0.4	(0)	36	-	-	-	-	0.54	0.09	0.3	0.7	48	38	80	270	1	-	3.8	(0)	0.1	2.4	92.8	19	翼豆
6.2	1.27	45	(0)	0.07	2.5	0.08	0.28	3	0.6	2.5	(0)	24	3	0	0	2	0.26	0.25	0.4	1.0	120	48	5	710	Tr	-	34.8	(0)	1.6	4.7	57.4	168	白果
11.0	0.71	430	(0)	0.32	(3.1)	0.08	0.42	2	8.1	1.6	(0)	1	2	0	Tr	Tr	0.60	0.06	1.3	1.1	150	84	45	430	5	-	40.6	(0)	0.5	5.8	51.8	183	菱角
-	0.86	140	0	0.14	2.3	0.21	0.10	-	0	0.1	(0)	1	-	-	-	-	0.46	0.24	0.8	1.5	80	39	65	810	3	-	71.4	0	2.0	3.9	21.0	294	棗乾
-	0.67	91	(0)	0.49	4.4	0.15	0.26	7	24.0	1.2	(0)	2	-	-	-	-	3.44	1.21	2.6	2.6	280	150	85	540	4	-	11.7	(0)	68.8	14.6	3.1	713	核桃（熟）
3.9	1.04	74	(0)	0.27	1.6	0.07	0.21	1	3.0	0	(0)	3	2	0	3	0	3.27	0.32	0.5	0.8	70	40	23	420	1	-	36.9	(0)	0.5	2.8	58.8	147	栗子
-	0.49	65	(0)	0.09	7.2	1.06	0.20	0	0.8	30.0	(0)	1	-	-	-	-	2.45	1.17	3.6	3.6	460	290	250	760	1	-	20.9	-	51.8	19.6	4.7	609	杏仁（乾）

可食用部分每 100g 的營養素含量

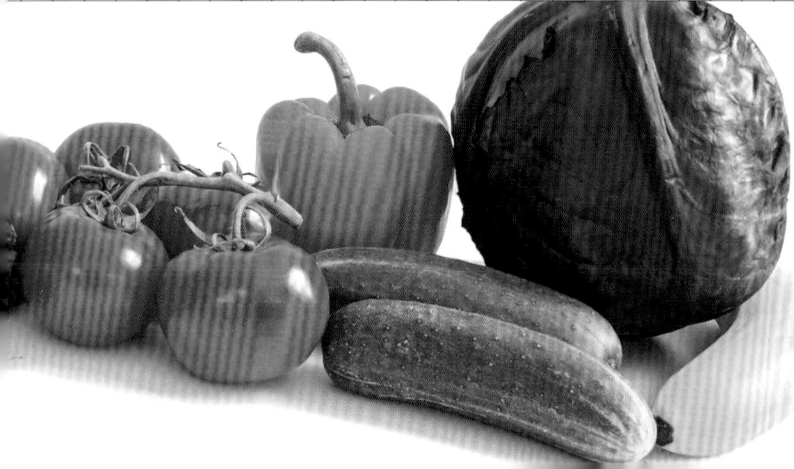

＊示意圖

葉菜類

	維生素														礦物質													有機酸（g）	碳水化合物（g）	脂質		蛋白質（g）	水（g）	熱量（k
	維生素C（mg）	生物素（mg）	泛酸（mg）	葉酸（mg）	維生素B_{12}（mg）	維生素B_6（mg）	菸鹼素當量（mg）	維生素B_2（mg）	維生素B_1（mg）	維生素K（mg）	維生素E γ-生育醇（mg）	維生素E α-生育醇（mg）	維生素D（mg）	維生素A（mg）	鉬（mg）	鉻（mg）	硒（mg）	碘（mg）	錳（mg）	銅（mg）	鋅（mg）	鐵（mg）	磷（mg）	鎂（mg）	鈣（mg）	鉀（mg）	鈉（mg）			膽固醇（mg）	中性脂肪（g）			
高麗菜	41	1.6	0.22	78	(0)	0.11	0.4	0.03	0.04	78	0	0.1	(0)	4	4	1	Tr	0	0.16	0.02	0.2	0.3	27	14	43	200	5	0.1	5.2	(0)	0.2	1.3	92.7	2
菠菜	35	2.9	0.20	210	(0)	0.14	1.3	0.20	0.11	270	0.2	2.1	(0)	350	5	2	3	3	0.32	0.11	0.7	2.0	47	69	49	690	16	0.9	3.1	0	0.4	2.2	92.4	1
萵苣	5	1.2	0.20	73	(0)	0.05	0.3	0.03	0.05	29	0.2	0.3	(0)	20	Tr	0	0	1	0.13	0.04	0.2	0.3	22	8	19	200	2	-	2.8	(0)	0.1	0.6	95.9	1
大白菜	19	1.4	0.25	61	(0)	0.09	0.7	0.03	0.03	59	0	0.2	(0)	8	6	0	Tr	1	0.11	0.03	0.2	0.3	33	10	43	220	6	-	3.2	(0)	0.1	0.8	95.2	1
油菜	39	2.9	0.32	110	(0)	0.12	1.6	0.13	0.09	210	0.1	0.9	(0)	260	10	2	1	2	0.13	0.06	0.2	2.8	45	12	170	500	15	-	2.4	(0)	0.2	1.5	94.1	1
芥子菜	64	-	0.32	310	(0)	0.25	2.2	0.27	0.12	260	0.1	3.0	(0)	230	-	-	-	-	1.02	0.08	0.9	2.2	72	21	140	620	60	-	4.7	(0)	0.1	3.3	90.3	2
大芥菜	69	2.1	0.27	180	(0)	0.16	(0.9)	0.10	0.06	120	0.1	0.8	(0)	190	4	4	Tr	2	0.24	0.04	0.3	1.7	35	16	87	300	43	-	4.2	(0)	0.2	1.8	92.7	2
油菜花	130	12.0	0.73	340	(0)	0.26	(2.6)	0.28	0.16	250	0.6	2.9	(0)	180	6	1	1	1	0.32	0.09	0.7	2.9	86	29	160	390	16	-	5.8	(0)	0.2	4.4	88.4	3
水菜	55	3.1	0.50	140	(0)	0.18	(1.5)	0.15	0.08	120	0.1	1.8	(0)	110	20	3	2	7	0.41	0.07	0.5	2.1	64	31	210	480	36	-	4.8	(0)	0.1	2.2	91.4	2
茼蒿	19	3.5	0.23	190	(0)	0.13	1.5	0.16	0.10	250	0.1	1.7	(0)	380	12	2	2	5	0.40	0.10	0.2	1.7	44	26	120	460	73	-	3.9	(0)	0.3	2.3	91.8	2
青蔥	14	1.0	0.17	72	(0)	0.12	0.6	0.04	0.05	8	0	0.2	(0)	7	2	0	Tr	0	0.12	0.04	0.3	0.3	27	13	36	200	Tr	-	8.3	2	0.1	1.4	89.6	3
洋蔥	7	0.6	0.17	15	0	0.14	0.3	0.01	0.04	0	0	Tr	0	0	1	0	1	1	0.15	0.05	0.2	0.3	31	9	17	150	2	0.2	8.4	1	0.1	1.0	90.1	3
薤	23	0.9	0.56	29	(0)	0.12	2.4	0.05	0.07	1	0	0.8	(0)	(0)	14	0	1	1	0.45	0.06	0.5	0.5	35	14	14	230	2	-	29.3	(0)	0.2	1.4	68.3	8
小蔥	21	-	0.33	55	(0)	0.11	(1.2)	0.05	0.03	6	0	0.4	(0)	2	-	-	-	-	0.37	0.06	0.5	0.8	47	14	20	290	2	-	17.8	(0)	0.2	2.3	79.1	5
韭菜	19	2.1	0.50	100	(0)	0.16	1.1	0.13	0.06	180	0.5	2.5	(0)	290	15	1	1	1	0.39	0.07	0.3	0.7	31	18	48	510	1	-	4.0	Tr	0.3	1.7	92.6	1
空心菜	19	-	0.40	120	(0)	0.11	(1.4)	0.20	0.10	250	0.3	2.2	(0)	360	-	-	-	-	1.07	0.20	0.5	1.5	44	28	74	380	26	-	3.1	(0)	0.1	2.2	93.0	1
落葵	41	-	0.21	78	(0)	0.09	(0.5)	0.07	0.03	350	0.2	1.1	(0)	250	-	-	-	-	0.29	0.05	0.4	0.5	28	67	150	210	9	-	2.6	(0)	0.2	0.7	95.1	1
菊苣	2	1.1	0.14	41	(0)	0.03	(0.4)	0.02	0.06	8	0.1	0.2	(0)	1	1	1	0	1	0.07	0.05	0.2	0.2	25	9	24	170	3	-	3.9	(0)	Tr	1.0	94.7	1
紫菊苣	6	-	0.24	41	(0)	0.03	(0.4)	0.04	0.04	13	0.1	0.1	(0)	1	-	-	-	-	0.15	0.06	0.2	0.3	34	11	21	290	11	-	3.9	(0)	0.2	1.1	94.1	1
菊萵苣	7	-	0.16	90	(0)	0.08	(0.4)	0.08	0.06	120	0.5	0.8	(0)	140	-	-	-	-	1.10	0.05	0.4	0.6	30	19	51	270	35	-	2.9	(0)	0.2	1.2	94.6	1

可食用部分每 100g 的營養素含量

編註：Tr 表示微量（低於檢測最低基準量），括號內的數值爲估計值，- 表示未檢測。

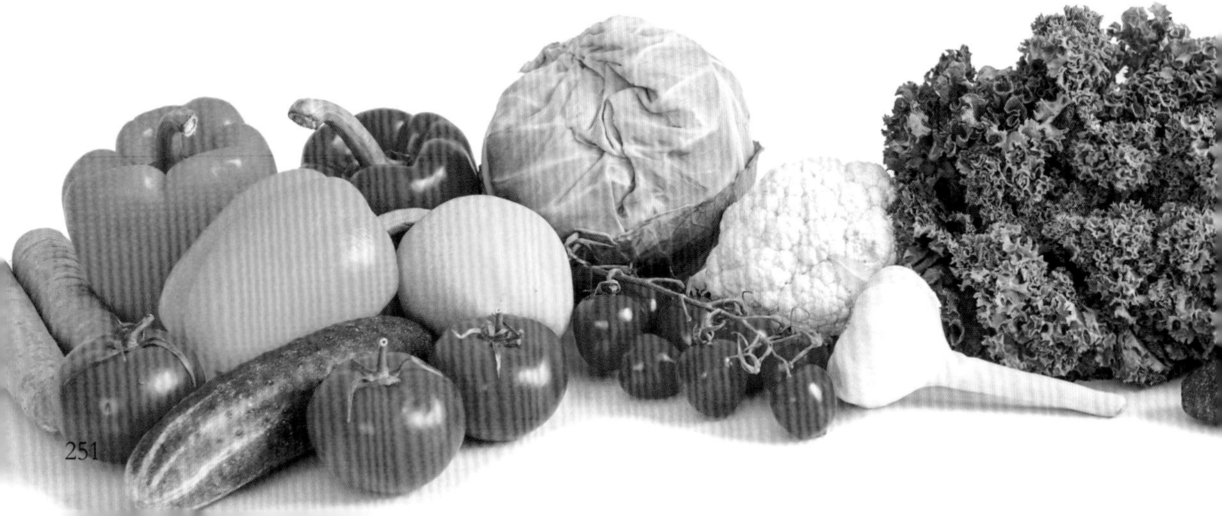

葉菜類

食品	熱量（kcal）	水（g）	蛋白質（g）	脂質 中性脂肪（g）	脂質 膽固醇（mg）	碳水化合物（g）	有機酸（g）	礦物質 鈉（mg）	鉀（mg）	鈣（mg）	鎂（mg）	磷（mg）	鐵（mg）	鋅（mg）	銅（mg）	錳（mg）	碘（mg）	硒（mg）	鉻（mg）	鉬（mg）	維生素 維生素A（mg）	維生素D（mg）	維生素E α-生育醇（mg）	維生素E γ-生育醇（mg）	維生素K（mg）	維生素B_1（mg）	維生素B_2（mg）	菸鹼素當量（mg）	維生素B_6（mg）	維生素B_{12}（mg）	葉酸（mg）	泛酸（mg）	生物素（mg）
番杏	15	93.8	1.8	0.1	(0)	2.8	-	5	300	48	35	75	3.0	0.5	0.06	0.81	-	-	-	-	230	(0)	1.3	0	310	0.08	0.30	1.3	0.13	(0)	90	0.46	-
陸羊栖菜	16	92.5	1.4	0.2	(0)	3.4	-	56	680	150	51	40	1.3	0.6	0.10	0.66	-	-	-	-	280	(0)	1.0	0	310	0.06	0.13	0.7	0.04	(0)	93	0.22	-
蓴菜（水煮）	4	98.6	0.4	0	(0)	1.0	-	2	2	4	2	5	0	0.2	0.02	0.02	-	-	-	-	2	(0)	0.1	0	16	0	0.02	0.1	0	(0)	3	0	-
菾菜	17	92.2	2.0	0.1	(0)	3.7	-	71	1200	75	74	33	3.6	0.3	0.06	3.60	-	-	-	-	310	(0)	1.7	0	180	0.07	0.23	0.7	0.25	(0)	120	0.53	-
明日葉	30	88.6	3.3	0.1	(0)	6.7	-	60	540	65	26	65	1.0	0.6	0.16	1.05	-	-	-	-	440	(0)	2.6	1.4	500	0.10	0.24	(2.2)	0.16	(0)	100	0.92	-
綠花椰菜	37	86.2	5.4	0.6	0	6.6	0.3	7	460	50	29	110	1.3	0.8	0.10	0.28	0	2	0	11	75	0	3.0	0.4	210	0.17	0.23	2.0	0.30	0	220	1.42	13.0
白花椰菜	28	90.8	3.0	0.1	0	5.2	0.3	8	410	24	18	68	0.6	0.6	0.05	0.22	0	0	0	4	2	(0)	0.2	0.4	17	0.06	0.11	1.3	0.23	(0)	94	1.30	8.5
蘆筍	21	92.6	2.6	0.2	Tr	3.9	0.2	2	270	19	9	60	0.7	0.5	0.10	0.19	1	0	0	2	31	(0)	1.5	0.2	43	0.14	0.15	1.4	0.12	(0)	190	0.59	1.8
竹筍	27	90.8	3.6	0.2	(0)	4.3	0.1	Tr	520	16	13	62	0.4	1.3	0.13	0.68	4	1	0	2	1	(0)	0.7	0.3	2	0.05	0.11	1.2	0.13	(0)	63	0.63	0.8
西洋芹	12	94.7	0.4	0.1	(0)	3.6	Tr	28	410	39	9	39	0.2	0.2	0.03	0.11	1	0	0	2	4	(0)	0.2	0	10	0.03	0.03	0.1	0.08	(0)	29	0.26	1.2
青江菜	9	96.0	0.6	0.1	(0)	2.0	0.1	32	260	100	16	27	1.1	0.3	0.07	0.12	Tr	1	1	7	170	(0)	0.7	0	84	0.03	0.07	0.6	0.08	(0)	66	0.17	1.3
塌菜	12	94.3	1.3	0.2	(0)	2.2	-	29	430	120	23	46	0.7	0.5	0.05	0.38	-	-	-	-	180	(0)	1.5	Tr	220	0.05	0.09	(1.4)	0.12	(0)	65	0.19	-
埃及野麻嬰	36	86.1	4.8	0.5	(0)	6.3	-	1	530	260	46	110	1.0	0.6	0.33	1.32	4	1	2	15	840	(0)	6.5	0.5	640	0.18	0.42	(1.6)	0.35	(0)	250	1.83	14.0
朝鮮薊	39	85.1	2.3	0.2	(0)	11.3	-	21	430	52	50	61	0.8	0.2	0.05	0.19	-	-	-	-	1	(0)	0.4	0	2	0.08	0.10	(1.9)	0.08	(0)	81	0.51	-
大頭菜	21	93.2	1.0	0	(0)	5.1	-	7	240	29	15	29	0.2	0.1	0.02	0.07	-	-	-	-	1	(0)	0	0	7	0.04	0.05	(0.3)	0.09	(0)	73	0.20	-
大黃	23	92.1	0.7	0.1	0	6.0	-	1	400	74	19	37	0.2	0.1	0.02	0.05	-	-	-	-	3	(0)	0.2	0	7	0.04	0.05	0.3	0.02	(0)	31	0.10	-
羽衣甘藍	26	90.2	2.1	0.4	(0)	5.6	-	9	420	220	44	45	0.8	0.3	0.05	0.55	1	4	1	38	240	(0)	2.4	0.2	210	0.06	0.15	(1.3)	0.16	(0)	120	0.31	4.0
食用菊花	25	91.5	1.4	0	(0)	6.5	-	2	280	22	12	28	0.7	0.3	0.04	0.36	-	-	-	-	6	(0)	4.6	0.3	11	0.10	0.11	(0.9)	0.08	(0)	73	0.20	-
青花菜芽	18	94.3	1.9	0.6	(0)	2.6	0.1	4	100	57	32	60	0.7	0.4	0.03	0.37	-	-	-	-	120	(0)	1.9	1.3	150	0.08	0.11	(1.6)	0.20	(0)	74	0.52	-
黃豆芽	29	92.0	3.7	1.5	Tr	2.3	-	3	160	23	23	51	0.5	0.4	0.12	0.30	-	-	-	-	(0)	(0)	0.5	1.6	57	0.09	0.07	1.2	0.08	(0)	85	0.36	-

可食用部分每 100g 的營養素含量

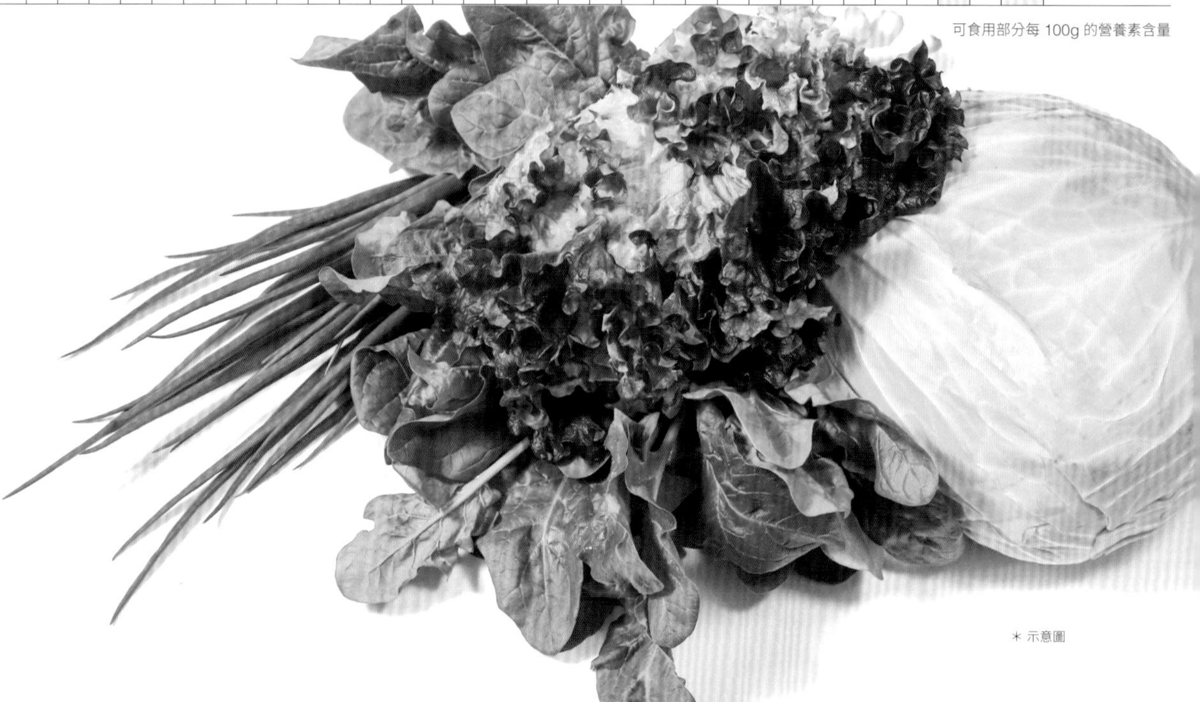

＊ 示意圖

根莖類

	維生素														礦物質													有機酸（g）	碳水化合物（g）	脂質		蛋白質（g）	水（g）
	維生素C（mg）	生物素（㎍）	泛酸（mg）	葉酸（㎍）	維生素B_{12}（㎍）	維生素B_6（mg）	菸鹼素當量（mg）	維生素B_2（mg）	維生素B_1（mg）	維生素K（㎍）	維生素E		維生素D（㎍）	維生素A（㎍）	鉬（㎍）	鉻（㎍）	硒（㎍）	碘（㎍）	錳（mg）	銅（mg）	鋅（mg）	鐵（mg）	磷（mg）	鎂（mg）	鈣（mg）	鉀（mg）	鈉（mg）			膽固醇（mg）	中性脂肪（g）		
											γ-生育醇（mg）	α-生育醇（mg）																					
白蘿蔔	12	0.3	0.12	34	(0)	0.04	0.4	0.01	0.02	Tr	0	0	(0)	(0)	3	0	1	3	0.04	0.02	0.2	0.2	18	10	24	230	19	-	4.1	0	0.1	0.5	94.6
蕪菁	19	-	0.25	48	(0)	0.08	0.8	0.03	0.03	0	0	0	(0)	(0)	-	-	-	-	0.06	0.03	0.1	0.3	28	8	24	280	5	0.1	4.6	(0)	0.1	0.7	93.9
胡蘿蔔	6	-	0.37	21	(0)	0.10	1.0	0.06	0.07	17	0	0.4	(0)	720	-	-	-	-	0.12	0.05	0.2	0.2	26	10	28	300	28	-	9.3	(0)	0.2	0.7	89.1
蓮藕	48	2.9	0.89	14	0	0.09	0.7	0.01	0.10	0	0	0.6	(0)	Tr	1	0	1	9	0.78	0.09	0.3	0.5	74	16	20	440	24	-	15.5	0	0.1	1.9	81.5
牛蒡	3	1.3	0.23	68	(0)	0.10	0.6	0.04	0.05	Tr	0	0.6	(0)	Tr	1	1	1	2	0.18	0.21	0.8	0.7	62	54	46	320	18	-	15.4	(0)	0.1	1.8	81.7
辣根	73	5.5	0.32	99	(0)	0.23	(1.0)	0.10	0.10	0	0	0	(0)	1	1	Tr	0	0	0.40	0.19	2.3	1.0	58	65	110	510	1	-	17.7	(0)	0.3	3.1	77.3
菊薯	3	-	0.02	25	(0)	0.08	1.1	0.01	0.04	(0)	0	0.2	(0)	2	-	-	-	-	0.07	0.07	0.1	0.2	31	8	11	240	0	-	12.4	0	0.3	0.6	86.3
甜菜根	5	-	0.31	110	(0)	0.07	(0.6)	0.05	0.05	0	0	0.1	(0)	(0)	-	-	-	-	0.15	0.09	0.3	0.4	23	18	12	460	30	-	9.3	(0)	0.1	1.6	87.6
洋薑	10	3.7	0.37	20	(0)	0.09	1.9	0.04	0.08	(0)	0	0.2	(0)	0	2	Tr	Tr	1	0.08	0.17	0.3	0.3	66	16	14	610	1	0.5	14.7	(0)	0.4	1.9	81.7
慈菇	2	7.2	0.78	140	(0)	0.34	3.0	0.07	0.12	1	0	3.0	(0)	(0)	4	Tr	1	1	0.13	0.71	2.2	0.8	150	34	5	600	3	-	26.6	(0)	0.1	6.3	65.5
百合根	9	1.6	0	77	(0)	0.12	(1.4)	0.07	0.08	0	0	0.5	(0)	(0)	1	2	1	1	0.96	0.16	0.7	1.0	71	25	10	740	1	-	28.3	(0)	0.1	3.8	66.5
豆薯	15	3.1	0.69	47	-	0.16	2.9	0.03	0.12	3	Tr	0.8	-	0	54	0	Tr	0	0.26	0.13	0.6	1.1	120	39	73	650	5	0.4	35.6	-	0.6	5.9	56.5
甘藷	25	4.8	0.48	49	(0)	0.20	0.8	0.02	0.10	(0)	Tr	1.0	(0)	3	5	0	0	1	0.37	0.13	0.2	0.5	46	24	40	380	23	0.4	33.1	(0)	0.5	0.9	64.6
馬鈴薯	28	0.5	0.49	20	(0)	0.20	1.9	0.03	0.08	1	0	Tr	(0)	0	3	1	0	1	0.42	0.09	0.2	1.0	46	19	4	420	1	0.5	15.9	(0)	0.1	1.8	81.1
芋頭	6	3.1	0.48	30	(0)	0.15	1.5	0.02	0.07	(0)	0	0.6	(0)	Tr	8	0	1	Tr	0.19	0.15	0.3	0.5	55	19	10	640	Tr	0.6	13.1	(0)	0.1	1.5	84.1
山藥	7	2.6	0.85	13	(0)	0.11	1.5	0.05	0.15	(0)	0	0.3	(0)	Tr	3	0	1	1	0.05	0.20	0.4	0.6	65	19	12	590	5	0.7	22.6	(0)	0.5	4.5	71.1
蒟蒻塊	(0)	-	0	1	(0)	0.02	(Tr)	(0)	(0)	(0)	0	0	(0)	(0)	-	-	-	-	0.02	0.02	0.1	0.4	5	2	43	33	10	-	2.3	(0)	Tr	0.1	97.3

可食用部分每 100g 的營養素含量

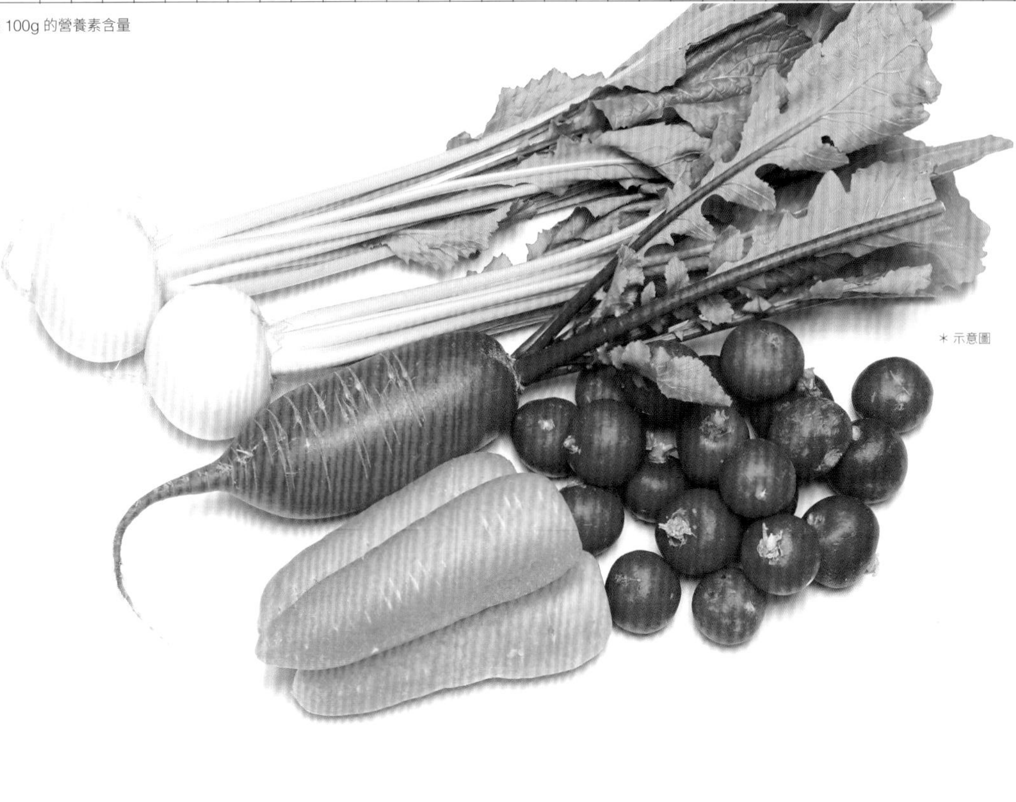

＊示意圖

野菜・香草

食品	熱量（kcal）	水（g）	蛋白質（g）	脂質：中性脂肪（g）	脂質：膽固醇（mg）	碳水化合物（g）	有機酸（g）	礦物質：鈉（mg）	鉀（mg）	鈣（mg）	鎂（mg）	磷（mg）	鐵（mg）	鋅（mg）	銅（mg）	錳（mg）	碘（mg）	硒（mg）	鉻（mg）	鉬（mg）	維生素：維生素A（mg）	維生素D（mg）	維生素E α-生育醇（mg）	維生素E γ-生育醇（mg）	維生素K（mg）	維生素B1（mg）	維生素B2（mg）	菸鹼素當量（mg）	維生素B6（mg）	維生素B12（mg）	葉酸（mg）	泛酸（mg）	生物素（mg）
款冬	11	95.8	0.3	0	(0)	3.0	-	35	330	40	6	18	0.1	0.2	0.05	0.36	Tr	0	0	2	4	(0)	0.2	0	6	Tr	0.02	0.2	0.01	(0)	12	0.07	0.2
蕗薹	38	85.5	2.5	0.1	(0)	10.0	-	4	740	61	49	89	1.3	0.8	0.36	0.23	-	-	-	-	33	(0)	3.2	0.7	92	0.10	0.17	1.3	0.18	(0)	160	0.45	-
楤木芽	27	90.2	4.2	0.2	(0)	4.3	-	1	460	16	33	120	0.9	0.8	0.35	0.47	0	1	0	1	48	(0)	2.4	1.6	99	0.15	0.20	3.2	0.22	(0)	160	0.53	6.7
蒔菜	19	92.7	2.4	0.1	(0)	4.0	-	Tr	370	12	25	47	0.7	0.6	0.13	0.14	-	-	-	-	18	(0)	1.6	0.1	17	0.02	1.09	1.3	0.05	(0)	130	0.45	-
蕨菜	27	90.9	1.7	0.1	(0)	6.6	-	2	340	10	17	37	0.6	0.5	0.15	0.40	-	-	-	-	44	(0)	0.6	0.1	34	0.02	0.09	(1.8)	0.05	(0)	210	0.64	-
土當歸	19	94.4	0.8	0.1	(0)	4.3	-	Tr	220	7	9	25	0.2	0.1	0.05	0.04	Tr	0	0	0	(0)	(0)	0.2	0	2	0.02	0.01	(0.7)	0.04	(0)	19	0.12	0.5
筆頭菜	31	86.9	3.5	0.1	(0)	8.1	-	6	640	50	33	94	2.1	1.1	0.22	0.22	-	-	-	-	88	(0)	4.9	0	19	0.07	0.14	2.8	0.35	(0)	110	0.90	-
行者大蒜	35	88.8	3.5	0.2	(0)	6.6	-	2	340	29	22	30	1.4	0.4	0.16	-	-	-	-	-	170	0	0.4	0.4	320	0.10	0.16	(1.7)	0.15	(0)	85	0.39	-
莢果蕨	25	90.7	3.0	0.2	(0)	5.3	-	1	350	26	31	69	0.6	0.7	0.26	0.33	-	-	-	-	100	(0)	1.7	0.1	120	0	0.12	(3.5)	0.03	(0)	150	0.60	-
大葉玉簪	19	92.8	1.9	0.4	(0)	4.0	-	1	390	40	14	52	0.5	0.5	0.09	0.79	1	1	0	4	160	(0)	1.3	0.4	160	0.09	0.12	1.0	0.10	(0)	120	0.31	3.1
山蒜	63	80.2	3.2	0.2	(0)	15.5	-	2	590	100	21	96	2.6	1.0	0.06	0.41	-	-	-	-	67	(0)	1.3	0.2	160	0.08	0.22	1.6	0.16	(0)	110	0.29	-
雞兒腸	40	84.6	3.4	0.2	(0)	10.0	-	2	800	110	42	89	3.7	0.7	0.24	0.78	-	-	-	-	560	(0)	4.1	0.1	440	0.23	0.32	(4.2)	0.10	(0)	170	0.50	-
生薑（去皮）	28	91.4	0.9	0.3	(0)	6.6	0.1	6	270	12	27	25	0.5	0.1	0.06	5.01	0	1	1	6	Tr	(0)	0.1	0.8	0	0.03	0.02	0.8	0.13	(0)	8	0.21	0.7
山葵	89	74.2	5.6	0.2	(0)	18.4	-	24	500	100	46	79	0.8	0.7	0.03	0.14	1	9	1	2	1	(0)	1.4	0	49	0.06	0.15	1.5	0.32	(0)	50	0.20	3.5
花椒（粉）	375	8.3	10.3	6.2	(0)	69.6	-	10	1700	750	100	210	10.0	0.9	0.33	-	32	6	21	19	17	(0)	-	-	-	0.10	0.45	(4.5)	-	-	-	-	27.0
蒜頭	129	63.9	6.4	0.9	(0)	27.5	0	8	510	14	24	160	0.8	0.8	0.16	0.28	0	1	0	16	0	(0)	0.5	0	0	0.19	0.07	1.8	1.53	(0)	93	0.55	2.0
紫蘇	32	86.7	3.9	0.1	(0)	7.5	-	1	500	230	70	70	1.7	1.3	0.20	2.01	6	1	2	30	880	(0)	3.9	0	690	0.13	0.34	2.4	0.19	(0)	110	1.00	5.1
蘘荷	11	95.6	0.9	0.1	(0)	2.6	-	1	210	25	30	12	0.5	0.4	0.05	1.17	1	1	0	8	3	(0)	0.1	1.2	20	0.05	0.05	(0.6)	0.07	(0)	25	0.20	1.1
鴨兒芹	16	93.8	1.0	0.1	(0)	4.0	-	8	640	25	17	50	0.3	0.1	0.07	0.14	3	1	Tr	3	61	(0)	0.7	Tr	63	0.03	0.09	(0.6)	0.04	(0)	44	0.29	1.9
水芹	17	93.4	2.0	0.1	(0)	3.3	-	19	410	34	24	51	1.6	0.3	0.15	1.24	-	-	-	-	160	(0)	0.7	0.8	160	0.04	0.13	(1.7)	0.11	(0)	110	0.42	-
艾蒿	43	83.6	5.2	0.3	(0)	8.7	-	10	890	180	29	100	4.3	0.6	0.29	0.84	-	-	-	-	440	(0)	3.2	0.5	340	0.19	0.34	(3.9)	0.08	(0)	190	0.55	-
香菜	18	92.4	1.4	0.4	-	4.6	-	4	590	84	16	59	1.4	0.4	0.09	0.39	2	Tr	2	23	150	0	1.9	0.2	190	0.09	0.11	1.5	0.11	-	69	0.52	6.2
西洋菜	13	94.1	2.1	0.1	(0)	2.5	-	23	330	110	13	57	1.1	0.2	0.05	-	2	2	1	20	230	(0)	1.6	0	190	0.10	0.20	(1.0)	0.13	(0)	150	0.30	4.0
巴西里	34	84.7	4.0	0.7	(0)	7.8	-	9	1000	290	42	61	7.5	1.0	0.16	1.05	7	3	4	39	620	(0)	3.3	0.9	850	0.12	0.24	2.7	0.27	(0)	220	0.48	4.1
羅勒	21	91.5	2.0	0.6	(0)	4.0	-	1	420	240	69	41	1.5	0.6	0.20	1.91	-	-	-	-	520	(0)	3.5	0.4	440	0.08	0.19	(1.0)	0.11	(0)	69	0.29	-
芝麻葉	17	92.7	1.9	0.4	(0)	3.1	-	14	480	170	46	40	1.6	0.8	0.07	0.69	-	-	-	-	300	(0)	1.4	Tr	210	0.06	0.17	0.8	0.11	(0)	170	0.55	-
百里香（粉）	342	9.8	6.5	5.2	(0)	69.8	-	13	980	1700	300	85	110.0	2.0	0.57	6.67	-	-	-	-	82	(0)	-	-	-	0.09	0.69	4.5	-	0	0	-	-
鼠尾草（粉）	377	9.2	6.4	10.1	(0)	66.9	-	120	1600	1500	270	100	50.0	3.3	0.53	2.85	-	-	-	-	120	(0)	-	-	-	0.09	0.55	3.8	-	(0)	-	-	-

可食用部分每 100g 的營養素含量

蕈菇類

	維生素C（mg）	生物素（mg）	泛酸（mg）	葉酸（mg）	維生素B_{12}（mg）	維生素B_6（mg）	菸鹼素當量（mg）	維生素B_2（mg）	維生素B_1（mg）	維生素K（mg）	維生素E γ-生育醇（mg）	維生素E α-生育醇（mg）	維生素D（mg）	維生素A（mg）
香菇	0	7.6	1.21	49	0	0.21	4.0	0.21	0.13	0	0	0	0.3	0
舞菇	0	24.0	0.56	53	(0)	0.06	5.4	0.19	0.09	(0)	(0)	(0)	4.9	(0)
鴻禧菇	0	8.7	0.81	29	0.1	0.09	6.4	0.17	0.15	0	0	0	0.5	(0)
金針菇	0	11.0	1.40	75	(0)	0.12	7.4	0.17	0.24	0	0	0	0.9	(0)
杏鮑菇	0	6.9	1.16	65	(0)	0.14	6.7	0.22	0.11	(0)	0	0	1.2	(0)
木耳（乾）	0	27.0	1.14	87	(0)	0.10	5.5	0.87	0.19	0	0	0	85.0	(0)
珍珠菇	0	7.4	1.29	60	Tr	0.05	5.5	0.12	0.07	(0)	0	0	0	(0)
蘑菇	0	11.0	1.54	28	(0)	0.11	3.6	0.29	0.06	0	0	0	0.3	(0)
松茸	0	18.0	1.91	63	(0)	0.15	8.3	0.10	0.10	0	(0)	(0)	0.6	(0)
黑皪菇	0	10	1.32	65	(0)	0.09	(3.6)	0.22	0.21	0	0	0	0.3	(0)
美姬菇	0	-	2.08	20	(0)	0.11	5.7	0.44	0.12	(0)	0	0	0.9	(0)

	鉬（mg）	鉻（mg）	硒（mg）	碘（mg）	錳（mg）	銅（mg）	鋅（mg）	鐵（mg）	磷（mg）	鎂（mg）	鈣（mg）	鉀（mg）	鈉（mg）	有機酸（g）	碳水化合物（g）	脂質 膽固醇（mg）	脂質 中性脂肪（g）	蛋白質（g）	水（g）
香菇	4	1	5	0	0.21	0.10	0.9	0.4	87	14	1	290	1	0.2	6.4	0	0.3	3.1	89.6
舞菇	1	1	2	0	0.04	0.22	0.7	0.2	54	10	Tr	230	0	-	4.4	(0)	0.5	2.0	92.7
鴻禧菇	6	0	2	1	0.16	0.06	0.5	0.5	96	11	1	370	2	0.3	4.8	0	0.5	2.7	91.1
金針菇	Tr	0	1	0	0.07	0.10	0.6	1.1	110	15	Tr	340	2	-	7.6	0	0.2	2.7	88.6
杏鮑菇	2	0	2	1	0.06	0.10	0.6	0.3	89	12	Tr	340	2	-	6.0	(0)	0.4	2.8	90.2
木耳（乾）	6	27	9	7	6.18	0.31	2.1	35.0	230	210	310	1000	59	-	71.1	0	2.1	7.9	14.9
珍珠菇	1	Tr	2	Tr	0.06	0.11	0.5	0.7	68	10	4	240	3	-	5.4	1	0.2	1.8	92.1
蘑菇	2	0	14	1	0.04	0.32	0.4	0.3	100	10	3	350	6	-	2.1	0	0.3	2.9	93.9
松茸	1	14	82	3	0.12	0.24	0.8	1.3	40	8	6	410	2	-	8.2	(0)	0.6	2.0	88.3
黑皪菇	1	Tr	3	0	0.07	0.15	0.7	0.5	100	18	2	300	3	-	4.9	(0)	0.4	3.7	90.2
美姬菇	-	-	-	-	0.14	0.13	0.4	0.6	64	8	1	260	4	-	4.5	(0)	0.3	2.6	92.0

可食用部分每 100g 的營養素含量

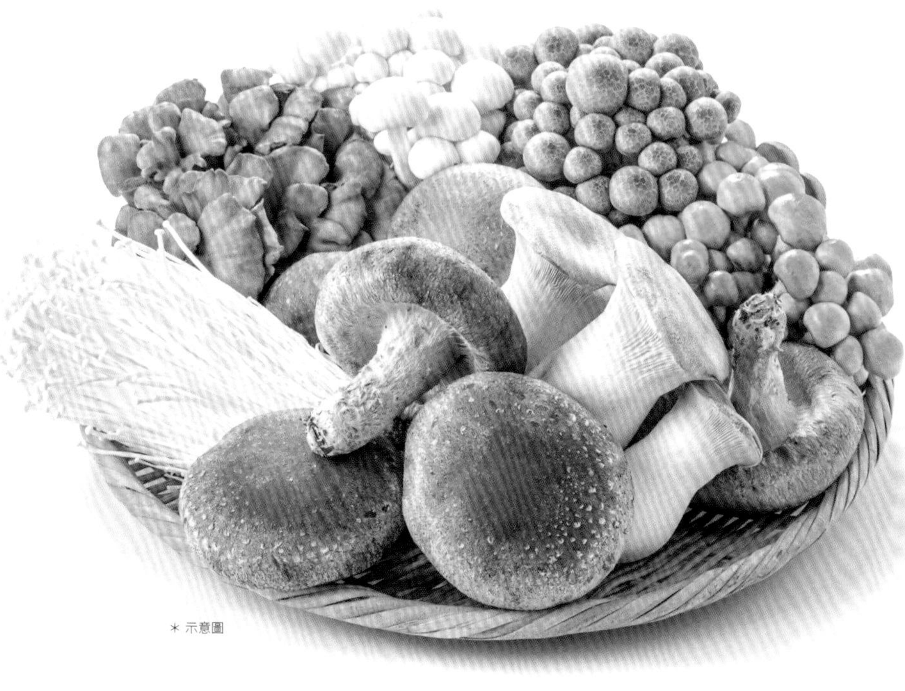

＊示意圖

水果

維生素													礦物質													有機酸（g）	碳水化合物（g）	脂質		蛋白質（g）	水（g）	熱量（kcal）	
生物素（mg）	泛酸（mg）	葉酸（mg）	維生素B_{12}（mg）	維生素B_6（mg）	菸鹼素當量（mg）	維生素B_2（mg）	維生素B_1（mg）	維生素K（mg）	維生素E γ-生育醇（mg）	維生素E α-生育醇（mg）	維生素D（mg）	維生素A（mg）	鉬（mg）	鉻（mg）	硒（mg）	碘（mg）	錳（mg）	銅（mg）	鋅（mg）	鐵（mg）	磷（mg）	鎂（mg）	鈣（mg）	鉀（mg）	鈉（mg）			膽固醇（mg）	中性脂肪（g）				
0.7	0.05	3	(0)	0.04	(0.1)	0.01	0.02	2	0	0.4	(0)	2	1	0	0	0	0.04	0.05	0.1	0.1	12	5	4	120	Tr	0.4	16.2	(0)	0.3	0.2	83.1	56	蘋果
0.8	0.33	90	(0)	0.04	0.5	0.02	0.03	(2)	0.2	0.4	(0)	1	9	0	Tr	1	0.20	0.05	0.2	0.3	31	13	17	170	Tr	0.8	8.5	0	0.1	0.9	90.0	31	草莓
1.0	0.04	19	(0)	0.05	0.2	0.01	0.05	22	0.2	0.4	(0)	3	1	0	0	0	0.03	0.07	Tr	0.2	23	7	8	220	0	0.7	16.9	(0)	0.2	0.6	81.7	69	葡萄
0.5	0.23	22	(0)	0.06	0.3	0.03	0.10	(0)	0	0.4	0	84	Tr	0	0	0	0.07	0.03	0.1	0.2	15	11	21	150	1	-	12.0	0	0.1	0.7	86.9	49	溫州蜜柑
-	0.29	11	(0)	0.02	(0.2)	0.02	0.05	-	0	0.2	(0)	1	-	-	-	-	0.10	0.02	0.1	0.1	11	11	20	210	1	-	7.0	(0)	0.1	0.5	92.0	30	香橙（果汁）
(0.3)	0.27	24	(0)	0.08	(0.4)	0.02	0.10	(0)	0	0.3	(0)	45	(0)	(1)	(0)	(0)	0.05	0.04	0.1	0.1	21	11	11	170	1	-	10.3	(0)	0.2	0.8	88.4	45	清見
-	0.36	19	(0)	0.07	(0.4)	0.03	0.06	(0)	0	0.1	(0)	13	-	-	-	-	0.07	0.04	0.1	0.2	18	14	17	190	2	-	11.8	(0)	0.1	0.9	86.7	50	伊予柑
0.6	0.28	34	(0)	0.06	0.4	0.04	0.07	(0)	0	0.3	(0)	11	0	0	0	0	0.06	0.06	0.1	0.2	22	9	24	180	1	0.9	11.8	0	0.1	0.9	86.8	48	柳橙
(0.4)	0.25	17	(0)	0.04	(0.4)	0.03	0.09	(0)	0	0.3	(0)	30	(0)	(1)	(0)	(0)	0.07	0.03	0.1	0.1	18	9	9	170	Tr	-	12.9	(0)	0.2	0.8	85.8	56	不知火柑
-	0.45	27	(0)	0.09	0.5	0.04	0.01	(0)	0	0.3	(0)	89	-	-	-	-	0.10	0.04	0.1	0.2	18	16	24	200	2	-	12.4	(0)	0.1	1.1	86.0	53	塞米諾爾橘柚
0.5	0.39	15	(0)	0.04	0.4	0.03	0.07	(0)	0	0.3	(0)	(0)	1	0	0	0	0.01	0.04	0.1	Tr	17	9	15	140	1	1.1	9.6	0	0.1	0.9	89.0	40	葡萄柚
-	0.27	13	(0)	0.05	(0.3)	0.03	0.06	(0)	0	0.1	(0)	1	-	-	-	-	0.04	0.02	Tr	0.1	9	6	5	110	1	-	8.3	(0)	0.1	0.6	90.7	35	夏蜜柑
-	0.32	16	(0)	0	(0.4)	0.04	0.03	(0)	0	0.5	(0)	1	-	-	-	-	0.02	0.04	0.1	0.1	19	7	13	180	1	-	9.8	(0)	0.1	0.7	89.0	41	文旦
-	0.47	34	0	0.04	(0.4)	0.02	0.09	-	0	0.3	(0)	Tr	-	-	-	-	0.02	0.05	0.1	0.2	19	9	12	150	1	-	10.1	0	0.1	0.8	88.7	43	白金柚
-	0.29	20	(0)	0.06	0.7	0.06	0.10	(0)	0.2	2.6	(0)	11	-	-	-	-	0.11	0.03	0.1	0.3	12	19	80	180	2	-	17.5	0	0.7	0.5	80.8	67	金柑
-	0.15	13	(0)	0.03	0.2	0.02	0.02	-	0	0.1	(0)	1	-	-	-	-	0.04	0.03	Tr	0.1	8	8	7	140	1	-	8.5	(0)	0.1	0.4	90.7	36	臭橙（果汁）
-	0.13	13	(0)	0.08	0.3	0.02	0.03	-	0	0.3	(0)	0	-	-	-	-	0.05	0.03	0.2	0.2	11	15	16	140	1	-	6.6	(0)	0.1	0.5	92.5	29	酸橘（果汁）
-	0.12	13	(0)	0.02	0.5	0.02	0.03	-	0	0.1	(0)	2	-	-	-	-	0.02	0.02	Tr	0.1	8	10	10	190	1	-	8.0	(0)	0.2	0.3	91.2	35	酸橙（果汁）
-	0.16	17	(0)	0.05	(0.1)	0.02	0.03	(1)	0	0.2	(0)	(0)	-	-	-	-	0.01	0.03	0.1	0.2	16	9	16	160	1	-	9.3	(0)	0.1	0.4	89.8	39	萊姆（果汁）
-	0.10	7	(0)	0.03	0.4	0.03	0.08	-	0	0.5	(0)	7	-	-	-	-	0.06	0.06	0.1	0.1	8	15	17	180	2	-	7.9	(0)	0.1	0.8	90.9	35	台灣香檬（果汁）
0.7	0.24	38	(0)	0.02	(0.3)	0.03	0.03	(2)	0	0.5	(0)	8	1	Tr	0	0	-	0.05	0.1	0.3	17	6	13	210	1	-	15.2	(0)	0.2	1.0	83.1	64	櫻桃
0.3	0.13	5	(0)	0.02	0.6	0.01	0.01	(1)	0	0.7	(0)	Tr	1	0	0	0	0.04	0.05	0.1	0.1	18	7	4	180	1	0.4	10.2	0	0.1	0.6	88.7	38	桃子
0.9	0.19	32	(0)	0.10	(0.6)	0.02	0.06	(3)	0.1	0.2	(0)	3	4	1	2	0	0.04	0.05	0.2	0.3	21	13	8	340	7	-	10.3	(0)	0.1	1.1	87.8	40	哈密瓜
0.9	0.22	3	(0)	0.07	0.3	0.02	0.03	0	0	0.1	(0)	69	1	0	0	0	0.03	0.03	0.1	0.2	8	11	4	120	1	-	9.5	0	0.1	0.6	89.6	41	西瓜
0.5	0.35	8	(0)	0.06	0.5	0.05	0.03	(3)	2.0	3.3	(0)	20	1	Tr	0	0	0.07	0.05	0.1	0.6	14	8	12	240	2	-	7.9	0	0.5	0.7	90.4	33	梅子
2.0	0.28	18	(0)	0.06	0.4	0.02	0.03	(2)	0	0.1	(0)	35	1	1	0	0	0.50	0.03	0.1	0.2	14	6	9	170	1	-	15.9	0	0.2	0.4	83.1	63	柿子
0.5	0.14	6	(0)	0.02	0.2	Tr	0.02	(5)	0	0.1	(0)	(0)	Tr	0	0	0	0.04	0.06	0.1	0	11	5	2	140	Tr	-	11.3	0	0.1	0.3	88.0	38	梨子
0.3	0.09	4	(0)	0.02	(0.2)	0.01	0.02	(4)	0	0.3	(0)	(0)	1	0	0	0	0.04	0.12	0.1	0.1	13	4	5	140	Tr	-	14.4	(0)	0.1	0.3	84.9	48	西洋梨
-	0.31	12	(0)	0.04	0.4	0.03	0.01	-	0	0.6	(0)	11	-	-	-	-	0.05	0.09	0.2	0.3	17	12	12	270	2	-	18.3	(0)	0.1	0.4	80.7	58	木梨
-	0.25	12	0	0.05	0.3	0.02	0.02	-	0	1.0	(0)	4	-	-	-	-	0.02	0.05	0.2	0.1	14	7	11	160	1	-	15.1	0	0.1	0.3	84.2	48	榅桲

可食用部分每 100g 的營養素含量

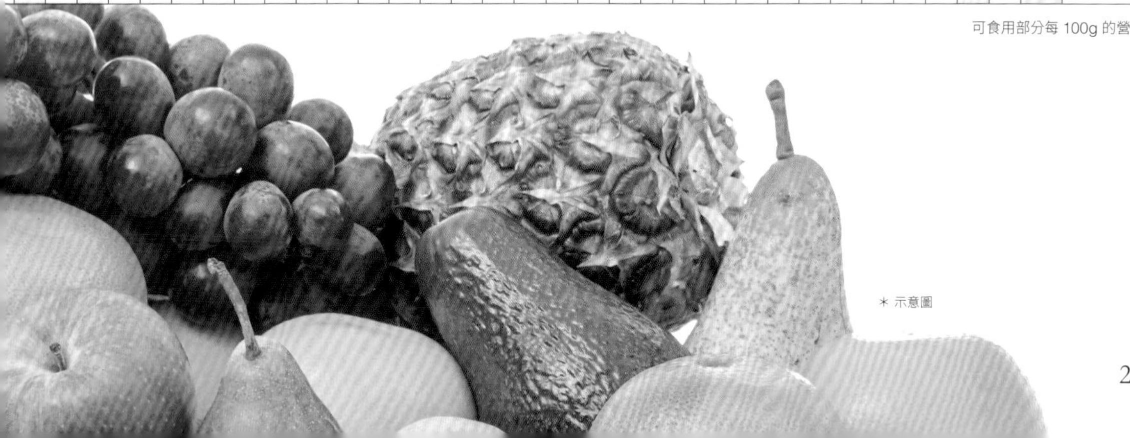

＊示意圖

水果

維生素	維生素C（mg）	生物素（mg）	泛酸（mg）	葉酸（mg）	維生素B12（mg）	維生素B6（mg）	菸鹼素當量（mg）	維生素B2（mg）	維生素B1（mg）	維生素K（mg）	維生素E γ-生育醇（mg）	維生素E α-生育醇（mg）	維生素D（mg）	維生素A（mg）
奇異果	71	1.4	0.31	37	(0)	0.11	0.5	0.02	0.01	6	0	1.3	(0)	4
檸檬	100	1.2	0.39	31	(0)	0.08	0.4	0.07	0.07	(0)	0.1	1.6	(0)	2
藍莓	9	1.1	0.12	12	0	0.05	(0.2)	0.03	0.03	(15)	0.6	1.7	(0)	5
鵝莓	22	-	0.40	47	0	0.02	0.4	0.02	0.02	-	0.1	1.0	(0)	10
藍靛果忍冬	44	-	0.29	7	0	0.04	0.6	0.03	0.02	-	0.3	1.1	(0)	11
香蕉	16	1.4	0.44	26	(0)	0.38	0.9	0.04	0.05	(Tr)	0	0.5	(0)	5
枇杷	5	0.1	0.22	9	(0)	0.06	(0.3)	0.03	0.02	-	0	0.1	(0)	68
無花果	2	0.4	0.23	22	(0)	0.07	0.3	0.03	0.03	(3)	0.1	0.4	(0)	1
李子	4	0.2	0.14	37	(0)	0.04	0.3	0.02	0.02	-	0	0.6	(0)	7
杏	3	0.5	0.30	2	(0)	0.05	(0.2)	0.02	0.02	-	0.1	1.7	(0)	120
鳳梨	35	0.2	0.23	12	(0)	0.10	0.3	0.02	0.09	1	0	Tr	(0)	3
芒果	20	0.8	0.22	84	(0)	0.13	(0.9)	0.06	0.04	(3)	0.1	1.8	(0)	51
木通果	65	-	0.29	30	0	0.08	0.4	0.03	0.07	-	0	0.2	(0)	(0)
枸杞（乾）	9	24.0	0.71	99	Tr	0.32	(4.6)	0.40	0.28	10	0.8	5.7	0	250
山茱萸	4	-	0.21	26	0	0.05	0.4	0.03	0.04	-	0	0.3	(0)	2
石榴	10	-	0.32	6	(0)	0.04	0.2	0.01	0.01	(12)	0	0.1	(0)	(0)
木瓜	50	0.2	0.42	44	(0)	0.01	(0.4)	0.04	0.02	(2)	0.3	0.3	(0)	40
火龍果	7	-	0.53	44	0	0.05	0.6	0.06	0.08	-	0.1	0.4	(0)	(0)
酪梨	12	5.3	1.55	83	(0)	0.29	2.3	0.20	0.09	21	0.2	3.3	(0)	7
荔枝	36	-	0	100	0	0.09	(1.0)	0.06	0.02	(Tr)	0	0.1	(0)	(0)
香肉果	18	-	0.22	36	0	0.06	(1.4)	0.05	0.05	-	0	0.4	(0)	1
諾麗果	2	-	0.14	2	0	0.04	0.5	0.01	0.03	-	1.2	0.7	(0)	3
楊桃	12	-	0.38	11	0	0.02	(0.4)	0.02	0.03	(0)	0.2	0.2	(0)	6
芭樂	220	-	0.32	41	(0)	0.06	(0.9)	0.04	0.03	(2)	0	0.3	(0)	50
百香果（果汁）	16	-	0.63	86	(0)	0.18	2.0	0.09	0.01	(1)	0	0.2	(0)	89
榴槤	31	5.9	0.22	150	0	0.25	1.8	0.20	0.33	-	0.1	2.3	(0)	3
山竹	3	0.6	0.33	20	0	0.04	0.6	0.03	0.11	-	0.1	0.6	(0)	(0)
祕魯番荔枝	34	-	0.36	90	0	0.23	(1.1)	0.09	0.09	-	0	0.2	(0)	Tr
鳳梨釋迦	14	-	0.23	23	0	0.28	(1.5)	0.12	0.08	-	0	0.2	(0)	(0)
西印度櫻桃	1700	-	0.25	45	0	0	0.4	0.04	0.03	-	1.4	0.7	(0)	31

礦物質	鉬（mg）	鉻（mg）	硒（mg）	碘（mg）	錳（mg）	銅（mg）	鋅（mg）	鐵（mg）	磷（mg）	鎂（mg）	鈣（mg）	鉀（mg）	鈉（mg）	有機酸（g）	碳水化合物（g）	脂質 膽固醇（mg）	脂質 中性脂肪（g）	蛋白質（g）	水（g）
奇異果	Tr	0	1	0	0.09	0.10	0.1	0.3	30	14	26	300	1	2.0	13.4	0	0.2	1.0	84.7
檸檬	1	0	1	0	0.05	0.08	0.1	0.2	15	11	67	130	4	3.2	12.5	0	0.7	0.9	85.3
藍莓	1	Tr	0	0	0.26	0.04	0.1	0.2	9	5	8	70	1	-	12.9	0	0.1	0.5	86.4
鵝莓	-	-	-	-	0.15	0.05	0.1	1.3	24	10	14	200	1	-	13.2	0	0.1	1.0	85.2
藍靛果忍冬	-	-	-	-	-	0.06	0.1	0.6	25	11	38	190	Tr	-	12.8	0	0.6	0.7	85.5
香蕉	7	0	1	0	0.26	0.09	0.2	0.3	27	32	6	360	Tr	0.7	22.5	0	0.2	1.1	75.4
枇杷	0	0	0	0	0.27	0.04	0.2	0.1	9	14	13	160	1	-	10.6	(0)	0.1	0.3	88.6
無花果	4	Tr	0	0	0.08	0.06	0.2	0.3	16	14	26	170	2	0.1	14.3	(0)	0.1	0.6	84.6
李子	1	1	0	0	0.07	0.03	0.1	0.2	14	5	5	150	1	-	9.4	0	1.0	0.6	88.6
杏	1	0	0	0	0.21	0.04	0.1	0.3	15	8	9	200	2	-	8.5	(0)	0.3	1.0	89.8
鳳梨	Tr	0	0	0	1.33	0.11	0.1	0.2	9	14	11	150	Tr	0.9	13.7	0	0.1	0.6	85.2
芒果	0	0	0	0	0.10	0.08	0.1	0.2	12	12	15	170	1	-	16.9	(0)	0.1	0.6	82.0
木通果	-	-	-	-	0.15	0.09	0.1	0.3	22	14	11	95	Tr	-	22.0	0	0.1	0.5	77.1
枸杞（乾）	13	6	3	2	0.71	0.69	1.2	4.0	180	77	47	1400	510	-	75.3	-	4.1	12.3	4.8
山茱萸	-	-	-	-	0.22	0.03	0.1	0.4	5	7	4	120	4	-	11.3	0	0.2	0.5	87.8
石榴	-	-	-	-	0.05	0.06	0.2	0.1	15	6	8	250	1	-	15.5	(0)	Tr	0.2	83.9
木瓜	1	0	Tr	0	0.04	0.05	0.1	0.2	11	26	20	210	6	-	9.5	(0)	0.2	0.5	89.2
火龍果	-	-	-	-	0.09	0.03	0.3	0.3	29	41	6	350	Tr	-	11.8	0	0.3	1.4	85.7
酪梨	2	0	1	0	0.19	0.24	0.7	0.6	52	34	8	590	7	-	7.9	Tr	17.5	2.1	71.3
荔枝	-	-	-	-	0.17	0.14	0.2	0.2	22	13	2	170	Tr	-	16.4	0	0.1	1.0	82.1
香肉果	-	-	-	-	0.09	0.09	0.2	0.2	28	17	13	220	Tr	-	18.9	0	0.1	1.5	79.0
諾麗果	-	-	-	-	0.13	0.09	0.4	0.4	42	34	10	170	2	-	8.0	0	0.9	1.5	89.2
楊桃	-	-	-	-	0.10	0.02	0.2	0.2	10	9	5	140	1	-	7.5	0	0.1	0.7	91.4
芭樂	-	-	-	-	0.09	0.06	0.1	0.1	16	8	8	240	3	-	9.9	(0)	0.1	0.6	88.9
百香果（果汁）	-	-	-	-	0.10	0.08	0.4	0.6	21	15	4	280	5	2.8	16.2	(0)	0.4	0.8	82.0
榴槤	10	0	1	0	0.31	0.19	0.3	0.3	36	27	5	510	Tr	-	27.1	0	3.3	2.3	66.4
山竹	0	0	1	0	0.35	0.07	0.2	0.1	12	18	6	100	1	-	17.5	0	0.2	0.6	81.5
祕魯番荔枝	-	-	-	-	0.07	0.08	0.1	0.2	20	12	9	230	8	-	19.8	0	0.3	1.3	78.1
鳳梨釋迦	-	-	-	-	0.20	0.09	0.2	0.3	24	29	26	340	4	-	19.4	0	0.4	1.8	77.7
西印度櫻桃	-	-	-	-	-	0.31	0.5	0.5	18	10	11	130	7	-	9.0	0	0.1	0.7	89.9

可食用部分每 100g 的營養素含量

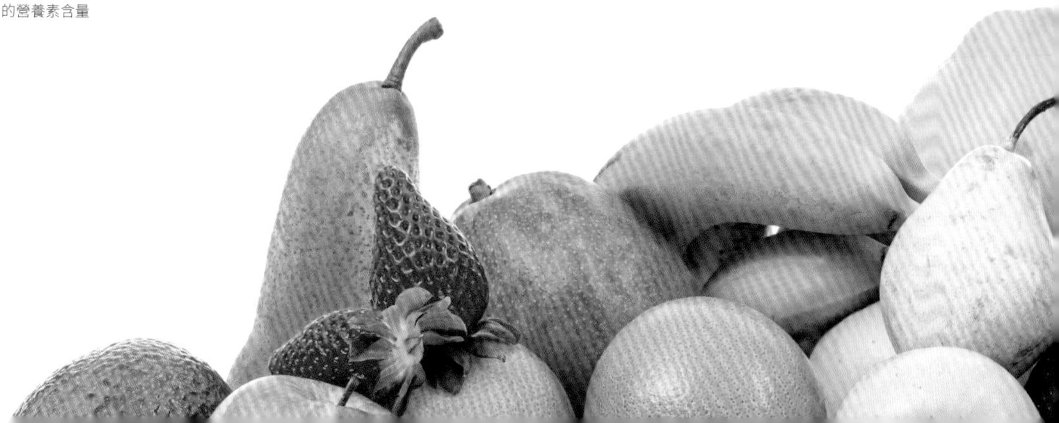

穀物・豆類

食品	熱量（kcal）	水（g）	蛋白質（g）	脂質 中性脂肪（g）	脂質 膽固醇（mg）	碳水化合物（g）	有機酸（g）	礦物質 鈉（mg）	鉀（mg）	鈣（mg）	鎂（mg）	磷（mg）	鐵（mg）	鋅（mg）	銅（mg）	錳（mg）	碘（mg）	硒（mg）	鉻（mg）	鉬（mg）	維生素 維生素A（mg）	維生素D（mg）	維生素E α-生育醇（mg）	維生素E γ-生育醇（mg）	維生素K（mg）	維生素B1（mg）	維生素B2（mg）	菸鹼素當量（mg）	維生素B6（mg）	維生素B12（mg）	葉酸（mg）	泛酸（mg）	生物素（mg）
米（糙米）	346	14.9	6.8	2.7	(0)	74.3	-	1	230	9	110	290	2.1	1.8	0.27	2.06	Tr	3	0	65	Tr	(0)	1.2	0.1	(0)	0.41	0.04	8.0	0.45	(0)	27	1.37	6.0
大麥	333	14.0	7.0	2.1	(0)	76.2	-	2	170	17	25	140	1.2	1.2	0.37	-	Tr	1	Tr	9	(0)	(0)	0.1	0	(0)	0.19	0.05	(4.0)	0.19	(0)	10	0.64	3.5
小麥	349	14.0	8.3	1.5	(0)	75.8	-	Tr	110	20	12	60	0.5	0.3	0.08	0.43	Tr	4	2	12	(0)	0	0.3	0	(0)	0.11	0.03	2.4	0.03	0	9	0.53	1.2
薏仁	353	13.0	13.3	1.3	(0)	72.2	-	1	85	6	12	20	0.4	0.4	0.11	0.81	-	-	-	-	(0)	(0)	0	0.1	(0)	0.02	0.05	1.7	0.07	(0)	16	0.16	-
黑麥	324	13.5	8.5	1.6	(0)	75.8	-	1	140	25	30	140	1.5	0.7	0.11	-	-	-	-	-	(0)	(0)	0.7	0	(0)	0.15	0.07	2.6	0.10	(0)	34	0.63	-
黍	353	13.8	11.3	3.3	(0)	70.9	-	2	200	9	84	160	2.1	2.7	0.38	-	0	2	1	16	(0)	(0)	Tr	0.5	(0)	0.34	0.09	6.2	0.20	(0)	13	0.95	7.9
栗	346	13.3	11.2	4.4	(0)	69.7	-	1	300	14	110	280	4.8	2.5	0.49	0.88	0	2	1	22	(0)	(0)	0.6	2.2	(0)	0.56	0.07	6.4	0.18	(0)	29	1.83	14.0
藜麥	344	12.2	13.4	3.2	0	69.0	-	35	580	46	180	410	4.3	2.8	0.47	2.45	2	3	3	23	1	(0)	2.6	4.0	Tr	0.45	0.24	4.0	0.39	Tr	190	0.95	23.0
莧菜籽	343	13.5	12.7	6.0	(0)	64.9	-	1	600	160	270	540	9.4	5.8	0.92	6.14	1	13	7	59	Tr	(0)	1.3	0.2	(0)	0.04	0.14	(3.8)	0.58	(0)	130	1.69	16.0
稗	361	12.9	9.4	3.3	(0)	73.2	-	6	240	7	58	280	1.6	2.2	0.15	1.37	0	4	2	10	(0)	(0)	0.1	1.2	(0)	0.25	0.02	2.3	0.17	(0)	14	1.50	3.6
黑米	341	15.2	7.8	3.2	-	72.0	-	1	270	15	110	310	0.9	1.9	0.22	4.28	0	3	3	72	3	0	1.3	0.3	-	0.39	0.10	8.2	0.49	-	49	0.83	5.8
紅米	150	61.3	3.8	1.3	-	32.7	-	1	120	5	55	150	0.5	1.0	0.12	1.00	-	1	Tr	24	0	-	0.6	0.1	-	0.15	0.02	3.4	0.19	-	9	0.47	2.8
芝麻（乾）	604	4.7	19.8	53.8	(0)	16.5	-	2	400	1200	370	540	9.6	5.5	1.66	2.24	Tr	10	4	92	1	(0)	0.1	22.0	7	0.95	0.25	11.0	0.60	(0)	93	0.56	12.0
蕎麥（生）	271	33.0	9.8	1.9	(0)	54.5	-	1	160	18	65	170	1.4	1.0	0.21	0.86	4	24	3	25	(0)	(0)	0.2	1.9	-	0.19	0.09	5.4	0.15	(0)	19	1.09	5.5
大豆	354	12.5	33.5	19.3	Tr	30.1	1.6	3	1700	160	200	600	6.5	3.9	0.96	2.11	Tr	9	1	450	1	0	2.3	12.0	36	0.74	0.24	11.0	0.55	0	260	0.83	24.0
扁豆	280	15.3	22.1	2.5	(0)	56.4	-	Tr	1400	140	150	370	5.9	2.5	0.77	1.93	0	1	3	110	Tr	(0)	0.1	2.0	8	0.64	0.16	6.1	0.37	(0)	87	0.65	9.5
紅豆	304	14.2	20.8	2.0	0	59.6	1.2	1	1300	70	130	350	5.5	2.4	0.68	1.09	0	1	2	210	1	(0)	0.1	3.0	8	0.46	0.16	6.2	0.40	(0)	130	1.02	9.6
大角豆	280	15.5	23.9	2.0	(0)	55.0	-	1	1400	75	170	400	5.6	4.9	0.71	-	0	6	6	380	2	(0)	Tr	6.2	14	0.50	0.10	7.2	0.24	(0)	300	1.30	11.0
豌豆	310	13.4	21.7	2.3	(0)	60.4	-	1	870	65	120	360	5.0	4.1	0.49	-	1	11	2	280	8	(0)	0.1	6.7	16	0.72	0.15	5.8	0.29	(0)	24	1.74	16.0
花豆	273	15.4	17.2	1.7	(0)	61.2	-	1	1700	78	190	430	5.4	3.4	0.74	1.50	0	1	2	41	Tr	(0)	0.1	3.2	8	0.67	0.15	(5.7)	0.51	0	140	0.81	8.4
蠶豆（乾）	323	13.3	26.0	2.0	(0)	55.9	-	1	1100	100	120	440	5.7	4.6	1.20	-	0	3	1	260	Tr	(0)	0.7	5.0	13	0.50	0.20	6.2	0.41	(0)	260	0.48	13.0
鷹嘴豆	336	10.4	20.0	5.2	(0)	61.5	-	17	1200	100	140	270	2.6	3.2	0.84	-	1	11	1	150	2	(0)	2.5	7.7	9	0.37	0.15	(4.8)	0.64	(0)	350	1.77	21.0

可食用部分每 100g 的營養素含量

＊ 示意圖

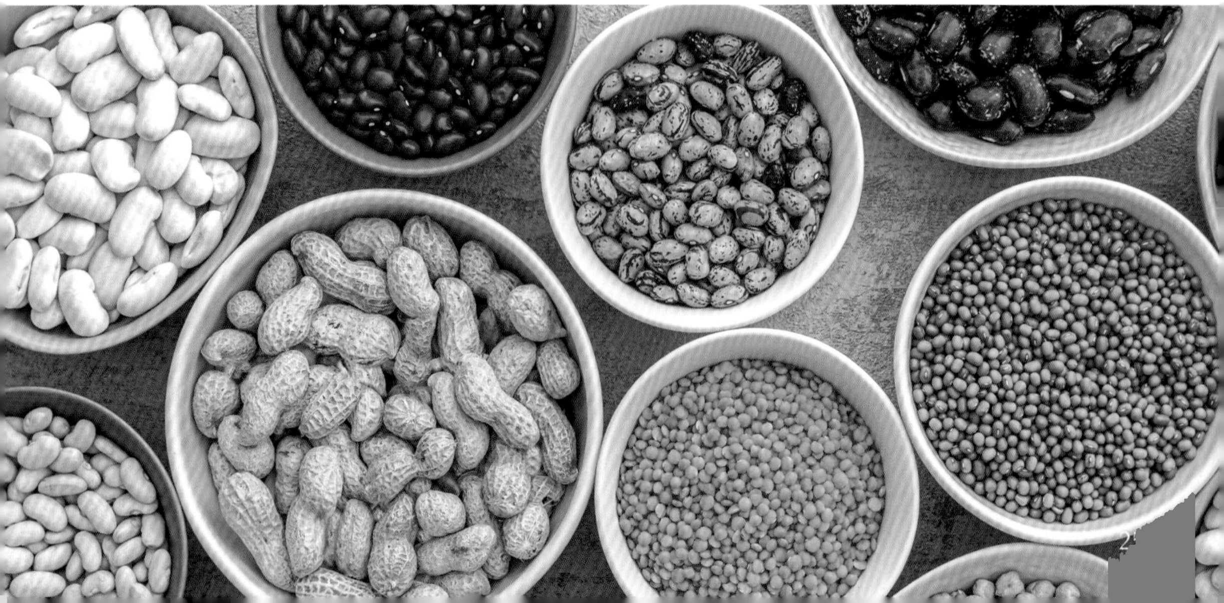

肉・蛋・乳製品

食品	維生素C（mg）	生物素（μg）	泛酸（mg）	葉酸（μg）	維生素B_{12}（μg）	維生素B_6（mg）	菸鹼素當量（mg）	維生素B_2（mg）	維生素B_1（mg）	維生素K（μg）	維生素E γ-生育醇（mg）	維生素E α-生育醇（mg）	維生素D（μg）	維生素A（μg）	鉬（μg）	鉻（μg）	硒（μg）	碘（μg）	錳（mg）	銅（mg）	鋅（mg）	鐵（mg）	磷（mg）	鎂（mg）	鈣（mg）	鉀（mg）	鈉（mg）	有機酸（g）	碳水化合物（g）	脂質 膽固醇（mg）	脂質 中性脂肪（g）	蛋白質（g）	水（g）	熱量（kc…
和牛 肩胛肉、帶油花	1	-	0.90	6	1.1	0.18	(5.9)	0.17	0.06	8	Tr	0.5	0	3	-	-	-	-	0.01	0.06	4.6	0.7	120	14	3	210	42	-	0.2	89	37.4	13.8	47.9	38…
和牛 肋眼排、帶油花	1	1.1	0.35	3	1.1	0.15	4.2	0.09	0.04	8	0.1	0.6	0	11	1	0	8	1	0	0.03	2.6	1.2	84	10	2	150	39	-	0.1	86	56.5	9.7	34.5	51…
和牛 沙朗、帶油花	1	-	0.66	5	1.1	0.23	(5.8)	0.12	0.05	10	0.1	0.6	0	3	-	-	-	-	0	0.05	2.8	0.9	100	12	3	180	32	-	0.3	86	47.5	11.7	40.0	46…
和牛 腿肉、瘦肉	1	-	1.19	9	1.3	0.38	(11.0)	0.22	0.10	4	0	0.2	0	0	-	-	-	-	0.01	0.08	4.5	2.8	180	24	4	350	48	-	0.6	70	10.7	21.3	67.0	17…
和牛 腰臀肉、瘦肉	1	-	1.54	9	1.6	0.42	(9.5)	0.25	0.10	5	0	0.4	0	1	-	-	-	-	0	0.10	4.9	2.9	180	22	3	320	47	-	0.5	69	13.6	19.2	65.7	19…
和牛 菲力、瘦肉	1	-	1.28	8	1.6	0.37	(8.4)	0.24	0.09	4	0	0.4	0	1	-	-	-	-	0.01	0.09	4.2	2.5	180	22	3	340	40	-	0.3	66	15.0	19.1	64.6	20…
進口牛 肩胛肉、帶油花	1	-	1.00	7	1.8	0.25	(7.1)	0.20	0.07	5	0	0.7	0.4	10	-	-	-	-	0.01	0.07	5.8	1.2	150	18	4	300	49	-	0.1	69	17.4	17.9	63.8	22…
進口牛 肋眼排、帶油花	2	1.4	0.85	7	1.3	0.37	9.1	0.16	0.08	4	0	0.7	0.4	9	1	0	20	1	0.01	0.07	4.7	2.2	170	20	4	330	44	-	0.4	66	15.4	20.1	63.8	21…
進口牛 沙朗、帶油花	1	-	0.52	5	0.6	0.42	(8.4)	0.12	0.05	5	0	0.7	0.6	11	-	-	-	-	0	0.06	3.1	1.4	150	18	3	290	39	-	0.4	59	23.7	17.4	57.7	27…
進口牛 腿肉、瘦肉	1	-	0.82	8	1.6	0.48	(9.7)	0.21	0.09	3	0	0.4	0.1	3	-	-	-	-	0.01	0.08	4.1	2.6	180	23	4	340	44	-	0.4	62	4.3	21.2	74.2	11…
進口牛 腰臀肉、瘦肉	1	-	1.03	8	2.3	0.52	(9.0)	0.29	0.11	1	0	0.7	0.2	4	-	-	-	-	0	0.12	4.1	2.6	210	23	4	360	52	-	0.5	60	3.0	21.6	73.8	11…
進口牛 菲力、瘦肉	1	-	1.26	5	2.0	0.39	(8.7)	0.25	0.10	2	0	0.7	0.4	4	-	-	-	-	0.02	0.11	2.8	2.8	180	24	4	370	45	-	0.3	62	4.8	20.5	73.3	12…
牛絞肉	1	1.8	0.72	5	1.6	0.25	7.5	0.19	0.08	9	0	0.5	0.1	13	1	2	11	1	Tr	0.06	5.2	2.4	100	17	6	260	64	-	0.3	64	21.1	17.1	61.4	25…
牛舌	1	1.9	0.68	14	3.8	0.14	6.4	0.23	0.10	9	0	0.9	0	3	2	0	10	1	0.01	0.09	2.8	2.0	130	15	3	230	60	-	0.2	97	31.8	13.3	54.0	31…
牛心	4	-	2.16	16	12.0	0.29	9.4	0.90	0.42	5	0.1	0.6	0	9	-	-	-	-	-	0.42	2.1	3.3	170	23	5	260	70	-	0.1	110	7.6	16.5	74.8	12…
牛瘤胃（熟）	2	-	0.49	3	2.0	0.01	(5.6)	0.14	0.04	6	0	0.4	Tr	1	-	-	-	-	0.03	0.08	4.2	0.7	82	14	11	130	51	-	0	240	8.4	24.5	66.6	16…
牛蜂巢胃（熟）	0	-	0.44	12	2.0	0.01	(3.0)	0.10	0.02	16	0	0.3	0.1	3	-	-	-	-	0.07	0.04	1.5	0.6	55	6	7	64	39	-	0	130	15.7	12.4	71.6	18…
牛重瓣胃	4	-	0.64	33	4.6	0.02	(3.6)	0.32	0.04	4	0	0.1	0	4	-	-	-	-	0.07	0.08	2.6	6.8	80	10	16	83	50	-	0	120	1.3	11.7	86.6	5…
牛皺胃（熟）	0	-	0.34	10	3.6	0.01	(2.4)	0.14	0.05	35	0	0.5	0.2	5	-	-	-	-	0.07	0.11	1.4	1.8	86	8	8	51	38	-	0	190	30.0	11.1	58.5	30…
牛小腸	15	-	1.21	15	21.0	0.05	(4.7)	0.23	0.07	9	0	0.3	0	2	-	-	-	-	0.10	0.07	1.2	1.2	140	10	7	180	77	-	0	210	26.1	9.9	63.3	26…
牛大腸	6	-	0.66	8	1.3	0.01	(3.6)	0.14	0.04	15	0	0.2	0	2	-	-	-	-	0.05	0.05	1.3	0.8	77	8	9	120	61	-	0	150	13.0	9.3	77.2	15…
牛直腸	6	-	0.85	24	1.7	0.01	(4.2)	0.15	0.05	12	0	0.2	0	2	-	-	-	-	0.04	0.05	1.7	0.6	100	10	9	190	87	-	0	160	7.0	11.6	80.7	10…
牛腱（熟）	0	-	0.11	3	0.4	0	4.9	0.04	0	8	0	0.1	0	(0)	-	-	-	-	Tr	0.02	0.1	0.7	23	4	15	19	93	-	0	67	4.9	28.3	66.5	15…
牛尾	1	-	1.95	3	1.8	0.26	4.5	0.17	0.06	Tr	0.1	0.3	0	20	-	-	-	-	-	0.08	4.3	2.0	85	13	7	110	50	-	Tr	76	47.1	11.6	40.7	44…

可食用部分每 100g 的營養素含量

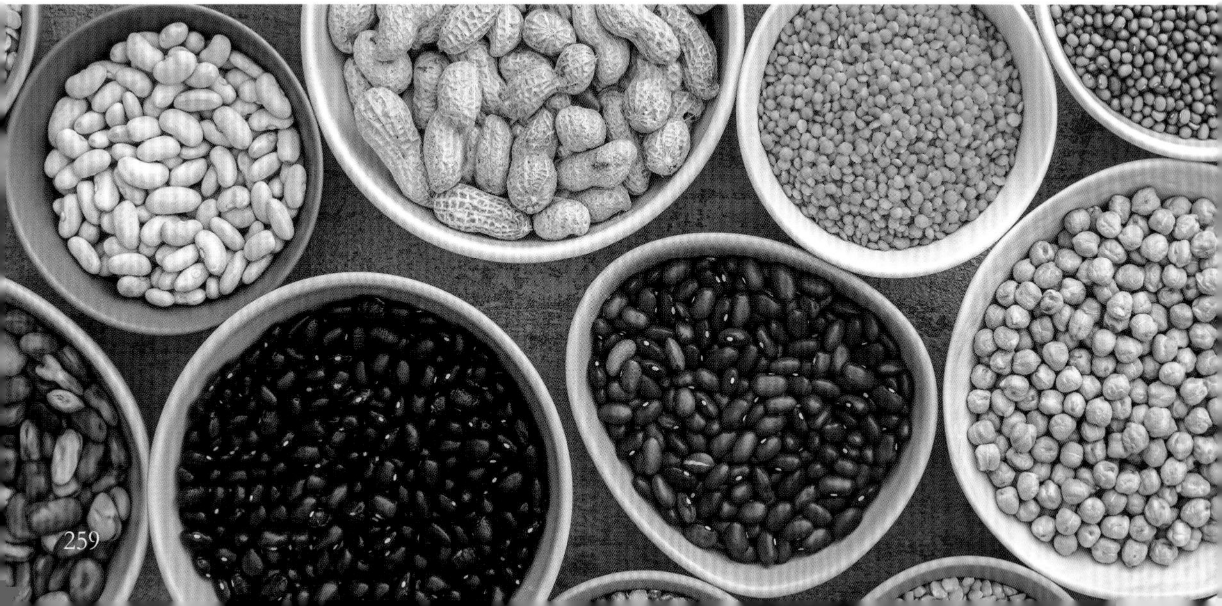

肉・蛋・乳製品

食品	熱量（kcal）	水（g）	蛋白質（g）	脂質 中性脂肪（g）	脂質 膽固醇（mg）	碳水化合物（g）	有機酸（g）	礦物質 鈉（mg）	鉀（mg）	鈣（mg）	鎂（mg）	磷（mg）	鐵（mg）	鋅（mg）	銅（mg）	錳（mg）	碘（mg）	硒（mg）	鉻（mg）	鉬（mg）	維生素 維生素A（mg）	維生素D（mg）	維生素E α-生育醇（mg）	維生素E γ-生育醇（mg）	維生素K（mg）	維生素B1（mg）	維生素B2（mg）	菸鹼素當量（mg）	維生素B6（mg）	維生素B12（mg）	葉酸（mg）	泛酸（mg）	生物素（mg）
豬肩胛肉、帶油花	237	62.6	17.1	19.2	69	0.1	-	54	300	4	18	160	0.6	2.7	0.09	0.01	-	-	-	-	6	0.3	0.4	Tr	2	0.63	0.23	(7.0)	0.28	0.5	2	1.18	-
豬里肌、帶油花	248	60.4	19.3	19.2	61	0.2	-	42	310	4	22	180	0.3	1.6	0.05	0.01	1	21	3	Tr	6	0.1	0.3	Tr	3	0.69	0.15	11.0	0.32	0.3	1	0.98	3.7
豬梅花肉、帶油花	366	49.4	14.4	35.4	70	0.1	-	50	240	3	15	130	0.6	1.8	0.04	0.01	0	13	0	Tr	11	0.5	0.5	0.1	6	0.51	0.13	7.3	0.22	0.5	2	0.64	3.7
豬菲力、瘦肉	118	73.4	22.2	3.7	59	0.3	-	56	430	3	27	230	0.9	2.2	0.07	0.01	1	21	1	1	3	0.3	0.3	0	3	1.32	0.25	12.0	0.54	0.5	1	0.93	3.0
豬絞肉	209	64.8	17.7	17.2	74	0.1	-	57	290	6	20	120	1.0	2.8	0.07	0.01	1	19	2	1	9	0.4	0.5	0	5	0.69	0.22	8.9	0.36	0.6	2	1.22	3.3
豬舌	205	66.7	15.9	16.3	110	0.1	-	80	220	8	15	160	2.3	2.0	0.20	-	-	-	-	-	7	2.0	0.3	0	Tr	0.37	0.43	7.8	0.21	2.2	4	1.49	-
豬心	118	75.7	16.2	7.0	110	0.1	-	80	270	5	17	170	3.5	1.7	0.35	-	-	-	-	-	9	0.7	0.4	0	1	0.38	0.95	9.5	0.32	2.5	5	2.70	-
豬肝	114	72.0	20.4	3.4	250	2.5	-	55	290	5	20	340	13.0	6.9	0.99	-	1	67	0	120	13000	1.3	0.4	0	Tr	0.34	3.60	19.0	0.57	25.0	810	7.19	80.0
豬胃（熟）	111	76.8	17.4	5.1	250	0	-	100	150	9	15	140	1.5	2.4	0.19	0.05	-	-	-	-	4	0.5	0.4	0	14	0.10	0.23	(6.4)	0.04	0.9	31	0.59	-
豬小腸（熟）	159	73.7	14.0	11.9	240	0	-	13	14	21	13	130	1.4	2.0	0.08	0.04	-	-	-	-	15	0.3	0.3	0	5	0.01	0.03	(2.9)	0	0.4	17	0.24	-
豬大腸（熟）	166	74.1	11.7	13.8	210	0	-	21	27	15	10	93	1.6	1.8	0.12	0.03	-	-	-	-	8	0.5	0.5	0	26	0.03	0.07	(2.4)	0	1.0	25	0.27	-
豬子宮	64	83.8	14.6	0.9	170	0	-	130	150	7	8	100	1.9	1.3	0.11	0.01	-	-	-	-	8	0.2	0.2	0	5	0.06	0.14	(5.1)	0.01	3.8	8	0.38	-
豬腳（熟）	227	62.7	20.1	16.8	110	Tr	-	110	50	12	5	32	1.4	1.0	0.07	-	-	-	-	-	6	1.0	0.4	0	1	0.05	0.12	4.1	0.02	0.4	1	0.16	-
豬軟骨（熟）	229	63.5	17.8	17.9	140	0	-	120	110	100	13	120	1.6	1.5	0.11	0.02	-	-	-	-	7	0.5	0.1	0	13	0.08	0.15	(2.3)	0.05	0.6	2	0.47	-
雞翅、帶皮	189	68.1	17.8	14.3	110	0	-	79	220	14	17	150	0.5	1.2	0.02	0	2	14	1	4	47	0.4	0.6	0.1	42	0.07	0.10	(9.4)	0.38	0.4	10	0.87	3.1
雞胸肉、帶皮	133	72.6	21.3	5.9	73	0.1	-	42	340	4	27	200	0.3	0.6	0.03	0.01	0	17	1	2	18	0.1	0.3	Tr	23	0.09	0.10	15.0	0.57	0.2	12	1.74	2.9
雞腿肉、帶皮	190	68.5	16.6	14.2	89	0	-	62	290	5	21	170	0.6	1.6	0.04	0.01	Tr	17	0	2	40	0.4	0.7	0.1	29	0.10	0.15	8.5	0.25	0.3	13	0.81	3.5
雞柳	98	75.0	23.9	0.8	66	0.1	0.7	40	410	4	32	240	0.3	0.6	0.03	0.01	0	22	0	4	5	0	0.7	Tr	12	0.09	0.11	17.0	0.62	0.2	15	2.07	2.8
雞絞肉	171	70.2	17.5	12.0	80	0	-	55	250	8	24	110	0.8	1.1	0.04	0.01	2	17	1	2	37	0.1	0.9	0.1	26	0.09	0.17	9.3	0.52	0.3	10	1.40	3.3
雞心	186	69.0	14.5	15.5	160	Tr	-	85	240	5	15	170	5.1	2.3	0.32	-	-	-	-	-	700	0.4	1.0	0.3	51	0.22	1.10	9.4	0.21	1.7	43	4.41	-
雞肝	100	75.7	18.9	3.1	370	0.6	-	85	330	5	19	300	9.0	3.3	0.32	0.33	1	60	1	82	14000	0.2	0.4	0.1	14	0.38	1.80	9.0	0.65	44.0	1300	10.00	230.0
雞胗	86	79.0	18.3	1.8	200	Tr	-	55	230	7	14	140	2.5	2.8	0.10	-	-	-	-	-	4	0	0.3	0	28	0.06	0.26	6.7	0.04	1.7	36	1.30	-
雞皮、腿肉	474	41.6	6.6	51.6	120	0	-	23	33	6	6	34	0.3	0.4	0.02	0.01	1	9	3	1	120	0.3	0.2	0.1	120	0.01	0.05	3.5	0.04	0.3	2	0.25	2.9
雞軟骨（胸）	54	85.0	12.5	0.4	29	0.4	-	390	170	47	15	78	0.3	0.3	0.03	0.02	-	-	-	-	1	0	Tr	0	5	0.03	0.03	5.7	0.03	0.1	5	0.64	-

可食用部分每 100g 的營養素含量

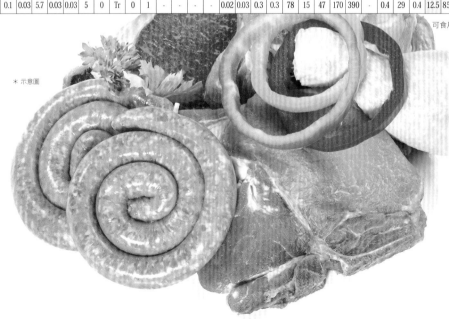

＊ 示意圖

肉・蛋・乳製品

食品	維生素C（mg）	生物素（μg）	泛酸（mg）	葉酸（μg）	維生素B12（μg）	維生素B6（mg）	菸鹼素當量（mg）	維生素B2（mg）	維生素B1（mg）	維生素K（μg）	維生素E γ-生育醇（mg）	維生素E α-生育醇（mg）	維生素D（μg）	維生素A（μg）	鉬（μg）	鉻（μg）	硒（μg）	碘（μg）	錳（mg）	銅（mg）	鋅（mg）	鐵（mg）	磷（mg）	鎂（mg）	鈣（mg）	鉀（mg）	鈉（mg）	有機酸（g）	碳水化合物（g）	脂質 膽固醇（mg）	脂質 中性脂肪（g）	蛋白質（g）	水（g）	熱量（k
羊里肌肉、帶油花	1	1.4	0.51	1	1.3	0.32	9.8	0.21	0.16	19	0	0.7	0.7	12	1	1	8	1	0.01	0.08	2,5	2.7	180	17	3	330	62	-	0.2	65	15	19.3	68.2	19
羔羊里肌、帶油花	1	2.0	0.64	1	1.4	0.23	7.3	0.16	0.12	22	0	0.6	0	30	Tr	1	8	1	0.01	0.08	2.6	1.2	140	17	10	250	72	-	0.2	66	25.9	15.6	56.5	28
真鴨肉、去皮	1	-	2.17	3	3.5	0.61	(14.0)	0.69	0.40	14	0	Tr	3.1	15	-	-	-	-	0.03	0.36	1.4	4.3	260	27	5	400	72	-	0.1	86	3.0	23.6	72.1	11
合鴨肉、帶皮	1	-	1.67	2	1.1	0.32	(6.5)	0.35	0.24	21	0.2	0.2	1.0	46	-	-	-	-	0.02	0.26	1.4	1.9	130	16	5	220	62	-	0.1	86	29.0	14.2	56.0	30
家鴨肉、帶皮	2	4.0	1.20	10	2.1	0.34	(8.2)	0.26	0.30	41	0.1	0.5	0.8	62	2	Tr	16	7	0.01	0.20	1.6	1.6	160	17	5	250	67	-	0.1	85	19.8	14.9	62.7	23
鵪鶉肉、帶皮	Tr	-	1.85	11	0.7	0.53	(11.0)	0.50	0.12	53	0.2	0.8	0.1	45	-	-	-	-	0.02	0.11	0.8	2.9	100	27	15	280	35	-	0.1	120	12.9	20.5	65.4	19
鴿子肉、去皮	3	-	4.48	2	2.0	0.53	(16.0)	1.89	0.32	5	0.1	0.3	0.2	16	-	-	-	-	0.04	0.17	0.6	4.4	260	28	3	380	88	-	0.3	160	5.1	21.8	71.5	13
野豬肉、帶油花	1	5.0	1.02	1	1.7	0.35	(9.0)	0.29	0.24	1	0.1	0.5	0.4	4	1	Tr	11	0	0.01	0.12	3.2	2.5	170	20	4	270	45	-	0.5	86	19.8	18.8	60.1	24
馬肉、瘦肉	1	1.1	1.01	4	7.1	0.02	9.9	0.24	0.10	2	0	0.9	-	9	1	0	17	0	-	0.11	2.8	4.3	170	18	11	300	50	-	0.3	65	2.5	20.1	76.1	10
去骨火腿	49	2.1	0.70	1	1.3	0.24	10.0	0.28	0.90	2	Tr	0.2	0.6	(Tr)	1	4	19	1	0.01	0.07	1.6	0.7	340	20	8	260	1100	0.5	1.8	49	4.0	18.7	72.0	11
里肌火腿	25	3.8	0.71	1	0.5	0.28	11.0	0.12	0.70	6	0	0.1	0.2	3	1	12	21	0	0.01	0.04	1.6	0.5	280	20	4	290	910	0.5	2.0	61	14.5	18.6	61.1	21
生火腿、長期熟成	Tr	5.6	1.81	2	0.6	0.52	13.0	0.27	0.90	12	0	0.3	0.8	5	1	1	28	1	0.03	0.11	3.0	1.2	200	25	11	480	2200	0.7	0	98	18.4	25.7	49.5	25
壓型火腿	43	2.0	0.50	3	1.8	0.14	7.0	0.18	0.55	3	0.1	0.3	0.3	(Tr)	3	5	21	41	0.03	0.09	1.5	1.2	260	13	8	150	930	0.5	3.9	43	4.5	15.4	73.3	11
維也納香腸	32	4.0	0.60	1	0.6	0.14	5.7	0.12	0.35	9	0.1	0.4	0.4	2	2	2	17	3	0.03	0.05	1.3	0.5	200	12	6	180	740	0.2	3.3	60	30.6	11.5	52.3	31
法蘭克福香腸	10	4.3	0.61	2	0.4	0.15	4.6	0.13	0.21	6	0.1	0.4	0.4	5	4	4	15	36	0.05	0.08	1.8	0.9	170	13	12	200	740	0.4	6.2	59	24.7	12.7	54.0	29
里肌培根	35	6.3	0.64	1	0.7	0.18	5.5	0.14	0.47	1	0	0.6	0.5	6	1	2	15	60	-	0.08	1.8	0.6	230	18	6	210	800	0.6	0.3	50	39.1	12.9	45.0	40
豬肩肉培根	39	3.4	0.74	4	1.0	0.18	7.9	0.34	0.58	2	0.1	0.2	0.4	4	4	2	28	130	0.02	0.07	1.6	0.8	290	17	12	240	940	0.7	2.5	51	11.9	17.2	65.4	17
牛肉乾	1	4.5	1.25	12	3.5	0.85	23.0	0.45	0.13	8	0.2	2.2	0.3	5	3	11	38	5	0.13	0.25	8.8	6.4	420	54	13	760	1900	1.6	6.4	150	7.8	54.8	24.4	30
鹹牛肉罐頭	0	1.6	0.20	5	1.3	0.04	12.0	0.14	0.02	5	0.3	0.8	0	Tr	1	4	10	9	0.04	0.11	4.1	3.5	120	13	15	110	690	0.3	1.7	68	13.0	19.8	63.4	19
鮮乳 澤西牛種	1	2.1	0.25	3	0.4	0.03	1.0	0.21	0.02	1	Tr	0.1	0.1	53	5	0	4	22	0	0.01	0.4	0.1	110	13	140	140	58	0.2	4.7	17	5.2	3.9	85.5	7
鮮乳 荷蘭牛種	1	2.4	0.53	5	0.3	0.03	0.8	0.15	0.04	1	0	0.1	Tr	38	4	0	3	14	Tr	Tr	0.4	Tr	91	10	110	140	40	0.1	4.7	12	3.7	3.2	87.7	6
一般鮮乳	1	1.8	0.55	5	0.3	0.03	0.9	0.15	0.04	2	0	0.1	0.3	38	4	0	3	16	Tr	0.01	0.4	0.02	93	10	110	150	41	0.2	4.8	12	3.8	3.3	87.4	6
加工乳 特濃	Tr	3.5	0.52	0	0.4	0.05	0.9	0.17	0.03	1	Tr	0.1	Tr	35	4	0	3	24	0	Tr	0.4	0.1	100	13	110	170	55	0.2	5.3	16	4.2	3.4	86.3	7

可食用部分每 100g 的營養素含量

肉・蛋・乳製品

食品	熱量（kcal）	水（g）	蛋白質（g）	脂質 中性脂肪（g）	脂質 膽固醇（mg）	碳水化合物（g）	有機酸（g）	礦物質 鈉（mg）	鉀（mg）	鈣（mg）	鎂（mg）	磷（mg）	鐵（mg）	鋅（mg）	銅（mg）	錳（mg）	碘（mg）	硒（mg）	鉻（mg）	鉬（mg）
加工乳 低脂	42	88.8	3.8	1.0	6	5.5	0.2	60	190	130	14	90	0.1	0.4	0.01	0.01	19	3	0	4
艾曼塔起司	398	33.5	27.3	33.6	85	1.6	-	500	110	1200	32	720	0.3	4.3	0.76	0.01	-	-	-	-
茅屋起司	99	79.0	13.3	4.5	20	1.9	0.2	400	50	55	4	130	0.1	0.5	0.03	-	9	14	0	4
卡門貝爾起司	291	51.8	19.1	24.7	87	0.9	0.3	800	120	460	20	330	0.2	2.8	0.02	0.01	17	14	1	8
霜狀起司	313	55.5	8.2	33.0	99	2.3	0.4	260	70	70	8	85	0.1	0.7	0.01	0.01	14	7	0	10
切達起司	390	35.3	25.7	33.8	100	1.4	1.3	800	85	740	24	500	0.3	4.0	0.07	-	20	12	0	7
帕瑪森起司	445	15.4	44.0	30.8	96	1.9	-	1500	120	1300	55	850	0.4	7.3	0.15	-	-	-	-	-
藍紋起司	326	45.6	18.8	29.0	90	1.0	-	1500	120	590	19	440	0.3	2.5	0.02	0.01	-	-	-	-
莫札瑞拉起司	269	56.3	18.4	19.9	62	4.2	-	70	20	330	11	260	0.1	2.8	0.02	0.01	-	-	-	-
加工起司	313	45.0	22.7	26.0	78	1.3	1.3	1100	60	630	19	730	0.3	3.2	0.08	-	19	13	2	10
未發酵奶油 含鹽	700	16.2	0.6	81.0	210	0.2	-	750	28	15	2	15	0.1	0.1	Tr	0	2	Tr	1	3
未發酵奶油 無鹽	720	15.8	0.5	83.0	220	0.2	-	11	22	14	2	18	0.4	0.1	0.01	0.01	3	Tr	0	3
發酵奶油 含鹽	713	13.6	0.6	80.0	230	4.4	-	510	25	12	2	16	0.4	0.1	0.01	0.01	-	-	-	-
全脂無糖優格	56	87.7	3.6	3.0	12	4.9	0.9	48	170	120	12	100	Tr	0.4	0.01	Tr	17	3	0	4
低脂無糖優格	40	89.2	3.7	1.0	5	5.2	0.8	48	180	130	13	100	Tr	0.5	0.01	0	14	2	0	4
含糖優酪乳	64	83.8	2.9	0.5	3	12.2	1.0	50	130	110	11	80	0.1	Tr	Tr	0.01	10	2	0	3
中脂冰淇淋	178	63.9	3.9	8.0	53	23.2	0.1	110	190	140	13	120	0.1	0.4	0.01	0.01	17	4	Tr	6
含糖煉乳	314	26.1	7.7	8.5	19	56.0	0.4	96	400	260	25	220	0.1	0.8	0.02	0.01	35	6	0	9
全脂奶粉	490	3.0	25.5	26.2	93	39.3	1.2	430	1800	890	92	730	0.4	2.5	0.04	0.02	-	-	-	-
脫脂奶粉	354	3.8	34.0	1.0	25	53.3	1.8	570	1800	1100	110	1000	0.5	3.9	0.10	-	120	27	1	35
帶殼雞蛋	142	75.0	12.2	10.2	370	0.4	-	140	130	46	10	170	1.5	1.1	0.05	0.02	33	24	0	4
帶殼鵪鶉蛋	157	72.9	12.6	13.1	470	0.3	-	130	150	60	11	220	3.1	1.8	0.11	0.03	140	46	0	8

食品	維生素 A（mg）	維生素 D（mg）	維生素 E α-生育醇（mg）	維生素 E γ-生育醇（mg）	維生素 K（mg）	維生素 B_1（mg）	維生素 B_2（mg）	菸鹼素當量（mg）	維生素 B_6（mg）	維生素 B_{12}（mg）	葉酸（mg）	泛酸（mg）	生物素（mg）
加工乳 低脂	13	Tr	Tr	Tr	Tr	0.04	0.18	1.0	0.04	0.4	Tr	0.52	2.0
艾曼塔起司	220	0.1	1.3	0	8	0.02	0.48	(6.9)	0.07	1.0	10	0.72	-
茅屋起司	37	0	0.1	0	2	0.02	0.15	3.2	0.03	1.0	21	0.48	2.2
卡門貝爾起司	240	0.2	0.9	0	1	0.03	0.48	4.7	0.08	1.3	47	0.49	6.3
霜狀起司	250	0.2	1.2	0	12	0.03	0.22	2.1	0.03	0.1	11	0.42	2.2
切達起司	330	0	1.6	0	12	0.04	0.45	5.5	0.07	1.9	32	0.43	2.7
帕瑪森起司	240	0.2	0.8	0	15	0.05	0.68	(10)	0.05	2.5	10	0.50	-
藍紋起司	280	0.3	0.6	0	11	0.03	0.42	(5.4)	0.15	1.1	57	1.22	-
莫札瑞拉起司	280	0.2	0.6	0	6	0.01	0.19	3.1	0.02	1.6	9	0.06	-
加工起司	260	Tr	1.1	0	2	0.03	0.38	5.0	0.01	3.2	27	0.14	2.1
未發酵奶油 含鹽	520	0.6	1.5	0.1	17	0.01	0.03	0.1	Tr	0.1	Tr	0.06	0.4
未發酵奶油 無鹽	800	0.7	1.4	0.1	24	0	0.03	(0.1)	Tr	0.1	1	0.08	0.3
發酵奶油 含鹽	780	0.7	1.3	0.1	30	0	0.02	(0.1)	0	0.1	1	0	-
全脂無糖優格	33	0	0.1	0	1	0.04	0.14	0.9	0.04	0.1	11	0.49	2.5
低脂無糖優格	12	0	0	0	0	0.04	0.19	1.0	0.04	0.1	15	0.41	1.6
含糖優酪乳	5	Tr	Tr	0	Tr	0.01	0.12	0.8	0.03	0.2	1	0.30	1.2
中脂冰淇淋	58	0.1	0.2	0.1	3	0.06	0.20	1.0	0.02	0.2	Tr	0.50	2.7
含糖煉乳	120	0.1	0.2	Tr	0	0.08	0.37	1.9	0.02	0.7	1	1.29	3.2
全脂奶粉	180	0.2	0.6	0	8	0.25	1.10	(6.7)	0.13	1.6	2	3.59	-
脫脂奶粉	6	Tr	Tr	0	Tr	0.30	1.60	(9.0)	0.27	1.8	1	4.17	19.0
帶殼雞蛋	210	3.8	1.3	0.5	12	0.06	0.37	(3.2)	0.09	1.1	49	1.16	24.0
帶殼鵪鶉蛋	350	2.5	0.9	0.4	15	0.14	0.72	3.2	0.13	4.7	91	0.98	19.0

可食用部分每 100g 的營養素含量

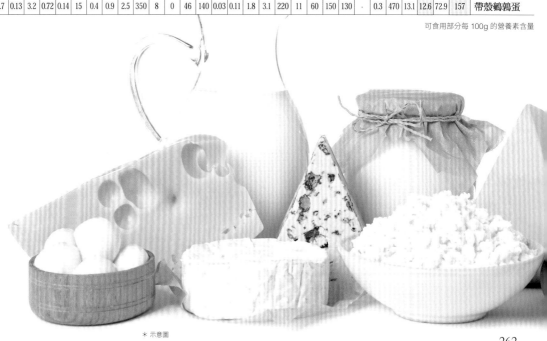

＊示意圖

魚貝類

	維生素														礦物質													有機酸（g）	碳水化合物（g）	脂質		蛋白質（g）	水（g）	熱量（kc
	維生素C（mg）	生物素（mg）	泛酸（mg）	葉酸（mg）	維生素 B_{12}（mg）	維生素 B_6（mg）	菸鹼素當量（mg）	維生素 B_2（mg）	維生素 B_1（mg）	維生素K（mg）	維生素E γ-生育醇（mg）	維生素E α-生育醇（mg）	維生素D（mg）	維生素A（mg）	鉬（mg）	鉻（mg）	硒（mg）	碘（mg）	錳（mg）	銅（mg）	鋅（mg）	鐵（mg）	磷（mg）	鎂（mg）	鈣（mg）	鉀（mg）	鈉（mg）			膽固醇（mg）	中性脂肪（g）			
竹筴魚 帶皮	Tr	3.3	0.41	5	7.1	0.30	9.2	0.13	0.13	Tr	0	0.6	8.9	7	0	1	46	20	0.01	0.07	1.1	0.6	230	34	66	360	130	-	0.1	68	4.5	19.7	75.1	11
沙丁魚	0	15.0	1.14	10	16.0	0.49	11.0	0.39	0.03	1	0	2.5	32.0	8	Tr	Tr	48	24	0.04	0.20	1.6	2.1	230	30	74	270	81	-	0.2	67	9.2	19.2	68.9	15
秋刀魚 帶皮	0	7.4	0.74	15	16.0	0.54	11.0	0.28	0.01	1	0	1.7	16.0	16	1	2	32	22	0.02	0.12	0.8	1.4	180	28	28	200	140	-	0.1	68	25.6	18.1	55.6	28
鰤魚 成魚	2	7.7	1.01	7	3.8	0.42	14.0	0.36	0.23	(0)	0	2.0	8.0	50	0	Tr	57	24	0.01	0.08	0.7	1.3	130	26	5	380	32	-	0.3	72	17.6	21.4	59.6	22
鯖魚	1	4.9	0.66	11	13.0	0.59	16.0	0.31	0.21	2	0	1.3	5.1	37	0	2	70	21	0.01	0.12	1.1	1.2	220	30	6	330	110	-	0.3	61	16.8	20.6	62.1	21
鰆魚	Tr	-	1.16	8	5.3	0.40	13.0	0.35	0.09	(0)	0	0.3	7.0	12	-	-	-	-	0.01	0.03	1.0	0.8	220	32	13	490	65	-	0.1	60	9.7	20.1	68.6	16
縞鰺	Tr	4.0	0.59	11	8.1	0.29	9.8	0.21	0.10	(0)	Tr	0.3	8.0	16	0	0	47	41	0.01	0.08	0.9	1.0	230	37	26	360	160	-	0.1	78	9.1	19.6	69.9	15
紅甘鰺 切3片	Tr	2.4	0.52	10	5.3	0.32	(12.0)	0.16	0.15	(0)	0	0.9	4.0	4	0	0	29	11	0.01	0.05	0.7	0.6	270	34	15	490	65	-	0.1	62	4.2	21.0	73.3	11
飛魚	1	-	0.42	8	3.3	0.47	11.0	0.10	0.01	(0)	0	2.3	2.0	3	-	-	-	-	0.01	0.06	0.8	0.5	340	37	13	320	64	-	0.1	59	0.7	21.0	76.9	8
鰊魚	Tr	-	1.06	13	17.0	0.42	7.3	0.23	0.01	(0)	0	3.1	22.0	18	-	-	-	-	0.02	0.09	1.1	1.0	240	33	27	350	110	-	0.1	68	15.1	17.4	66.1	19
水針魚	2	-	0.44	10	5.5	0.33	(8.8)	0.12	Tr	(0)	0	0.9	3.0	(Tr)	-	-	-	-	0.02	0.03	1.9	0.3	190	37	41	290	190	-	Tr	100	1.3	19.6	77.9	8
鰹魚 春季產	Tr	2.6	0.70	6	8.4	0.76	24.0	0.17	0.13	(0)	0	0.3	4.0	5	0	0	43	11	0.01	0.11	0.8	1.9	280	42	11	430	43	-	0.1	60	0.5	25.8	72.2	10
天然鮪魚 赤身	2	1.9	0.41	8	1.3	0.85	19.0	0.05	0.10	Tr	0	0.8	5.0	83	0	0	110	14	0.01	0.04	0.4	1.1	270	45	5	380	49	-	0.1	50	1.4	26.4	70.4	11
天然真鯛	1	-	0.64	5	1.2	0.31	9.8	0.05	0.09	(0)	0	1.0	5.0	8	-	-	-	-	0.01	0.02	0.4	0.2	220	31	11	440	55	-	0.1	65	5.8	20.6	72.2	12
條石鯛	Tr	-	0.31	2	1.3	0.34	(8.4)	0.15	0.15	(0)	0	2.1	3.0	39	-	-	-	-	0.01	0.03	0.6	0.3	240	26	20	390	54	-	Tr	56	7.8	19.5	71.6	13
甘鯛	1	1.7	0.43	6	2.1	0.08	4.9	0.06	0.04	(0)	Tr	1.3	1.0	27	0	1	75	41	Tr	0.02	0.3	0.3	190	29	58	360	73	-	Tr	52	3.6	18.8	76.5	10
金目鯛	1	-	0.23	9	1.1	0.28	5.8	0.05	0.03	(0)	0	1.7	2.0	63	-	-	-	-	0.01	0.02	0.3	0.3	490	73	31	330	59	-	0.1	60	9.0	17.8	72.1	14
石狗公	2	-	0.37	5	1.5	0.11	5.0	0.17	0.07	(0)	0	1.5	1.0	11	-	-	-	-	-	0.05	0.4	0.4	200	27	80	350	75	-	Tr	75	3.5	18.1	77.2	10
赤鯥	Tr	-	0.77	12	5.8	0.31	(7.1)	0.12	0.06	(0)	0	0.9	15.0	41	-	-	-	-	0.01	0.04	0.6	0.4	220	32	22	300	160	-	0.1	71	5.7	17.2	75.8	11
鱸魚	3	-	0.93	8	2.0	0.27	(7.5)	0.20	0.02	(0)	0	1.2	10.0	180	-	-	-	-	0.01	0.02	0.5	0.2	210	29	12	370	81	-	Tr	67	4.2	19.8	74.8	11
鰈魚	1	22.0	0.66	4	3.1	0.15	6.3	0.35	0.03	(0)	0	1.5	13.0	5	0	0	110	21	0.01	0.03	0.8	0.2	200	28	43	330	110	-	0.1	71	1.3	19.6	77.8	8
天然比目魚	3	-	0.82	16	1.0	0.33	(8.6)	0.11	0.04	(0)	0	0.6	3.0	12	-	-	-	-	0.01	0.03	0.4	0.1	240	26	22	440	46	-	Tr	55	2.0	20.0	76.8	9
舌鰨	1	-	0.26	12	2.6	0.20	(6.8)	0.14	0.06	(0)	0	0.6	2.0	30	-	-	-	-	0.02	0.02	0.5	0.3	160	31	36	310	140	-	Tr	75	1.6	19.2	78.0	8
梭子魚	Tr	-	0.47	8	2.3	0.31	8.0	0.14	0.03	(0)	0	0.9	11.0	12	-	-	-	-	0.01	0.04	0.5	0.3	140	34	41	320	120	-	0.1	58	7.2	18.9	72.7	13
笠子魚	1	0.8	0.47	3	1.2	0.06	5.1	0.06	0.03	(0)	0	0.3	2.0	3	0	1	50	48	0.01	0.01	0.5	0.3	180	27	57	310	120	-	0.1	45	1.1	19.3	79.1	8
金吉魚	2	0.8	0.20	2	1.0	0.04	3.1	0.07	0.03	(0)	0	2.4	4.0	65	0	0	58	84	-	0.11	0.4	0.3	130	32	32	250	75	-	Tr	74	21.7	13.6	63.9	23
鮭魚	1	9.0	1.27	20	5.9	0.64	11.0	0.21	0.15	(0)	Tr	1.2	32.0	11	0	1	31	5	0.01	0.07	0.5	0.5	240	28	14	350	66	-	0.1	59	4.1	22.3	72.3	12
養殖鰻魚	2	6.1	2.17	14	3.5	0.13	5.3	0.48	0.37	(0)	0.1	7.4	18.0	2400	5	0	50	17	0.04	0.04	1.4	0.5	260	20	130	230	74	-	0.3	230	19.3	17.1	62.1	22
鮟鱇魚	1	-	0.21	5	1.2	0.11	(4.1)	0.16	0.04	(0)	0	0.7	1.0	13	-	-	-	-	Tr	0.04	0.6	0.2	140	19	8	210	130	-	0.3	78	0.2	13.0	85.4	5
白魚	4	-	0.94	58	3.3	0.12	(4.3)	0.10	0.08	(0)	Tr	1.8	1.0	50	-	-	-	-	0.09	0.03	1.2	0.4	270	39	150	250	170	-	0.1	220	2.0	13.6	82.6	7
天然香魚	2	5.6	0.67	27	10.0	0.17	(6.5)	0.15	0.13	(0)	0	1.2	1.0	35	0	1	14	13	0.16	0.06	0.8	0.9	310	24	270	370	70	-	0.1	83	2.4	18.3	77.7	9
公魚	1	4.0	0.51	21	7.9	0.17	4.0	0.14	0.01	Tr	Tr	0.7	2.0	99	1	1	22	29	0.13	0.19	2.0	0.9	350	25	450	120	200	-	0.1	210	1.7	14.4	81.8	7
河豚	0	-	0.23	3	3.0	0.50	11.0	0.17	0.04	(0)	0	0.6	6.0	7	-	-	-	-	0	0.02	1.5	0.2	260	24	5	470	83	-	Tr	55	0.4	18.9	79.3	7
杜父魚	1	-	0.54	15	28.0	0.08	(4.2)	0.38	0.07	1	0	1.3	3.0	180	-	-	-	-	0.31	0.15	1.7	2.8	400	31	520	260	110	-	0.2	220	5.0	15.0	76.4	9

可食用部分每 100g 的營養素含量

魚貝類

食品	熱量（kcal）	水（g）	蛋白質（g）	脂質 中性脂肪（g）	脂質 膽固醇（mg）	碳水化合物（g）	有機酸（g）	礦物質 鈉（mg）	鉀（mg）	鈣（mg）	鎂（mg）	磷（mg）	鐵（mg）	鋅（mg）	銅（mg）	錳（mg）	碘（μg）	硒（μg）	鉻（μg）	鉬（μg）
鯰魚	145	72.0	18.4	8.6	73	Tr	-	46	320	18	23	170	0.4	0.6	0.03	0.02	-	-	-	-
鱈魚	72	80.9	17.6	0.2	58	0.1	-	110	350	32	24	230	0.2	0.5	0.04	0.01	350	31	0	0
星鰻	146	72.2	17.3	9.3	140	Tr	-	150	370	75	23	210	0.8	0.7	0.04	0.20	15	39	0	0
白帶魚	238	61.6	16.5	20.9	72	Tr	-	88	290	12	29	180	0.2	0.5	0.02	0.02	-	-	-	-
海鰻	132	71.0	22.3	5.3	75	Tr	-	66	450	79	29	280	0.2	0.6	0.03	0.07	-	-	-	-
柳葉魚（魚乾）	152	67.6	21.0	8.1	230	0.2	-	490	380	330	48	430	1.6	1.8	0.10	0.11	74	35	1	1
日本叉牙魚	101	78.8	14.1	5.7	100	Tr	-	180	250	60	18	120	0.5	0.6	0.06	-	32	37	Tr	0
少鱗鱚	73	80.8	18.5	0.2	88	0	-	100	340	27	29	180	0.1	0.4	0.02	0.01	21	37	1	-
剝皮魚	77	79.9	18.8	0.4	47	Tr	-	110	380	13	28	240	0.2	0.4	0.03	0.02	33	35	0	0
大瀧六線魚	105	76.0	19.1	3.4	76	0.1	-	150	370	55	39	220	0.4	0.5	0.06	-	-	-	-	-
魷魚	76	80.2	17.9	0.8	250	0.1	-	210	300	11	46	250	0.1	1.5	0.29	Tr	7	41	Tr	1
章魚	70	81.1	16.4	0.7	150	0.1	-	280	290	16	55	160	0.6	1.6	0.30	0.03	-	-	-	-
明蝦	90	76.1	21.6	0.6	170	Tr	-	170	430	41	46	310	0.7	1.4	0.42	0.02	4	35	0	1
松葉蟹	59	84.0	13.9	0.4	44	0.1	-	310	310	90	42	170	0.5	2.6	0.35	0.02	58	97	1	2
蛤蜊	27	90.3	6.0	0.3	40	0.4	-	870	140	66	100	85	3.8	1.0	0.06	0.10	55	38	4	9
蜆	54	86.0	7.5	1.4	62	4.5	-	180	83	240	10	120	8.3	2.3	0.41	2.78	-	-	-	-
蠑螺	83	78.0	19.4	0.4	140	0.8	-	240	250	22	54	140	0.8	2.2	0.39	0.02	97	19	6	5
鮑魚	76	79.5	14.3	0.8	110	3.6	0.1	430	160	25	69	82	2.2	-	-	0.01	200	8	6	15
扇貝	66	82.3	13.5	0.9	33	1.5	-	320	310	22	59	210	2.2	2.7	0.13	0.12	-	-	-	-
文蛤	35	88.8	6.1	0.6	25	1.8	-	780	160	130	81	96	2.1	1.7	0.10	0.14	-	-	-	-
淡菜	63	82.9	10.3	1.6	47	3.2	Tr	540	230	43	73	160	3.5	1.0	0.05	0.86	65	37	5	9
北寄貝	66	82.1	11.1	1.1	51	3.8	-	250	260	62	75	160	4.4	1.8	0.15	0.11	-	-	-	-
青柳貝	56	84.6	10.9	0.5	120	2.4	-	300	220	42	51	150	1.1	1.8	0.05	0.07	-	-	-	-
鳥蛤 貝足	81	78.6	12.9	0.3	22	6.9	-	100	150	19	43	120	2.9	1.6	0.05	0.11	-	-	-	-
魁蛤	70	80.4	13.5	0.3	46	3.5	-	300	290	40	55	140	5.0	1.5	0.06	-	-	-	-	-
海膽	109	73.8	16.0	4.8	290	3.3	-	220	340	12	27	390	0.9	2.0	0.05	0.05	-	-	-	-
真昆布	170	9.5	5.8	1.3	0	64.3	-	2600	6100	760	530	180	3.2	0.9	0.11	0.21	200000	2	14	11
裙帶菜	24	89.0	1.9	0.2	0	5.6	-	610	730	100	110	36	0.7	0.3	0.02	0.05	1600	1	1	3
鹽烤海苔	297	2.3	41.4	3.7	22	44.3	-	530	2400	280	300	700	11.0	3.6	0.55	3.72	2100	9	6	220
海蘊 鹽藏、去鹽	4	97.7	0.2	0.1	0	1.4	-	90	2	22	12	2	0.7	0.3	0.01	0.03	-	-	-	-
羊栖菜（乾）	180	6.5	9.2	3.2	Tr	58.4	-	1800	6400	1000	640	93	6.2	1.0	0.14	0.82	45000	7	26	17

食品	維生素A（mg）	維生素D（mg）	維生素E α-生育醇（mg）	維生素E γ-生育醇（mg）	維生素K（mg）	維生素B1（mg）	維生素B2（mg）	菸鹼素當量（mg）	維生素B6（mg）	維生素B12（mg）	葉酸（mg）	泛酸（mg）	生物素（mg）
鯰魚	71	4.0	6.3	0.1	(0)	0.33	0.10	(4.2)	0.16	2.3	10	0.81	-
鱈魚	10	1.0	0.8	0	(0)	0.10	0.10	4.4	0.07	1.3	5	0.44	2.5
星鰻	500	0.4	2.3	0	Tr	0.05	0.14	6.2	0.10	2.3	9	0.86	3.3
白帶魚	52	14.0	1.2	0	(0)	0.01	0.07	6.9	0.20	0.9	2	0.56	-
海鰻	59	5.0	1.1	0	(0)	0.04	0.18	7.8	0.23	1.9	21	0.46	-
柳葉魚（魚乾）	100	0.6	0.8	Tr	1	0.02	0.25	(5.5)	0.07	7.5	37	1.95	18.0
日本叉牙魚	20	2.0	2.2	0	(0)	0.02	0.14	5.6	0.08	1.7	7	0.50	3.3
少鱗鱚	1	0.7	0.4	0	-	0.09	0.03	6.1	0.22	2.2	11	0.18	2.3
剝皮魚	2	43.0	0.6	0	(0)	0.02	0.07	6.6	0.45	1.3	6	0.17	0.9
大瀧六線魚	6	9.0	1.7	0	(0)	0.24	0.26	(6.1)	0.18	2.2	8	0.98	-
魷魚	13	0.3	2.1	Tr	-	0.07	0.05	(6.5)	0.21	4.9	5	0.34	4.9
章魚	5	(0)	1.9	0	Tr	0.03	0.09	4.3	0.07	1.3	4	0.24	-
明蝦	4	(0)	1.6	0	(0)	0.11	0.06	7.0	0.12	1.9	23	1.11	2.6
松葉蟹	(Tr)	(0)	2.1	0	(0)	0.24	0.60	10.0	0.13	4.3	15	0.48	3.0
蛤蜊	4	0	0.4	0	Tr	0.02	0.16	2.4	0.04	52.0	11	0.39	23.0
蜆	33	0.2	1.7	0	2	0.02	0.44	3.1	0.10	68.0	26	0.53	-
蠑螺	31	(0)	2.3	0	3	0.04	0.09	4.1	0.05	1.3	16	0.24	1.9
鮑魚	1	(0)	0.3	0	-	0.15	0.09	2.6	0.02	0.4	20	2.44	1.2
扇貝	23	(0)	0.9	0	1	0.05	0.29	3.4	0.07	11.0	87	0.66	-
文蛤	9	(0)	0.6	0	Tr	0.08	0.16	2.1	0.08	28.0	20	0.37	-
淡菜	34	(0)	1.1	0	Tr	0.01	0.37	3.7	0.02	10.0	42	0.63	6.4
北寄貝	7	(0)	1.4	0	(0)	0.01	0.16	(3.5)	0.12	48.0	45	0.20	-
青柳貝	5	(0)	0.8	0	(0)	0.14	0.06	3.8	0.08	7.9	18	0.79	-
鳥蛤 貝足	Tr	(0)	1.2	0	(0)	0.16	0.06	3.7	0.04	10.0	18	1.10	-
魁蛤	35	(0)	0.9	0	1	0.20	0.20	4.6	0.10	59.0	20	1.02	-
海膽	58	(0)	3.6	Tr	27	0.10	0.44	4.4	0.15	1.3	360	0.72	-
真昆布	130	(0)	2.6	0	110	0.26	0.31	1.3	0.03	(0)	240	0.35	9.7
裙帶菜	79	(0)	0.1	0	140	0.07	0.18	(1.5)	0.03	0.3	29	0.19	4.2
鹽烤海苔	2300	(0)	4.6	0	390	0.69	2.33	20.0	0.59	58.0	1900	1.18	47.0
海蘊 鹽藏、去鹽	15	(0)	0.1	0	14	Tr	0.01	0.1	Tr	0.1	2	0	-
羊栖菜（乾）	360	(0)	5.0	0.4	580	0.09	0.42	4.4	0	0	93	0.30	17.0

可食用部分每 100g 的營養素含量

調味料

食品	維生素 維生素C (mg)	維生素 生物素 (mg)	維生素 泛酸 (mg)	維生素 葉酸 (mg)	維生素 維生素B_{12} (mg)	維生素 維生素B_6 (mg)	維生素 菸鹼素當量 (mg)	維生素 維生素B_2 (mg)	維生素 維生素B_1 (mg)	維生素 維生素K (mg)	維生素 維生素E γ-生育醇 (mg)	維生素 維生素E α-生育醇 (mg)	維生素 維生素D (mg)	維生素 維生素A (mg)	礦物質 鉬 (mg)	礦物質 鉻 (mg)	礦物質 硒 (mg)	礦物質 碘 (mg)	礦物質 錳 (mg)	礦物質 銅 (mg)	礦物質 鋅 (mg)	礦物質 鐵 (mg)	礦物質 磷 (mg)	礦物質 鎂 (mg)	礦物質 鈣 (mg)	礦物質 鉀 (mg)	礦物質 鈉 (mg)	有機酸 (g)	碳水化合物 (g)	脂質 膽固醇 (mg)	脂質 中性脂肪 (g)	蛋白質 (g)	水 (g)	熱量 (k
濃口醬油	0	12.0	0.48	33	0.1	0.17	1.6	0.17	0.05	0	0	0	(0)	0	48	3	11	1	1.00	0.01	0.9	1.7	160	65	29	390	5700	0.9	7.9	(0)	0	7.7	67.1	7
米味噌	(0)	5.4	Tr	21	0.1	0.04	3.5	0.10	0.05	8	3.0	0.3	(0)	(0)	33	2	2	Tr	-	0.22	0.9	3.4	130	32	80	340	2400	-	37.9	(0)	3.0	9.7	42.6	2
烏醋	(0)	1.0	0.07	1	0.1	0.06	0.8	0.01	0.02	(0)	(0)	(0)	(0)	(0)	9	2	0	0	0.55	0.01	0.3	0.2	52	21	5	47	10	4.0	9.0	(0)	0	1.0	85.7	5
本味醂	-	0	0	0	0.01	Tr	Tr	0	Tr	-	-	-	-	(0)	-	-	-	-	0.04	0.05	0	0	7	2	2	7	3	-	43.2	-	Tr	0.3	47	2
酒	0	Tr	0	0	0	0.01	Tr	0	Tr	0	0	0	0	0	2	2	0	Tr	0.04	Tr	Tr	Tr	4	2	2	6	870	-	4.7	0	Tr	0.2	82.4	8
麴	(0)	4.2	0.42	71	(0)	0.11	2.8	0.13	0.11	(0)	0	0.2	(0)	(0)	48	0	2	0	0.74	0.16	0.9	0.3	83	16	5	61	3	-	59.2	(0)	1.7	5.8	33.0	2
鹽	(0)	0	(0)	(0)	(0)	(0)	0	(0)	(0)	(0)	-	-	(0)	(0)	0	0	1	1	Tr	0.01	Tr	Tr	(0)	18	22	100	39000	-	0	(0)	0	0	0.1	[illegible]
黑糖	(0)	34.0	1.39	10	(0)	0.72	0.9	0.07	0.05	(0)	(0)	(0)	(0)	1	9	13	4	15	0.93	0.24	0.5	4.7	31	31	240	1100	27	-	90.3	(0)	Tr	1.7	4.4	3
芝麻油	(0)	0	(0)	(0)	(0)	(0)	0.1	0	0	5	44.0	0.4	(0)	0	0	1	1	0	0	0.01	Tr	0.1	1	Tr	1	Tr	Tr	-	0	0	100	0	0	8
橄欖油	(0)	0	(0)	(0)	(0)	(0)	0	0	0	42	1.2	7.4	(0)	15	0	Tr	0	0	0	0	0	0	0	0	Tr	0	Tr	-	0	0	100	0	0	8
調和油	(0)	0	(0)	(0)	(0)	(0)	0	0	0	170	56.0	13.0	(0)	0	0	0	0	0	0	0	Tr	0	Tr	0	Tr	Tr	0	-	0	2	100	0	0	8
紫蘇油	(0)	-	-	-	-	-	0	0	0	5	59.0	2.4	(0)	2	-	-	-	-	0.01	0	0	0.1	1	Tr	1	Tr	Tr	-	0	0	100	0	Tr	8
葡萄籽油	(0)	(0)	(0)	(0)	(0)	(0)	0	0	0	190	5.8	28.0	0	Tr	-	-	-	-	0	0.02	0	0	0	0	0	0	0	-	0	0	100	0	0	8
米糠油	(0)	0	(0)	(0)	(0)	(0)	0	0	0	36	3.4	26.0	(0)	0	0	1	0	0	0	0	0	0	Tr	0	Tr	Tr	0	-	0	0	100	0	0	8
花生油	(0)	-	(0)	(0)	(0)	(0)	0	0	0	4	5.4	6.0	(0)	0	-	-	-	-	0	0	0	0	Tr	0	Tr	0	0	-	0	0	100	0	0	8
棉籽油	(0)	-	(0)	(0)	(0)	(0)	0	0	0	29	27.0	28.0	(0)	0	-	-	-	-	0	0	0	0	0	0	0	0	0	-	0	0	100	0	0	8
紅花油	(0)	-	(0)	(0)	(0)	(0)	0	0	0	10	2.3	27.0	(0)	0	-	-	-	-	0	0	0	0	Tr	0	0	0	0	-	0	0	100	0	0	8
菜籽油	(0)	0	(0)	(0)	(0)	(0)	0	0	0	120	32.0	15.0	(0)	0	0	0	0	0	0	0	Tr	0	Tr	0	Tr	Tr	0	-	0	2	100	0	0	8
大豆油	(0)	0	(0)	(0)	(0)	(0)	0	0	0	210	81.0	10.0	(0)	0	0	0	0	0	0	0	0	0	0	0	0	Tr	0	-	0	1	100	0	0	8
玉米油	(0)	0	(0)	(0)	(0)	(0)	0	0	0	5	70.0	17.0	(0)	0	0	Tr	0	0	0	0	0	0	0	0	Tr	0	0	-	0	0	100	0	0	8
高油酸葵花油	(0)	-	(0)	(0)	(0)	(0)	0	0	0	11	2.0	39.0	(0)	0	-	-	-	-	0	0	0	0	0	0	0	0	0	-	0	0	100	0	0	8
椰子油	(0)	-	(0)	(0)	(0)	(0)	0	0	0	Tr	0.2	0.3	(0)	0	-	-	-	-	0	0	Tr	0	0	0	Tr	0	0	-	0	1	100	0	0	8
亞麻仁油	(0)	-	-	-	-	-	0	0	0	11	39.0	0.5	(0)	1	-	-	-	-	0	0	0	0	0	0	Tr	0	0	-	0	2	100	0	Tr	8
煎茶 茶湯	6	0.8	0.04	16	(0)	0.01	(0.3)	0.05	0	Tr	-	-	(0)	(0)	0	0	0	0	0.31	0.01	Tr	0.2	2	2	3	27	3	-	0.2	(0)	(0)	0.2	99.4	2
紅茶 茶湯	0	0.2	0	3	(0)	0.01	0.1	0.01	0	6	-	-	(0)	(0)	0	0	0	0	0.22	0.01	Tr	0	2	1	1	8	1	-	0.1	(0)	(0)	0.1	99.7	1

可食用部分每 100g 的營養素含量

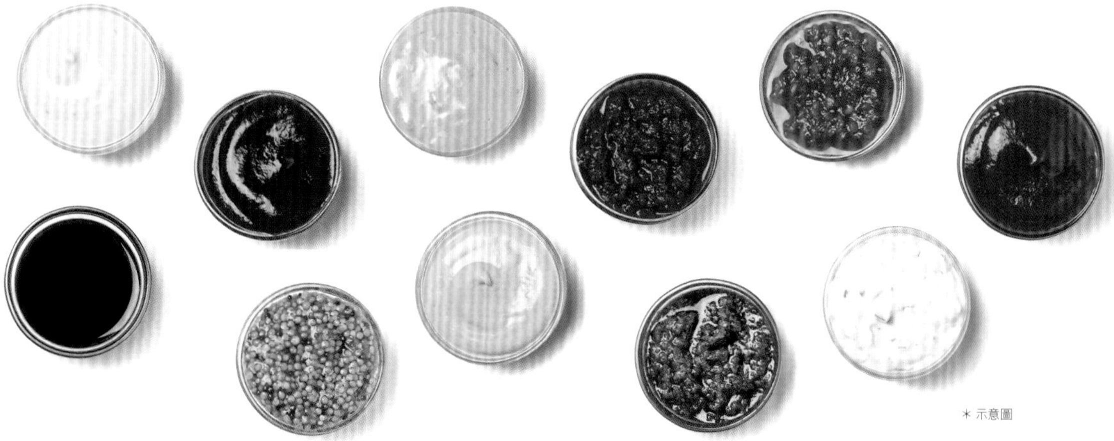

＊示意圖

索引

參考文獻

（以下書名皆為暫譯）

《食品毒性學》von Ernst Lindner著　羽賀正信・赤木滿州雄譯　講談社scientific

《消化・吸收・代謝與營養素圖鑑》nutrition care編輯　medica出版

《人體的構造與機能 臨床生化學》medica出版

《營養學的基礎》渡邊昌監修　mynavi

《營養學的基礎事典》川島由起子監修　西東社

《促進健康的食物與營養素的教科書》藤原大美著　現代書林

《最新食品學 總論・分題論述》甲斐達男・石川洋哉編　講談社

《Newton 食品的科普知識》Newton Press

《增稠調整劑手冊》大越ひろ・品川喜代美等著　東京堂出版

《植物色素類黃酮》文一綜合出版

《藥理學的天然物化學課》高石喜久・馬場きみ江・本多義昭編輯　廣川書店

《營養素達人手冊》上西一弘著　女子營養大學出版部

《最新蛋白質教科書》上西一弘監修　池田書店

《最新營養素事典》藤井義晴著　主婦之友社

《藥物疑問解惑帖》藤井義晴著　主婦之友社

《植化相剋──化感物質的作用與利用》藤井義晴著　農文協（自然與科技系列）

《基礎營養化學》佐佐木努編輯　吉田宗弘執筆　講談社

《食物的履歷》吉田宗弘著　關西大學出版

參考網站

「健康食品」的安全性・有效性資訊
http://hfnet.nibiohn.go.jp/contents/index32.html

日本厚生勞働省《關於「統合醫療」情報發信等推廣事業》eJIM
http://www.ejim.ncgg.go.jp/public/index.html

e-healthnet（厚生勞働省 預防生活習慣病的健康資訊網）
http://www.e-healthnet.mhlw.go.jp

日本國立藥物食品衛生研究所
http://www.nihs.go.jp/index-j.html

日本內閣府　食品安全委員會
http://www.fsc.go.jp

日本食品標準成分表 2020 年版（第八版）
http://www.mext.go.jp/a_menu/syokuhinseibun/mext_01110.html

想了解台灣食品的營養成分，請參考以下網站：

台灣衛福部食品藥物管理署「食品營養成分資料庫」
https://consumer.fda.gov.tw/Food/TFND.aspx?nodeID=178

健康大百科 4006

來自日本NHK 強化防護力的營養大全【全彩圖解】

NHK出版 健やかな毎日のための栄養大全

監　　修　上西一弘、藤井義晴、吉田宗弘
譯　　者　高淑珍
封面設計　Atelier Design Ours
內頁排版　吳思融
主　　編　錢滿姿
行銷經理　許文薰
總 編 輯　林淑雯

出 版 者　方舟文化／遠足文化事業股份有限公司
發　　行　遠足文化事業股份有限公司（讀書共和國出版集團）
　　　　　231 新北市新店區民權路 108-2 號 9 樓
　　　　　電話：（02）2218-1417
　　　　　傳真：（02）8667-1851
　　　　　劃撥帳號：19504465
　　　　　戶名：遠足文化事業股份有限公司
　　　　　客服專線　0800-221-029
　　　　　E-MAIL　service@bookrep.com.tw
網　　站　www.bookrep.com.tw
印　　製　通南彩印股份有限公司
法律顧問　華洋法律事務所　蘇文生律師
定　　價　1200 元
初版一刷　2023 年 9 月
二版一刷　2024 年 10 月

國家圖書館出版品預行編目（CIP）資料

來自日本 NHK 強化防護力的營養大全【全彩圖解】／上西一弘，藤井義晴，吉田宗弘監修；高淑珍譯 . -- 二版 -- 新北市：方舟文化，遠足文化事業股份有限公司，2024.10
272面；18.2×25.7 公分 . --（健康大百科：4006）
譯自：NHK 出版健やかな毎日のための栄養大全
ISBN 978-626-7442-89-0（平裝）
1.CST：營養學　2.CST：健康飲食
411.3　　113012828

初版書名：來自日本NHK 打造健康每一天的營養大全【全彩圖解】

缺頁或裝訂錯誤請寄回本社更換。
歡迎團體訂購，另有優惠，請洽業務部（02）2218-1417#1124

方舟文化官方網站　　方舟文化讀者回函

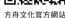